Peter Eickholz
Parodontologie von A bis Z
Grundbegriffe für die Praxis

Parodontologie von A bis Z

Grundbegriffe für die Praxis

Peter Eickholz

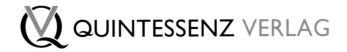 QUINTESSENZ VERLAG

Berlin, Chicago, Tokio, Barcelona, Istanbul, London, Mailand, Moskau,
Neu-Delhi, Paris, Prag, São Paulo, Seoul, Singapur und Warschau

Bibliografische Informationen der Deutschen Nationalbibliothek
Die Deutsche Nationalbibliothek verzeichnet diese Publikation in der Deutschen Nationalbibliografie;
detaillierte bibliografische Daten sind im Internet über <http://dnb.ddb.de> abrufbar.

ISBN: 978-3-86867-124-7

Quintessenz Verlags-GmbH
Ifenpfad 2–4
12107 Berlin
www.quintessenz.de

© 2013 Quintessenz Verlags-GmbH, Berlin

Druck: AZ Druck- und Datentechnik GmbH, Berlin

Printed in Germany

Vorwort

Was ist eigentlich ein Glossar? Der Hobbyethymologe erkennt den griechischen Wortstamm „glossa" für Zunge, Sprache, fremdartiges Wort. Im ursprünglichen Sinne ist ein Glossar eine Art Wörterbuch, das die entsprechenden Begriffe zweier Sprachen gegenüberstellt. Ein fachsprachliches Glossar listet die Terminologie einer Fachsprache mit den entsprechenden Definitionen auf. Ein solches Glossar soll den richtigen Gebrauch von Fachausdrücken ermöglichen und so Unmissverständlichkeit herstellen. Das Glossar der Grundbegriffe für die Praxis in der Zeitschrift Parodontologie hatte sich zum Ziel gesetzt genau dies zu leisten: Die Grundbegriffe der Parodontologie sollten erläutert werden. Dabei wurde keine alphabetische Reihenfolge, sondern eine thematische Zuordnung gewählt: Die einzelnen Beiträge arbeiteten bestimmte Themen (z.B. Diagnostik, periimplantäre Erkrankungen) auf und erläuterten im jeweiligen Kontext die Grundbegriffe. Es sollten möglichst etablierte, unstrittige Fakten kurz und bündig dargestellt werden; Grundbegriffe eben. Jeder Beitrag sollte mit nicht mehr als 10 wesentlichen Literaturstellen auskommen.

So haben sich seit meinem Eintritt in die Redaktion der Zeitschrift Parodontologie mehr als 30 solcher thematisch zusammengestellten Glossare angesammelt, die schließlich einen wesentlichen Teil der klinischen Parodontologie knapp und übersichtlich abbilden. So ist der Gedanke entstanden, die einzelnen Artikel als Kapitel eines Buches zusammen zu stellen. Es ist nicht immer gelungen, die Obergrenze von 10 wesentlichen Literaturstellen einzuhalten und es gibt Themen, die einerseits wichtig sind, aber zu denen es andererseits keine etablierten, unstrittigen Fakten gibt (z.B. unterstützende Antibiotikatherapie). Außerdem stellt sich die Frage, wo die Grundbegriffe aufhören und das erweiterte Wissen beginnt. Das bedeutet, dass einzelne Leser vermutlich Themen/Grundbegriffe vermissen werden, während sich andere möglicherweise an aus ihrer Sicht überflüssigem Detailwissen stören werden. Ich hoffe dennoch, dass „PARODONTOLOGIE von A bis Z. Glossar der Grundbegriffe für die Praxis" dem parodontologisch interessierten Leser einen kompakten Überblick über den klinischen Teil der Parodontologie verschafft und so zur Unmissverständlichkeit für eine sichere Kommunikation mit Kollegen, aber auch Patienten beiträgt.

Prof. Dr. Peter Eickholz,
Frankfurt a. M., September 2012

Danksagungen

Herrn Wolters, dem Leiter des Quintessenz Verlages, gebührt Dank für die Idee aus den einzelnen Glossaren ein Buch zusammenzustellen und für die Hartnäckigkeit, mit der er mich immer wieder an die Realisierung dieses Projektes erinnert hat. Jetzt, da das Buch fertig und gedruckt ist, bin ich sehr froh, dass er nicht locker gelassen hat. Großer Dank gilt auch Frau Christiane Klose, die die Zeitschrift PARODONTOLOGIE und damit das Glossar der Grundbegriffe für die Praxis von meinem Eintritt in die Redaktion bis zu ihrem Ruhestand im Jahr 2010 tatkräftig begleitet und mit freundlicher Hartnäckigkeit dafür gesorgt hat, dass für beinahe jedes Heft der PARODONTOLO-GIE ein Glossar zur Verfügung stand. Auch Frau Dr. Marina Rothenbücher möchte ich danken, die diese Aufgabe mittlerweile übernommen hat. Schließlich darf im Hause Quintessenz Herr Thomas Pricker nicht vergessen werden, der mit großer Routine und Gelassenheit für ein perfektes Layout und die Umsetzung von Änderungswünschen sorgt.

Großer Dank gilt natürlich all meinen Mitautoren, ohne deren Ideen für Themen und deren konsequente Umsetzung in Manuskripte es mir nicht gelungen wäre alle 3 Monate ein Glossar für die PARODONTOLOGIE parat zu haben. So ist denn dieses Buch das Ergebnis einer erfreulichen und ausgezeichneten Zusammenarbeit.

Widmung

Für Hans (†2007) und Ingeborg Eickholz

Autorenverzeichnis

Dr. med. dent. Frédéric Baron
13 en Chaplerue, 57000 Metz, Frankreich
E-Mail: baroncab@gmail.com

Dr. med. dent. Birgit Bender
Kirchstr. 7, 68753 Waghäusel
E-Mail: praxis@kfo-bender-kimmich.de

Dr. med. dent. Thomas Bürklin
Neukranz & Bürklin
Praxis für ästhetische Zahnmedizin
Parkstr. 11, 65812 Bad Soden
E-Mail: praxis@neukranz-buerklin.de

PD Dr. med. dent. Bettina Dannewitz
Klinik für Mund-, Zahn- und Kieferkrankheiten
Poliklinik für Zahnerhaltungskunde,
Sektion Parodontologie
Im Neuenheimer Feld 400, 69120 Heidelberg
E-Mail: bettina.dannewitz@med.uni-heidelberg.de
und
Zahnärztliche Gemeinschaftspraxis
Dres. Dannewitz & Glass
Langgasse 36–38, 35781 Weilburg

Dr. med. dent. Thomas Eger
Abt. VIIA – Fachzahnärztlches Zentrum –
Parodontologie
Bundeswehrzentralkrankenhaus Koblenz
Rübenacherstr. 170, 56072 Koblenz
E-Mail: Dr.Eger@t-online.de

Prof. Dr. med. dent. Peter Eickholz
Poliklinik für Parodontologie
Zentrum der Zahn-, Mund- und Kieferheilkunde
(Carolinum)
Johann Wolfgang Goethe-Universität Frankfurt
Theodor-Stern-Kai 7, 60596 Frankfurt am Main
E-Mail: eickholz@med.uni-frankfurt.de

Dr. med. Christa Flechtenmacher
Pathologisches Institut der Universität Heidelberg
Im Neuenheimer Feld 220, 69120 Heidelberg
E-Mail: christa.flechtenmacher@med.uni-heidelberg.de

Dr. med. dent. Yuri Glass
Zahnärztliche Gemeinschaftspraxis
Dres. Dannewitz & Glass
Langgasse 36–38, 35781 Weilburg
E-Mail: yuri.glass@t-online.de

PD Dr. med. dent. José Roberto Gonzales
Zentrum für Zahn-, Mund- und Kieferheilkunde
Poliklinik für Parodontologie
Justus-Liebig-Universität Gießen
Schlangenzahl 14, 35392 Gießen
E-Mail: Jose.Gonzales@dentist.med.uni-giessen.de

Dr. med. dent. Lutz Harnack
Zentrum für Zahn-, Mund- und Kieferheilkunde
Poliklinik für Parodontologie
Justus-Liebig-Universität Gießen
Schlangenzahl 14, 35392 Gießen
E-Mail: Lutz.Harnack@dentist.med.uni-giessen.de

Dr. med. dent. Jens Kaltschmitt
Hauptstr. 18, 69239 Neckarsteinach
E-Mail: kaltschmitt@ssk-zahnheilkunde.de

Prof. Dr. med. Dr. med. dent. Ti-Sun Kim
Klinik für Mund-, Zahn- und Kieferkrankheiten
Poliklinik für Zahnerhaltungskunde,
Sektion Parodontologie
Im Neuenheimer Feld 400, 69120 Heidelberg
E-Mail: ti-sun.kim@med.uni-heidelberg.de

Dr. med. dent. Filip Klein
Zahnarztpraxis G3
Dr. Filip Klein & Dr. Katharina Wagner
Goethestr. 3, 60313 Frankfurt am Main
E-Mail: info@zahnarztpraxis-g3.de

Dr. med. dent. Diana Krigar
Dr. Krigar & Partner
Schlosskirschenweg 24, 69124 Heidelberg-Kirchheim
E-Mail: praxis@krigar-partner.de

Dr. med. dent. Matthias Mayer, MSD
Poliklinik für Parodontologie
Zentrum der Zahn-, Mund- und Kieferheilkunde
(Carolinum)
Johann Wolfgang Goethe-Universität Frankfurt
Theodor-Stern-Kai 7, 60596 Frankfurt am Main
und Privatpraxis
Arndtstr. 14, 60325 Frankfurt am Main
E-Mail: dr.matthiasmeyer@t-online.de

Prof. Dr. med. dent. Jörg Meyle
Zentrum für Zahn-, Mund- und Kieferheilkunde
Poliklinik für Parodontologie
Justus-Liebig-Universität Gießen
Schlangenzahl 14, 35392 Gießen
E-Mail: joerg.meyle@dentist.med.uni-giessen.de

Prof. Dr. med. dent. Georg-Hubertus Nentwig
Poliklinik für Zahnärztliche Chirurgie und
Implantologie, Zentrum der Zahn-, Mund-
und Kieferheilkunde (Carolinum)
Johann Wolfgang Goethe-Universität Frankfurt
Theodor-Stern-Kai 7, 60596 Frankfurt am Main
E-Mail: nentwig@med.uni-frankfurt.de

Dr. med. dent. Katrin Nickles, MSc.
Poliklinik für Parodontologie
Zentrum der Zahn-, Mund- und Kieferheilkunde
(Carolinum)
Johann Wolfgang Goethe-Universität Frankfurt
Theodor-Stern-Kai 7, 60596 Frankfurt am Main
E-Mail: nickles@med.uni-frankfurt.de

Dr. med. dent. Matthias Roßberg
Rheinstr. 20, 64283 Darmstadt
E-Mail: matthias.rossberg@yahoo.de

Dr. med. dent. Beate Schacher
Poliklinik für Parodontologie
Zentrum der Zahn-, Mund- und Kieferheilkunde
(Carolinum)
Johann Wolfgang Goethe-Universität Frankfurt
Theodor-Stern-Kai 7, 60596 Frankfurt am Main
E-Mail: schacher@em.uni-frankfurt.de

Dr. med. dent. Isabel Simon
Dr. Krigar & Partner
Schlosskirschenweg 24, 69124 Heidelberg-Kirchheim
E-Mail: praxis@krigar-partner.de

Dr. med. Dr. med. dent. Oliver Thiele
Klinik und Poliklinik für Mund-, Kiefer-
und Gesichtschirurgie
Universitätsklinikum Heidelberg
Im Neuenheimer Feld 400, 69120 Heidelberg
E-Mail: oliver.thiele@med.uni-heidelberg.de

Dr. med. dent. Martin Wohlfeil
Lågenvegen 15 E, 2615 Lillehammer
Norwegen

Inhaltsverzeichnis

Chirurgische Parodontitistherapie

Plastische Parodontalchirurgie

Unterstützende Parodontitistherapie (UPT)

Periimplantäre Erkrankungen

Anatomie

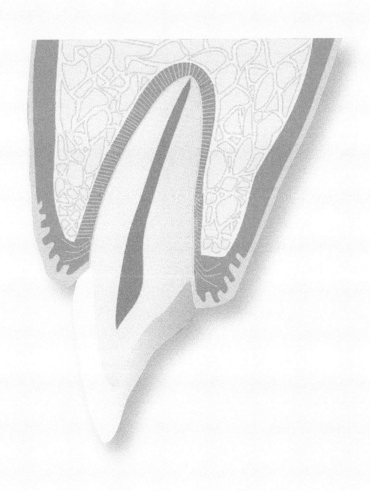

1 Anatomie des Parodonts

Peter Eickholz, Bettina Dannewitz

Die Zähne als solche bestehen zum einen aus Schmelz und Dentin und zum anderen aus dem das Pulpakavum ausfüllenden Pulpagewebe. Obwohl das Wurzelzement innig mit dem Dentin und z. T. der Schmelzoberfläche verbunden ist, stellt es definitionsgemäß einen Teil des Parodonts dar. Der Zahnhalteapparat, das Parodont, besteht aus 4 Geweben: der Gingiva, dem Desmodont, dem Wurzelzement und dem Alveolarknochen. Der letztere besteht aus dem eigentlichen Alveolarknochen, der mit der Lamina cribriformis der Alveole gleichzusetzen ist, und dem Alveolarfortsatz (Abb. 1). Desmodont, Wurzelzement und eigentlicher Alveolarknochen entstammen als ektomesenchymale Gewebe dem Zahnsäckchen. Herkunftsmäßig ist Epithelgewebe uneinheitlich, da alle embryonalen Keimblätter in der Lage sind, Epithelgewebe zu bilden. Das Epithel der Mundschleimhaut ist zum Teil ektodermaler (Lippen, Vestibulum, Gingiva, Wangen, Gaumen, Mundboden) und zum Teil entodermaler (Zunge) Herkunft. Das Parodont verfügt über Rezeptoren, die Schmerz, taktile Reize und Druck übertragen. Die Funktion des Parodonts besteht zum einen darin, den Zahn im Kiefer zu verankern und zum anderen das aseptische Ökosystem der inneren Gewebe von der bakteriell kontaminierten Mundhöhle abzuschirmen[1,2].

Gingiva

Die Gingiva ist ein Bestandteil der Mundschleimhaut. Sie umschließt als epitheliale Manschette (**Saumepithel**, „junctional epithelium") den Zahnhals und heftet sich der Zahnoberfläche an (Epithelansatz). Auf diese

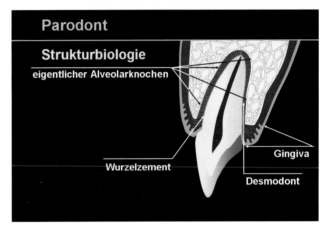

Abb. 1 Das Parodont als funktionelle Einheit besteht aus 4 Geweben: der Gingiva propria, dem Desmodont, dem Wurzelzement und dem eigentlichen Alveolarknochen, der mit der Lamina cribriformis der Alveole gleichzusetzen ist.

Weise wahrt die Gingiva die Kontinuität der epithelialen Auskleidung der Mundhöhle. Darüber hinaus bedeckt die Gingiva die koronalen Abschnitte des Alveolarfortsatzes (Abb. 2).

Die Gingiva wird koronal durch den Gingivasaum (Limbus gingivae) und apikal durch verschiedene Abschnitte der Mundschleimhaut begrenzt. Vestibulär geht die Gingiva an der **mukogingivalen Grenze** (Linea girlandiformis) in die Alveolarmukosa über. Lingual besteht eine ähnliche Begrenzung zwischen Gingiva und Mundbodenschleimhaut. Palatinal geht die Gingiva ohne Begrenzung in die Schleimhaut des harten Gaumens über. Die Gingiva besteht aus epithelialen und bindegewebigen Anteilen (Lamina propria), sowie Nerven und Gefäßen. Die Lamina propria ist ein

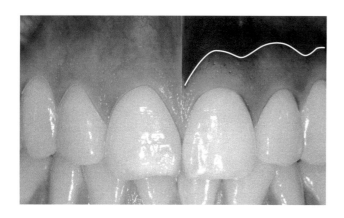

Abb. 2 Gesunde Gingiva. Die Gingiva wird koronal durch den Gingivasaum (Limbus gingivae, blaue Linie) und geht vestibulär an der mukogingivalen Grenze (Linea girlandiformis, weiße Linie) in die Alveolarmukosa über. Die mukogingivale Grenze kann mithilfe Schiller'scher Jodlösung dargestellt werden.

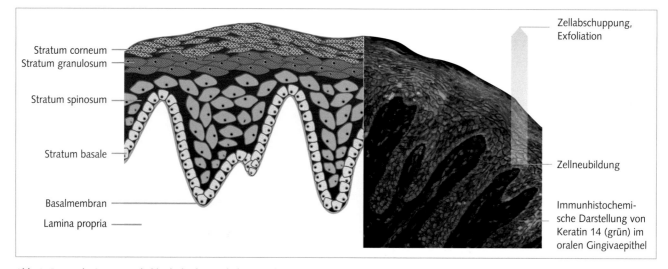

Abb. 3 Das orale Gingivaepithel bedeckt die vestibulären und oralen Oberflächen der marginalen Gingiva und besteht aus vier Schichten: Stratum basale (Basalzellschicht), Stratum spinosum (Stachelzellschicht), Stratum granulosum (Körnerzellschicht) und Stratum corneum (Hornschicht).

faserreiches Gewebe, dabei dominieren kollagenen Fibrillen, die sich zu Faserbündel gruppieren.Dabei kann man histologisch zwei Schichten im gingivalen Bindegewebe unterscheiden, das zwischen den Retezapfen des Epithels befindliche Stratum papillare sowie dem Stratum reticulare, das zwischen Stratum papillare und dem Periost des Alveolarknochens liegt. Die Gingiva besteht ferner aus zwei sich in Struktur und Funktion unterscheidenden Epitheltypen: dem Saumepithel und dem oralen Sulkus- sowie Gingivaepithel. Bei dem **oralen Sulkus- bzw. Gingivaepithel** handelt es sich um ein 0,2 bis 0,3 mm dickes mehrschichtiges zumeist para- bzw. keratinisiertes Plattenepithel, das über Retezapfen mit dem Stratum papillare der Lamina propria verzahnt ist (Abb. 3). Dieses Epithel ist widerstandsfähig gegen mechanische Belastungen und re-

lativ undurchlässig für Bakterien und deren Produkte[1]. Das orale Sulkusepithel bildet die gingivale Begrenzung des Sulcus gingivae, dem koronalen Abschnitt der dentogingivalen Berührungsfläche, in dem kein epitheliales Attachment besteht. Der Sulcus gingivae hat einen V-förmigen Querschnitt und gestattet das ungehinderte Eindringen einer Parodontalsonde. Unter idealen Bedingungen, die nur experimentell bei keimfreien Versuchstieren oder nach einer Phase intensivster Plaquekontrolle dargestellt werden können, ist die koronoapikale Ausdehnung des Sulcus gingivae 0 oder nahe 0 mm. Unter klinisch normalen Verhältnissen beim Menschen findet man mittlere Sulkustiefen von etwa 2 mm.

Das Saumepithel bildet den von außen nicht sichtbaren epithelialen Teil der freien Gingiva und

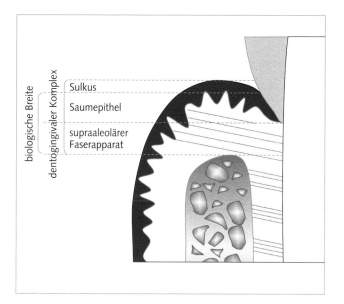

Abb. 4 Die Verbindung der Gingiva besteht aus zwei Anteilen: dem Saumepithel, als epithelialen Anteil, und dem supraalveolären Faserapparat, als bindegewebigen Teil. Zusammen mit dem Sulkus bilden diese Teile den sogenannten dentogingivalen Komplex. Der Begriff der „biologischen Breite" ist oft nicht genau definiert, allgemein versteht man darunter aber das epitheliale und bindegewebige Attachment der Gingiva ohne den Sulkus.

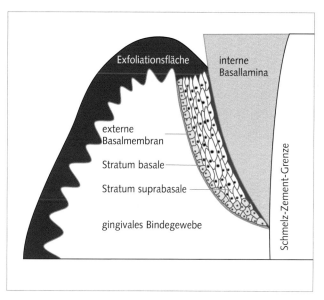

Abb. 5 Das Saumepithel besteht aus zwei Schichten, dem teilungsfähigen Stratum basale und dem Stratum suprabasale. Zum Zahn sind die Zellen über die interne und zum Bindegewebe über die externe Basallamina abgegrenzt. Das gesunde Saumepithel ist mit dem angrenzenden Bindegewebe nicht verzahnt und die Epithel-Bindegewebsgrenzfläche weist normalerweise einen geraden Verlauf auf.

umschließt den Zahnhals wie eine ringförmige Manschette und bildet den Epithelansatz, bzw. das epitheliale Attachment am Zahn aus. Der Epithelansatz stellt den koronalen Anteil der dentogingivalen Verbindung dar, also der Zone, in der sich extraalveoläre Zahnoberfläche und Gingiva berühren[3]. Der apikal gelegene Anteil der dentogingivalen Verbindung wird von gingivalen Bindegewebsfasern ausgeformt, die in supraalveoläre Anteile des azellulären Fremdfaserzements einstrahlen und somit ein bindegewebiges Attachment bilden (Abb. 4)[3]. Der **supraalveoläre Faserapparat** sorgt dafür, dass die Gingiva wie eine straffe Manschette um den Zahn herum anliegt und sichert sie gegen Abscherkräfte. Beim Sondieren der Sulkustiefe mit einer definierten Kraft verhindern diese Fasern das tiefere Vordringen der Sonde nach apikal. Infolge der entzündlichen Abwehrreaktionen des Körpers auf die bakterielle Plaque werden Kollagenfasern des Faserapparats abgebaut und die Sonde kann beim Sondieren, trotz gleicher Kraft, tiefer in das Bindegewebe eindringen.

Im Idealfall liegt die Grenze zwischen epithelialem und bindegewebigem Attachment auf Höhe der Schmelz-Zement-Grenze (SZG). Es werden jedoch bei intaktem, klinisch gesundem Parodont Lokalisationen dieser Epithel-Bindegewebe-Grenze von etwa 1 mm koronal bzw. apikal der SZG gefunden[3]. Das Saumepithel entwickelt sich während des Zahndurchbruchs aus dem reduzierten Schmelzepithel, kann sich aber de novo nach vollständiger Entfernung, z. B. im Zuge einer Gingivektomie, aus jedem Typ oralen Plattenepithels differenzieren. Es erreicht eine koronoapikale Ausdehnung von bis zu 2 mm, ist etwa 100 μm dick und verjüngt sich in koronoapikaler Richtung: 15 bis 30 Zellen an der koronalen, etwa 3 an der apikalen Begrenzung[3].

Im Unterschied zu anderen mehrschichtigen Plattenepithelien in der Mundhöhle besteht es nur aus zwei Schichten, dem mitotisch aktiven (teilungsfähigen) Stratum basale und dem mitotisch inaktiven Stratum suprabasale (Tochterzellen) (Abb. 5). Das Saumepithel ist über Hemidesmosomen und eine Basallamina (externe Basallamina) mit dem subepithelialen Bindegewebe verbunden. Die Epithel-Bindegewebsgrenzfläche weist normalerweise einen geraden Verlauf auf. Eine Verzahnung über Retezapfen findet sich nicht. Zum

Zahn sind die Zellen über die interne Basallamina abgegrenzt. Das epitheliale Attachment an der Zahnoberfläche beruht auf dem biologischen Prinzip, dass Epithelzellen, die mit einem nichtepithelialen Substrat in Kontakt geraten, eine Basallamina bilden und sich dieser über Hemidesmosomen anheften. Bei Krafteinwirkung auf den Gingivarand oder Einführung einer Parodontalsonde kommt es eher zu Zerreißungen und Spalten im Saumepithel als zu einer Ablösung von der Zahnoberfläche[3].

Die interzellularen Spalten des Saumepithels ermöglichen eine auswärts wie einwärts gerichtete Diffusion. Die Erneuerungsrate (turn-over) des Saumepithels beträgt mit 4 bis 6 Tagen nur die Hälfte des oralen Gingivaepithels (ca. 6 bis 12 Tage). Die freie Oberfläche des Saumepithels findet sich am Boden des gingivalen Sulkus bzw. des interdentalen Cols. Nur dort findet die Abschilferung der Zellen statt (Exfoliationsfläche). Die Regenerationsfläche des Stratum basale ist aber wesentlich größer als diese Abschilferungsfläche. Dadurch findet am Sulkusboden eine intensive Exfoliation von Epithelzellen statt, was als unspezifischer Abwehrmechanismus das Eindringen von Bakterien und Schadstoffprodukten aus dem Sulkus erschwert und deren Abtransport aus dem Sulkus begünstigt. Darüber hinaus finden sich in den interzellulären Räumen neutrophile Granulozyten, Monozyten/Makrophagen und Lymphozyten. Auch bei klinisch normalen Verhältnissen findet eine ständige Migration neutrophiler Granulozyten von apikal nach koronal statt, deren Ausmaß bei Entzündung und mit deren Grad zunimmt. Damit kommt dem Saumepithel die Funktion der peripheren Abwehr parodontaler Infektionen zu. Passiv in das Saumepithel diffundierende Bakterien können so erkannt, opsoniert und phagozytiert werden.

Desmodont

Das Desmodont oder parodontale Ligament ist ein zellhaltiges, nichtmineralisiertes, überwiegend aus Kollagenfasern bestehendes Gewebe, das die Stabilisierung des Zahns im Kieferknochen vermittelt, indem es Wurzelzement auf der einen Seite und den eigentlichen Alveolarknochen auf der anderen Seite verbindet (Abb. 6). Das Desmodont stellt ein Reser-

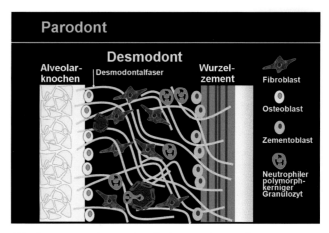

Abb. 6 Das Desmodont ist ein zellhaltiges, nichtmineralisiertes, überwiegend aus Kollagenfasern bestehendes Gewebe, welches das Wurzelzement auf der einen Seite und den eigentlichen Alveolarknochen auf der anderen Seite verbindet. Es stellt ein Reservoir von Zellen (Fibroblasten, Zementoblasten, Osteoblasten) dar.

voir von Zellen (Zementoblasten, Osteoblasten) dar, die für den Aufbau und die Aufrechterhaltung des Alveolarknochens und des Wurzelzements erforderlich sind. Zellen die diese mineralisierten Gewebe abbauen (Zementoklasten, Osteoklasten) finden sich ebenfalls im Desmodont. Sie spielen eine Rolle im stetigen Umbau dieser Gewebe oder bei der Remodellierung im Rahmen der Wundheilung. Das Desmodont ist ein Reservoir für Progenitorzellen für Wurzelzement und Alveolarknochen. Der Ursprung dieser Progenitorzellen wird in mesenchymalen Zellen vermutet, die Blutgefäße im Zentrum des Desmodonts umgeben. Wenn diese Progenitorzellen in Richtung Zement oder Knochen wandern, differenzieren sie sich zu Wurzelzement- oder Knochenzellen[1]. Das Desmodont, nicht aber Gingiva, Zement oder Alveolarknochen, beherbergt auch Propriozeptoren, die Tiefensensibilität (Informationen über Bewegungen und Positionen) vermitteln. Die Zellkörper der sensorischen Nerven befinden sich im Ganglion semilunare und gehören dem sensorischen Anteil des N. trigeminus an. Die propriozeptiven Nerven haben ihr trophisches Zentrum im mehr zentral gelegenen Nucleus mesencephalicus. Der hohe Zellgehalt und die relativ hohe Umsatzrate seiner Bestandteile ermöglichen dem Desmodont einen schnellen Umbau. Dies ist die Grundlage für normale prä- und posteruptive wie auch orthodontische Zahnbewegungen[2].

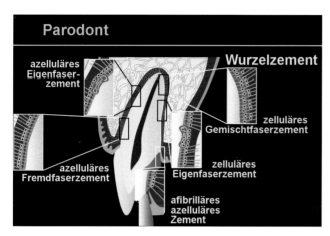

Abb. 7 Das Wurzelzement verbindet das parodontale Ligament mit dem Zahn. Es lassen sich 5 Typen von Wurzelzement beim Menschen unterscheiden.

Wurzelzement

Das Wurzelzement, das nahezu die gesamte nicht von Schmelz bedeckte Dentinoberfläche überzieht, verbindet das parodontale Ligament mit dem Zahn. Es lassen sich 5 Typen von Wurzelzement beim Menschen unterscheiden[4] (Abb. 7):

1. Das **azelluläre afibrilläre Zement** stellt eine homogene Matrix dar, die weder Fasern noch Zellen enthält. Es findet sich auf dem zervikalen Schmelz. Seine Funktion ist unbekannt[5].

2. Das **azelluläre Fremdfaserzement** in reiner Form findet sich auf dem zervikalen und mittleren Wurzeldrittel[4]. Es enthält keine Zellen und sein Faseranteil (überwiegend Typ-I-Kollagen) entspringt annähernd vollständig dem Desmodont, sogenannte Fremd- oder Scharpey'sche Fasern. Diese Fasern sind in eine mineralisierte Glykosamin-Glykan-Matrix eingebettet und verlaufen in etwa senkrecht zur Wurzeloberfläche. Die Hauptfunktion des azellulären Fremdfaserzements besteht in der Verankerung der Zähne. Während der Zahnentwicklung bedeckt die Hertwigsche Epithelscheide das neugebildete Wurzeldentin nicht, sodass Bindegewebszellen Zugang zur äußeren Dentinoberfläche haben. Die Bildung des azellulären Fremdfaserzements erfolgt in mehreren Phasen: Entlang der ersten 100 μm koronal der Wurzelwachstumsfront lagern sich fibro-

blastenähnliche Zellen der äußeren Oberfläche der nichtmineralisierten Dentinmatrix an. Entlang der nächsten koronalen 100 μm findet sich eine dünne Lage kollagener Fasern, die vertikal zur Dentinoberfläche orientiert sind und mit den Kollagenfasern der Dentinmatrix vernetzen. Erst nach Ausbildung dieser Durchwirkungs- und Vernetzungszone (Zone der Verzahnung) wird die spätere Zement-Dentin-Grenze mineralisiert[6]. Die Initiation der Bildung des azellulären Fremdfaserzements vollzieht sich während des Wurzelwachstums, also vor der Ausbildung des desmodontalen Faserapparats und vor der Bildung des zellulären Gemischtfaserzements[7].

3. Das **zelluläre Eigenfaserzement** beinhaltet in etwa parallel zur Wurzeloberfläche orientierte überwiegend kollagene Fasern, welche die Zementmatrix nicht verlassen (Eigenfasern) und Zementozyten[8]. Die Zementmatrixbildung erfolgt beim zellulären Eigenfaserzement entlang der gesamten Oberfläche der Zementoblasten, also multipolar[9]. Es findet sich auf dem apikalen Wurzeldrittel und in Wurzelteilungsstellen sowie in Resorptionslakunen und an Frakturlinien[5]. Es trägt nicht zur Verankerung des Zahns im Knochen bei und hat vermutlich reparative Funktionen. Auch bei der initialen Bildung von zellulärem oder azellulärem Eigenfaserzement auf der äußeren Oberfläche der noch nicht mineralisierten Dentinmatrix kommt es zu einer innigen Vernetzung und Verflechtung von Kollagenfaserbündeln der Zement- und Dentinmatrix. Diese Verzahnungszone wird erst sekundär mineralisiert[8].

4. Das **azelluläre Eigenfaserzement** enthält in etwa parallel zur Wurzeloberfläche orientierte überwiegend kollagene Fasern, welche die Zementmatrix nicht verlassen (Eigenfasern), und keine Zellen. Die Zementmatrixbildung erfolgt beim azellulären Eigenfaserzement nur entlang der zahnzugewandten Seite der Zementoblasten, also unipolar. Es konnte gezeigt werden, dass das appositionelle Wachstum dieser Zementvariante eine geringere Proliferationsrate als das zelluläre Eigenfaserzement hat. Es darf demnach angenommen werden, dass es sich hierbei um einen langsameren Zementbildungsmodus handelt. Weil das azelluläre Eigenfaserzement keine Fasern verlassen, trägt es nicht zur Veranke-

rung des Zahns in der Alveole bei[9]. Es findet sich auf dem apikalen Wurzeldrittel sowie in Furkationen und trägt zur Adaptation der Wurzel bei[5].

5. Das **zelluläre Gemischtfaserzement** besteht aus alternierenden Lagen von azellulärem Fremdfaserzement und azellulärem sowie zellulärem Eigenfaserzement[9]. Dabei ist davon auszugehen, dass diese Schichten in aufeinanderfolgenden, sich abwechselnden Phasen gebildet werden[10]. Es findet sich auf dem apikalen Wurzeldrittel und in den Furkationen mehrwurzeliger Zähne. Das zelluläre Gemischtfaserzement trägt zur Verankerung des Zahns im Knochen und zur Adaptation der Wurzeloberfläche bei.

Alveolarknochen

Der **eigentliche Alveolarknochen** (Lamina cribriformis, „alveolar bone proper") bildet die Wand der knöchernen Alveole und dient der Verankerung des Zahnes am Alveolarfortsatz. Die Lamina cribriformis besteht hauptsächlich aus Lamellenknochen mit Osteonen und interstitiellen Lamellen, aber es kann auch Bündelknochen gefunden werden. In ihn strahlen vertikal zur Oberfläche funktionell orientierte Desmodontalfasern ein (Scharpey'sche Fasern). Zahnbewegungen vom Alveolarknochen weg führen zu einer Verbreiterung der Bündelknochenschicht, während Zellen endostalen Ursprungs zu einem Umbau des Bündelknochens in Lamellenknochen führen. Zahnbewegungen zum Knochen hin führen zu sich abwechselnden Phasen der Resorption und Bündelknochenneubildung. Der Alveolarfortsatz ist der Teil des Kieferknochens, der die Alveolen umgibt. Die Bildung des eigentlichen Alveolarknochens und möglicherweise auch von Teilen des Alveolarfortsatzes werden während der Zahnentstehung vom eigentlichen Zahnsäckchen induziert[2].

Die Oberfläche der Lamina cribriformis ist von Desmodont bedeckt, das die Funktion des Periosts erfüllt. Progenitorzellen, die ihren Ursprung in undifferenzierten Mesenchymzellen in der unmittelbaren Umgebung von Blutgefäßen haben, wandern zum Knochen und differenzieren sich zu Osteoblasten. Osteoklasten haben ihren Ursprung in Monozyten aus dem Blutkreislauf[1,2].

Literatur

1. Listgarten MA, Lang NP, Schroeder HE, Schroeder A. Periodontal tissues and their counterparts around endosseous implants. Clin Oral Impl Res 1991;2:1–19.
2. Eickholz P. Konventionelle Parodontalchirurgie und gesteuerte Geweberegeneration (GTR) mit nicht-resorbierbaren und biologisch abbaubaren Barrieren – Eine vergleichende klinische Untersuchung unter besonderer Berücksichtigung von Reproduzierbarkeit und Validität der erhobenen Parameter bzw. verwendeten Meßverfahren. Berlin: Quintessenz, 1999.
3. Schroeder HE. The junctional epithelium: origin, structure, and significance. A review. Acta Med Dent Helv 1996;1:155–167.
4. Schroeder HE. The periodontium. Handbook of microscopic anatomy. Vol V/5. Springer, Berlin: S. 23–129.
5. Schroeder HE. Biological problems of regenerative cementogenesis: synthesis and attachment of collagenous matrices on growing and established root surfaces. International Review of Cytology 1992;142,1–59.
6. Bosshardt DD, Schroeder HE. Initiation of acellular extrinsic fiber cementum on human teeth. A light- and electron-microscopic study. Cell Tissue Res 1991;263:311–324.
7. Bosshardt DD, Schroeder HE. Establishment of acellular extrinsic fiber cementum on human teeth. A light- and electron-microscopic study. Cell Tissue Res 1991;263:325–336.
8. Bosshardt DD, Schroeder HE. Initial formation of cellular intrinsic fiber cementum in developing human teeth. A light- and electron-microscopic study. Cell Tissue Res 1992;267:321–335.
9. Bosshardt DD, Schroeder HE. Evidence for rapid multipolar and slow unipolar production of human cellular and acellular cementum matrix with intrinsic fibers. J Clin Periodontol 1990;17:663–668.
10. Schroeder HE: Human cellular mixed stratified cementum: a tissue with alternating layers of acellular extrinsic- and cellular intrinsic fiber cementum. Schweiz Monatsschr Zahnmed 1993;103:550–560.

Ätiologie

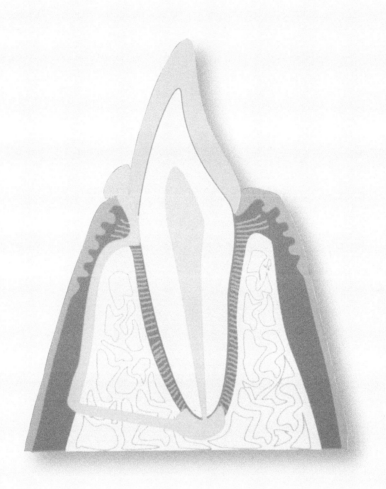

2 Ätiologie der Gingivawucherungen

Bettina Dannewitz, Peter Eickholz

Einleitung

Eine Verdickung oder Wucherung der Gingiva kann unterschiedliche Ursachen haben. Neben einer entzündlichen Genese, die lokal oder systemisch modifiziert werden kann, spielen genetische Faktoren, Allgemeinerkrankungen und die Einnahme verschiedener Medikamente eine Rolle. Das Gewebe kann generalisiert oder lokalisiert auf Zahngruppen (häufig symmetrisch im Tuber- und Gaumenbereich der Molaren) vergrößert sein.

Gingivawucherungen wurden bisher in der Deutschen Nomenklatur parodontaler Erkrankungen als Gingivahyperplasien klassifiziert[1]. Da aber die Vergrößerung der Gingiva nicht alleine durch eine Vermehrung der Fibroblasten, sondern auch durch die Zunahme der extrazellulären Matrix entsteht, ist der Begriff „Hyperplasie" irreführend. In der geltenden Internationalen Klassifikation[2] wird daher diese Erkrankung treffender als Gingivawucherung (z. B. vererbte Gingivafibromatose, medikamentös induzierte Gingivawucherungen) bezeichnet.

Die Einteilung der in diesem Glossar beschriebenen Wucherungen orientiert sich an dieser Klassifikation und unterteilt die beschriebenen Veränderungen in durch Plaque induzierte und nicht durch Plaque induzierte Gingivawucherungen.

Dabei beschränkt sich der Artikel auf gingivale Wucherungen, die fibrös oder entzündlich bedingt sind (Tab. 1). Daneben finden sich eine Reihe anderer Gewebevergrößerungen (z. B. Exostosen in Form eines Torus mandibulae) sowie gutartige und bösartige Neoplasien, die sich an der Gingiva manifestieren können.

Tab. 1 Einteilung der Gingivawucherungen[2].

Plaqueinduzierte Gingivawucherungen	Nicht plaqueinduzierte Gingivawucherungen

• lokal modifiziert
  – Mundatmung
• systemisch modifiziert
  – hormonelle Einflüsse
  – Allgemeinerkrankungen
  – medikamentös induziert
	• idiopathisch bedingt

Plaqueinduzierte Gingivavergrößerungen

Zu den plaqueinduzierten Gingivavergrößerungen gehören zum einen die allein entzündlich bedingten Wucherungen, die zusätzlich durch lokale (Mundatmung) oder systemische Faktoren (hormonelle Einflüsse, Medikamente) verstärkt (modifiziert) werden können.

Infolge der durch die bakterielle Plaque verursachten entzündlichen Reaktion kommt es im umliegenden parodontalen Gewebe zur gesteigerten Durchblutung, zum Austritt von Serum aus den Gefäßen und damit zu einer ödematösen Schwellung.

Zusätzlich können die gingivalen Fibroblasten mit einer verstärkten Synthese der extrazelluären Matrix auf den entzündlichen Reiz reagieren. Eine Wucherung der befestigten Gingiva bis über die klinischen Kronen, wie sie bei medikamentös induzierten Gingivawucherungen beobachtet werden kann, ist extrem selten und meist nur lokalisiert.

Begünstigt durch die Mundatmung und die damit verbundene Austrocknung der Schleimhaut kann es vor allem labial im Oberkieferfrontzahnbereich zu einer verstärkten Reaktion auf entzündliche Reize und

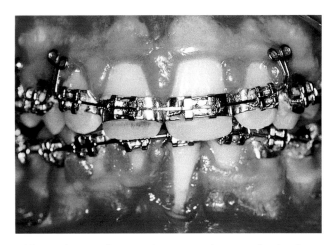

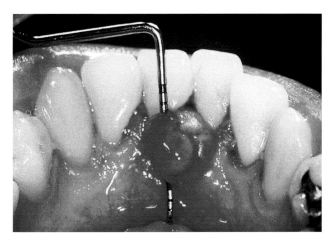

Abb. 1 Plaqueinduzierte Gingivawucherung, die durch Mundatmung verstärkt wurde.

Abb. 2 Pyogenes Granulom, das während der Schwangerschaft auftrat.

zu einer ausgeprägten Gingivaverdickung in dieser Region kommen (Abb. 1).

Durch systemische Faktoren verstärkte Gingivawucherungen

Eine durch mikrobielle Plaque und/oder lokale Reizfaktoren induzierte Gingivitis und dadurch bedingte Gingivawucherung kann durch hormonelle Einflüsse (Pubertät, Menstruationszyklus, Schwangerschaft) oder Allgemeinerkrankungen verstärkt werden.

Während der Schwangerschaft auftretende Gingivawucherungen

In der Schwangerschaft (überwiegend gegen Ende des ersten Trimenon) kann es – meist als Exazerbation einer schon vorher bestehenden Gingivitis oder Parodontitis – zu einer generalisierten oder gelegentlich auch lokalisierten Gingivawucherung kommen. Hohe Spiegel von Östrogen und Progesteron können bei längerfristiger Einwirkung am Schleimhautepithel zu einer Herabsetzung des Keratinisierungsgrades führen. In Verbindung mit einer gesteigerten Kapillarpermeabilität resultiert eine höhere Vulnerabilität des Gewebes. Die klinisch weiche, rötliche Gingivawucherung wird durch ein sehr gefäßreiches, überschießendes Granulationsgewebe hervorgerufen.

Lokalisierte, exophytische Wucherungen der marginalen Gingiva entstehen bevorzugt im Frontzahnbereich. Sie werden als pyogenes Granulom (früher Epulis granulomatosa) oder als „Schwangerschaftstumor" (auch Epulis gravidarum) bezeichnet (Abb. 2). Zu dieser Veränderung kommt es infolge kleiner Gewebstraumen als übermäßige entzündliche Entwicklung von Granulationsgewebe. Pyogene Granulome treten aber nicht nur im Rahmen einer Schwangerschaft auf und können neben einer gingivalen Lokalisation auch an der Zunge, Lippe, der Wangenschleimhaut, dem Gaumen, dem Vestibulum und an Frenula beobachtet werden.

Das pyogene Granulom ist eine interdental gestielte, im Vergleich zu anderen Wucherungen streng lokalisierte Gewebevergrößerung, die innerhalb weniger Monate ihre volle Größe entwickelt (meist < 20 mm)[3]. Die Oberfläche des Granuloms ist rötlich und häufig ulzeriert bzw. fibrinbedeckt, und es neigt stark zu Spontanblutungen. Die Inzidenz für ein pyogenes Granulom während der Schwangerschaft wird mit 0,5 bis 5 % angegeben[4]. Eine operative Entfernung ist nur sinnvoll, wenn es durch das Granulom zu Störungen beim Essen oder Sprechen kommt. Ansonsten bildet sich sowohl die lokalisierte als auch die generalisierte Gingivawucherung nach der Geburt auch ohne chirurgische Intervention zumeist zurück.

Neben dem pyogenen Granulom existieren noch zwei weitere lokal begrenzte gingivale Gewebevergrößerungen, die früher als Epulis fibromatosa und Epulis gigantocellularis bezeichnet wurden und der Vollständigkeit halber kurz beschrieben werden.

Die Epulis fibromatosa – heute als peripheres Granulom bezeichnet – zählt zu den fibrösen Gingivawucherungen. Sie besitzt im Gegensatz zum pyogenen Granulom eine derbere Konsistenz und eine blasse bis rosafarbene, nicht entzündlich veränderte Oberfläche. Das Bindegewebe zeigt eine faserreiche extrazelluläre Matrix, in der die Kollagenbündel ähnlich den dento- und alveologingivalen Fasern verlaufen.

Die Epulis gigantocellularis ist häufig die Manifestation eines zentralen Riesenzellgranuloms und wird daher heute als peripheres Riesenzellgranulom klassifiziert.

Dieser gutartige Tumor kann sowohl in bezahnten als auch in unbezahnten Kieferabschnitten vorkommen, ist im Unterkiefer häufiger als im Oberkiefer zu beobachten und kann in den benachbarten Knochen eindringen. Die Wucherung ist schmerzlos und weist meist eine dunkelrote Farbe sowie eine entzündlich ulzerierte Oberfläche auf, die leicht blutet. Die genaue Ätiologie der Veränderungen ist nicht vollständig geklärt; als auslösender Faktor werden traumatische Gewebeschädigungen diskutiert.

Gingivavergrößerungen bei Bluterkrankungen

Über eine Vergrößerung der Gingiva wird auch bei leukämischen Erkrankungen berichtet. Infolge der Verminderung funktionstüchtiger Leukozyten kann es zu starken Entzündungsreaktionen und durch das leukozytäre Infiltrat zur Verdickung der Gingiva kommen. Die häufig schmerzhafte Wucherung der Gingiva entsteht in relativ kurzer Zeit, und die Patienten berichten über ein eingeschränktes Wohlbefinden, Fieber oder Abgeschlagenheit. Bei dem Verdacht einer allgemeinmedizinischen Genese der Gingivawucherung sollte unverzüglich die Überweisung an einen Internisten zur weiteren Abklärung erfolgen.

Medikamentös induzierte Gingivawucherungen

Mit medikamentös verursachten Gingivawucherungen werden vor allem Cyclosporin A (Immunsuppressivum bei Transplantationen oder Autoimmunerkrankungen), Kalziumkanalblocker (Nifedipin, Verampamil, Amlodipin) und Phenytoin (Antikonvulsivum) in Verbindung gebracht (Tab. 2). Trotz der pharmazeutisch unterschiedlichen Wirkstoffe können sich die histologischen und klinischen Befunde ähneln.

Nach Beginn der medikamentösen Therapie kommt es bevorzugt im Bereich der Papillen zu einer generalisierten oder lokalisierten Dickenzunahme

Tab. 2 Medikamente bzw. Wirkstoffe, die mit einer Gingivawucherung assoziiert sein können[5].

	Wirkstoff	Präparat (Beispiele)	Prävalenz von Gingivawucherungen
Immunsuppressiva	Cyclosporine	Sandimmun®, Neoral®	Erwachsene 25–30% Kinder > 70%
Calciumantagonisten	Nifedipin	Adalat®, Aprical®, Corinfar®, duranifin®	6-15%
	Diltiazem	Dilsal®, Dilta®, Corazet®,	5-20%
	Verapamil	Azupamil®, Cordichin®, Falicard®, Isoptin®, Vera®	< 5%
	Felodipin	Felobet®, Felocor®, Munobal®	selten
	Amlodipin	Norvasc®	selten
	Isradipin	Lomir®, vacsal®	nicht beschrieben
Antikonvulsiva	Phenytoin	Epanutin®, Phenhydan®	50%
	Carbamazepine	Tegretal®	nicht beschrieben
	Vigabatrin	Sabril®	selten
	Phenonarbital	Luminal®	< 5%
	Valproinsäure	Convulex®	selten

der Gingiva[6]. Dabei ist die Prävalenz der Veränderung bei Kindern und Jugendlichen meist höher als bei Erwachsenen. Durch die Vergrößerung entstehen Pseudotaschen, die von den Patienten kaum zu reinigen sind. Die primär fibröse Wucherung kann dadurch sekundär entzündlich überlagert und deutlich verstärkt werden. Die Patienten fühlen sich meist nicht nur in ihrer Ästhetik beeinträchtigt, sondern es kann auch zu Problemen beim Essen, Sprechen und bei Kindern im Rahmen des Zahndurchbruchs kommen. Durch den Druck des wuchernden Gewebes können sogar Zahnstellungsänderungen hervorgerufen werden, die nach einer erfolgreichen Therapie reversibel sind.

Wirkmechanismus

Cyclosporin, Kalziumkanalblocker und Phenytoin bzw. deren Abbauprodukte greifen an unterschiedlichen Punkten in den zellulären Kalziumstoffwechsel ein. Der genaue pathogenetische Einfluss auf die parodontalen Zellen und die Homöostase der extrazellulären Matrix ist bisher aber nicht vollkommen geklärt und ist unter Umständen für die verschiedenen Präparate unterschiedlich.

Im Gegensatz zu entzündlichen Parodontalerkrankungen, bei denen es zu einem Abbau von gingivalem Bindegewebe kommt, findet bei Gingivawucherungen eine Zunahme von Fibroblasten, der extrazellulären Matrix und häufig auch eine Verdickung des Epithels statt.

Die Zunahme der extrazellulären Matrix des gingivalen Bindegewebes kann durch eine vermehrte Synthese aber auch durch eine reduzierte Bildung von Kollagenasen, die für den enzymatischen Abbau der Matrix verantwortlich sind, verursacht werden. Daneben wird auch diskutiert, ob die Medikamente eine veränderte Gewebereaktion auf bakterielle Plaque verursachen.

Medikamente
1. Cyclosporin A

Cyclosporin wird nach Organtransplantation alleine oder in Kombination mit Kortikosteroiden zur Suppression der Immunreaktion angewendet. Daneben werden auch Erkrankungen, die in Zusammenhang mit einer Dysfunktion des körpereigenen Abwehrsystems stehen (u. a. Psoriasis, Pemphigus vulgaris und rheumatische Arthritis), mit diesem Wirkstoff therapiert.

Gingivawucherungen treten mit einer Häufigkeit von etwa 25 bis 30 % auf[4] und manifestieren sich meist innerhalb von drei Monaten nach Beginn der medikamentösen Behandlung (Maximum nach sechs Monaten; Abb. 3).

Da es nach Nierentransplantation zu einer Erhöhung des Bluthochdrucks (renal verstärkt) kommen kann, werden den Patienten häufig Kalziumkanalblocker verordnet. Dadurch verstärkt sich der Effekt der beiden Medikamente, und die Häufigkeit von Gingivawucherungen nimmt zu.

Das Auftreten und das Ausmaß der Gingivawucherungen wird von mehreren Kofaktoren beeinflusst. Neben dem Alter der Patienten, der Dosierung und Dauer der Medikation spielt vor allem die individuelle Plaquekontrolle bzw. das Ausmaß der gingivalen Entzündung eine entscheidende Rolle.

2. Antikonvulsiva

Von verschiedenen Stoffen, die zur Therapie von Epilepsie eingesetzt werden, beeinflusst nur Phenytoin (Diphenylhydantoin) das parodontale Gewebe direkt. Daneben kommt Phenytoin auch bei der Behandlung bestimmter Herzrhythmusstörungen zur Anwendung. Die klinische Symptomatik tritt bei etwa 50 % der Patienten auf[7]. Es scheint keinen Zusammenhang zwischen der phenytoininduzierten Gingvaverdickung und dem Alter, der Rasse oder dem Geschlecht der Patienten zu geben. Wie bei Cyclosporin beginnt die Wucherung meist drei Monate nach Beginn der Medikamenteneinnahme und ist im ersten Jahr der Behandlung am stärksten. Die ersten Zeichen der Gingivaverdickung treten im Bereich der Interdentalpapillen auf, die oft eine gestippelte Oberfläche aufweisen; bei lang andauernder Medikation kann das Gewebe die klinischen Kronen der Zähne bedecken (Abb. 4). Phenytoininduzierte Gingivawucherungen sind bei zahnlosen Patienten selten. Untersuchungen haben eine positive Korrelation zwischen dem Ausmaß der Wucherung, dem Entzündungsgrad, den Taschentiefen sowie der Prävalenz von

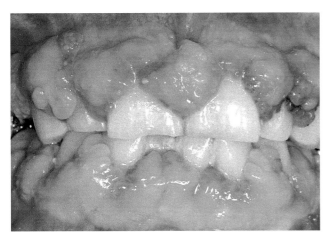

Abb. 3 Cyclosporin-A-induzierte Gingivawucherung bei einem Patienten nach Nierentransplantation.

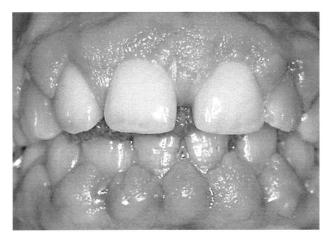

Abb. 4 Phenytoininduzierte Gingivawucherung.

weichen und harten Belägen gezeigt. Allerdings kann allein durch eine effektive Plaquekontrolle die Wucherung nicht vollständig eliminiert werden.

3. Kalziumkanalblocker

Kalziumkanalblocker werden hauptsächlich zur Therapie von pektangiösen Beschwerden und Bluthochdruck eingesetzt. Neben Verapamil, Amlodipin, Diltiazem etc. wird vor allem Nifedipin aus der Gruppe der Kalziumkanalblocker mit Gingivawucherungen assoziiert (s. Tab. 2). Die Prävalenz von Gingivawucherungen nach Einnahme von Kalziumkanalblockern ist sehr unterschiedlich und ist mit bis zu 20% bei Nifedipin und Diltiazem am höchsten.

Die Gingivavergrößerung ähnelt klinisch und histologisch der hydantoininduzierten Wucherung und manifestiert sich am ausgeprägtesten im Bereich der labialen Papillen (Abb. 5). Die Veränderungen bilden sich nach Absetzen des Medikaments häufig wieder zurück. Durch eine regelmäßige Entfernung der Plaque ist es möglich, das Ausmaß der Wucherung deutlich zu reduzieren und oft auch vollständig zu eliminieren.

Nicht plaqueinduzierte Gingivavergrößerungen (vererbte Gingivafibrose)

Die nicht plaqueinduzierten Gingivavergrößerungen sind primär nicht bakterieller Genese. Durch Ausbil-

dung von Pseudotaschen und die dadurch erschwerte persönliche Mundhygiene kann es aber sekundär zu entzündlichen Überlagerungen kommen.

Idiopathische Gingivawucherungen können einen genetischen Ursprung haben; die genaue Ätiologie ist bisher allerdings nicht geklärt. Die Erkrankung kann autosomal dominant vererbt werden, der pathogenetische Zusammenhang ist bisher aber nicht bekannt. Die Gingivawucherung kann als alleiniges Symptom auftreten oder in Verbindung mit anderen pathologischen Erscheinungen (z. B. Hypertrichiose). Die gutartige Wucherung besteht meist aus einem dichten, faserreichen (Kollagen), aber zellarmen Bindegewebe (Abb. 6). Treten die Wucherungen symmetrisch, z. B. retromolar im Ober- und/oder Unterkiefer auf, werden sie oft auch als symmetrische, periphere Fibrome bezeichnet.

Die klinischen Zeichen der Erkrankung können von Geburt an erscheinen, zeigen sich aber meist erst mit Durchbruch der Milch- bzw. bleibenden Zähne.

Eine spontane Remission der fibrösen Verdickung tritt nicht auf. Falls es durch das überschüssige Gewebe zu Tascheninfektionen, funktionellen Störungen oder Behinderung im Zahndurchbruch kommt, muss die Wucherung operativ entfernt werden. Nach der chirurgischen Exzision kommt es allerdings häufig zu Rezidiven.

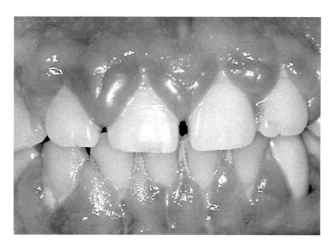

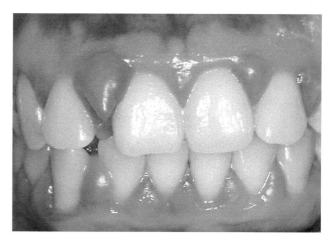

Abb. 5 Gingivawucherung bei Medikation mit einem Kalziumkanalblocker.

Abb. 6 Hereditäre Gingivawucherung.

Literatur

1. Deutsche Gesellschaft für Parodontologie: Marginale Parodontopathien. Zahnärztl Mitt 1987; 77/12: 1352–1353.
2. Armitage GC: Development of a classification system for periodontal diseases and conditions. Ann Periodontol 1999; 4: 1-6.
3. Sills ES, Zegarelli DJ, Hoschander MM, Strider WE: Clinical diagnosis and management of hormonally responsive oral pregnancy tumor (pyogenic granuloma). J Reprod Med 1996; 41: 467-470.
4. Ziskin DE, Nesse GJ: Pregnancy gingivitis: history, classification, etiology. Am J Orthod Oral Surg 1946; 32: 390-432.
5. Dongari-Bagtzoglou A. Drug-associated gingival enlargement. J Periodontol 2004;75:1424-1431.
6. Hassel TM, Hefti AF: Drug-induced gingival overgrowth: old problem, new problem. Crit Rev Oral Biol Med 1991; 2: 103-137.
7. Angelopoulous AP, Goaz PW: Incidence of diphenylhydantoin gingival hyperplasia. Oral Surg Oral Med Oral Pathol 1972; 34: 898-906.
8. Barclay S, Thomason JM, Idle JR, Seymour RA: The incidence and severity of nifedipine-induced gingival overgrowth. J Clin Periodontol 1992; 19: 311-314.
9. Nery EB, Edson RG, Lee KK, Pruthi VK, Watson J: Prevalence of nifedipine-induced gingival hyperplasia. J Periodontol 1995; 66: 572-578.
10. Miller CS, Damm DD: Incidence of verapamil-induced gingival hyperplasia in a dental population. J Periodontol 1992; 63: 453-456.
11. Jorgensen MG: Prevalence of amlodipine-related gingival hyperplasia. J Periodontol 1997; 68: 676-678.

3 Parodontitis als Symptom von Syndromerkrankungen

Birgit Bender, Filip Klein, Peter Eickholz

Einige genetisch bedingte Syndromerkrankungen gehen mit einer aggressiv verlaufenden Parodontitis einher. In erster Linie gehören dazu angeborene Defekte des zellulären und/oder humoralen Immunsystems sowie andere Erkrankungen, die mit einer gestörten Leukozytenfunktion verbunden sind. Seltener sind frühzeitig beginnende Parodontitiden als Folge von Defekten des parodontalen Bindegewebes[1-3].

Syndrom

Ein Syndrom ist ein Muster multipler Anomalien bzw. eine Gruppe von Krankheitszeichen, die bekannter- oder vermutetermaßen ursächlich verbunden sind. Im weiteren Sinne ist es ein sich stets mit etwa dem gleichen Symptomenkomplex manifestierendes Krankheitsbild mit unbekannter, uneinheitlicher oder multifaktorieller Ätiologie bzw. Pathogenese. Die Tabelle 1 gibt einen Überblick über ausgewählte Syndrome.

Trisomie 21

Die Trisomie 21 (Down-Syndrom, Morbus Langdon-Down, numerische autosomale Chromosomenaberration) ist in den meisten Fällen eine klassische Trisomie, das heißt, es ist infolge einer Non-disjunction ein dreifaches Chromosom 21 vorhanden. In wenigen familiär auftretenden Fällen ist das zusätzliche Chromosom 21 oder ein wesentliches Stück davon an ein anderes Autosom angeheftet (Translokation). Beides führt zu einer intra- und extrauterinen Fehlentwicklung fast sämtlicher Gewebe und Organe. Die Inzidenz ist mit dem Alter der Mutter korreliert. Bezogen auf alle Altersklassen beträgt sie 1:700 Lebendgeborene (35- bis 40-jährige Mütter: 0,5 bis 1,3 %; 40- bis 45-jährige Mütter: 1,3 bis 4,4 %).

Das klinische Bild zeigt meist eine erhebliche, aber individuell verschieden entwicklungsfähige geistige Behinderung und eine unterschiedlich ausgeprägte, typische Dysmorphie. Im Kopfbereich imponieren eine

Tab. 1 Übersicht über ausgewählte Syndrome

Syndrom	Defekt	Parodont	Erbgang
Trisomie 21	multipel	chronische Parodontitis	
Leukocyte Adhesion Deficiency Syndrome	neutrophile Granulozyten	aggressiv verlaufende Parodontitis	autosomal-rezessiv
Papillon-Lefèvre-Syndrom	Keratin oder Epithel, Kathepsin C	aggressiv verlaufende Parodontitis	autosomal-rezessiv
Chediak-Higashi-Syndrom	neutrophile Granulozyten	aggressiv verlaufende Parodontitis	autosomal-rezessiv
Ehlers-Danlos-Syndrom (Typen IV, VII, IX)	Kollagen Typ III, Prokollagenpeptidase, Kollagen	fragile Gewebe, aggressiv verlaufende Parodontitis	autosomal-dominant, autosomal-rezessiv bzw. X-chromosomal
Hypophosphatasie	alkalische Phosphatase	schlecht mineralisierter Knochen und Zement, aggressiv verlaufende Parodontitis	autosomal-rezessiv

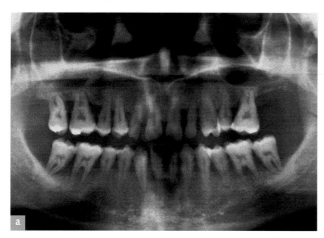 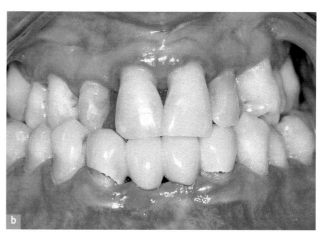

Abb. 1a und b Achtundzwanzigjähriger männlicher Patient mit aggressiv verlaufender Parodontitis bei Trisomie 21. **a** Panoramaschichtaufnahme vor der Therapie. **b** Klinische Ansicht während der parodontologischen Initialbehandlung.

Brachyzephalie, Mikrozephalie, lateral-kranial ansteigende Lidachsen, Epikanthus, Hypertelorismus, eine breite Nasenwurzel, tiefsitzende Ohren, eine Unterentwicklung der Kiefer und Zähne (Hypodontie), ein meist offener Mund, vermehrte Speichelsekretion und eine große gefurchte Zunge. Der Schluss der Schädelnähte und der Fontanelle ist verspätet. Weiterhin typisch sind ein rundlicher Minderwuchs, Muskelhypotonie, Cutis laxa, ein tiefstehender Nabel (oft mit Hernie), Vierfingerfurche in den Handflächen, Einwärtskrümmung der Endglieder des fünften Fingers, Fußdeformitäten und ein Herzfehler in 40 bis 60 % der Fälle. Mit zunehmendem Alter treten überdurchschnittlich häufig Leukämien auf. Bei Patienten mit Trisomie 21 zeigen sich sowohl aggressiv verlaufende als auch chronische Parodontitiden (Abb. 1a und b), die ihre Ursache wahrscheinlich in einer Kombination aus genetischen und lokalen Faktoren haben.

Die Diagnose wird durch den typischen Phänotyp bereits bei der Geburt oder durch pränatale Amniozentese oder Chorionzottenbiopsie gestellt bzw. gesichert.

Bezüglich der Prognose ist anzumerken: Früher starben 75 % der Patienten vor der Pubertät, vor allem infolge einer erhöhten Infektanfälligkeit. Heute werden die Patienten meist älter; 80 % erreichen das 30. Lebensjahr. Bei gezielter, frühzeitig begonnener und individuell angepasster Förderung sind Kinder mit Down-Syndrom lernfähig und sozial gut integrierbar; sie können eine gewisse Selbstständigkeit erwerben, die unter Umständen auch den Besuch von Regelschulen erlaubt.

Leukocyte Adhesion Deficiency Syndrome

Das Leukocyte Adhesion Deficiency Syndrome (LADS) ist ein sehr seltener, angeborener, autosomal-rezessiv vererblicher Defekt der Integrine CD 15 bzw. CD 11/18. Durch mangelnde Haftung der Leukozyten am Endothel und fehlende Einwanderung in das entzündete Gewebe ist die Infektionsabwehr allgemein herabgesetzt. Häufig ist eine Leukozytose mit vorherrschender Granulozytose. Das Syndrom geht mit einer höchst aggressiv verlaufenden Parodontitis einher, die mit dem Durchbruch der Milchzähne einsetzt, sämtliche Zähne der ersten und zweiten Dentition befällt und durch eine heftige Entzündungsreaktion der Gingiva mit brombeerartiger, feuerroter Schwellung charakterisiert ist. Vorzeitiger Zahnverlust kann durch eine parodontale Therapie nicht verhindert werden[4, 5].

Prognose: Bei intensiver Antibiotikatherapie wird das Erwachsenenalter erreicht. Eine weitere Therapiemöglichkeit ist eine Knochenmarktransplantation.

Papillon-Lefèvre-Syndrom

Das Papillon-Lefèvre-Syndrom beschreibt eine seltene, autosomal-rezessiv erbliche Palmoplantarkeratose mit

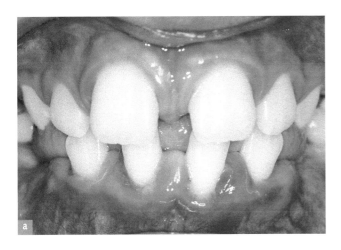
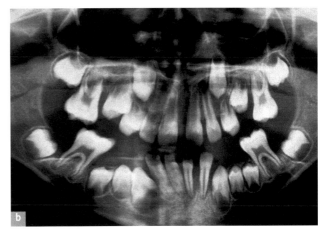
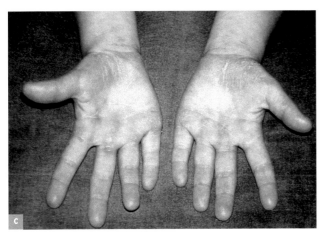
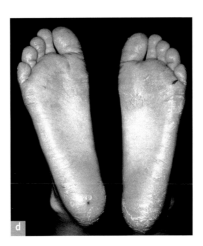

Abb. 2a bis d Männlicher Patient mit Papillon-Lefèvre-Syndrom im Alter von sieben Jahren und neun Monaten (vor der Therapie, Abbildungen aus Eickholz et al. 2001[6]). a Klinische Ansicht: ausgeprägte Mobilität der Unterkieferschneidezähne, Sondierungstiefen an ersten Molaren und Unterkiefer-schneidezähnen von 9 bis 15 mm[6]. **b** Panoramaschichtaufnahme[6]. **c** und **d** Hyperkeratosen an Hand- und Fußflächen (Abbildung aus Eickholz et al. 2001[6]).

einer früh einsetzenden Parodontitis (Abb. 2a bis d)[6], die sowohl die erste als auch die zweite Dentition betrifft. Die Häufigkeit beträgt 1-4:1.000.000. Neuerdings wurde bei betroffenen Patienten eine Mutation des Kathepsin-C-Gens nachgewiesen. Untersuchungen der neutrophilen Granulozyten haben in manchen Fällen gestörte Zellfunktionen wie eine verminderte Motilität, Chemotaxis und Phagozytose sowie eine verminderte Produktion von Sauerstoffradikalen gezeigt, die sich in manchen Fällen nach der therapeutischen Intervention normalisierten. In der subgingivalen Plaque konnten vermehrt anaerobe gramnegative Keime und *Aggregatibacter actinomycetemcomitans* nachgewiesen werden.

Die Symptomatik umfasst psoriasiforme Hyperkeratosen an Ellenbogen und Knien, Nageldystrophie und gehäufte bakterielle Infekte.

Eine Therapie der Hautveränderungen erfolgt mit Retinoiden. Bei der parodontalen Therapie scheint die Elimination von *Aggregatibacter actinomycetemcomitans* für den Therapieerfolg von entscheidender Bedeutung zu sein[6].

Haim-Munk-Syndrom

Das Haim-Munk-Syndrom ist ein weiteres autosomal-rezessiv vererbbares Syndrom, das bisher in jüdischen

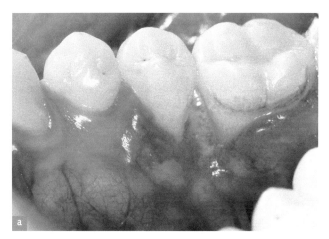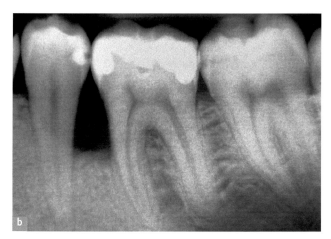

Abb. 3a und b Vierundzwanzigjähriger männlicher Patient mit oralem eosinophilem Granulom approximal der Zähne 35 und 36. **a** Klinische Ansicht von lingual (Aufnahme mit Spiegel). **b** Das Röntgenbild zeigt approximalen Knochenabbau.

Bevölkerungsgruppen in Indien und Israel beschrieben wurde. Mit palmoplantaren Hyperkeratosen und aggressiv verlaufender Parodontitis ist es dem Papillon-Lefèvre-Syndrom ähnlich. Es zeigen sich alle Mutationen des Kathepsin-C-Gens. Weitere Symptome sind Onychogrypose, Arachnodaktylie und Akroosteolyse.

Chediak-Higashi-Syndrom

Das Chediak-Higashi-Syndrom ist eine seltene autosomal-rezessiv erbliche Stoffwechselanomalie mit Störungen der Hautpigmentierung und der zellulären Immunität. Das Krankheitsbild wird überwiegend in jüdischen Bevölkerungsgruppen beobachtet.

Als Symptome zeigen sich mit Manifestation im Kindesalter eine Disposition zu rezidivierenden Infektionen, eine allgemeine Hypopigmentation, ein partieller Albinismus und ein Albinismus fundi occuli, eine Hepatosplenomegalie und eine Lymphadenopathie. Typischerweise geht diese Erkrankung mit einer aggressiv verlaufenden Parodontitis einher. Der erhöhten Infektanfälligkeit liegen abnorme lysosomale Riesengranula mit einer gestörten Degranulation zugrunde.

Bei der Diagnostik zeigen sich im peripheren Blutbild eine Granulationsanomalie der Leukozyten und Lymphozyten (Riesengranula) und plasmatische Einschlusskörperchen in den myeloischen Zellen im Knochenmark. Pränatal ist eine fetale Blutuntersuchung und eine Haut-Haar-Biopsie möglich.

Die Therapie besteht in einer Knochenmarktransplantation.

Die Prognose ist aufgrund der Disposition zu septischen Prozessen im Kindesalter ungünstig. Die meisten Kinder sterben vor Erreichen des zehnten Lebensjahrs an Infekten oder malignen Tumoren.

Histiozytose-Syndrom

Die Histiozytose-Syndrom (Langerhans-Zellhistiozytose) ist ein Oberbegriff für reaktiv-proliferative Erkrankungen im Kindesalter mit Vermehrung von Histiozyten des Langerhans-Zellphänotyps.

Die Ätiologie ist unklar, möglicherweise entsteht die Histiozytose durch eine atypische Immunantwort, oder es handelt sich um eine Autoimmunkrankheit. Läsionen können auch intraoral auftreten und klinisch das Erscheinungsbild einer aggressiven oder nekrotisierenden ulzerierenden Parodontitis annehmen (Abb. 3a und b).

Es gibt drei sich zum Teil überlappende Formen:

- eosinophiles Granulom
- Abt-Letterer-Siwe-Krankheit und
- Hand-Schüller-Christian-Krankheit.

Die Diagnose wird histologisch, immunhistochemisch (CD1-Antigene auf Langerhans-Zellen) und elektronenmikroskopisch (Birbeck-Granula in Langerhans-Zellen) gesichert.

Glykogenspeicher-Syndrome

Die Glykogenspeicher-Syndrome (Glykogenosen) sind autosomal-rezessiv vererbte Erkrankungen des Glykogenabbaus bzw. der Glykogensynthese mit pathologisch gesteigerter Glykogenspeicherung in vielen Organen (Leber, Nieren, Herz, Muskulatur, ZNS). Es gibt je nach vorhandenem Enzymdefekt verschiedene Formen bzw. Typen.

Die Symptome reichen von einer Hepatomegalie, Minderwuchs, Hypoglykämie, Neutropenie, Kardiomyopathie, Muskelhypotonie bis zu einer progressiven Hirndegeneration.

Eine pränatale Diagnostik ist nicht bei allen Formen möglich. Bei den Formen mit Hypoglykämie ist eine Therapie mit einer Diät auf der Basis ungekochter Stärke erfolgreich.

Infantile genetische Agranulozytose

Die Infantile genetische Agranulozytose (Kostmann-Syndrom, chronic granulomatous disease) ist die häufigste angeborene, sich früh manifestierende, hochgradige Granulozytenfunktionsstörung mit Auftreten akuter, lebensbedrohlicher bakterieller und mykotischer Infektionen (schwere und lang anhaltende Pyodermien, Dermatitiden im Nasen-Mund-Bereich, ekzematöse Läsionen, Lymphknotenvereiterungen und septische Bakterienabsiedelungen in Knochen, Darm, Leber und Lunge). Die häufigsten Erreger sind katalasepositive Bakterien wie Staphylococcus aureus, Klebsiellen und Aspergillus-Spezies. Orale Manifestationen sind chronische Ulzerationen des harten Gaumens und der Alveolarmukosa, Gingivitiden und in der Pubertät beginnende aggressiv verlaufende Parodontitiden.

Die Ursachen liegen in einem gestörten Phagozytosevorgang der CGD-Granulozyten. Die Erkrankung betrifft Jungen vier- bis fünfmal häufiger als Mädchen. Es liegt ein X-chromosomal gebundener Erbgang vor.

Die Therapie besteht aus einer lebenslangen Substitution mit gentechnisch hergestelltem Granulozyten-Wachstumsfaktor (G-CSF) oder bei einem passenden Spender auch aus einer Knochenmarktransplantation.

Ehlers-Danlos-Syndrom

Das Ehlers-Danlos-Syndrom (Fibrodysplasia elastica generalisata congenita) ist eine Bezeichnung für eine Gruppe erblicher Krankheitsbilder mit Kollagendysplasie, die sich nach biochemischen, genetischen und klinischen Kriterien in zehn verschiedene Typen aufgliedert.

Die Häufigkeit (in England) beträgt 1:150.000.

Die Ätiologie ist je nach Typ ein autosomal-dominanter, -rezessiver oder X-chromosomaler Erbmodus. Es gibt entsprechend unterschiedliche pathochemische Mechanismen der gestörten Kollagenfibrillogenese.

Die Symptome bestehen je nach Typ aus einer unterschiedlichen Symptomkonstellation und -schwere mit Hyperelastizität und erhöhter Vulnerabilität sowie Wundheilungsstörungen der Haut, Überstreckbarkeit der Gelenke mit Luxationsneigung, Augenanomalien (z. B. Myopie, Linsenektopie, blauen Skleren, Neigung zu Netzhautblutungen), Disposition zu vasogener Hämorrhagie, Aneurysma dissecans und Arterienrupturen, verstärkten Nachblutungen bei operativen Eingriffen und einer erhöhten Frühgeborenenrate. Vor allem die Typen IV, VII und IX mit Kollagenase-, Prokollagenpeptidase- und Kollagendefekten manifestieren eine aggressiv verlaufende Parodontitis.

Die Diagnostik erfolgt mittels biochemischem Nachweis spezifischer Enzymdefekte. Pränatal ist bei einigen Typen eine Diagnosesicherung durch Chorionzottenbiopsie oder Amniozentese möglich.

Hypophosphatasie

Die Hypophosphatasie (Rathbun-Syndrom) ist eine eher seltene, autosomal-rezessiv vererbte, angeborene Stoffwechselstörung mit verminderter Aktivität der alkalischen Phosphatase. Dies führt zu einer gestörten Mineralisation des Skeletts (Kraniosynostose, Thoraxdeformitäten) und zu einer vermehrten Ausscheidung von Phosphoethanolamin im Harn. Eine vorzeitige Exfoliation der Milchzähne durch eine aggressiv verlaufende Parodontitis wird als konstantes Charakteristikum derjenigen Fälle beschrieben, die infolge milder klinischer Erscheinungen nicht bereits während der ersten zwei Lebensjahre diagnostiziert werden. Es liegen Wurzelzementdefekte vor.

Formen:

- Letaler kongenitaler Typ mit Osteopenie des gesamten Skeletts; Tod bereits in utero oder in den ersten Lebenstagen.
- Kindlicher Typ mit autosomal-rezessivem Erbgang, schwerem Verlauf und ungünstiger Prognose.
- Erwachsenen-Typ mit autosomal-dominantem Erbgang und leichten rachitisähnlichen Symptomen.

Literatur

1. Aldred MJ, Bartold PM: Genetic disorders of the gingivae and periodontium. Periodontology 2000 1998; 18: 7-20.
2. Armitage GC: Development of a classification system for periodontal diseases and conditions. Ann Periodontol 1999; 4: 1-6.
3. Kinane DF: Periodontitis modified by systemic factors. Ann Periodontol 1999; 4: 54-63.
4. Watanabe K: Prepubertal periodontitis: a review of diagnostic criteria, pathogenesis, and differential diagnosis. J Periodont Res 1990; 25: 31-48.
5. Meyle J, Gonzáles JR: Influences of systemic diseases on periodontitis in children and adolescents. Periodontology 2000 2001; 26: 92-112.
6. Eickholz P, Kugel B, Pohl S, Näher H, Staehle HJ: Combined mechanical and antibiotic periodontal therapy in a case of Papillon-Lefèvre-Syndrome. J Periodontol 2001; 72: 542-549.

4 Endoparodontale Läsionen

Peter Eickholz

Ätiologie

Endodont und Parodont liegen räumlich eng benachbart und sind nur vom Dentin der Zahnwurzel getrennt. Pathologische Prozesse können sich von einer Struktur in die andere ausbreiten, wodurch es zu so genannten endoparodontalen Läsionen kommen kann. Parodontalerkrankungen, die im Zusammenhang mit solchen endoparodontalen Läsionen stehen, bilden in aktuellen Klassifikationen der Parodontalerkrankungen einen eigenen Unterpunkt[1,2]. Über das Foramen apicale aber auch über zahlreiche akzessorische Wurzelkanäle stehen beide Gewebe in direkter Verbindung. In einer nekrotisierten Pulpa kommt es zur Vermehrung und zum Zerfall von Mikroorganismen. Zu den Keimen, die besonders häufig in den Wurzelkanälen avitaler, endodontisch unversorgter Zähne gefunden werden, gehören *Porphyromonas gingivalis*, *Prevotella intermedia*, Fusobakterien und Spirochäten, die auch zu den parodontalpathogenen Mikroorganismen zählen[3,4]. Enzyme und Zerfallsprodukte dieser Bakterien können über Wurzelkanäle ins Parodont gelangen und dort entzündliche Reaktionen, Degradation kollagener Fasern und Osteolyse verursachen. Gelangen diese bakteriellen Produkte über das Foramen apicale ins Parodont, was als häufigste Möglichkeit zu betrachten ist, kommt es zu einer periapikalen Osteolyse, die röntgenologisch darstellbar ist. Defekte primär endodontischen Ursprungs, die auch das marginale Parodont in Mitleidenschaft ziehen, bezeichnet man als endoparodontale Läsionen der Klasse I (Tab. 1)[5]. Der Weg bakterieller Produkte und Antigene über einen lateralen Seitenkanal kann zu einer lateralen Os-

teolyse führen, die im Röntgenbild einen vertikalen Knocheneinbruch vortäuschen kann; die Ausbreitung über einen interradikulären Seitenkanal kann zu einer interradikulären Osteolyse führen, die das röntgenologische Bild einer Furkationsbeteiligung zeigt. Solche lateralen beziehungsweise interradikulären Prozesse können nach marginal perforieren und so zu einer parodontalen Beteiligung und bei längerem Persistieren zu einer Superinfektion führen.

Akute periapikale Prozesse können Knochen und Schleimhaut perforieren und eine vestibuläre oder orale Fistelung herbeiführen (Abb. 1). Der Eiter kann aber ebenso seinen Weg über den Parodontalspalt suchen und marginal abfließen (marginale Suppuration, streng isoliert erhöhte Sondierungstiefe; Abb. 2) oder aber den Knochen penetrieren und sich submukös seinen Weg nach marginal suchen (marginale Suppuration, erhöhte Sondierungstiefe im gesamten Bereich der Eiterung; Abb. 3). In beiden Fällen ist die Symptomatik mit dem klinischen Bild eines Parodontalabszesses vergleichbar.

Erreichen andererseits tiefe intraalveoläre Läsionen die periapikale Region, kann es zur Fortleitung der Infektion von marginal nach endodontal und zur retrograden Pulpitis kommen. Hierbei handelt es sich um

Tab. 1 Klassifikation der endoparodontalen Läsionen[6,7].

Ätiologie	Therapie
Klasse I: primär endodontale Läsion	endodontologisch
Klasse II: primär parodontale Läsion	parodontologisch
Klasse III: kombinierte Endo-Paro-Läsion	zuerst endodontologisch, dann gegebenenfalls parodontologisch

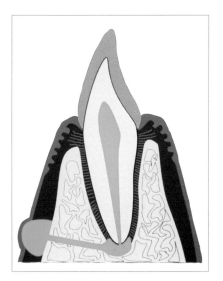

Abb. 1 Schematische Darstellung einer Parodontitis apicalis mit Fistelung nach vestibulär.

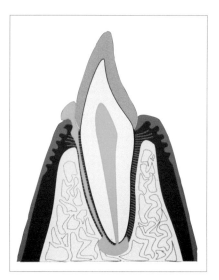

Abb. 2 Schematische Darstellung einer Parodontitis apicalis mit desmodontaler Fistelung nach marginal.

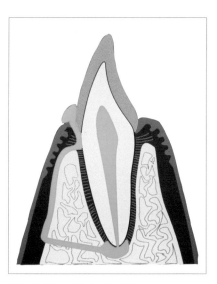

Abb. 3 Schematische Darstellung einer Parodontitis apicalis mit submuköser Fistelung nach marginal.

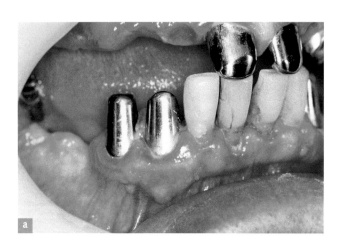

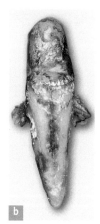

Abb. 4a und b Patient mit moderater chronischer Parodontitis und Beschwerden im linken Unterkieferbereich. **a** Vestibulär von Zahn 43 (Wurzelkanalfüllung, Stiftkernaufbau) imponieren eine Schwellung und eine isolierte, stark erhöhte Sondierungstiefe von 11 mm. **b** Zahn 43 nach Extraktion: Es zeigt sich ein Frakturspalt, an dem entlang sich Konkremente nach apikal erstrecken.

eine primär parodontale Läsion (Klasse II; Tab. 1). Es gibt allerdings auch Situationen, in denen ein primär parodontaler Prozess und eine primär endodontale Läsion unabhängig voneinander entstehen, aufeinander zuwachsen und unter Umständen konfluieren (Klasse III; Tab. 1). Diese als kombiniert endoparodontale Läsionen bezeichneten Defekte haben zumeist eine schlechte Prognose.

Eine weitere Ursache für isolierte tiefe parodontale Defekte sind vertikale Wurzelfrakturen wurzelkanalgefüllter Zähne. Diese Frakturen können als Ermüdungsbrüche, verursacht durch zunehmende Versprödung der wurzelkanalgefüllten Zähne, als Folge zu starker Ausschachtung und daraus resultierender Schwächung der Zahnhartsubstanz bei normaler Belastung oder durch Traumata entstehen[2]. Reicht der Frakturspalt bis nach marginal, wird er bakteriell besiedelt. So kann es infolge dieser bakteriellen Besiedelung zur Zerstörung des Parodonts entlang dem Frakturspalt und zu einem isolierten tiefen Defekt kommen (Abb. 4a und b).

Diagnostik

Die Wechselwirkungen zwischen Parodont und Endodont gestalten die Differenzialdiagnose primär endodontisch oder primär parodontal verursachter Prozesse

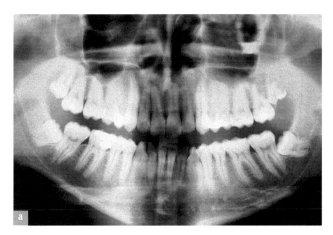
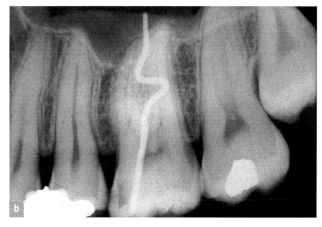

Abb. 5a und b Jugendlicher Patient mit Beschwerden am Zahn 26. Klinisch findet sich mesiobukkal von 26 eine Sondierungstiefe von 11 mm mit Suppuration; der Zahn reagiert positiv auf den Sensibilitätstest. Ein Vorbehandler hatte bereits die Diagnose „Parodontalabszess" gestellt und ein subgingivales Scaling durchgeführt, bevor er den Patienten zur systematischen Parodontalbehandlung überwiesen hatte. **a** Panoramaschichtaufnahme: kein Anhaltspunkt hinsichtlich eines Knochenabbaus. **b** Zahnfilm 26 mit Guttaperchapoint in der mesiobukkalen Tasche: mesial bis ins Dentin reichende Karies; der Guttaperchapoint reicht bis in die periapikale Region. Diagnose: akute Parodontitis periapicalis, ausgehend von partieller Pulpanekrose am Zahn 26. Die Chance für ein Reattachment nach Wurzelkanalbehandlung war allerdings durch das subgingivale Scaling vergeben worden.

schwierig und erfordern eine sehr genaue Diagnostik. Folgende Symptome können sowohl endodontischen als auch parodontalen Ursprungs sein:

- erhöhte Sondierungstiefen
- marginale Suppuration
- Schwellung der Gingiva
- Fistelbildung
- Perkussionsempfindlichkeit
- erhöhte Zahnbeweglichkeit
- horizontale Attachmentverluste
- vertikale Knocheneinbrüche (Röntgen)
- interradikuläre Osteolyse (Röntgen).

Das Leitsymptom für die Differenzierung primär endodontisch beziehungsweise parodontal verursachter Läsionen ist die Sensibilität des Zahnes gegenüber Kälte oder elektrischem Strom. Bei negativer Sensibilität liegt eine endodontische, bei positiver Sensibilität eine parodontale Ursache nahe. Bei mehrwurzeligen Zähnen ist dieses Kriterium jedoch häufig trügerisch. Partielle Pulpanekrosen können zu periapikalen, lateralen oder interradikulären Osteolysen beziehungsweise Eiterungen führen, während die Restvitalität des nicht-nekrotischen Pulparestes nach wie vor für einen positiven Sensibilitätstest sorgt. Die Differenzialdiagnose zwischen primär endodontaler Läsion bei partieller Pulpanekrose und tiefer primär parodontaler Läsion, die zu einem Parodontalabszess geführt hat,

ist diffizil. Hilfreich ist es, bei der Röntgendiagnostik einen röntgenopaken Stift (z. B. Guttaperchapoint) in die Fistel/parodontale Tasche einzuführen (Abb. 5). So lässt sich häufig der Ursprung der Eiterung (z. B. periapikale Region) darstellen. Hinweise für eine primär endodontisch verursachte Läsion sind kariöse Läsionen (s. Abb. 5b), pulpanahe Restaurationen und Kronen. Bei etwa 10 % der Kronen kommt es in den ersten zehn Jahren nach der Präparation zu Pulpanekrosen. Bei einem Patienten, der generell keine Attachmentverluste oder keinen Knochenabbau und nur isoliert an einer Stelle eine stark erhöhte Sondierungstiefe mit Suppuration aufweist, sprechen die Befunde für eine primär endodontale Läsion (Abb. 5). Ein Patient der auch an anderen Stellen lokalisiert oder generalisiert tiefe Taschen sowie Knochenabbau zeigt, bei dem aber der Beschwerden bereitende Zahn endodontisch nicht vorgeschädigt ist, hat mit hoher Wahrscheinlichkeit eher ein primär parodontales Problem.

Vertikale Wurzelfrakturen sind ebenfalls schwierig zu diagnostizieren. Häufig führen erst Beschwerden des Patienten zu ihrer Entdeckung. Typisch sind ein dumpfer Entlastungsschmerz nach Okklusionskontakt[2] und isoliert stark erhöhte Sondierungstiefen an wurzelkanalgefüllten Zähnen, insbesondere bei Versorgung mit Stiftaufbauten. Röntgenologisch ist der Frakturspalt nicht darstellbar. Liegt er in orovestibulärer Richtung, also parallel zum Zentralstrahl, wird er vom Wurzelkanalfüllmaterial oder Wurzelstift überlappt; liegt er in mesiodistaler Richtung, also senkrecht zum Zentralstrahl, erzeugt er keinen Kontrast. Mit einer diagnostischen Sonde kann versucht werden, den Frakturspalt zu tasten. In manchen Fällen ist es erforderlich, die deckende Gingiva im Sinne einer Lappenoperation aus diagnostischen Gründen zu mobilisieren, um den Frakturspalt darzustellen[7]. Die Darstellung des Frakturspalts ist erforderlich, um die vertikale Wurzelfraktur differenzialdiagnostisch gegen einen endodontischen Misserfolg durch Exazerbation der periapikalen Läsion mit Fistelung nach marginal abzugrenzen. Während die Prognose der vertikalen Wurzelfraktur infaust ist[7], kann bei endodontischem Misserfolg die Revision der Wurzelkanalfüllung versucht werden.

Therapie

Bei endoparodontalen Läsionen sollte immer mit der Wurzelkanalbehandlung begonnen werden. Bei einer primär endodontisch verursachten Läsion (Klasse I) ist dies die kausale Therapie[8]. Bei einer primär parodontalen Läsion (Klasse II) mit retrograder Pulpitis ist es sekundär zu einer endodontalen Problematik gekommen, die durch Wurzelkanalbehandlung angegangen werden muss. Die Auflösung der Kontinuität der desmodontalen Fasern als Folge eines periapikalen Prozesses kann sich im Sinne eines Reattachments nach endodontischer Therapie zurückbilden[8]. Der endodontal verursachte Entzündungsprozess zerstört die Verbindung zwischen den im Knochen und im Wurzelzement verankerten Desmodontalfasern. Der proximale Anteil dieser Fasern bleibt aber anscheinend zumindest anfangs intakt, sodass sich nach Eliminierung der endodontalen Entzündungsursache durch Wurzelkanalbehandlung die Kontinuität der Desmodontalfasern wiederherstellen kann. Hat man allerdings in diesem Bereich zuvor schon ein Scaling und eine Wurzelglättung durchgeführt, so ist der der Wurzeloberfläche anhaftende Faseranteil entfernt und ein Reattachment nicht mehr möglich. Bei kombinierten Endo-Paro-Läsionen kann durch Wurzelkanalbehandlung nur der endodontale Anteil beeinflusst werden. Zwei bis sechs Monate nach Wurzelkanalfüllung sollte hier die Läsion neu beurteilt und über den Umfang parodontaltherapeutischer Maßnahmen entschieden werden.

Literatur

1. Armitage GC: Development of a classification system for periodontal diseases and conditions. Ann Periodontol 1999; 4: 1-6.
2. Meng HX: Periodontic-endodontic lesions. Ann Periodontol 1999; 4: 84-89.
3. Baumgartner JC, Falkler WAjr: Bacteria in the apical 5 mm of infected root canals. J Endod 1991; 17: 380-383.
4. Dahle UR, Tronstad L, Olsen I: Characterization of new periodontal and endodontic isolates of spirochetes. Eur J Oral Sci 1996; 104: 41-47.
5. Simring M, Goldberg M: The pulpal pocket approach: Retrograde periodontitis. J Periodontol 1964; 35: 22-48.
6. Guldner PHA, Langeland K: Endodontologie. Diagnostik und Therapie. Thieme, Stuttgart 1982, S. 368-378.
7. Bergenholtz G, Hasselgren G: Endodontics and periodontics. In: Lindhe J, Karring T, Lang NP (Hrsg.): Clinical Periodontology and Implant Dentistry. Munksgaard, Kopenhagen 1997, S. 296-331.
8. Rateitschak KH, Rateitschak EM, Wolf HF: Farbatlanten der Zahnmedizin 1: Parodontologie. Thieme, Stuttgart 1989, S. 311-313.

5 Faziale/orale Rezessionen

Peter Eickholz

Einleitung

Bei parodontal normalen Verhältnissen liegt der Gingivarand etwa 0,5 bis 1 mm koronal der Schmelz-Zement-Grenze. Der Zahnhalteapparat bedeckt die Zahnwurzeln vollständig (Abb. 1). Wenn es infolge von Parodontitis zu erheblichen Attachmentverlusten und Knochenabbau gekommen ist, zieht sich zumeist auch die Gingiva zurück, und die Zahnhälse werden freigelegt. Es entstehen Rezessionen. Nach Parodontitistherapie und daraus resultierendem Abschwellen des Gewebes tritt dieser Effekt häufig noch deutlicher zutage (Abb. 2).

In der Nomenklatur werden faziale/orale und approximale Rezessionen unterschieden[1]. Faziale/orale Rezessionen bezeichnen dabei Attachmentverluste und Knochenabbau streng fazial und/oder oral bei intaktem approximalem Gewebe (Abb. 3).

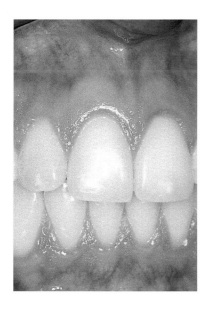

Abb. 1 Klinisch entzündungsfreie Gingiva einer 26-jährigen Frau: Es liegen keine Zahnhälse frei.

Abb. 2 Zustand zwei Jahre nach systematischer Therapie einer generalisierten schweren chronischen Parodontitis bei einer 50-jährigen Patientin: Im Oberkiefer und im Unterkieferfrontzahnbereich liegen zirkulär die Zahnhälse frei (faziale/orale und approximale Rezessionen).

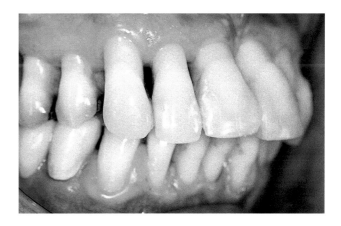

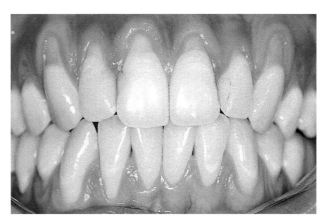

Abb. 3 Patientin mit generalisierten fazialen Rezessionen im Ober- und Unterkiefer bei völlig intaktem interdentalem Gewebe.

Betrachtet man die Prävalenz dieser beiden Rezessionsformen, so zeigt sich, dass in einem Kollektiv ohne individuelle Plaquekontrolle und mit genereller Gingivitisprävalenz zirkuläre Rezessionen (faziale/orale und approximale Rezessionen) vorherrschen[2], während bei nordeuropäischen Akademikern mit umfassender zahnärztlicher Versorgung und effektiver individueller Mundhygiene die Häufigkeit von Rezessionen insgesamt geringer ist. In dieser Gruppe werden überwiegend faziale, gefolgt von oralen Rezessionen gefunden, während approximale Rezessionen selten sind[3]. Aus dieser Beobachtung lässt sich die Schlussfolgerung ziehen, dass fazialen/oralen und approximalen (zirkulären) Rezessionen unterschiedliche ätiologische Mechanismen zugrunde liegen. Während zirkuläre (faziale, orale und approximale) Rezessionen in den allermeisten Fällen infolge einer Gewebezerstörung durch Parodontitis auftreten, spielt in der Pathogenese der fazialen/oralen Rezessionen eine traumatisierende Putztechnik eine wesentliche Rolle. Es werden auslösende und prädisponierende pathogenetische Faktoren unterschieden.

Prädisponierende pathogenetische Faktoren
Knöcherne Dehiszenzen

Zu den anatomischen Normvarianten des Parodonts gehören knöcherne Dehiszenzen, das heißt Stellen, an denen die Zahnwurzel bukkal oder oral nicht von Knochen bedeckt ist (Abb. 4). An diesen Stellen ist die Gingiva zumeist dünn und fragil und deshalb anfällig für Traumata wie auch für plaqueinduzierte Entzündung.

Phänotypen der Gingiva

Das Erscheinungsbild der Gingiva zeigt deutliche interindividuelle Variationen. Es lassen sich verschiedene genetisch determinierte Phänotypen der Gingiva, insbesondere hinsichtlich der Schleimhautdicke, unterscheiden. Schlanke Zahnformen sind mit dünner, fragiler Gingiva und eher quadratische Zahnkronen mit dicker und breiter Gingiva assoziiert. Individuen mit eher dicker, derber Gingiva weisen im Durchschnitt höhere Sondierungstiefen auf[4]. Während eine dicke, derbe Gingiva mechanische Traumata besser toleriert und auf subgingivale Infektion eher mit Taschenbildung als mit Rezessionen reagiert, prädisponieren die Phänotypen mit dünner Gingiva zur Rezessionsbildung.

Marginal einstrahlende Lippen- und Wangenbändchen

Die Durchführung einer effektiven und atraumatischen Plaquekontrolle kann durch marginal einstrahlende Lippen- und Wangenbändchen lokal behindert werden (Abb. 5). Werden Lippe bzw. Wange durch die Zahnbürste abgedrängt, spannen sich diese Schleimhautbänder und springen ins Vestibulum vor. Deshalb können sie die korrekte Bürstbewegung (z. B. Bass-Technik) behindern. Dies kann zum einen dazu führen, dass an der betreffenden Stelle nicht effektiv geputzt wird, sich Plaque akkumuliert und eine subgingivale Infektion entsteht. Zum anderen kann eine primär horizontale Schrubbtechnik resultieren, bei der das Bändchen nicht stört, aber die Gingiva traumatisiert wird. Die subgingivale Infektion wie auch die traumatisierende Putztechnik können zur Entstehung fazialer/oraler Rezessionen führen.

Auslösende pathogenetische Faktoren
Traumatisierende Putztechnik

Mechanische Faktoren sind der Hauptauslöser fazialer/oraler Rezessionen. Hier steht eine traumatisierende Putztechnik mit zu hohem Anpressdruck und horizontaler Bewegungsrichtung im Vordergrund. Oft sind insbesondere Zähne betroffen, die sich an exponierter Stelle befinden, wie die Eckzähne (Abb. 6), bei denen die Zahnreihe ihre Richtung ändert. Deshalb wird der Anpressdruck der Zahnbürste ungleichmäßig verteilt. Häufig zeigen die freigelegten Wurzeloberflächen horizontale Rillen (Abb. 6) oder sogar keilförmige Defekte. Es konnte gezeigt werden, dass die Prävalenz fazialer/oraler Rezessionen bei Verwendung von Zahnbürsten mit harten Borsten erhöht war[5]. Aber auch Manipulationen an der Gingiva und oraler Schmuck (Piercings)[6] können die Ursache von Rezessionen sein.

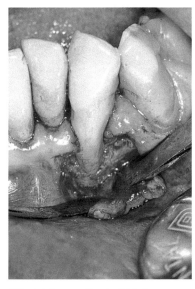

Abb. 4 Intraoperative Ansicht einer knöchernen Dehiszenz bukkal von Zahn 32 am Boden einer kombiniert approximalen und fazialen Rezession.

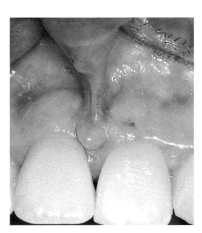

Abb. 5 Approximal der Zähne 11 und 21 marginal einstrahlendes Oberlippenbändchchen.

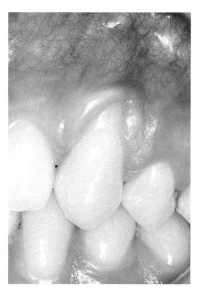

Abb. 6 Faziale Rezession am Zahn 23 mit schmalem Band keratinisierter Gingiva und horizontalen Rillen auf dem freiliegenden Zahnhals. Am Zahn 24, der keine Rezession aufweist, findet sich ein deutlich breiterer Saum keratinisierter Gingiva. Es ist sehr wahrscheinlich, dass am Zahn 23 vor Entstehung der Rezession ein ähnlich breiter Saum keratinisierter Gingiva existierte.

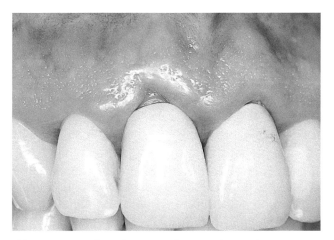

Abb. 7 Kronen an den Zähnen 11 und 21 mit subgingivaler Kronenrandgestaltung und fazialen Rezessionen.

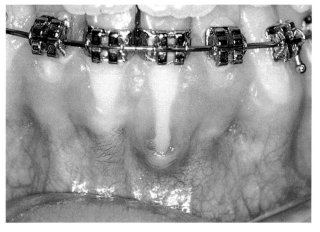

Abb. 8 Faziale Rezessionen an den Zähnen 31 und 41 bei einer Patientin während einer kieferorthopädischen Therapie.

Plaqueakkumulation

Lokalisierte Plaqueakkumulation mit daraus resultierender subgingivaler Infektion kann insbesondere bei Vorliegen einer dünnen, fragilen Gingiva zur Entstehung fazialer Rezessionen führen. Wenn das subgingivale entzündliche Infiltrat bei dünner Gingiva den gesamten bukkooralen Durchmesser der Gingiva einnimmt, kann es zu Nekrosen des Gewebes kommen.

Subgingivale Restaurationsränder

An Zähnen mit subgingivalen Restaurationsrändern (Abb. 7) sind insbesondere bei Vorliegen einer dünnen Gingiva häufiger entzündliche Veränderungen beobachtet worden als an Zähnen mit supragingivaler Randgestaltung[7,8]. Restaurationsränder sind Plaqueretentionsstellen. Diese Plaqueretention kann bei Vorliegen prädisponierender Faktoren, wie einer dünnen, fragilen Gingiva, zur Ausbildung fazialer/oraler Rezessionen führen.

Kieferorthopädische Zahnbewegungen

Insbesondere an Unterkieferschneidezähnen lässt sich im Zuge kieferorthopädischer Bewegungen häufig die Ausbildung fazialer Rezessionen beobachten (Abb. 8). Dies kann zum einen daran liegen, dass Knochendehiszenzen entstehen können, wenn Zähne aus dem Alveolarfortsatz heraus bewegt werden.

In zahlreichen Untersuchungen konnte gezeigt werden, dass unabhängig von der koronoapikalen (Höhe) oder vestibulooralen (Dicke) Ausdehnung der befestigten Gingiva körperliche Zahnbewegungen durchgeführt werden konnten, ohne dass es zu Rezessionen kam, wenn eine effektive Plaquekontrolle und dadurch Entzündungsfreiheit gewährleistet war. Bei bakterieller Exposition und Vorliegen von Entzündungszeichen besteht allerdings ein erhöhtes Risiko für faziale Rezessionen infolge kieferorthopädischer Labialbewegungen, insbesondere bei Vorliegen einer dünnen Gingiva.

Fazit

Früher war ein kausaler Zusammenhang zwischen dem Vorliegen einer schmalen keratinisierten bzw. befestigten Gingiva und der Entstehung fazialer Rezessionen angenommen worden. Querschnittsstudien hatten ergeben, dass an Stellen, die faziale Rezessionen aufwiesen, zumeist auch nur ein schmales Band oder gar keine befestigte Gingiva zu finden war. Mittels Querschnittsstudien lässt sich allerdings keine Kausalität belegen. Eine ebenso schlüssige Interpretation solcher Befunde wäre, dass die geringe koronoapikale Ausdehnung der befestigten Gingiva Folge und nicht Ursache der Rezession ist (Abb. 6). Longitudinale Studien bei Patienten mit Stellen mit schmaler befestigter Gingiva konnten kein erhöhtes Risiko für die Entstehung fazialer Rezessionen an diesen Stellen zeigen[9].

Die Entstehung von fazialen/oralen Rezessionen spielt sich in diesem Spannungsfeld aus prädisponierenden und auslösenden Faktoren ab (Tab. 1). Eine traumatisierende Zahnbürsttechnik mit harten Borsten allein reicht möglicherweise nicht aus, um Rezessionen hervorzurufen. Bei Vorliegen eines oder mehrerer prädisponierender Faktoren, beispielsweise auch in Kombination mit weiteren auslösenden Faktoren (z. B. ineffektive Plaquekontrolle, subgingivale Restaurationsränder), besteht allerdings eine hohe Wahrscheinlichkeit, dass eine traumatisierende Putztechnik zur Ausbildung von Rezessionen führt.

Tab. 1 Pathogenetische Faktoren für faziale/orale Rezessionen.

Prädisponierende Faktoren	Auslösende Faktoren
	Plaqueakkumulation
knöcherne Dehiszenzen	traumatisierende Putztechnik
Phänotypen der Gingiva	subgingivale Restaurationsränder
marginal einstrahlende Bänder	kieferorthopädische Zahnbewegungen

Literatur

1. Armitage GC: Development of a classification system for periodontal diseases and conditions. Ann Periodontol 1999; 4: 1-6.
2. Yoneyama T, Okamoto H, Lindhe J, Socransky SS, Haffajee AD: Probing depth, attachment loss and gingival recession. Findings from a clinical examination in Ushiku, Japan. J Clin Periodontol 1988; 15: 581-591.
3. Löe H, Anerud A, Boysen H: The natural history of periodontal disease in man: prevalence, severity, and extent of gingival recession. J Periodontol 1992; 63: 489-490.
4. Müller H-P, Heinecke A, Schaller N, Eger T: Masticatory mucosa in subjects with different periodontal phenotypes. J Clin Periodontol 2000; 27: 621-626.
5. Khocht A, Simon G, Person P, Denepitiya JL: Gingival recession in relation to history of hard toothbrush use. J Periodontol 1993; 64: 900-905.
6. Levin L, Zadik J: Oral percing: Complications and side effects. Am J Dent 2007; 20: 340-344.
7. Valderhaug J: Periodontal conditions and carious lesions following the insertion of fixed protheses: a 10-year follow-up study. Int Dent J 1980; 30: 209-213.
8. Stetler KJ, Bissada NB: Significance of the width of keratinized gingiva on the periodontal status of teeth with submarginal restorations. J Periodontol 1987; 58: 696-700.
9. Freedman AL, Green K, Salkin LM, Stein MD, Mellado JR: An 18-year longitudinal study of untreated mucogingival defects. J Periodontol 1999; 70: 1174-1176.

Diagnostik

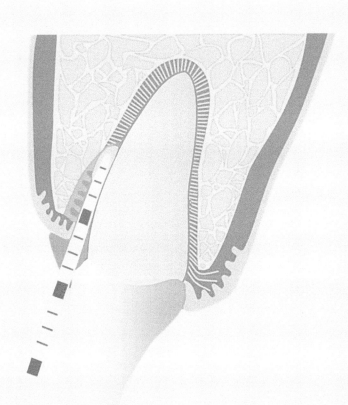

6 Klassifikation der Parodontalerkrankungen

Peter Eickholz, Katrin Nickles

Vom 30. Oktober bis 2. November 1999 fand in Oak Brook, Illinois, USA ein internationaler Workshop für eine neue **Klassifikation der parodontalen Erkrankungen und Zustände** statt[1]. Die dort erarbeitete internationale Klassifikation wurde im Jahre 2002 von der Deutschen Gesellschaft für Parodontologie (DGP) übernommen[2].

Auch die aktuelle **Internationale statistische Klassifikation der Krankheiten und verwandter Gesundheitsprobleme** (International Statistical Classification of Diseases and Related Health Problems: **ICD-10**) umfasst parodontale Erkrankungen, deren Bezeichnungen zum Teil erheblich von der parodontologischen Nomenklatur abweicht. Die ICD-10 wurde von der Weltgesundheitsorganisation (WHO) erstellt und im Auftrag des Bundesministeriums für Gesundheit vom Deutschen Institut für Medizinische Dokumentation und Information (DIMDI) ins Deutsche übertragen und herausgegeben. Die Ziffer 10 bezeichnet die 10. Revision der Klassifikation. Die ICD-10 wird seit dem 01. Januar 2000 zur Verschlüsselung von Diagnosen in der ambulanten und stationären Versorgung (§§ 295 und 301 Sozialgesetzbuch V) eingesetzt, insbesondere für die Zwecke des pauschalierenden Entgeltsystems G-DRG (German Diagnosis Related Groups). Für diese Zwecke wird die **ICD-10-GM** verwendet (GM: German Modification). Diese spezielle Ausgabe der ICD-10 beruht auf der deutschsprachigen ICD-10-WHO-Ausgabe, wurde jedoch für die Zwecke des Sozialgesetzbuches V deutlich verändert[3].

Seit dem 01. Januar 2012 ist zur Verschlüsselung von Diagnosen in der ambulanten und stationären Versorgung die **ICD-10-GM Version 2012** anzuwen-

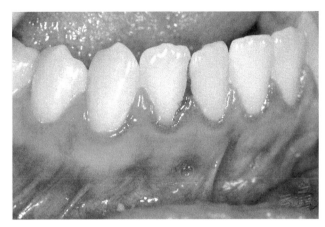

Abb. 1 Plaqueinduzierte Gingivitis: supragingivaler bakterieller Biofilm, Schwellung, geröteter Gingivarand mit sichtbar geweiteten Kapillarschlingen, marginale Blutung (Bild: aus[14]).

den. Die parodontalen Erkrankungen sind dem **Kapitel XI „Krankheiten des Verdauungssystems" (K00-K93)** zugeordnet und finden sich als **Gingivitis und Krankheiten des Parodonts (K05.-)** unter **„Krankheiten der Mundhöhle, der Speicheldrüsen und der Kiefer" (K00-K14)**[3].

1. Gingivale Erkrankungen

Bei den Erkrankungen der Gingiva wird zwischen der sehr häufigen plaqueinduzierten Gingivitis (Tab. 1.1) und den nicht-plaqueinduzierten Gingivaerkrankungen (Tab. 1.2) unterschieden. Ohne effektive Plaquekontrolle werden die Zahnoberflächen schnell bakteriell besiedelt. Aus einer Situation klinischer Entzündungsfreiheit bei vollkommen intakten parodontalen Verhältnissen entsteht spätestens nach einem

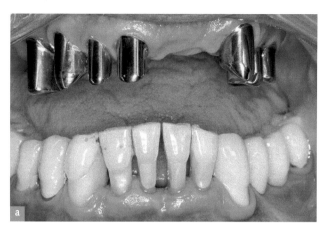 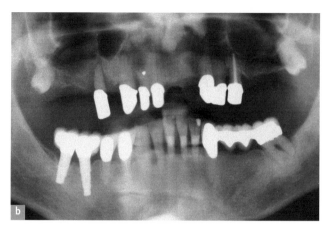

Abb. 2a und b Patient im Alter von 67 Jahren (generalisierte schwere chronische Parodontitis): **a** Klinische Ansicht: umfangreich restaurativ therapiertes Restgebiss. Im Oberkiefer Teleskopkronen, im Unterkiefer VMK-Kronen und Brücken, ausgeprägte zirkuläre (fazial/oral und approxmimal) Rezessionen an den Unterkieferfrontzähnen. **b** Panoramaschichtaufnahme: retinierte 18 und 28, leichter (Zähne 11, 23, 33, 44) bis schwerer (15, 25, 32–43) parodontaler Knochenabbau. Vertikale Einbrüche zirkulär 15, mesial 13, zirkulär der distalen Wurzel von 37. Periimplantitis an 046, 047. Periapikale Osteolysen an 13, 33. Verdacht auf endoparodontale Defekte 15 und 37.

Zeitraum von 3 Wochen ungehinderter Plaqueakkumulation eine manifeste Entzündung der Gingiva (plaqueinduzierte Gingivitis) (Abb. 1)[2,4].

Die ICD-10 unterscheidet die akute und chronische Gingivitis. Dabei werden die akute nekrotisierend-ulzeröse Gingivitis (A69.1) und die Gingivostomatitis herpetica [Herpes simplex] (B00.2*; s. Tab. 1.2: 1.1.6.1.1) in der Systematik nicht den parodontalen sondern anderen Erkrankungen zugeordnet (Tab. 1.3).

2. Chronische Parodontitis

Bei Belassen der bakteriellen Beläge auf den Zahnoberflächen persistiert die plaqueinduzierte Gingivitis. Dieser Zustand kann bei einigen Menschen über lange Zeiträume unverändert bestehen bleiben, während es bei den meisten später und bei wenigen Menschen früher zur Zerstörungen des Zahnhalteapparats kommt (Parodontitis). Das entscheidende Unterscheidungsmerkmal zwischen Gingivitis und Parodontitis ist die weitgehend irreversible Zerstörung des Zahnhalteapparats, die als Verlust bindegewebigen Attachments und Knochenabbau festgestellt wird. Beginn, Ausmaß und Geschwindigkeit der Zerstörung können sich von Person zu Person stark unterscheiden. Von 1970 bis 1985 wurde eine Gruppe von Arbeitern auf

einer Teeplantage auf Sri Lanka, die praktisch keine Mundhygienemaßnahmen betrieben und deshalb alle Gingivitis hatten, beobachtet: 11 % entwickelten trotz jahrelang bestehender Gingivitis praktisch keine Parodontitis, während bei 81 % nur moderate parodontale Destruktionen festzustellen waren, die sich erst ab dem 40. Lebensjahr manifestierten. Nur 8 % der Teepflücker zeigten schwere und aggressive Parodontitisverläufe mit erheblichen Gewebezerstörungen und Zahnverlust, die zum Großteil bereits bei Heranwachsenden einsetzten und bereits bei jungen Erwachsenen zu erheblichen Zahnverlusten führten[5]. Entsprechend der Geschwindigkeit der Gewebezerstörung werden 2 Formen der Parodontitis unterschieden: die chronische (ChP)[6] (Tab. 2.1, Abb. 2) und die aggressive (AgP) (Abb. 3) Parodontitis.

Die chronische Parodontitis wird aufgrund von Verteilungsmuster und Schweregrad der Läsionen weiter charakterisiert (Tab. 2.2 und 2.3).

3. Aggressive Parodontitis

Für die Diagnose „aggressive Parodontitis" müssen 3 klinische Merkmale bzw. spezifische Befunde hinsichtlich der Wechselwirkung zwischen Wirt und Infektion vorliegen (s. Abb. 3)[7]:

- Der Patient ist – abgesehen von der Parodontitis – klinisch gesund, d. h. es liegen keine Erkrankun-

---

* B00-09 Virusinfektionen, die durch Haut- und Schleimhautläsionen gekennzeichnet sind

Tab. 1.1 Plaqueinduzierte gingivale Erkrankungen[2,4].

Können bei Parodontien ohne Attachmentverlust oder solchen mit voran gegangenem Attachmentverlust vorkommen.			
1.1.1	Gingivitis ausschließlich plaqueinduziert		
	1.1.1.1	Ohne lokal modifizierende Faktoren	
	1.1.1.2	Mit lokal modifizierenden Faktoren (siehe Punkt 8.1)	
1.1.2	Gingivitis modifiziert durch systemische Faktoren		
	1.1.2.1	Hormonelle Einflüsse	
		1.1.2.1.1	Pubertät
		1.1.2.1.2	Menstruationszyklus
		1.1.2.1.3	Schwangerschaft: • Schwangerschaftsgingivitis • Pyogenes Granulom
		1.1.2.1.4	Diabetes mellitus
	1.1.2.2	Bluterkrankungen	
		1.1.2.2.1	Leukämie
		1.1.2.2.2	Andere
1.1.3	Gingivitis modifiziert durch Medikamente		
	1.1.3.1	Gingivawucherungen	
	1.1.3.2	Gingivitis verursacht durch Medikamente	
		1.1.3.2.1	Orale Kontrazeptiva
		1.1.3.2.2	Andere
1.1.4	Gingivitis infolge Mangelernährung		
	1.1.4.1	Vitamin-C-Mangel	
	1.1.4.2	Andere	

Tab. 1.2 Nicht-plaqueinduzierte Gingivaerkrankungen[2,4].

Eine Vielzahl spezifischer bakterieller, viraler und mykotischer Infektionen können sich an der Gingiva manifestieren.			
1.1.5	Gingiva-Erkrankungen bakteriellen Ursprungs		
	1.1.5.1	*Neisseria-gonorrhoea*-assoziierte Läsionen	
	1.1.5.2	*Treponema-pallidum*-assoziierte Läsionen	
	1.1.5.3	Streptokokken-assoziierte Läsionen	
	1.1.5.4	Andere	
1.1.6	Gingiva-Erkrankungen viralen Ursprungs		
	1.1.6.1	Herpes-Infektionen	
		1.1.6.1.1	Primäre Gingivostomatitis herpetica
		1.1.6.1.2	Rezidivierender oraler Herpes
		1.1.6.1.3	Varicella-Zoster-Infektionen
	1.1.6.2	Andere	
1.1.7	Pilzbedingte Gingiva-Erkrankungen		
	1.1.7.1	Candida-Infektionen	
		1.1.7.1.1	Generalisierte gingivale Candidiasis
	1.1.7.2	Lineares gingivales Erythem	
	1.1.7.3	Histoplasmose	
	1.1.7.4	Andere	
1.1.8	Gingiva-Erkrankungen genetischen Ursprungs		
	1.1.8.1	Vererbte Gingivafibromatose	
	1.1.8.2	Andere	
1.1.9	Systemische Erkrankungen, die sich an der Gingiva manifestieren		
	1.1.9.1	Schleimhautveränderungen	

		1.1.9.1.1	Lichen planus
		1.1.9.1.2	Pemphigoid
		1.1.9.1.3	Pemphigus vulgaris
		1.1.9.1.4	Erythema multiformis
		1.1.9.1.5	Lupus erythematodus
		1.1.9.1.6	Medikamenten-induziert
		1.1.9.1.7	Andere
	1.1.9.2	Allergische Reaktionen	
		1.1.9.2.1	Materialien der restaurativen Zahnheilkunde: • Quecksilber • Acryl • Andere
		1.1.9.2.2	Reaktionen im Zusammenhang mit: • Zahnpasten • Mundwasser • Kaugummizusätzen • Nahrungsmittelzusätzen
		1.1.9.2.3	Andere
1.1.10	Traumatische Läsionen		
	1.1.10.1	Chemisch	
	1.1.10.2	Physikalisch	
	1.1.10.3	Thermisch	
1.1.11	Fremdkörperreaktionen		
1.1.12	Nicht anderweitig definiert		

Tab. 1.3 Gingivitis nach ICD-10[3].

K05.0	Akute Gingivitis	
K05.1	Chronische Gingivitis	Gingivitis (chronica): • desquamativa • hyperplastica • simplex marginalis • ulcerosa • o.n.A.

Tab. 2.1 Charakteristika der chronischen Parodontitis[6].

- Meist bei Erwachsenen, kann aber auch bei Kindern und Jugendlichen vorkommen
- Parodontale Destruktion steht mit lokalen Reizfaktoren in klarem Zusammenhang
- Subgingivaler Zahnstein wird häufig gefunden
- Plaquezusammensetzung variabel
- Vorwiegend langsame bis moderate Progression, Aktivitätsschübe können vorkommen
- Kann auf der Basis von Ausdehnung und Schweregrad weiter klassifiziert werden
- Kann mit lokalen prädisponierenden Faktoren (z. B. zahnbezogene oder iatrogene Faktoren) einhergehen
- Kann modifiziert sein durch und/oder verbunden sein mit systemischen Erkrankungen (z. B. Diabetes mellitus, HIV-Infektion)
- Kann durch andere Faktoren als systemische Erkrankungen modifiziert sein wie Zigarettenrauchen und emotionaler Stress

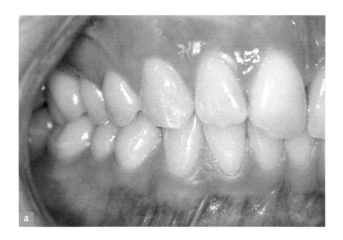

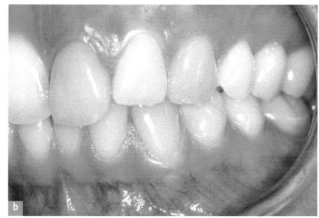

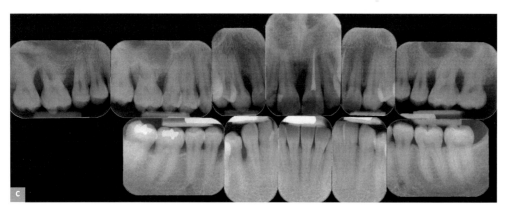

Abb. 3a bis c Patientin im Alter von 24 Jahren (generalisierte aggressive Parodontitis): **a, b** Klinische Ansicht: keine supragingivale Plaque, keine Entzündungszeichen der Gingiva, keine Rezessionen. **c** Röntgenstatus: Knochenabbau bis ins apikale Wurzeldrittel an den Zähnen 16, 21 und 26, im Unterkiefer geringerer Knochenabbau: bis 50 % der Wurzellänge an Zahn 44[15].

Tab. 2.2 Chronische Parodontitis: Verteilungsmuster und Schweregrad[4].

Verteilungsmuster	Lokalisiert	wenn ≤ 30 % der Stellen betroffen sind
	Generalisiert	wenn > 30 % der Stellen betroffen sind
Schweregrad	leicht	Attachmentverlust 1–2 mm
	moderat	Attachmentverlust 3–4 mm
	schwer	Attachmentverlust ≥ 5 mm

Tab. 2.3 Chronische Parodontitis in der ICD-10[3].

K05.3	Chronische Parodontitis	
	Chronische Perikoronitis	Parodontitis: • complex • simplex • o.n.A.

gen vor, die für Parodontitis prädisponieren (z. B. Diabetes mellitus).
- Rasch fortschreitende Gewebedestruktion.
- Auffällige familiäre Häufung.

Darüber hinaus sind oft, aber nicht immer, folgende Befunde zu beobachten:
- Missverhältnis zwischen der Menge der bakteriellen Ablagerungen und dem Ausmaß der Gewebedestruktion (s. Abb. 3a und b).
- Erhöhte Zahlen von *A. actinomycetemcomitans*; in gewissen Populationen von *P. gingivalis*.
- Abnorme Phagozytenfunktion.
- Hypersensitiver Makrophagen-Phänotyp mit erhöhter Produktion von PGE2 und IL-1β.
- Gewebedestruktion kann selbstlimitierend sein.

Auch bei der aggressiven Parodontitis wird zwischen einer lokalisierten und generalisierten Form unterschieden. Allerdings folgt die Unterscheidung anderen Kriterien als bei der chronischen Parodontitis (Tab. 3).

In der ICD-10 kommt die aggressive Parodontitis als **Parodontose (K05.4)** vor. Ausdrücklich wird die „juvenile Parodontose" eingeschlossen. Als juvenile Parodontitis wurde ein Großteil der klinischen Bilder vor 1999 bezeichnet, die heute aggressive Parodontitis genannt werden. Wie kann es sein, dass die ICD-10 für die infektiös-entzündliche Zerstörung des Parodonts eine Wortendung (-ose) verwendet, die allgemein für degenerative Prozesse verwendet wird? In vielen Fällen der aggressiven Parodontitis besteht ein Missverhältnis zwischen der Menge der bakteriellen Ablagerungen sowie der klinisch sichtbaren Entzündung (Schwellung, Rötung) und dem Ausmaß der Gewebedestruktion. Dies führte dazu, dass der Begriff „Periodontosis/Parodontosis" zum Teil synonym wie juvenile Parodontitis verwendet wurde[8].

4. Parodontitis als Manifestation von Systemerkrankungen

Viele Systemerkrankungen gehen mit gingivalen (s. Tab. 1.2) und parodontalen Manifestationen einher. Insbesondere Systemerkrankungen, die entweder die Infektabwehr schwächen oder mit überschießender Entzündung einhergehen, prädisponieren für Parodontitis (Tab. 4). Die neutrophilen Granulozyten haben als erste Verteidigungslinie gegen bakterielle Infektionen eine besondere Bedeutung, deshalb gehen Defekte in Zahl oder Funktion dieser Zellen zumeist mit aggressiv verlaufenden Formen von Parodontitis einher[9]. In der ICD-10 stehen hier die Grunderkrankungen im Vordergrund (s. Tab. 4).

5. Nekrotisierende Parodontalerkrankungen

Bei den nekrotisierenden Parodontalerkrankungen wird zwischen nekrotisierender ulzerierender Gingivitis (NUG; 5.1) und Parodontitis (NUP; 5.2) unterschieden. Die nekrotisierende ulzerierende Gingivitis beginnt zumeist approximal im Bereich der Papillen. Pathognomisch ist ein lineares Erythem (ein hochroter Streifen),

Tab. 3 Aggressive Parodontitis: Verteilungsmuster[7].

Lokalisiert	• Beginn während der Pubertät
	• Befall der Schneidezähne und ersten Molaren
	• Markante Serumantikörpertiter gegen nachgewiesene bakterielle Agenzien
Generalisiert	• Patienten sind meist jünger als 30 Jahre
	• Generalisierter Befall mit Attachmentverlust an mindestens 3 Zähnen außer den Schneidezähnnen und ersten Molaren
	• Schubhafter Verlauf
	• Schwacher Serumantikörpertiter gegen nachgewiesene bakterielle Agenzien

Tab. 4 Parodontitis als Manifestation von Systemerkrankungen[4].

4.1	Bluterkrankungen	
	4.1.1	Erworbene Neutropenie
	4.1.2	Leukämie
	4.1.3	Andere
4.2	Genetische Störungen	
	4.2.1	Familiäre[a] oder zyklische[b] Neutropenie
	4.2.2	Trisomie 21[c]
	4.2.3	Leucocyte-Adhesion-Deficiency Syndrom (LADS)[d]
	4.2.4	Papillon-Lefèvre-Syndrom
	4.2.5	Chediak-Higashi-Syndrom
	4.2.6	Histiozytose-Syndrom oder Eosinophiles Granulom
	4.2.7	Glykogenspeicher-Syndrom
	4.2.8	Infantile genetische Agranulozytose
	4.2.9	Cohen-Syndrom
	4.2.10	Ehlers-Danlos-Syndrom, Typen IV und VIII AD
	4.2.11	Hypophosphatasie[e]
	4.2.12	Andere

[a] D70.0 angeborene Agranulozytose und Neutropenie; Kapitel III: Krankheiten des Blutes und der blutbildenden Organe sowie bestimmte Störungen mit Beteiligung des Immunsystems (D50-D90); Sonstige Krankheiten des Blutes und der blutbildenden Organe (D70-D77).

[b] D70.5 zyklische Neutropenie; Kapitel III: Krankheiten des Blutes und der blutbildenden Organe sowie bestimmte Störungen mit Beteiligung des Immunsystems (D50-D90); Sonstige Krankheiten des Blutes und der blutbildenden Organe (D70-D77).

[c] Q90 Down-Syndrom; Kapitel XVII: Angeborene Fehlbildungen, Deformitäten und Chromosomenanomalien (Q00-Q99); Chromosomenanomalien, anderenorts nicht klassifiziert (Q90-Q99).

[d] D71 Funktionelle Störungen der neutrophilen Granulozyten; Kapitel III: Krankheiten des Blutes und der blutbildenden Organe sowie bestimmte Störungen mit Beteiligung des Immunsystems (D50-D90); Sonstige Krankheiten des Blutes und der blutbildenden Organe (D70-D77).

[e] E83.38 Sonstige Störungen des Phosphorstoffwechsels und der Phosphatase: Familiäre Hypophosphatasämie (Hypophosphatasie, Rathbun-Syndrom); Kapitel IV: Endokrine, Ernährungs- und Stoffwechselkrankheiten (E00-E90).

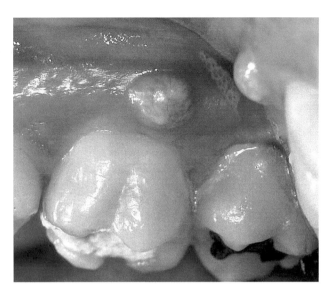

Abb. 4 Parodontalabszess ausgehend von einer durchgängigen Furkation an Zahn 16.

Tab. 5 Entwicklungsbedingte oder erworbene Deformationen und Zustände[4].

8.1	Lokalisierte zahnbezogene Faktoren, welche die plaqueindu-zierte Gingivitis/Parodontitis begünstigen		
	8.1.1	Zahnanatomie	
	8.1.2	Zahnrekonstruktionen/Zahnapparaturen	
	8.1.3	Wurzelfrakturen	
	8.1.4	Zervikale Wurzelresorptionen und Zementperlen	
8.2	Mukogingivale Verhältnisse in Zahnnähe		
	8.2.1	Rezessionen	
		8.2.1.1	Fazial und oral
		8.2.1.2	Approximal
	8.2.2	Fehlen keratinisierter Gingiva	
	8.2.3	Verkürzte angewachsene Schleimhaut	
	8.2.4	Lokalisation des Zungen-/Lippenbändchens	
	8.2.5	Gingivale Vergrößerungen	
		8.2.5.1	Pseudotasche
		8.2.5.2	Unregelmäßiger Gingivalrandverlauf
		8.2.5.3	Gingivawucherungen (siehe 1.1.3.1; 1.2.4)
	8.2.6	Abnorme Farbe	
8.3	Schleimhautveränderungen auf zahnlosen Alveolarkämmen		
	8.3.1	Verlust an vertikalem und/oder horizontalem Knochen-kamm	
	8.3.2	Verlust an Gingiva bzw. verhorntem Gewebe	
	8.3.3	Gingiva- bzw. Weichgewebewucherungen	
	8.3.4	Abnorme Lokalisation von Lippen- bzw. Zungenbänd-chen	
	8.3.5	Verminderte Tiefe des Vestibulums	
	8.3.6	Abnorme Farbe	
8.4	Okklusales Trauma		
	8.4.1	Primäres okklusales Trauma	
	8.4.2	Sekundäres okklusales Trauma	

der den Bereich der gelblich-gräulichen fibrinbelegten Nekrose vom gesunden Gingivagewebe abgrenzt (Demarkierungsversuch). Die Patienten haben zumeist starke Schmerzen und berichten, dass die oralen Veränderungen plötzlich aufgetreten sind. Häufig bestehen ein Foetor ex ore, eine regionäre Lymphadenitis und manchmal Allgemeinsymptome wie Fieber[10]. Die ICD-10 listet die akute nekrotisierend-ulzeröse Gingivitis unter „sonstige Spirochätenkrankheiten" (A65-69) unter "sonstige Fusospirochätosen" (A69.1)[3].

6. Parodontalabszesse

Die Klassifikation von 1999/2002 unterscheidet den Gingivalabszess (6.1), den Parodontalabszess (6.2) (Abb. 4) und den Perikoronalabszess (6.3). Die ICD-10 listet unter **K05.2 „Akute Parodontitis"** die akute Perikoronitis, den Parodontalabszess und den Periodontalabszess auf, die dem Perikoronalabszess bzw. Parodontalabszess entsprechen. Der Gingivaabszess entspricht am ehesten der akuten Gingivitis der ICD-10 (s. Tab. 1.3).

Die akute apikale Parodontitis (K04.4), der periapikale Abszess (K04.7) bzw. der periapikale Abszess mit Fistel (K04.6) werden nicht den Parodontalabszessen, sondern den Krankheiten der Pulpa und des periapikalen Gewebes (K04.-) zugerechnet[3].

7. Parodontitis im Zusammenhang mit endoparodontalen Läsionen

Den endoparodontalen Läsionen ist ein eigenes Kapitel gewidmet (s. Abb. 2b und Kapitel 4)[11].

8. Entwicklungsbedingte oder erworbene Deformationen und Zustände

In diese letzte Gruppen der Klassifikation gehören z. B. die Furkationsbeteiligungen (8.1.1), Rezessionen (8.2.1) (s. Abb. 2a)[12] und die Gingivawucherungen (8.2.5.3) (Tab. 5)[13]. In der ICD-10 werden diese Erkrankungen und Zustände am ehesten unter „Sonstige Krankheiten des Parodonts" (K05.5) und „Krankheit des Parodonts, nicht näher bezeichnet" (K05.6) erfasst.

Literatur

1. AAP. Development of a classification system for periodontal diseases and conditions. Ann Periodontol 1999;4.
2. Deutsche Gesellschaft für Parodontologie. Klassifikation der Parodontalerkrankungen. Berlin: Quintessenz Verlag, 2002.
3. http://www.dimdi.de/static/de/klassi/diagnosen/icd10/ letzter Zugriff 21.06.2012.
4. Armitage GC. Development of a classification system for periodontal diseases and conditions. Ann Periodontol 1999;4:1–6.
5. Löe H, Anerud A, Boysen H, Morrison E. Natural history of periodontal disease in man. Rapid, moderate and no loss of attachment in Sri Lankan laborers 14 to 46 years of age. J Clin Periodontol 1986;13:431–440.
6. Lindhe J, Ranney R, Lamster I, Charles A, Chung C-P, Flemmig T, Kinane D, Listgarten M, Löe H, Schoor R, Seymor G, Somerman M. Consensus report: chronic periodontitis. Ann Periodontol 1999;4:38.
7. Lang NP, Bartold M, Cullinan M, Jeffcoat M, Mombelli A, Shinya Murakami S, Page R, Papapanou P, Tonetti M, van Dyke T. Consensus report: aggressive periodontitis. Ann Periodontol 1999;4:53.
8. Baer PN. The case for periodontosis as a clinical entity. J Periodontol 1971;42:516–520.
9. Kugel B, Klein F, Eickholz P. Parodontitis als Symptom von Syndromerkrankungen. Parodontologie 2001;12:301–308.
10. Eickholz P, Dannewitz B, Kim T-S. Glossar der Grundbegriffe für die Praxis: Systemische Antibiotika in der parodontalen Therapie. Parodontologie 2012;23:315–322.
11. Eickholz P. Endoparodontale Läsionen. Parodontologie 2001;12:71–76.
12. Eickholz P. Faziale/orale Rezessionen. 1. Ätiologie. Parodontologie 2004;15:411–415.
13. Dannewitz B, Eickholz P. Gingivawucherungen. 1. Ätiologie. Parodontologie 2002;13:179–184.
14. Eickholz P, (Hrsg. Heidemann D). Ätiologie. Praxis der Zahnheilkunde, 4. Parodontologie. 4. Auflage, München: Urban & Fischer, 2005:33–70.
15. Eickholz P. Was tun bei aggressiver Parodontitis? Parodontologie 2006;17:357–369.

7 Diagnostische Tests und ihre Eigenschaften

Peter Eickholz

Was sind diagnostische Tests?

Alle Untersuchungen, die wir täglich bei unseren Patienten durchführen, zielen darauf ab, auf einfache, wenig invasive bzw. belastende Weise und möglichst ohne großen Zeit- und Kostenaufwand Informationen über deren Gesundheits- bzw. Erkrankungszustand zu gewinnen. Die meisten dieser Untersuchungen sind klinische Tests, die einen Parameter beschreiben sollen, der weder einfach noch wenig invasiv bzw. belastend zu bestimmen ist.

Die Erhebung der verschiedenen Untersuchungsparameter an der gleichen Stelle zu unterschiedlichen Zeitpunkten ermöglicht eine Kontrolle des Erkrankungsverlaufs sowie die Evaluation der Resultate therapeutischer Maßnahmen.

Grundsätzlich gilt für alle Untersuchungen, dass sie nur dann gerechtfertigt sind, wenn sie eine therapeutische Konsequenz haben, das heißt, wenn von ihrem Ergebnis Entscheidungen für die Betreuung des Patienten abgeleitet werden.

Die parodontale Sulkus- bzw. Taschentiefe beschreibt die Distanz parallel zur Zahnachse, in der das parodontale Gewebe der Zahnoberfläche weder epithelial noch bindegewebig angeheftet ist. Die exakte Bestimmung dieser Distanz – der Sulkus- bzw. Taschentiefe – ist nur mit histologischen Methoden möglich. Dazu muss der betreffende Zahn mit dem ihn umgebenden Gewebe aus der Mundhöhle entfernt, in ein Trägermaterial eingebettet und für die Untersuchung unter dem Mikroskop in feine Schnitte zerteilt werden. Bei dieser Untersuchung wird das zu untersuchende Objekt zerstört. Deshalb ist man für die

klinische Diagnostik auf einen weit weniger invasiven diagnostischen Test angewiesen. Ein diagnostischer Test zur Beschreibung der parodontalen Sulkus- bzw. Taschentiefe ist die Erhebung der Sondierungstiefen (ST). Zur Messung der ST wird eine Parodontalsonde mit einer Sondierungskraft von etwa 0,2 bis 0,3 N möglichst parallel zur Zahnachse zwischen Zahnoberfläche und Gingiva geschoben, bis sich der Gewebedruck und der Sondierungsdruck die Waage halten[1]. Dann wird am Gingivarand die Distanz von der Sondenspitze bis zum Gingivarand abgelesen (Abb. 1).

Weitere Beispiele diagnostischer Tests in der parodontologischen bzw. zahnärztlichen Diagnostik sind:

* **Röntgenbilder:** Sie dienen zur Darstellung mineralisierter Gewebe. Röntgentransluzente Regionen im Bereich des Alveolarfortsatzes bzw. der Zahn-

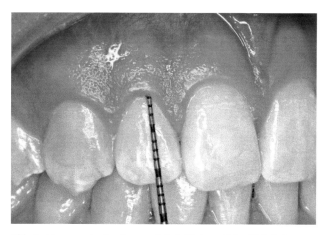

Abb. 1 Messung der Sondierungstiefe bukkal von Zahn 12 bei einem parodontal Gesunden: Die Parodontalsonde (PCPUNC15) reicht bis zum ersten Teilstrich (1 mm) nach apikal (ST = 1 mm).

41

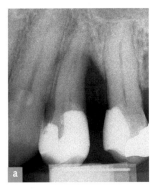 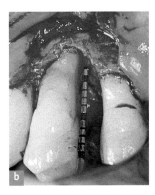

Abb. 2a und b Parodontaler Knochenabbau. **a** Diagnostischer Test (Röntgenbild). **b** Goldstandard (intraoperative Messung).

kronen werden als Knochenabbau bzw. Karies interpretiert. Zumeist unterschätzen Röntgenbilder die Ausdehnung des parodontalen Knochenabbaus bzw. von Karies im Vergleich zum Goldstandard intraoperativer (Abb. 2) oder histologischer Messungen.

- **Mikrobiologische Tests:** Sie werden zum Nachweis parodontalpathogener Bakterien in subgingivaler Plaque herangezogen. Diese Tests besitzen Nachweisgrenzen zwischen 10^2 und 10^4 Bakterien. Ein negativer Test bedeutet daher nicht unbedingt, dass keine der nachzuweisenden Bakterien in der Probe waren, sondern unter Umständen nur, dass weniger in der Probe waren als der Test nachweisen kann (falsch-negatives Testergebnis).
- **Sondierung des horizontalen Attachmentverlusts in Furkationen:** Das horizontale Eindringen einer Sonde zwischen die Wurzeln mehrwurzeliger Zähne bei Furkationsbeteiligung ist ein diagnostischer Test für das Ausmaß der parodontalen Zerstörung in der Furkation. Verschiedene Parameter (z. B. die Lokalisation des Furkationseingangs, verwendete Sonde) beeinflussen Validität und Reproduzierbarkeit der Bestimmung der Furkationsbeteiligung[2].
- **Sensibilitätstest:** Die positive Reaktion eines Zahns auf Kälte- oder elektrische Reize wird als Vitalität des Pulpagewebes interpretiert. Ein negativer Test weist auf eine Nekrose des Pulpagewebes hin. Bei partieller Pulpanekrose in mehrwurzeligen Zähnen kann das intakte Pulpagewebe in einem Wurzelkanal eine positive Reaktion auf Kälte- oder elektrische Reize vermitteln, während in einem anderen

Wurzelkanal eine Nekrose vorliegt (falsch-positiver Test).

Validität diagnostischer Tests

Ein Nachteil vieler diagnostischer Tests ist, dass sie den Parameter, den sie darstellen sollen, nicht exakt abbilden. Das heißt, es existiert eine Abweichung zwischen diagnostischem Test und dem Parameter, für den er steht. So überschätzen die Messungen von ST und klinischem vertikalen Attachmentverlust (PAL-V) zumeist das Ausmaß der tatsächlichen Taschenbildung bzw. des tatsächlichen Attachmentverlusts (Abb. 3).

Die Eignung eines diagnostischen Untersuchungsverfahrens bzw. Tests für die Darstellung der anatomischen oder pathologischen Realität bezeichnet man als *Validität*. Je höher die Validität des diagnostischen Tests, desto näher kommen die Messungen der anatomischen oder pathologischen Realität. Grundsätzlich gilt, dass ein diagnostischer Test umso besser ist, je höher seine Validität ist. Die Validität diagnostischer Tests kann exemplarisch in Studien überprüft werden, in denen die Messungen des diagnostischen Tests (z. B. ST, PAL-V) mit den Ergebnissen von Messverfahren verglichen werden, die die Realität exakt darstellen (so genannter Goldstandard). So könnten ST- und PAL-V-Messungen an Zähnen durchgeführt werden, die zur Extraktion vorgesehen sind (z. B. aus kieferorthopädischen Gründen). Nach der Entfernung der Zähne erfolgt dann die histologische Aufarbeitung[3].

Messfehler diagnostischer Tests und Einflussfaktoren

Diagnostische Tests bzw. Untersuchungsmethoden sind mit *Messfehlern* behaftet, die bei deren Interpretation berücksichtigt werden müssen.
Die Messfehler lassen sich nach den Gesichtspunkten der Objektivität und Reliabilität bewerten:

- Die **Objektivität** beschreibt, in welchem Umfang die Ergebnisse eines Tests durch den Untersucher beeinflusst werden (*interindividuelle Reproduzierbarkeit*). Würden zwei Untersucher nacheinander

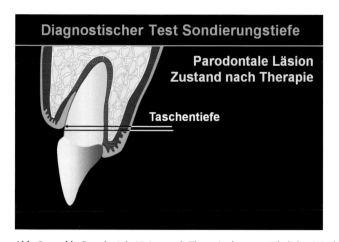
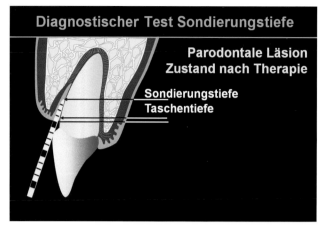

Abb. 3a und b Parodontale Läsion nach Therapie: langes epitheliales Attachment. Die gemessene Sondierungstiefe überschätzt die Taschentiefe. **a** Taschentiefe (Bereich ohne epitheliales oder bindegewebiges Attachment) knapp 1 mm. **b** Messung der Sondierungstiefe (ST): Beim Sondieren wird das epitheliale Attachment im koronalen Bereich abgelöst oder zerrissen (ST = 4 mm).

bei demselben Patienten die ST erheben, sollten beide zu den gleichen Ergebnissen kommen. Häufig werden aber Unterschiede zwischen verschiedenen Untersuchern beobachtet. Es könnte zum Beispiel sein, dass beide Untersucher mit unterschiedlicher Sondierungskraft messen, was dazu führen würde, dass der Untersucher, der mit mehr Kraft misst, insgesamt zu höheren ST kommt (siehe später). Maßnahmen zur Vereinheitlichung der Messungen verschiedener Untersucher (z. B. in einer Praxis oder im Rahmen einer Studie) bezeichnet man als *Kalibrierung.*

- Die **Reliabilität** trifft eine Aussage darüber, mit welcher Sicherheit eine Wiederholungsmessung durch denselben Untersucher zu identischen Ergebnissen führt (*intraindividuelle Reproduzierbarkeit*).

Die Eindringtiefe einer Parodontalsonde hängt von verschiedenen Faktoren ab; zum einen vom Entzündungszustand der parodontalen Gewebe. Wenn auf der einen Seite die Lage der Sondenspitze vom Gewebedruck der Gingiva abhängt, wird sie auf der anderen Seite vom Sondierungsdruck bestimmt. Es konnte gezeigt werden, dass eine Korrelation zwischen Sondierungsdruck und gemessenen ST bzw. PAL-V bestand: je höher der Druck, desto größer die Werte.

Weitere Faktoren, die die Eindringtiefe einer Parodontalsonde unter sonst konstanten Bedingungen beeinflussen, sind der Durchmesser der Sondenspitze, die Anwinkelung der Sonde sowie gegebenenfalls

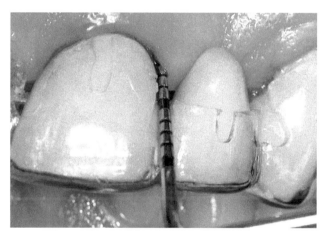

Abb. 4 Erhebung von Sondierungsparametern mit einer Messschiene zur Festlegung der Sondierungslokalisationen.

das Vorhandensein subgingivaler Konkremente, auf denen die Sonde aufreitet, bevor sie den Boden der Tasche erreicht hat.

Schließlich spielt auch die genaue Lokalisation der Sondierung eine Rolle. In den meisten Fällen werden ST und PAL-V an sechs Stellen pro Zahn (mesiobukkal, bukkal, distobukkal, distooral, oral, mesiooral) gemessen. Dabei ist es möglich, dass bei zwei im Abstand von beispielsweise sechs Monaten durchgeführten Untersuchungen zum Beispiel die bukkale Messung nicht an exakt derselben Stelle, sondern wenige Millimeter voneinander entfernt durchgeführt wird. Um diese Abweichungen zu verhindern, werden in wissenschaftlichen Studien Messschienen verwendet, in denen die Messpunkte durch Kerben markiert sind

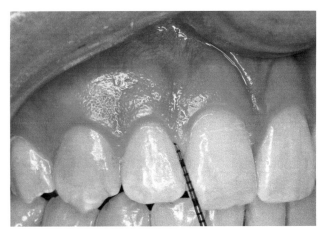

Abb. 5 Messung der Sondierungstiefe mesiobukkal von Zahn 12 bei einem parodontal Gesunden: Wie weit reicht die Parodontalsonde (PCPUNC15) nach apikal? Bis zum dritten (ST = 3 mm) oder vierten Teilstrich (ST = 4 mm)?

(Abb. 4). Außer der Tatsache, dass Faktoren, wie marginale Entzündung und Sondierungsdruck, einen Einfluss darauf haben, ob und wie das Ergebnis der diagnostischen Tests von der anatomischen Realität abweicht (Validität), beeinflusst ihre Variation auch die Reproduzierbarkeit der erhobenen Parameter. Wenn an derselben Stelle in derselben Weise in einem Zeitabstand, der so gering ist, dass nicht mit einer Veränderung der Situation zu rechnen ist, die gleiche Messung bzw. der gleiche Test durchgeführt wird (*Wiederholungs-, Doppelmessung*), müssten beide Testergebnisse identisch sein. Besteht aber eine Differenz zwischen Messung 1 und 2, so stellt diese Differenz einen *Messfehler* dar. Die Differenz einer Doppelmessung lässt aber keine Aussage über die Variabilität bzw. umgekehrt formuliert Reproduzierbarkeit eines Messverfahrens zu. Erst die Auswertung vieler Doppelmessungen an unterschiedlichen Stellen erlaubt die

Berechnung eines Schätzwertes für den Messfehler. Der Mittelwert der Differenzen der Doppelmessungen müsste sich zu 0 addieren, wobei dann die Standardabweichung zu diesem Mittelwert (Standardabweichung der Differenzen von Doppelmessungen) als Maß für die Reproduzierbarkeit eines diagnostischen Tests verwendet werden kann. Je kleiner dieser Wert ist, desto reproduzierbarer und damit zuverlässiger ist das Testverfahren. Ohne zusätzliche Hilfsmittel, wie Messschienen, liegt der Messfehler von Sondierungsparametern zwischen 0,5 und 1,0 mm. Deshalb sollten Einflussfaktoren bei konsekutiven Messungen so weit als möglich konstant gehalten werden. Zum einen sollte für die Verlaufskontrolle der Sondierungsparameter der gleiche Typ von Parodontalsonde mit standardisierten Dimensionen und einheitlicher Markierung verwendet werden, zum anderen sollte versucht werden, den Sondierungsdruck konstant zu halten.

Weitere Faktoren, die die Reproduzierbarkeit vertikaler Sondierungsparameter (ST, PAL-V) beeinflussen können, sind die Tiefe der parodontalen Tasche (geringere Reproduzierbarkeit bei tiefen als bei flachen Taschen), der Zahntyp (abnehmende Reproduzierbarkeit von Frontzähnen über Prämolaren zu Molaren), aber auch einfach Ablesefehler (Abb. 5) oder Fehler bei der verbalen Übertragung der Messwerte (die Person, die den Befund mitschreibt, versteht eine andere Zahl, als diktiert wurde).

Sensitivität und Spezifität diagnostischer Tests

Die Eignung eines diagnostischen Tests, eine Person oder eine Stelle zutreffend als erkrankt zu erkennen,

Tab. 1 Sensitivität und Spezifität sowie positiver und negativer Vorhersagewert diagnostischer Tests.

Diagnostischer Test		Erkrankung			
		vorhanden	nicht vorhanden		
	positiv	richtig-positiv (a)	falsch-positiv (b)	positiver Vorhersagewert:	$\dfrac{a}{a+b}$
	negativ	falsch-negativ (c)	richtig-negativ (d)	negativer Vorhersagewert:	$\dfrac{d}{c+d}$
		Sensitivität: $\dfrac{a}{a+c}$	Spezifität: $\dfrac{d}{b+d}$		

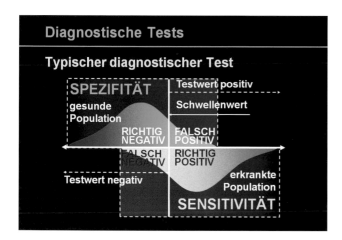

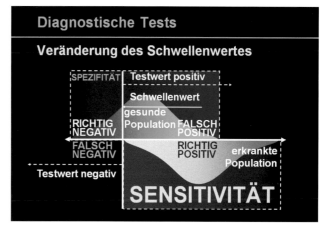

Abb. 6a bis c Sensitivität und Spezifität. **a** Die Fall- bzw. Erkrankungs-definition (Schwellenwert) unterscheidet nicht alle Erkrankten von allen Gesunden. Der Test bewertet einige Gesunde als krank (falsch-positiv) und einige Erkrankte als gesund (falsch-negativ). **b** Durch Verringerung des Schwellenwerts (z. B. Veränderung der PAL-V-Messung zwischen zwei Untersuchungen um 1 mm als Schwellenwert für Parodontitis-progression) wird die Sensitivität erhöht und die Spezifität verringert. **c** Durch Erhöhung des Schwellenwerts (z. B. Veränderung der PAL-V-Messung zwischen zwei Untersuchungen um 4 mm als Schwellenwert für Parodontitisprogression) wird die Spezifität erhöht und die Sensitivi-tät verringert.

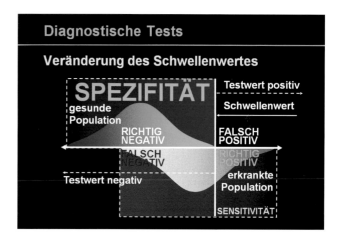

bezeichnet man als *Sensitivität* (Tab. 1, Abb. 6), die Eigenschaft, ein Individuum oder eine Stelle zutreffend als gesund zu identifizieren als *Spezifität* (Tab. 1, Abb. 6). Dabei ist die Fall- bzw. Erkrankungsdefinition von entscheidender Bedeutung. Dies soll am Beispiel eines Attachmentverlustes zwischen zwei Untersuchungs-zeitpunkten (z. B. Parodontalstatus im Rahmen der unterstützenden Parodontitistherapie im Februar und August 2009) verdeutlicht werden: Definitionsgemäß stellt jede Zunahme des Attachmentverlustes an einer Stelle eine Parodontitisprogression dar. Wird deshalb der Schwellenwert, ab dem eine Parodontitispro-gression zwischen zwei Untersuchungen festgestellt werden soll, auf mindestens 1 mm gesetzt, so wer-den mit hoher Wahrscheinlichkeit alle tatsächlichen (richtig-positiv) Attachmentverluste erfasst. Aufgrund des Messfehlers klinischer Sondierungsparameter von 0,5 bis 1 mm würden aber für viele Stellen, an denen tatsächlich keine Veränderung eingetreten ist, Attach-mentverluste postuliert (falsch-positiv). Der Schwel-

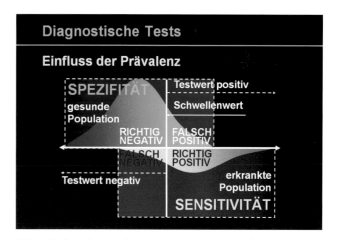

Abb. 7 Einfluss der Prävalenz auf Sensitivität und Spezifität.

lenwert von mindestens 1 mm für Attachmentverlust führt deshalb zu hoher Sensitivität, aber geringer Spezifität (s. Abb. 6b).

Ein Schwellenwert von mindestens 4 mm für Parodontitisprogression schließt falsch-positive Ergebnisse praktisch aus, weil er deutlich über dem Messfehler liegt. Viele tatsächliche Attachmentverluste von weniger als 4 mm würden aber unberücksichtigt bleiben (falsch-negativ). Der Schwellenwert von 4 mm für Attachmentverlust führt somit zu hoher Spezifität, aber zum Preis geringer Sensitivität (s. Abb. 6c). In vielen Studien ist deshalb ein Schwellenwert von mindestens 2 mm gebräuchlich, um einen Attachmentverlust zwischen zwei Untersuchungszeitpunkten festzustellen[4].

Neben der Falldefinition und dem Schwellenwert spielt die Prävalenz der Erkrankung bzw. die Häufigkeit des zu erfassenden Ereignisses in einer Population eine große Rolle. Ein relativ seltenes Ereignis, einen Prozess mit geringer Prävalenz, wie zum Beispiel einen Attachmenverlust von mindestens 2 mm an einer Stelle in einer Gruppe von UPT-Patienten mittels eines diagnostischen Tests zutreffend feststellen oder vorhersagen zu können, ist auch mit einem Test von hoher Sensitivität schwer (positiver Vorhersagewert) (Tab. 1, Abb. 7). Der Ausschluss eines solchen seltenen Ereignisses mit einem sehr spezifischen Test gelingt zuverlässiger (negativer Vorhersagewert) (Tab. 1, Abb. 7).

So ist häufiges Bluten nach Sondieren (BOP) an einer Stelle zu verschiedenen Untersuchungsterminen während der unterstützenden Parodontitistherapie (UPT) kein zuverlässiger Prädiktor für Attachmentverlust an dieser Stelle (geringer positiver Vorhersagewert: etwa 20 bis 30 %), während wiederholte Abwesenheit von BOP darauf hinweist, dass an dieser Stelle mit hoher Wahrscheinlichkeit mit dem Ausbleiben von Attachmentverlust zu rechnen ist (hoher negativer Vorhersagewert: > 90 %)[4].

Literatur

1. Eickholz P. Glossar der Grundbegriffe für die Praxis: Diagnostik der marginalen Parodontitis. Parodontologie 2000;11:173-178.
2. Eickholz P, Kim T-S. Reproducibility and validity of the assessment of clinical furcation parameters as related to different probes. J Periodontol 1998;69:328-336.
3. Listgarten MA, Mao R, Robinson PJ. Periodontal probing and the relationship of the probe tip to periodontal tissues. J Periodontol 1976;47:511-513.
4. Lang NP, Adler R, Joss A, Nyman S. Absence of bleeding on probing – An indicator of periodontal stability. J Clin Periodontol 1990;17:714-721.

8 Klinische Plaque- und Entzündungsparameter

Peter Eickholz

Oraler Biofilm (bakterielle Plaque)

Wird ein Festkörper mit nicht erneuerbarer Oberfläche in ein feuchtes, bakteriell besiedeltes Milieu (z. B. Meerwasser oder Mundhöhle) gebracht, kommt es zum Niederschlag von Makromolekülen auf dieser Oberfläche. Die so entstehende Schicht wird in der Mundhöhle erworbenes Pellikel genannt. Über 500 verschiedene Bakterienarten besiedeln die Mundhöhle[1]. Einige von ihnen, die so genannten primären Kolonisierer (z. B. *Streptococcus sanguis*), sind dazu in der Lage, sich dem erworbenen Pellikel anzuheften. Es entsteht ein Biofilm, der in der Mundhöhle dentale oder bakterielle Plaque genannt wird.

Gingivitis

Bakterielle Plaque führt unter den besonderen Bedingungen der dentogingivalen Region über einen Zeitraum von zwei bis drei Wochen zu einer entzündlichen Reaktion (Gingivitis). Diese Gingivitis geht mit klassischen Entzündungszeichen (Schwellung, Rötung, Schmerz, lokaler Temperaturerhöhung) und erhöhter Blutungsneigung einher (Abb. 1). Wird der supragingivale Biofilm konsequent entfernt, verschwinden diese klinischen Entzündungszeichen nach etwa einer Woche wieder. Der ursächliche Zusammenhang zwischen oralem Biofilm und marginaler Entzündung (Gingivitis) ist eindeutig belegt, wenn auch das Ausmaß der entzündlichen Reaktion interindividuell schwankt[2,3].

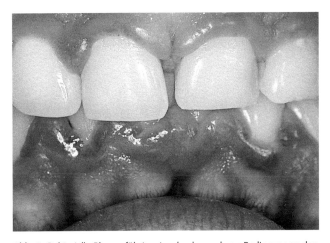

Abb. 1 Bakterielle Plaque führt unter den besonderen Bedingungen der dentogingivalen Region über einen Zeitraum von zwei bis drei Wochen zu einer entzündlichen Reaktion der Gingiva (Gingivitis): Schwellung, Rötung und erhöhte Blutungsneigung.

Parodontitis

Bakterielle Plaque ist die notwendige, wenn auch allein nicht hinreichende Bedingung für die Entwicklung der entzündlichen Zerstörung des Zahnhalteapparats (Parodontitis). Eine durch den oralen Biofilm verursachte Gingivitis geht demnach immer einer Parodontitis voraus, wenn auch nicht jede Gingivitis in eine Parodontitis übergehen muss[4]. Deshalb kommt der supragingivalen Plaquekontrolle auch in den modernen Konzepten zur Prävention und Therapie der Parodontitis eine große Bedeutung zu. Um die Effektivität der supragingivalen Plaquekontrolle und deren Effekt auf die Gingiva klinisch beurteilen zu können, wurden Indexsysteme entwickelt. Aufgrund des kausalen Zusammenhangs zwischen supragingivaler Plaque und

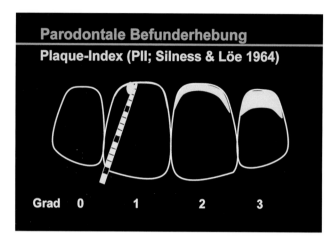

Abb. 2 Darstellung des Plaqueindex[5]. Grad 0: keine Plaque auf der Zahnoberfläche am Gingivarand vorhanden; Grad 1: getrocknete Zahnoberfläche sieht plaquefrei aus, aber vom marginalen Drittel lässt sich mit einer spitzen Sonde Plaque abstreifen; Grad 2: mäßige Ansammlung von Plaque im Tascheneingang und auf der freien Gingiva und/oder der benachbarten Zahnoberfläche, die mit bloßem Auge sichtbar ist; Grad 3: viel Plaque im Tascheneingang und/oder auf der freien Gingiva sowie der angrenzenden Zahnoberfläche.

Tab. 1 Plaqueindex[5].

Gradeinteilung	Beschreibung
Grad 0	keine Plaque auf der Zahnoberfläche am Gingivarand vorhanden
Grad 1	getrocknete Zahnoberfläche sieht plaquefrei aus, aber vom marginalen Drittel lässt sich mit einer spitzen Sonde Plaque abstreifen
Grad 2	mäßige Ansammlung von Plaque im Tascheneingang und auf der freien Gingiva und/oder der benachbarten Zahnoberfläche, die mit bloßem Auge sichtbar ist
Grad 3	viel Plaque im Tascheneingang und/oder auf der freien Gingiva und der angrenzenden Zahnoberfläche

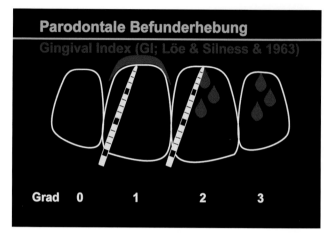

Abb. 3 Darstellung des Gingivalindex[6]. Grad 0: keine Entzündung: normale Gingiva ohne Farb- oder Formveränderungen; Grad 1: geringe Entzündung: leichte Farbveränderungen, geringes Ödem, aber keine Blutung; Grad 2: mäßige Entzündung: Rötung, Schwellung, Gingiva erscheint glasig, „Blutung auf Sondieren" lässt sich durch das Massieren bzw. Drücken des Gingivarandes mit einer stumpfen Sonde provozieren; Grad 3: starke Entzündung: deutliche Rötung und Schwellung, Tendenz zur Spontanblutung; Ulzeration.

Tab. 2 Gingivalindex[6,7].

Gradeinteilung	Beschreibung
Grad 0	keine Entzündung: normale Gingiva ohne Farb- oder Formveränderungen
Grad 1	geringe Entzündung: leichte Farbveränderungen, geringes Ödem, aber keine Blutung
Grad 2	mäßige Entzündung: Rötung, Schwellung; Gingiva erscheint glasig; „Blutung auf Sondieren" lässt sich provozieren durch – das Massieren bzw. Drücken des Gingivarandes mit einer stumpfen Sonde[6] – Entlangfahren mit einer stumpfen Sonde an der Weichgewebewand der Gingiva[7].
Grad 3	starke Entzündung: deutliche Rötung und Schwellung; Tendenz zur Spontanblutung; Ulzeration

marginaler Entzündung gehören zumeist ein Gingivitis- und ein Plaqueindex komplementär zusammen.

Plaqueindex und Gingivalindex

Mit dem Plaqueindex (PlI) wird die Menge supragingivaler Plaque – in Abhängigkeit vom Indexsystem – unmittelbar am Gingivarand klassifiziert[5]. Dabei werden vier Grade unterschieden (Abb. 2, Tab. 1). Zur Erhebung des PlI müssen die Zahnflächen trocken gelegt werden, um zwischen sichtbarer und nur abstreichbarer Plaque unterscheiden zu können. Der PlI

wird ohne Anfärbung mit Plaquerevelatoren erhoben. Durch die Beschränkung auf eine Plaqueansammlung am Gingivarand wird der Zusammenhang mit der marginalen Entzündungsreaktion gewährleistet, die durch den Gingivalindex (GI) beurteilt wird[6]. Dazu werden das Vorhandensein und die Ausprägung der sich am Gingivarand manifestierenden Entzündungszeichen in vier Grade klassifiziert (Abb. 3, Tab. 2).

Ursprünglich wurde die Erhebung des GI und des PlI an vier Stellen pro Zahn (mesial, bukkal, distal, oral) beschrieben. Mittlerweile werden aber in klinischen Studien die Sondierungsparameter (Sondierungstiefen, Attachmentverluste) an sechs Stellen pro Zahn

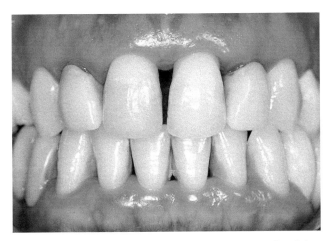

Abb. 4a Situation ohne Anfärbung mit Plaquerevelator: interdental der Unterkieferschneidezähne etwas Zahnstein und generalisiert interdental Verfärbungen, wenig Plaque sichtbar.

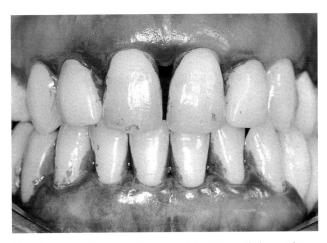

Abb. 4b Nach Anfärbung mit Plaquerevelator: Die vestibulären Zahnflächen, also der Wirkungsbereich einer normalen Zahnbürste, sind weitgehend plaquefrei. Interdental finden sich geschlossene Flächen dentalen Biofilms.

gemessen (mesiobukkal, bukkal, distobukkal, distooral, oral, mesiooral), sodass analog die Erhebung von GI und PlI an sechs Stellen pro Zahn erfolgen kann. Die Effektivität individueller Plaquekontrolle bzw. das Ausmaß der Gingivitis bei einem Patienten können als Mittelwert/Median aller erhobenen Werte berechnet und mit den entsprechenden Mittelwerten/Medianen von anderen Zeitpunkten verglichen werden. Später wurde der GI modifiziert und das Massieren bzw. Drücken des Gingivarandes durch ein lockeres Durchfahren des Sulkuseingangs mit dem stumpfen Ende einer Parodontalsonde ersetzt (s. Tab. 2)[7].

Das komplementäre Paar PlI und GI ist der Klassiker zur Beurteilung von Plaque und Gingivitis in klinischen Studien, weil es die Dokumentation von Lokalisation und Ausmaß der Plaqueakkumulation bzw. Entzündung ermöglicht. Für die Motivation von Patienten während des Mundhygienetrainings oder der unterstützenden Parodontitistherapie sind diese Indizes allerdings nicht anschaulich genug.

Sulkusblutungsindex

Der ursprüngliche Sulkusblutungsindex bewertete die Entzündungsreaktion der Gingiva in sechs Graden und an vier Stellen pro Zahn (Tab. 3). Auch dieser Index erlaubt die Erfassung von Schweregrad und Lokalisation der Gingivitis, ist aber wenig anschaulich für

Tab. 3 Sulkusblutungsindex[8].

Gradeinteilung	Beschreibung
Grad 0	keine Entzündung: normale, nicht entzündete Gingiva ohne Farbveränderungen; kein Sondierungsbluten
Grad 1	Bluten 30 Sekunden nach Sondieren, aber noch keine Farb- oder Formveränderung
Grad 2	Bluten nach Sondieren; erste Rötungen
Grad 3	Bluten nach Sondieren; Rötung und leichtes Ödem
Grad 4	Bluten nach Sondieren; deutliche Rötung; starke Schwellung
Grad 5	starkes Bluten nach Sondieren; eventuell Spontanblutung; stark ausgeprägte Rötung und Ödem; Ulzeration

die Motivation von Patienten. Um bei der Erhebung Zeit zu sparen, kann dieser Index auch vereinfachend an jedem Zahn nur bukkal und oral ermittelt werden[8]. Analog zur Dokumentation von Sondierungsparametern kann der Sulkusblutungsindex aber auch an sechs Stellen pro Zahn erhoben werden.

Plaquerevelatoren

Die bakteriellen Zahnbeläge haben sich evolutionär an den Menschen angepasst. Eine ihrer Überlebensstrategien besteht darin sich zu tarnen: Sie sind zahnfarben. Deshalb ist supragingivale Plaque für ungeübte und ungeschulte Augen schwer zu sehen und auch schlecht unter Sichtkontrolle zu entfernen (Abb. 4a). Aus diesen Gründen ist es sinnvoll, den oralen Biofilm anzufärben, um

1. die vorhandenen Beläge objektiv und effizient, z. B. ohne zeitaufwändiges Trockenlegen wie beim PlI, beurteilen zu können,
2. den Patienten diese supragingivalen Beläge zu visualisieren und
3. ihnen auch die Effektivität von Instrumenten zur individuellen Mundhygiene veranschaulichen zu können (Abb. 4b).

Die dazu verwendeten Farbstoffe, so genannte Plaquerevelatoren, gehören zur Gruppe der Xanthenfarbstoffe, die auch als Lebensmittelfarbstoffe eingesetzt werden und gesundheitlich unbedenklich sind, z. B. das Erythrosin B (2′, 4′, 5′, 7′-Tetrajod-Fluorescein). Diese Farbstoffe färben dentale Biofilme in Blau- und Rottönen. Weil es von manchen Patienten als störend empfunden wird, wenn nach der Anfärbung der bakteriellen Zahnbeläge die Zähne blau oder rot aussehen, wurden fluoreszierende Plaquerevelatoren entwickelt, die nur unter Einstrahlung von ultraviolettem Licht sichtbar werden (Farbstoff: Fluorescein). Allerdings erschwert der zusätzliche Einsatz einer solchen Lichtquelle zum einen die Erhebung des Plaqueindex; zum anderen folgt der Erhebung eines Gingivitis- und Plaqueindex normalerweise eine Mundhygieneinstruktion und -demonstration mit anschließender professioneller Zahnreinigung, bei der die angefärbten Zahnbeläge vollständig entfernt werden. Farbstoffreste auf Gingiva und Schleimhäuten sind etwa 30 Minuten nach dem Anfärben weitgehend verblasst oder können durch Ausspülen beseitigt werden.

Approximalraum-Plaqueindex und modifizierter Sulkusblutungsindex

Der Approximalraum-Plaqueindex (API) wird nach Anfärben des supragingivalen Biofilms erhoben[9]. Quadrantenweise wird beurteilt, ob in den Approximalräumen Plaque vorhanden ist oder nicht. So wird der Approximalraum zwischen den Zähnen 15 und 16 als plaquepositiv bewertet, wenn distal von Zahn 15

und/oder mesial von Zahn 16 ein supragingivaler Biofilm gefunden wird. Im ersten und dritten Quadranten werden die Approximalräume von oral und im zweiten und vierten Quadranten von vestibulär bewertet. Aus der Überlegung heraus, dass die Zahnzwischenräume zumeist ein Problem für die individuelle Mundhygiene darstellen und die parodontale Zerstörung häufig approximal beginnt, bleiben orale und vestibuläre Glattflächen unberücksichtigt. Die Approximalräume zwischen den mittleren Schneidezähnen des Ober- und Unterkiefers bleiben ebenfalls unberücksichtigt. Anschließend wird der API als prozentualer Anteil der Approximalräume mit Plaque von der Gesamtzahl der bewerteten Approximalräume berechnet. Der zum API komplementäre Gingivitisindex ist der modifizierte Sulkusblutungsindex (SBI)[10]. Für seine Erhebung wird der Gingivarand mit einer stumpfen Parodontalsonde ausgestrichen. Dies geschieht gegensinnig zum API im ersten und dritten Quadranten von vestibulär sowie im zweiten und vierten Quadranten von oral. Anschließend wird von Zahn zu Zahn beurteilt, ob die Gingiva blutet oder nicht. Danach wird der SBI als prozentualer Anteil der Parodontien, die geblutet haben, von der Gesamtzahl der bewerteten Parodontien berechnet. Die so generierten Prozentwerte sind für die Patienten anschaulich – vorausgesetzt, zu Beginn der Therapie wurde das Zustandekommen der Prozentwerte ausführlich erklärt.

Die Veränderung der Indexwerte während der antiinfektiösen Therapie kann zur Patientenmotivation eingesetzt werden. API und modifizierter SBI wurden so konzipiert, dass sie in kurzer Zeit auch von einer ausgebildeten Prophylaxehelferin allein, ohne Assistenz erhoben werden können. Allerdings ist der API durch seine Konzentration hinsichtlich der approximalen Plaque begrenzt. Für bisher unbehandelte Patienten mit generell ineffektiver individueller Plaquekontrolle ist das ausreichend. Bei Patienten in der unterstützenden Parodontitistherapie (UPT), bei denen oft sehr spezifische Mundhygienemängel auftreten, ist ein differenzierterer Plaqueindex wünschenswert. Bei dieser Patientengruppe finden sich häufig auf Glattflächen noch bakterielle Beläge (z. B. lingual der Unterkiefermolaren, distal endständiger Zähne oder bukkal an Eckzähnen, insbesondere an Stellen, an denen der Patient mit der Zahnbürste umgreifen muss). Plaque-

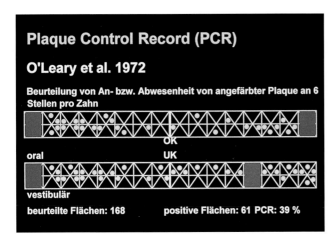

Plaque Control Record (PCR)

O'Leary et al. 1972

Beurteilung von An- bzw. Abwesenheit von angefärbter Plaque an 6 Stellen pro Zahn

oral OK UK

vestibulär

beurteilte Flächen: 168   positive Flächen: 61 PCR: 39 %

Gingival Bleeding Index (GBI)

Ainamo & Bay 1975

Bluten 10 Sekunden nach vorsichtigem Entlangfahren am Gingivarand mit einer stumpfen Sonde

oral OK UK

vestibulär

beurteilte Flächen: 168   positive Flächen: 46 GBI: 27 %

Abb. 5 Plaque Control Record (PCR)[11]. Erhebung an sechs Stellen pro Zahn. Berechnung des Anteils der Flächen mit angefärbter Plaque in unmittelbarer Nähe zum Gingivarand von der Gesamtzahl der bewerteten Flächen in Prozent.

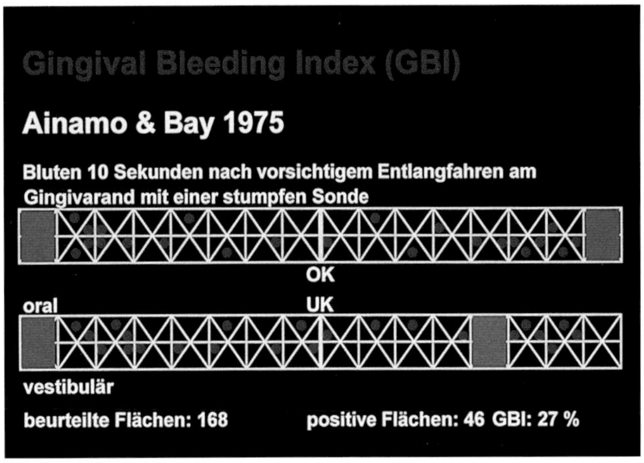

Abb. 6 Gingival Bleeding Index (GBI)[12]. Erhebung an sechs Stellen pro Zahn. Berechnung des Anteils der Stellen mit Blutung auf Ausstreichen des Sulkus von der Gesamtzahl der bewerteten Stellen in Prozent.

retention an diesen Stellen kann das Persistieren von pathologisch vertieften Taschen erklären, bleibt durch den API aber unentdeckt und undokumentiert.

Plaque Control Record und Gingival Bleeding Index

Der Plaque Control Record (PCR) wird ebenfalls nach Anfärben mit einem Plaquerevelator erhoben, wobei nur Plaque in der dentogingivalen Region berücksichtigt wird[11]. Dabei werden die Zahnflächen nur dahingehend beurteilt, ob Plaque vorhanden ist oder nicht. Ursprünglich wurde die Bewertung des supragingivalen Biofilms an vier Stellen pro Zahn beschrieben (mesial, bukkal, distal, oral). Die Erhebung an sechs Stellen pro Zahn (mesiobukkal, bukkal, distobukkal, distooral, oral, mesiooral) ist aber genauso möglich und bietet zum Preis höheren Aufwands bessere Differenzierungsmöglichkeiten (Full-mouth plaque score = FMPS) (Abb. 5).

Komplementär zum PCR kann der Gingival Bleeding Index (GBI) an vier oder sechs Stellen (Full-mouth bleeding score = FMBS) pro Zahn erhoben werden (Abb. 6). Dazu wird mit dem stumpfen Ende einer Parodontalsonde der Sulkus ausgestrichen, und etwa zehn Sekunden später wird überprüft, ob es geblutet hat oder nicht[12]. Konkret kann dies erfolgen, indem im

Oberkiefer am endständigen Zahn des ersten Quadranten vestibulär begonnen wird und der Gingivarand an allen Zähnen im Oberkiefer bukkal und oral ausgestrichen wird. Anschließend geht man zum Startpunkt zurück und beurteilt die Blutungsneigung. Danach wird dieses Vorgehen am endständigen Zahn des dritten Quadranten beginnend fortgesetzt.

Eine Blutung des Gingivarandes wird als Entzündungsreaktion auf supragingivale Plaque interpretiert. Eine Aussage über eine mögliche subgingivale Infektion und Entzündung ist nicht möglich (Abb. 7).

Ursprünglich wurde der Visible Plaque Index (VPI) komplementär zum GBI beschrieben[12]. Bei diesem Plaqueindex wird ohne Verwendung eines Plaquerevelators an vier Stellen pro Zahn beurteilt, ob mit bloßem Auge eindeutig sichtbare Plaque vorhanden ist oder nicht, was einem PlI von 2 oder mehr entspricht.

Bluten auf Sondieren

In einer parodontalen Tasche mit subgingivaler Plaque und daraus resultierendem subepithelialen Infiltrat finden sich ein dünnes fragiles Taschenepithel und ein dichtes subepitheliales Geflecht dilatierter, spröder Arteriolen, Kapillaren und Venolen. Bei vorsichtiger Sondierung einer solchen Tasche mit einer Parodontalsonde bei einer Sondierungskraft von etwa 0,2 N wer-

51

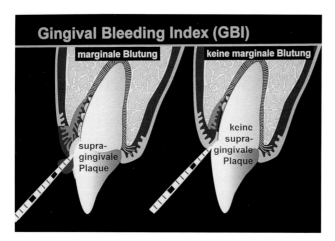

Abb. 7 Gingival Bleeding Index (GBI)[12]. Eine Blutung des Gingivarandes wird als Entzündungsreaktion auf supragingivale Plaque interpretiert. Eine Aussage über eine mögliche subgingivale Infektion und Entzündung ist nicht möglich.

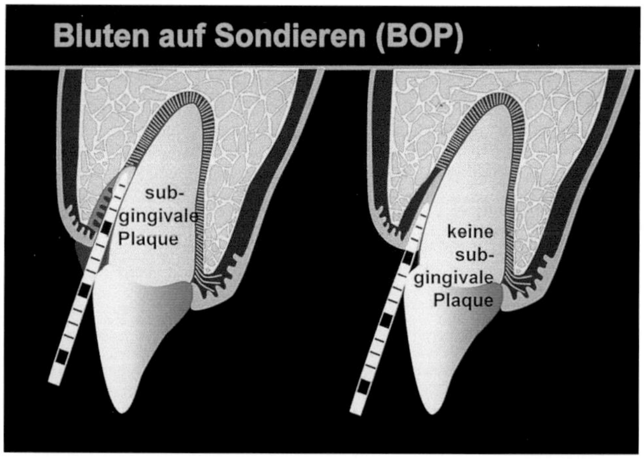

Abb. 8 Bluten auf Sondieren (Bleeding on probing = BOP) als diagnostischer Test auf die Existenz subgingivaler Entzündung und mittelbar subgingivaler Plaque. Um von BOP auf eine subgingivale Entzündung schließen zu können, muss gewährleistet sein, dass der Gingivarand entzündungsfrei ist. Bei aufgrund von supragingivaler Plaque entzündetem Gingivarand blutet es bei Erhebung von Sondierungstiefen immer, weil der Gingivarand bei Berührung mit der Sonde, die in die Tasche gleitet, gereizt wird.

den die Gefäße des subepithelialen Plexus verletzt, und es kommt zu einer Blutung in die parodontale Tasche, die sich nach spätestens 30 Sekunden als Blutung am Gingivarand manifestiert. Bluten auf Sondieren (Bleeding on probing = BOP) kann also als diagnostischer Test auf die Existenz subgingivaler Entzündung und mittelbar subgingivaler Plaque gewertet werden. Um von BOP auf subgingivale Entzündung schließen zu können, muss aber gewährleistet sein, dass der Gingivarand entzündungsfrei ist. Bei aufgrund von supragingivaler Plaque entzündetem Gingivarand blutet es bei Erhebung von Sondierungstiefen immer, weil der Gingivarand bei Berührung mit der Sonde, die in die Tasche gleitet, gereizt wird und blutet. Es ist dann nicht zu differenzieren, ob die Blutung vom Gingivarand oder aus der Tasche kommt, und die mittelbare Schlussfolgerung auf subgingivale Plaque, die ein subgingivales Scaling nach sich ziehen würde, ist nicht möglich (Abb. 8).

Wenn BOP als Befund sinnvoll erhoben werden soll, ist ein niedriger Gingivitisindex (z. B. GBI < 20 %) Voraussetzung. BOP kann als Index ausgedrückt werden, indem der prozentuale Anteil der blutenden in Relation zur Zahl der sondierten Stellen berechnet wird. Dieser Index ist ein indirektes Maß für die Stabilität der Mundhygiene eines Patienten während eines längeren Zeitraums (z. B. zwischen zwei UPT-Terminen). Eine instabile Plaquekontrolle führt zu einer Reinfektion der Taschen, also zu subgingivaler Plaque. Auch wenn der Patient unmittelbar vor dem UPT-Termin eine effektive Plaquekontrolle betrieben hat und einen niedrigen Gingivitisindex aufweist, persistiert BOP aufgrund subgingivaler Plaque. In der UPT ist es also sinnvoll, sowohl einen Gingivitisindex als auch BOP zu erheben.

Diskussion

Die vorgestellten Plaqueindizes eignen sich zur Beurteilung von Menge und Lokalisation des supragingivalen Biofilms. Die gewonnenen Informationen dienen als Maß für die individuelle Mundhygiene der Patienten und können zum Entzündungszustand der Gingiva in Beziehung gesetzt werden. Diese Indizes lassen aber keine Rückschlüsse auf die Zusammensetzung der Plaque hinsichtlich individueller Bakterienspezies oder deren Vitalität zu. Ebenso können die dargestellten Entzündungsindizes das klinische Ausmaß und die Lokalisation der Gingivitis beschreiben, ermöglichen aber keine Differenzierung zwischen protektiven und destruktiven Prozessen und geben keine Informationen über die molekularbiologischen Prozesse, die hinter den beschriebenen Prozessen stehen.

Komplementäre Indexpaare, die neben der Lokalisation von Plaque und Gingivitis auch deren Menge bzw. Ausmaß klassifizieren (z. B. PlI/GI) eignen sich zur wissenschaftlichen Dokumentation, sind aber zu wenig anschaulich, um für die Motivation und Instruktion von Patienten eingesetzt zu werden. Zudem ist ihre Erhebung meist sehr zeitaufwändig. Für den klinischen Einsatz bei der Patientenbehandlung eignen sich dichotomisierende Indizes, die auf einer Ja-nein-Entscheidung beruhen (Plaque/keine Plaque im dentogingivalen Bereich, Blutung / keine Blutung der Gingiva). Diese Indizes geben die Häufigkeit von Plaque und Gingivitis in der Mundhöhle eines Patienten an. Anhand von Prozentwerten kann deren Entwicklung im Verauf einer Therapie von den Patienten gut nachvollzogen werden.

Literatur

1. Moore WEC, Moore LVH: The bacteria of periodontal diseases. Periodontology 2000 1994; 5, 66-77.
2. Löe H, Theilade E, Jensen SB: Experimental gingivitis in man. J Periodontol 1965; 36: 177-187.
3. Theilade E, Wright WH, Jensen SB, Löe H: Experimental gingivitis in man. II. A longitudinal clinical and bacteriological investigation. J Periodont Res 1966; 1: 1-13.
4. Löe H, Anerud A, Boysen H, Morrison E: Natural history of periodontal disease in man. Rapid, moderate and no loss of attachment in Sri Lankan laborers 14 to 46 years of age. J Clin Periodontol 1986; 13: 431-440.
5. Silness J, Löe H: Periodontal disease in pregnancy. II. Correlation between oral hygiene and periodontal condition. Acta Odontol Scand 1964; 22: 747-759.
6. Löe H, Silness J: Periodontal disease in pregnancy. I. Prevalence and severity. Acta Odontol Scand 1963; 21: 533-551.
7. Löe H: The Gingival Index, the Plaque Index and the Retention Index System. J Periodontol 1997; 38: 610-616.
8. Mühlemann HR, Son S: Gingival sulcus bleeding – a leading symptom in initial gingivitis. Helv Odont Acta 1971; 15: 107-113.
9. Lange DE, Plagmann H-C, Eenboom A, Promesberger A: Klinische Bewertungsverfahren zur Objektivierung der Mundhygiene. Dtsch Zahnärztl Z 1977; 32: 44-47.
10. Lange DE: Parodontologie in der täglichen Praxis. Quintessenz, Berlin 1986.
11. O'Leary TJ, Drake RB, Naylor JE: The plaque control record. J Periodontol 1972; 43: 38.
12. Ainamo J, Bay I: Problems and proposals for recording gingivitis and plaque. Int Dent J 1975; 25: 229-235.

9 PSI und Sondierungsparameter

Peter Eickholz

Zu den klinischen Zeichen der Parodontitis gehören die Ausbildung parodontaler Taschen, Attachmentverlust, Knochenabbau sowie Bluten nach Sondieren (bleeding on probing: BOP). Während das Vorhandensein parodontaler Taschen sowie BOP Hinweise auf das Vorhandensein einer parodontalen Entzündung geben, lassen Attachmentverlust und Knochenabbau Rückschlüsse auf abgelaufene Phasen aktiver Parodontitis mit Gewebedestruktion zu. Zur Erfassung parodontaler Taschen sowie von Attachmentverlusten, von Knochenabbau und parodontaler Entzündung dienen verschiedene klinische und röntgenologische Untersuchungsmethoden, mit denen versucht wird, das Ausmaß der parodontalen Erkrankung zu beschreiben. Die Erhebung der verschiedenen Untersuchungsparameter an der gleichen Stelle zu unterschiedlichen Zeitpunkten ermöglicht eine Kontrolle des Erkrankungsverlaufs sowie die Beurteilung der Resultate therapeutischer Maßnahmen. Diese Parameter sind ebenfalls auf die Beurteilung und Verlaufsbeobachtung periimplantärer Erkrankungen anwendbar.

Bei der Beurteilung und Interpretation parodontaler Befunde muss berücksichtigt werden, dass es sich, um *diagnostische Tests* handelt, die durch Anwendung eines möglichst einfachen, praktikablen und wenig invasiven Verfahrens eine anatomische bzw. pathologische Realität abzubilden versuchen, diese aber häufig nicht vollkommen abbilden können. Darüber hinaus sind diagnostische Tests bzw. Messmethoden mit *Messfehlern* behaftet, die bei deren Interpretation berücksichtigt werden müssen[1].

Parodontale Erkrankungen rechtzeitig feststellen

Wie ist es möglich, ökonomisch, also mit geringem Zeitaufwand, bevölkerungsweit – soweit die Bevölkerung Zahnärzte aufsucht – erste Anzeichen parodontaler Erkrankung zu erkennen? Bei der Erhebung des *Parodontalen Screening Index (PSI)*, der in der Schweiz Parodontale Grunduntersuchung (PGU) heißt[2], werden sextantenweise Symptome erfasst, die auf bestimmte Grade der Behandlungsbedürftigkeit hinweisen (Tab. 1). Dabei wird mit einer WHO-Sonde (Abb. 1) zirkulär um alle Zähne durch die Taschen gefahren. Solange der schwarz markierte Bereich der WHO-Sonde zwischen 3,5 und 5,5 mm koronal des Gingivarandes bleibt, wird maximal ein Code 2 erreicht. BOP als alleiniger Befund charakterisiert einen Code 1 (Abb. 2a und b), supra- und/oder subgingivaler Zahnstein oder überhängende Restaurationsränder als schwerste Befunde lösen einen Code 2 aus (Abb. 3). Berührt die schwarze Bande den Gingivarand oder liegt sie teilweise subgingival, markiert dies einen Code 3 (Abb. 4). Verschwindet die Markierung zwischen 3,5 und 5,5 mm auf der WHO-Sonde vollständig in der parodontalen Tasche, rechtfertigt dies einen Code 4 (s. Abb. 1). Wird an irgendeiner Stelle eines Sextanten ein Code 4, also der schwerste mögliche Befund festgestellt, wird dieser Sextant durch den Code 4 charakterisiert. Jeder Sextant wird durch den jeweiligen in ihm gefundenen höchsten Code bewertet[2,3]. Die Untersuchung eines Patienten mit hohem Behandlungsbedarf erfordert deshalb weniger Zeit als die Untersuchung eines Patienten mit Gingivitis oder ohne parodontale Pathologie.

Tab. 1 Parodontaler Screening-Index (PSI)[2,3].

PSI-Code	Befunde	Konsequenzen
0	keine pathologischen Befunde	keine
1	Bluten nach Sondieren	Mundhygienedemonstration
2	supra- bzw. subgingivaler Zahnstein, defekte Restaurations-ränder	professionelle Zahnreinigung, Scaling
3	$3{,}5\ \text{mm} \le ST \le 5{,}5\ \text{mm}$	vollständiger Parodontalstatus mit ST, AL und Furkationsgraden
4	$ST > 5{,}5\ \text{mm}$	vollständiger Parodontalstatus mit ST, AL und Furkationsgraden
*	Furkationsbeteiligung, erhöhte Zahnbeweglichkeit, mukogin-givale Probleme und faziale Rezessionen > 3 mm	

ST = Sondierungstiefen; AL = Attachmentverluste

Für die Erhebung des PSI sind bei einem weitgehend voll bezahnten Erwachsenen etwa zwei bis drei Minuten erforderlich[3]. Die Markierung der WHO-Sonde erleichtert dabei eine schnelle Orientierung, weil sie den Schwellenwerten des PSI entspricht (s. Abb. 1). Besondere Befunde in einem Quadranten, wie Furkationsbeteiligung, erhöhte Zahnbeweglichkeit, mukogingivale Probleme und faziale Rezessionen > 3 mm, werden mit einem Sternchen (*) hinter dem jeweiligen Code dokumentiert (s. Tab. 1). Dabei ermöglichen die Codes 3 und 4 nicht die Diagnose von Parodontitis, sondern weisen primär das Vorhandensein pathologisch vertiefter Taschen (Sondierungstiefen $\ge 3{,}5$ mm) nach. Diese pathologisch vertieften Taschen sind allerdings in der überwiegenden Mehrzahl der Fälle auf Parodontitis zurückzuführen, könnten aber auch Folge einer Gingivawucherung sein. Auf jeden Fall muss aus den Codes 3 und 4 die Konsequenz gezogen werden, einen vollständigen parodontologischen Befund mit Erhebung der Sondierungstiefen, Attachmentverlusten bzw. Rezessionen und Furkationsbeteiligung aufzunehmen. Mithilfe dieses Befundes kann dann zwischen Parodontitis und Gingivawucherung bzw. Kombinationen davon differenziert werden. Bei Kindern und Jugendlichen wird der PSI nur an den Schneidezähnen und ersten Molaren erhoben, weil sich die aggressive Parodontitis zumeist an diesen Zähnen zuerst manifestiert.

Seit dem 01.01.2004 ist der PSI Bestandteil der vertragszahnärztlichen Versorgung und kann alle zwei Jahre abgerechnet werden. Daraus erwächst nicht nur die Möglichkeit, für die Erhebung parodontaler Befunde außerhalb der systematischen Parodontaltherapie ein zumindest bescheidenes Honorar (€ 8,69 – 9,27) berechnen zu können, sondern auch die Verpflichtung, den PSI regelmäßig zu erheben und damit Patienten rechtzeitig über gegebenenfalls existierende parodontale Erkrankungen aufzuklären. Im Jahr 2007 wurde der PSI (Bema-Position 04) in Deutschland in 10.190.500 Fällen abgerechnet[4].

Für die Verlaufsbeobachtung im Rahmen der unterstützenden Parodontitistherapie (UPT) ist der PSI ungeeignet:

- Zum einen dokumentiert er nur das Vorhandensein vertiefter Taschen in einem Sextanten, aber nicht deren genaue Lokalisation, die aber für eine Nachinstrumentierung im Rahmen der UPT erforderlich ist.

- Zum anderen weisen Sondierungstiefen $\ge 3{,}5$ mm bei unbehandelten Patienten auf Behandlungsbedarf im Sinne einer systematischen Parodontaltherapie hin. Bei einem Patienten, der sich nach aktiver Parodontitistherapie in der UPT befindet, werden Sondierungstiefen von 4 mm ohne BOP als stabil angesehen und erfordern keine weitere Behandlung. $ST \le 4$ mm werden als hervorragendes (Qualitätsstandard A+) und $ST \le 5$ mm als gutes (Qualitätsstandard A) Ergebnis definiert[2].

Parodontitis klassifizieren

Die Anamnese, der extra- und intraorale Befund sowie der vollständige Parodontalstatus (Sondierungstiefen, Attachmentverluste/Rezessionen, Furkationsbeteili-

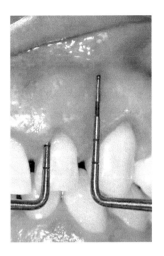 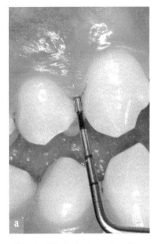 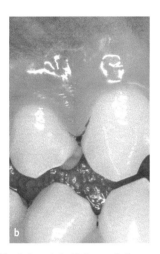

Abb. 1 WHO-Sonde: Proximal/apikal befindet sich eine Kugel von 0,5 mm Durchmesser, dann nach koronal ein Teilstrich von 3 mm (zusammen 3,5 mm), weiter koronal eine schwarze Bande von 2 mm. Bei diesem Exemplar folgen zwei weitere Markierungen bei 8,5 und 11,5 mm. In diesem Fall liegt ein PSI-Code 4 vor: Die schwarze Bande verschwindet vollständig in der Tasche (ST > 5,5 mm).

Abb. 2 PSI-Code 1: **a** Sondierung (ST < 3,5 mm); **b** Bluten nach Sondieren als schwerster Befund.

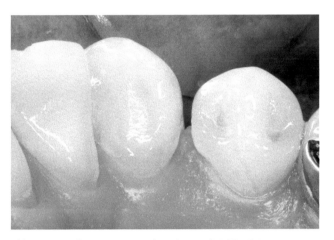

Abb. 3 PSI-Code 2: supragingivaler Zahnstein bei ST < 3,5 mm.

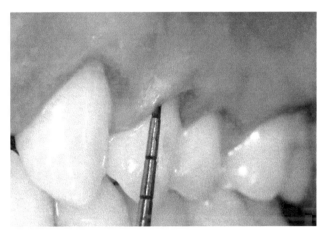

Abb. 4 PSI-Code 3: Die schwarze Bande der WHO-Sonde liegt teilweise subgingival.

gung, Mobilität) ermöglichen die Differenzierung der jeweils vorliegenden Parodontalerkrankung (chronische, aggressive Parodontitis, Parodontitis als Manifestation von Systemerkrankungen, Gingivawucherung).

Grundsätzlich können chronische Parodontitiden auch bei Kindern und Jugendlichen gefunden werden, ebenso wie aggressive Parodontitiden auch bei Erwachsenen auftreten können. Die Eigenschaft der aggressiven Parodontitis, zu raschen Destruktionen zu führen, ist aber nur selten anhand der Befundunterlagen der Patienten festzustellen. Wenn bei einem Patienten mittleren Alters schwere Destruktionen vorliegen, können diese über ein großes Zeitintervall langsam oder über einen kürzeren Zeitraum rasch entstanden sein. Aus dem bei der Vorstellung des Patienten

vorliegenden Befund ist dies nicht abzuleiten. Dazu müssten Unterlagen über die parodontalen Befunde (z. B. Attachmentverluste, Röntgenbilder), die zu früheren Zeitpunkten erhoben wurden, zur Verfügung stehen, was jedoch selten der Fall ist.

Liegen bei Kindern oder Jugendlichen schwere parodontale Defekte vor, können diese nur in einem kürzeren Zeitraum entstanden sein, und es liegt die Diagnose „aggressive Parodontitis aufgrund rascher Destruktion" nahe. Deshalb wird die Diagnose „aggressive Parodontitis" zumeist bei Kindern, Jugendlichen und jungen Erwachsenen gestellt (≤ 35 Jahre) und ist bei Erwachsenen mittleren oder höheren Alters die Ausnahme.

Bluten nach Sondieren

Bei Vorhandensein einer parodontalen Tasche mit subepithelialem Infiltrat finden sich ein dünnes mikroulzeriertes parakeratinisiertes Taschenepithel und ein dichtes subepitheliales Geflecht dilatierter, spröder Arteriolen, Kapillaren und Venolen. Bei vorsichtiger Sondierung einer solchen Tasche mit einer Parodontalsonde bei einer Sondierungskraft von etwa 0,2 bis 0,3 N werden die Gefäße des subepithelialen Plexus verletzt. Es resultiert eine Blutung in die parodontale Tasche, die sich nach spätestens 30 Sekunden als Blutung am Gingivarand manifestiert (s. Abb. 2). *BOP* kann also als diagnostischer Test auf die Existenz eines subepithelialen Infiltrats und damit auf die einer *parodontalen Entzündung* gewertet werden. Wird allerdings eine geringere Sondierungskraft gewählt, besteht die Gefahr, auch bei vorhandener subgingivaler Entzündung keine Blutung zu provozieren, weil die Sonde nicht tief genug in die Läsion gelangt (falschnegativer Test). Besteht aber zum Zeitpunkt der Sondierung noch eine Gingivitis, löst bereits die Berührung des Gingivarandes mit der Parodontalsonde eine Blutung aus, auch wenn keine subgingivale Entzündung vorliegt (falsch-positiver Test). BOP als Parameter für eine subgingivale Entzündung kann also erst nach Beseitigung supragingivaler Plaque und nach Abklingen einer Gingivitis sinnvoll erhoben werden.

Sondierungstiefen

Die Ausdehnung des gingivalen Sulkus bzw. der *parodontalen Tasche* reicht vom Gingivarand nach apikal bis zur koronalsten Ausdehnung des Epithelansatzes. Eine genaue Bestimmung der Ausdehnung dieser Strukturen ist nur mit histometrischen Mitteln möglich[1]. Ein klinischer Test zur Bestimmung der koronoapikalen Ausdehnung bzw. Tiefe der parodontalen Tasche ist die Erhebung von *Sondierungstiefen (ST)*. Zu diesem Zweck wird eine Parodontalsonde mit möglichst definierter Kraft (0,2 bis 0,3 N) in apikaler Richtung parallel zur Zahnachse zwischen Gingiva und Zahnoberfläche geschoben, bis sich Sondierungsdruck und Widerstand des Gewebes (Gewebedruck) die Waage halten (Abb. 1 und 5 bis 8). Mithilfe des Messrasters der Parodontalsonde wird dann die Sondierungstiefe in Relation zum Gingivarand abgelesen (Abb. 5 bis 8).

Es gibt eine Vielzahl unterschiedlicher Parodontalsonden (periodontal control probe: PCP) mit verschiedenen Markierungen, wie z. B.[5]:

- PCPUNC15 (s. Abb. 5): PCP University of North Carolina mit 1-mm-Markierungen über 15 mm. Dabei sind die Abschnitte zwischen 4 und 5 mm, 9 und 10 mm sowie 14 und 15 mm komplett schwarz, um eine Orientierung zu ermöglichen und für die Ablesung nicht mehr als 4 mm abzählen zu müssen.
- PCP12: Insgesamt 12 mm lange Markierung, die in drei 3 mm lange Abschnitte eingeteilt ist.

Die Ablesung erfolgt in der klinischen Routine auf 1 mm genau. Was ist aber zu tun, wenn der Gingivarand zwischen zwei Markierungen (z. B. 4 und 5 mm) liegt (s. Abb. 5a). Hier kann eine ST von 4,5 mm abgelesen oder wie in der klinischen Routine üblich auf 5 mm aufgerundet werden. Dabei ist es wichtig, dass immer entweder auf- oder abgerundet wird, sodass zwischen zwei konsekutiven Messungen nicht allein dadurch, dass einmal auf- und einmal abgerundet wurde, starke Diskrepanzen entstehen. Bei stark girlandenförmigem Verlauf der Gingiva können insbesondere approximal geometrische Probleme bei der Ablesung auftreten (s. Abb. 5b).

Die Tiefe der parodontalen Tasche sowie die Sondierungstiefe können durch Veränderungen am Gingivarand sowie am Taschenboden beeinflusst werden (s. Abb. 6 und 7). Die Entfernung der gesamten Gingiva koronal des Epithelansatzes, wie z. B. im Rahmen einer Gingivektomie, führt zu einer Reduktion der parodontalen Tasche sowie der Sondierungstiefe auf nahe 0 mm um den Preis des Verlustes von Gingiva und der damit verbundenen Denudation von Wurzeloberflächen. Bei alleiniger Erhebung der Sondierungstiefe bleiben die Rezession und die Tatsache, dass sich das Attachmentniveau nicht verändert hat, undokumentiert (s. Abb. 6b).

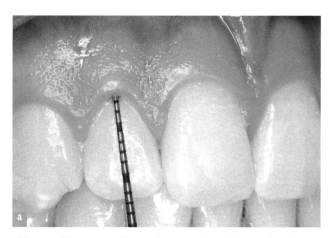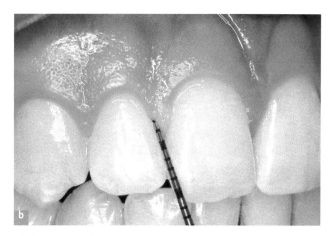

Abb. 5a und b Messung der Sondierungstiefe (ST) bei parodontal gesunden Verhältnissen. **a** Bukkale Messung: Der Gingivarand liegt zwischen den Markierungen für 1 und 2 mm. Hier kann eine ST 1,5 mm abgelesen oder wie in der klinischen Routine üblich auf 2 mm aufgerundet werden. Die Schmelz-Zement-Grenze liegt in diesem Fall apikal des Gingivarandes etwa in Höhe des Sondenendes (kein Attachmentverlust). **b** Mesiobukkale Messung: Anterior und nach zentral liegt die Markierung bei 2 mm, lateral bei 3 mm am Gingivarand: Aufrundung auf 3 mm.

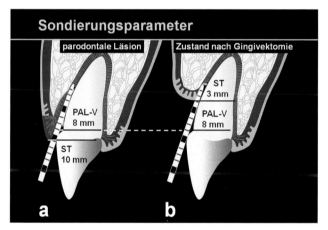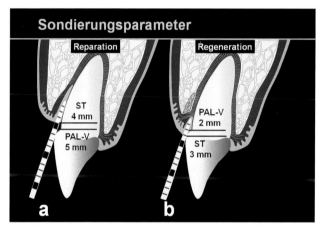

Abb. 6 Messung der Sondierungstiefe (ST) und vertikaler Attachmentverluste (PAL-V) bei parodontaler Läsion bzw. parodontal intakten Verhältnissen. **a** Messung bei unbehandelter Parodontitis mit Attachmentverlust, Knochenabbau und subgingivalem Infiltrat (ST = 10 mm, PAL-V = 8 mm). **b** Messung nach Gingivektomie und Entfernung der bukkalen Knochenwand (Taschenelimination: ST = 3 mm, PAL-V = 8 mm).

Abb. 7 Messung der Sondierungstiefe (ST) und vertikaler Attachmentverluste (PAL-V) bei parodontaler Läsion und parodontal intakten Verhältnissen. **a** Messung nach reparativer Heilung: epitheliales Attachment (ST = 4 mm, PAL-V = 5 mm). **b** Messung nach regenerativer Heilung: neues bindegewebiges Attachment (ST = 2 mm, PAL-V = 3 mm).

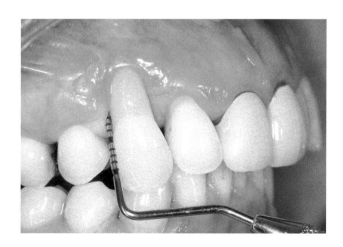

Abb. 8 Messung von Sondierungstiefe (ST = 7 mm) und vertikalem Attachmentlevel (PAL-V = 9 mm) distobukkal des Zahns 13: Die Schmelz-Zement-Grenze liegt koronal des Gingivarandes und ist deshalb gut sichtbar.

Vertikaler Attachmentverlust

Die Elimination der subgingivalen Entzündung mit einer Rückbildung des subepithelialen Infiltrats und Ersatz der Entzündungszellen durch Fibroblasten und Kollagenfasern führen zu einer Erhöhung des Gewebedrucks im Bereich des Taschenbodens und somit über eine Erhöhung des Gewebewiderstands gegen den Sondierungsdruck zu einer Reduktion der Sondierungstiefe (klinischer Attachmentgewinn), aber häufig auch durch Abschwellen des Gewebes zu Rezessionen (s. Abb. 7a). Bei alleiniger Erhebung der Sondierungstiefe lässt sich der Einfluss beider Mechanismen (apikale Verschiebung des Gingivarandes mit Zahnhalsdenudation / klinischer Attachmentgewinn) nicht differenzieren. Wird jedoch statt des sehr veränderlichen Gingivarandes ein relativ stabiler Messpunkt, wie die Schmelz-Zement-Grenze (SZG), Restaurationsränder oder eine Referenzschiene, gewählt, werden die Veränderungen der Messwerte überwiegend von Veränderungen am Taschenboden beeinflusst (klinische Attachmentlevelmessungen) (s. Abb. 6 bis 8). Dabei muss aber klar sein, dass bei Betreuung von Patienten über Jahre und Jahrzehnte die koronalen Referenzen für die Attachmentlevelmessungen durchaus gewissen Veränderungen unterliegen können: Die SZG kann durch Erosionen nach koronal verschoben werden (Erhöhung des PAL-V-Werts) oder, wenn sie durch eine Restauration zerstört wird, kann die Referenz nach apikal wandern (Verringerung des PAL-V-Werts). Die Versorgung und auch Neuversorgung eines Zahns mit einer Krone führt zumeist zu einer Apikalverschiebung des koronalen Messpunktes für Attachmentverlust.

Die Begriffe klinischer *Attachmentverlust*, *Attachmentlevel* und *Attachmentniveau* werden synonym verwendet. Attachmentverlust beschreibt zwar primär einen Prozess: den Verlust, die Zerstörung des parodontalen Attachments. Ausgehend von der Prämisse, dass bei parodontaler Gesundheit noch kein Attachmentverlust eingetreten sein darf, bedeutet jeder Wert für das Attachmentniveau > 0, dass in der Vergangenheit irgendwann ein Attachmentverlust eingetreten ist, der zu diesem Attachmentniveau/-level geführt hat. *Attachmentverlust* kann vertikal in apikaler Richtung eintreten und wird korrespondierend zur ST gemessen (*vertikale Attachmentlevels: PAL-V*). Dabei

hängen die Parameter ST, PAL-V und Rezessionstiefe (Distanz SZG zum Gingivarand) entsprechend folgender Formel voneinander ab: PAL-V = ST + Rezession. Das heißt, der jeweils dritte Parameter kann aus den anderen beiden berechnet werden.

Bei parodontal intakten Verhältnissen (s. Abb. 5 bis 7) oder Gingivawucherungen liegt die SZG apikal des Gingivarandes und ist nicht sichtbar. In diesen Fällen dürfen ST und PAL-V nicht einfach gleichgesetzt werden, weil dies zu einer Überschätzung des Erkrankungsausmaßes führen würde. Ist die SZG nicht sichtbar, muss sie mit der Sonde ertastet und ihr Abstand vom Gingivarand von der Sondierungstiefe subtrahiert werden, um den Attachmentlevel zu erhalten (negative Rezession). Diese Messungen sind schwierig und beinhalten einen höheren Messfehler als PAL-V-Messungen mit sichtbarer SZG.

Warum reicht es nicht aus, nur ST als parodontale Sondierungsparameter zu messen?

- Bei der Verlaufsbeobachtung der parodontalen Situation, zum Beispiel während der unterstützenden Parodontitistherapie (UPT), kann es zwischen zwei Untersuchungen an einer Stelle gleichzeitig zu einem Attachmentverlust und einer Rezession von beispielsweise 3 mm kommen. Dabei bliebe die ST unverändert und der Attachmentverlust unentdeckt.
- Der Parodontalvertrag fordert seit dem 01.01.2004 die Dokumentation der Sondierungstiefen und Rezessionen für den Parodontalstatus. Damit hat sich der PAL-V „durch die Hintertür" in die vertragszahnärztliche Versorgung eingeschlichen.

Ablauf der Messungen

Die Messung der ST und PAL-V erfolgen gleichzeitig: Nachdem die Sonde in Position ist (Sondierungsdruck und Gewebedruck halten sich die Waage), werden zuerst die ST und dann der PAL-V abgelesen. Um ein möglichst vollständiges Bild der parodontalen Situation zu erhalten, sollte immer zumindest an sechs Stellen pro Zahn (mesiobukkal, bukkal, distobukkal, distooral, oral, mesiooral) gemessen werden. Manche Befundschemata sehen bei mehrwurzeligen Zähnen neun bis zwölf Messungen vor. Um beim Erheben und Diktieren der Werte möglichst wenig Zeit zu verlieren, sollten Untersucher und Protokollant ein standardisiertes Vorgehen wählen: Zuerst werden alle fehlenden Zähne markiert. Dann erfolgt die Messung der Stellen, zum Beispiel distobukkal des endständigen Zahns im ersten Quadranten beginnend. Für jede Stelle werden Zahlenpaare diktiert (z. B. zuerst ST, dann PAL-V). Man sollte sich auf markante Punkte einigen, die man ansagt, wenn sie erreicht sind (z. B. Mittellinie, letzte bukkale Stelle, Fortsetzung palatinal). So kann frühzeitig festgestellt werden, ob ein Fehler aufgetreten ist.

Interpretation der Messungen

Die klinische Messung der Tiefe parodontaler Taschen und die vertikale Bestimmung von Attachmentverlust mithilfe von Parodontalsonden sind klinische Tests, die die anatomische bzw. pathologische Realität, die mittels histologischer bzw. histometrischer Methoden dargestellt werden kann (Goldstandard), nicht immer exakt wiedergeben[1]. Bei Existenz eines epithelialen und subepithelialen Infiltrats penetriert die Parodontalsonde den Epithelansatz und kommt unmittelbar koronal der intakten Fasern des bindegewebigen Attachments zum Stehen (s. Abb. 6a). Die Sondenspitze befindet sich dann 0,25 bis 0,4 mm apikal der koronalsten Ausdehnung des Epithelansatzes bzw. des anatomischen Taschenbodens. Andere Autoren berichten bei einer Sondierungskraft von etwa 0,3 N und einem Gingivaindex von 3 über eine Penetration der Sondenspitze bis zu 1,25 mm apikal der koronal gelegenen Fasern des bindegewebigen Attachments. Bei Vorliegen parodontal gesunder Verhältnisse kommt die Sondenspitze etwa 0,4 mm koronal des apikalen Endes des Saumepithels zum Stillstand. Das bedeutet, dass ST bzw. PAL-V dazu tendieren, dass das Ausmaß der parodontalen Taschenbildung bzw. des Attachmentverlusts überschätzt wird[6]. Bei Elimination des subepithelialen Infiltrats durch konsequente Beseitigung supra- und subgingivaler bakterieller Beläge kommt es zu einer Substitution der Entzündungszellen durch Fibroblasten und Kollagenfasern, in deren Folge der Gewebedruck der Gingiva steigt. Unabhängig davon, ob es am Boden der Tasche als Folge therapeu-

tischer Maßnahmen nun zur Ausbildung eines langen epithelialen Attachments (reparative Heilung; s. Abb. 7a) oder zur Bildung eines neuen bindegewebigen Attachments (regenerative Heilung; s. Abb. 7b) kommt, setzt dieser erhöhte Gewebedruck einer Sondierung einen höheren Widerstand entgegen als entzündetes Gewebe. Die Erhebung von ST ist demnach auch ein Parameter für parodontale Entzündung: Tiefe Taschen bedeuten geringen Gewebedruck durch entzündungsbedingte Auflockerung des kollagenen Bindegewebes. Bei gleichem Sondierungsdruck kann eine Parodontalsonde bei Entzündungsfreiheit also weniger weit nach apikal zwischen Zahnoberfläche und Gingiva eindringen, und daraus resultieren eine Reduktion der Sondierungstiefe sowie klinische Attachmentgewinne. Die Qualität des Therapieergebnisses – Reparation oder Regeneration – kann demzufolge mit klinischen Mitteln nicht determiniert bzw. unterschieden werden (s. Abb. 6 und 7).

Die Eindringtiefe einer Parodontalsonde ist auch noch von anderen Faktoren abhängig. Wenn auf der einen Seite die koronoapikale (ST, PAL-V) Lage der Sondenspitze vom Gewebedruck der Gingiva abhängt, wird sie auf der anderen Seite vom Sondierungsdruck bestimmt. Es konnte gezeigt werden, dass eine Korrelation zwischen Sondierungsdruck und gemessenen ST bzw. PAL-V besteht. Ebenso konnte gezeigt werden, dass die Häufigkeit des Auftretens von Bluten nach Sondieren (BOP) bei parodontal Gesunden bzw. Patienten mit behandelter Parodontitis mit weitgehend entzündungsfreien marginalen Verhältnissen mit dem angewandten Sondierungsdruck korreliert. Es wurde gefolgert, dass bei Sondierungskräften von mehr als 0,25 N ein hohes Risiko besteht, bei Abwesenheit subgingivaler Entzündung durch Verletzung des subgingivalen Gewebes Blutungen zu provozieren und somit *falsch-positive* Ergebnisse des Tests BOP als Indikator für subgingivale Entzündung zu bekommen. Deshalb werden Sondierungskräfte von 0,2 bis 0,3 N für die Erhebung von ST und PAL-V empfohlen. Weitere Faktoren, die die Eindringtiefe einer Parodontalsonde unter sonst konstanten Bedingungen beeinflussen, sind der Durchmesser der Sondenspitze, die Anwinkelung der Sonde (s. Abb. 5b) sowie gegebenenfalls das Vorhandensein subgingivaler Konkremente, auf denen die Sonde aufreitet, bevor sie

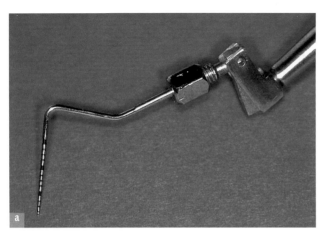 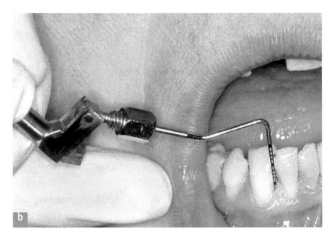

Abb. 9 Einfache druckkalibrierte Parodontalsonde (Parodontalsonde der zweiten Generation): Borodontic®-Sonde (Borident bv, Waalwijk, Niederlande). **a** Am Übergang vom Sondenkopf (hier: PCPUNC15) zum Griff befindet sich ein Gelenk, das mit einer Feder im Sondengriff verbunden ist. **b** Übersteigt die aufgewendete Sondierungskraft einen definierten Wert, der über eine unterschiedliche Spannung der Feder eingestellt werden kann, öffnet sich das Gelenk: Die eingestellte Sondierungskraft wird erreicht und kann nicht überschritten werden. Durch diese Einstellung wird der maximale Sondierungsdruck standardisiert.

den Boden der Tasche erreicht hat. Schließlich können ebenfalls die Tiefe der parodontalen Tasche (geringere Reproduzierbarkeit bei tiefen als bei flachen Taschen) und der Zahntyp (abnehmende Reproduzierbarkeit von Frontzähnen über Prämolaren zu Molaren) die Reproduzierbarkeit vertikaler Sondierungsparameter (ST, PAL-V) beeinflussen. Bei Verwendung von Handsonden kommen als Fehlerquellen noch Ablesefehler und die verbale Übermittlung der Messungen hinzu (z. B. statt 2 werden 3 mm verstanden und in den Befund eingetragen).

Einfache druckkontrollierte Parodontalsonden

Um möglichst reproduzierbare Messwerte zu ermöglichen, sollten bei konsekutiven Messungen beeinflussbare Faktoren so weit als möglich konstant gehalten werden. Zum einen sollte für die Verlaufskontrolle der Parameter ST und PAL-V der gleiche Typ von Parodontalsonde mit standardisierten Dimensionen und einheitlicher Markierung verwendet werden; zum anderen sollte versucht werden, den Sondierungsdruck konstant zu halten.

Um letzterer Anforderung gerecht zu werden, wurden einfache druckkontrollierte Parodontometer (*Parodontalsonden der zweiten Generation*) entwickelt

(Abb. 9a und b). Ein Beispiel ist die Borodontic®-Sonde (Borident bv, Waalwijk, Niederlande). Bei dieser Parodontalsonde befindet sich am Übergang vom Sondenkopf zum Griff ein Gelenk, das mit einer Feder im Sondengriff verbunden ist (s. Abb. 9a). Übersteigt die aufgewendete Sondierungskraft einen definierten Wert, der über eine unterschiedliche Spannung der Feder eingestellt werden kann, öffnet sich das Gelenk: Die eingestellte Sondierungskraft wird erreicht, kann aber nicht überschritten werden (s. Abb. 9b). Durch diese Einstellung wird zwar der maximale Sondierungsdruck standardisiert, der Untersucher verliert aber die Möglichkeit, in bestimmten Situationen die Sondierungskraft zu erhöhen. Beispielsweise gilt das, wenn er vermutet, mit der Sonde einem Konkrement aufzureiten, und somit an dem Konkrement vorbeikommen möchte. Die Problematik der Ablesung und verbalen Übermittlung wird durch die einfachen druckkontrollierten Sonden nicht gelöst.

Elektronische druckkontrollierte Parodontalsonden

Bei den elektronischen druckkontrollierten Sonden (z. B. Florida-Sonde, Florida Probe, Gainesville, USA) (*Parodontalsonden der dritten Generation*) erfolgen keine visuelle Ablesung und verbale Datenübermitt-

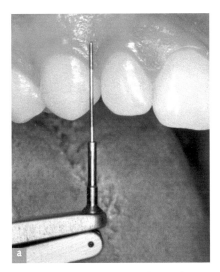
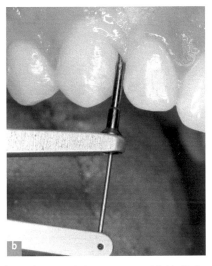
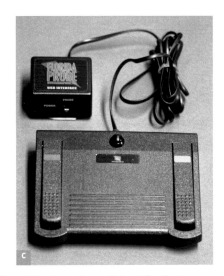

Abb. 10 Florida-Sonde. **a** Vor der Sondierung: Beide Sondenarme sind zusammengedrückt; die Sonde steckt in der zu ihr parallelen Hülse. **b** Messung der Sondierungstiefe: Sobald beim Sondieren die eingestellte Sondierungskraft überschritten wird, klappen die beiden Arme auseinander und der apikale Rand der Hülse lässt sich auf den Gingivarand schieben. Der Abstand zwischen apikalem Hülsenrand und Sondenende entspricht jetzt der Sondierungstiefe. **c** Fußteil.

lung mehr (Abb. 10 und 11). Vor dem Messvorgang werden alle fehlenden Zähne eingegeben. Die Messung erfolgt an sechs Stellen pro Zahn und beginnt im ersten Quadranten distobukkal des endständigen Zahns. Es werden erst alle bukkalen Messpunkte erhoben, bis der endständige Zahn des zweiten Quadranten erreicht ist. Anschließend wird die Messung der palatinalen Stellen vorgenommen. Im Unterkiefer beginnt die Messung im vierten Quadranten distobukkal des endständigen Zahns.

Der Sondenkopf besteht aus zwei Armen, die durch eine Feder mit definierter Kraft zusammengedrückt werden. An einem der beiden Arme befindet sich die Sonde, die in einer parallelen Hülse steckt, die am anderen Arm befestigt ist: Standardsonde (s. Abb. 10a). Bei Taschensondierung führt man die Sonde parallel zur Zahnachse zwischen Gingivarand und Zahnoberfläche in die Tasche ein. Sobald beim Sondieren die eingestellte Sondierungskraft überschritten wird, klappen die beiden Arme auseinander, und der apikale Rand der Hülse lässt sich auf den Gingivarand schieben. Der Abstand zwischen apikalem Hülsenrand und Sondenende entspricht jetzt der Sondierungstiefe (s. Abb. 10b). Durch Betätigung des zentralen Pedals der Fußbedienung wird die Messung ausgelöst (s. Abb. 10c), die auf 0,2 mm genau erfolgt. Sollte der Untersucher den Eindruck haben, dass die Sonde einem Konkrement aufreitet und nicht den Boden der Tasche

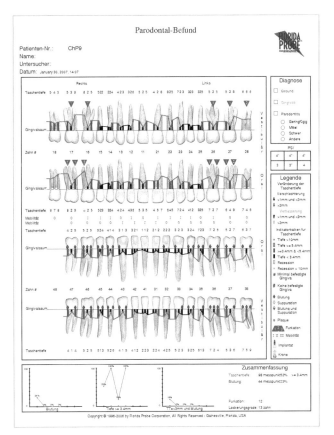

Abb. 11 Mit der Florida-Sonde erhobener Befund.

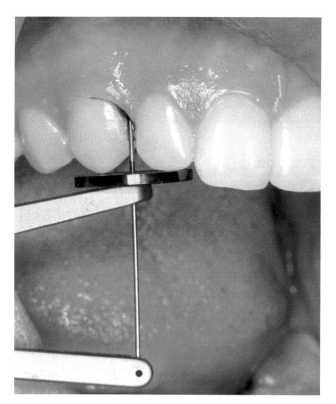

Abb. 12 Florida-Sonde (Scheiben-Sonde): Die Schneidekanten und Kauflächen, die zuverlässig supragingival liegen, dienen als Referenz für das Attachmentniveau (so genannter relativer vertikaler Attachmentlevel: RAL-V).

erreicht, kann die eingestellte Limitation der Sondierungskraft über einen Knopf am Sondengriff ausgeschaltet werden. Je nach Voreinstellung der Messung kann nach Messung der ST die Hülse an jeder Stelle an die SZG bzw. den Restaurationsrand geführt und so der PAL-V gemessen werden. An Stellen, an denen die SZG bzw. der Restaurationsrand apikal des Gingivarandes liegen (s. Abb. 5 und 10), ist die Messung des PAL-V schwierig. Für wissenschaftliche Fragestellungen wird der PAL-V deshalb oft mit der so genannten Scheibensonde gemessen (Abb. 12). Dabei bedient man sich der Schneidekanten und Kauflächen, die zuverlässig supragingival liegen, als Referenz für das Attachmentniveau: so genannter *relativer vertikaler Attachmentlevel (RAL-V)*. Die Messungen erlauben zwar eine präzise Darstellung der Veränderung der Attachmentlevel zwischen unterschiedlichen Untersuchungszeitpunkten, weil keine Fehler beim subgingivalen Ertasten der SZG auftreten können; die absoluten Messwerte erbringen aber keine Aussage über den tatsächlichen anatomisch-pathologischen Attach-

mentverlust, der als Distanz der SZG zur koronalen Ausdehnung des Attachments definiert ist.

Das Programm erlaubt auch die Eingabe weiterer parodontaler Befunde (z. B. BOP, Suppuration, Mobilität, Furkationsbeteiligung, Plaque).

Letztlich kann nicht zuverlässig ausgesagt werden, welcher Sondentyp zu einer besseren Reproduzierbarkeit der ST- und PAL-V-Messungen führt. Einige Studien zeigen eine Überlegenheit der elektronischen Sonden[7], andere zeigen, dass ein erfahrener, geübter Untersucher mit einer einfachen Parodontalsonde (*Parodontalsonden der ersten Generation*) eine ebenso gute[8] oder bessere[9] Reproduzierbarkeit für Sondierungsparameter erreichen kann wie bei Verwendung einfacher (zweite Generation) oder elektronischer druckkontrollierter Sonden. Elektronische Sonden haben aber den Vorteil, dass die Messungen direkt ohne verbale Übermittlung und schriftliche Dokumentation in eine Computerdatei übertragen werden, die auf dem Computerbildschirm erscheint (s. Abb. 11). Die Messwerte werden akustisch angegeben, sodass Untersucher und Patient den jeweiligen Wert unmittelbar erfahren. Ablese- und Übertragungsfehler können also nicht auftreten, und eine Assistenz zum Protokollieren des Befundes ist nicht erforderlich. Durch Vergleich mit früheren Befunden können Veränderungen sofort angezeigt und auch dem Patienten anschaulich visualisiert werden. Für eine Praxis, die komplett digital dokumentiert, sind elektronische Parodontalsonden eine sehr gute Lösung.

Dokumentation der Befunde

Die im Rahmen weiterführender parodontaler Untersuchungen (PAR-Status) erhobenen Befunde (ST, PAL-V / Rezessionen, Furkationsbeteiligung, Mobilität etc.) müssen dokumentiert werden. Das aktuell gültige, für die Antragstellung systematischer Parodontalbehandlungen in der vertragszahnärztlichen Versorgung verbindliche Befundschema lässt eine Dokumentation der Befunde in der erforderlichen Differenziertheit kaum zu. Dieses Befundschema muss eher als Antragsformular denn als Befunddokumentation betrachtet werden. Wie sollen die erhobenen Befunde aber dokumentiert werden?

- Verschiedene Universitätsabteilungen für Parodontologie in Deutschland haben Befunddokumentationsbögen entwickelt, die eine vollständige und differenzierte Dokumentation ermöglichen (z. B. Frankfurt/Main)[10]. Einige dieser Befundbögen können von der Homepage der Deutschen Gesellschaft für Parodontologie (DGP) (www.dgparo.de) heruntergeladen werden.
- Bei Verwendung einer elektronischen Sonde erscheint ein differenzierter Befund auf dem Bildschirm, der als PDF-Datei gespeichert und ausgedruckt werden kann (s. Abb. 11).

Literatur

1. Eickholz P. Glossar der Grundbegriffe für die Praxis: Parodontologische Diagnostik. Teil 4: Diagnostische Tests und ihre Eigenschaften. Parodontologie 2010;21:69-74 (hier: Kapitel 7, S. 41).
2. Grassi M, Lang NP, Lehmann B, Mombelli A, Schmid J. Parodontologie. In: Schweizerische Zahnärzte-Gesellschaft (Hrsg.): Qualitätsleitlinien in der Zahnmedizin. Schweizerische Zahnärzte-Gesellschaft, Bern, 2000:119-131.
3. Meyle J, Jepsen S. Der parodontale Screening-Index (PSI). Parodontologie 2000;11:17-21.
4. KZBV: Jahrbuch 2008. KZBV Köln, 2008.
5. Krigar D, Eickholz P. Parodontometer. In: BZÄK und KZBV (Hrsg.) Das Dental Vademekum (DDV) 10. 10. Aufl. Köln: Deutscher Ärzte Verlag, 2009:455-459.
6. Listgarten MA. Periodontal probing: what does it mean? J Clin Periodontol 1980;7:165-176.
7. Magnusson I, Clark WB, Marks RG, Gibbs CH, Manouchehr-Pour M, Low SB. Attachment level measurements with a constant force electronic probe. J Clin Periodontol 1988;15:185-188.
8. Grossi SG, Dunford RG, Ho A, Koch G, Machtei EE, Genco RJ. Sources of error for periodontal probing measurements. J Periodont Res 1996;31:330-336.
9. Mayfield L, Bratthall G, Attström R. Periodontal probe precision using 4 different periodontal pobes. J Clin Periodontol 1996;23:76-82.
10. Strauß B, Nickles K, Eickholz P. Unterstützende Parodontitistherapie von A wie Anfärben bis Z wie Zuzahlung. Parodontologie 2010;21:15-26.

10 Furkationsdiagnostik

Peter Eickholz

Einleitung

Bei einer Parodontitis kommt bei mehrwurzeligen Zähnen zum von koronal nach apikal gerichteten (vertikalen) Attachmentverlust (probing attachment level: PAL-V) und Knochenabbau (probing bone level: PBL-V) noch eine weitere Dimension parodontalen Stützgewebeverlusts hinzu: Erreicht die entzündliche Zerstörung die *Wurzelteilungsstelle* (bei *zweiwurzeligen Zähnen*: *Bifurkation*; bei *dreiwurzeligen Zähnen*: *Trifurkation*; *allgemein*: *Furkation*), kommt es auch in der horizontalen Richtung zwischen den Wurzeln zur Zerstörung parodontalen Gewebes. Der *horizontale Attachmentverlust (PAL-H)* und Knochenabbau (PBL-H) im Furkationsbereich erzeugt eine Nische (*Furkationsbeteiligung*), die in Abhängigkeit ihrer Ausdehnung für die Patienten praktisch unmöglich zu reinigen ist[1] und auch eine große Herausforderung für die professionelle Instrumentierung durch den Zahnarzt und sein Team darstellt[2]. Deshalb besteht ein hohes Risiko, dass in der Furkationsbeteiligung Plaque und damit Infektionen persistieren und somit die parodontale Zerstörung weiter voranschreitet. Der zuverlässigen Diagnostik von Vorkommen und Ausmaß einer Furkationsbeteiligung kommt daher für die Prognose und Therapieplanung eine entscheidende Bedeutung zu.

Klinische Furkationsdiagnostik

Eine Furkationsbeteiligung kann nur an mehrwurzeligen Zähnen auftreten. Das sind in der Regel Oberkiefer- und Unterkiefermolaren und erste Oberkieferprämolaren (Tab. 1). Aber es kommen auch mehrwurzelige Varianten von zweiten Oberkieferprämolaren und Unterkieferfrontzähnen sowie (selten) dreiwurzelige Varianten von Unterkiefermolaren und Oberkieferprämolaren vor. Die Stellen, an denen bei den regelhaft mehrwurzeligen Zähnen Furkationseingänge erwartet werden, müssen regelmäßig auf Vorliegen einer Furkationsbeteiligung überprüft werden (s. Tab. 1). Seit 2004 ist die nach Graden differenzierte Ermittlung der Furkationsbeteiligung ein obligatorischer Bestandteil des Parodontalstatus, dessen Erhebung Voraussetzung für die Beantragung einer systematischen Parodontalbehandlung als vertragszahnärztliche Leistung ist.

Insbesondere bei unbehandelten Patienten liegen die Furkationseingänge nicht frei, sondern werden von der Gingiva überdeckt. Deshalb kann man die beteiligten Furkationseingänge nicht sehen, sondern muss sie ertasten. Dies erfolgt mit Parodontalsonden. Die bizarre Anatomie von Furkationen (ihr gekrümmter Verlauf) und die Tatsache, dass sich bei Oberkieferprämolaren und -molaren die Furkationseingänge in den

Tab. 1 Im Regelfall mehrwurzelige Zähne mit der Lage der Wurzeln und der entsprechenden Furkationseingänge.

Zahngruppe	Lage der Zahnwurzeln	Lage der Furkationseingänge
Oberkiefermolaren	mesiobukkal distobukkal palatinal	bukkal mesiopalatinal distopalatinal
Oberkieferprämolaren	bukkal palatinal	mesial distal
Unterkiefermolaren	mesial distal	bukkal lingual

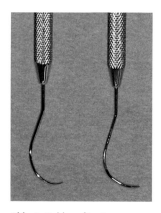

Abb. 1 Kuhhornförmig ge-krümmte Furkationssonden: Nabers-Sonden. **links** ohne Markierung; **rechts** in 3-mm-Schritten bis 12 mm markiert.

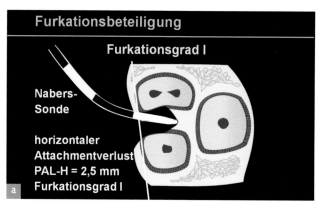

Abb. 2a und b Furkationsbeteiligung Grad I [5]: horizontaler Verlust parodontalen Stützgewebes bis 3 mm. **a** schematische Darstellung; **b** klinisch an Zahn 36: Die Sonde verdrängt die Gingiva auf Höhe der Markierung zwischen 3 und 6 mm. Die Sonde dringt nicht weiter als 3 mm zwischen die beiden bukkalen Wurzeln von 36 ein.

Abb. 3a und b Furkationsbe-teiligung Grad II [5]: horizontaler Attachmentverlust von mehr als 3 mm; Furkation jedoch nicht durchgängig. **a** schematische Darstellung; **b** klinisch an Zahn 47: Die 9-mm-Markierung liegt am Gingivarand; die 6-mm-Mar-kierung ist auf Höhe der Tangen-te an die Wurzeln zu vermuten, die die Furkation flankieren.

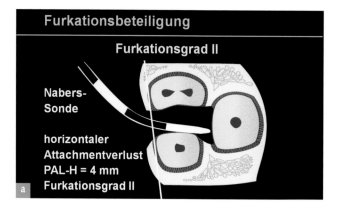
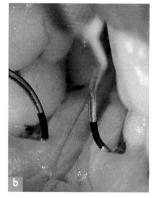

Approximalraum öffnen, machen es erforderlich, spe-zielle gekrümmte *kuhhornförmige Furkationssonden* (z. B. Nabers-Sonde) für die Furkationsdiagnostik zu verwenden (Abb. 1 bis 4). Dazu setzt man die Sonde koronal des Gingivarands in Höhe der Stelle, an der der Furkationseingang zu erwarten ist, auf die Zahnober-fläche und schiebt die Sonde unter Verdrängung der Gingiva in Zickzackbewegungen nach apikal bis zum Boden des Sulkus beziehungsweise der parodontalen Tasche. Fällt die Sonde dabei in horizontaler Richtung in eine Vertiefung, liegt zumeist eine Furkationsbe-teiligung vor. Gerade starre Parodontalsonden (z. B. PCPUNC15) sind für diese Diagnostik von Furkations-beteiligungen ungeeignet, weil sie dem gekrümmten Verlauf der Furkation nicht folgen können und deshalb ein großes Risiko für ein Unterschätzen des Ausmaßes der Furkationsbeteiligung besteht[3].

Klassifikationen der Furkationsbeteiligung

Neben der Tatsache des Vorkommens einer Furkati-onsbeteiligung und ihrer Lokalisation ist das Ausmaß der Furkationsbeteiligung von Bedeutung. Das Aus-maß der Furkationsbeteiligung wird bestimmt, indem eine kuhhornförmige Parodontalsonde horizontal zwischen die Wurzeln geschoben wird und die hori-zontale Eindringtiefe in Relation zu einer gedachten Tangente an die der Wurzelteilungsstelle (Furkation) benachbarten Wurzeln abgelesen wird (s. Abb. 2). Über diese horizontale Eindringtiefe können unter-schiedliche Schweregrade der Furkationsbeteiligung oder auch der *horizontale Attachmentverlust* in Form von *horizontalen Attachmentlevels* (*PAL-H*) bestimmt werden (s. Abb. 2 bis 4). Während die Erhebung des horizontalen Attachmentverlusts Informationen über

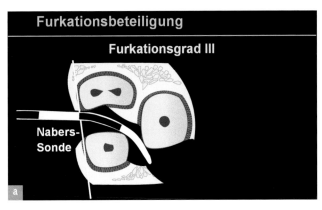
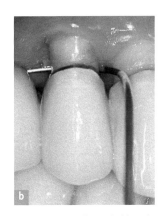
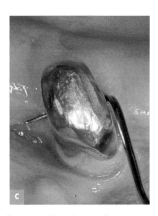

Abb. 4a bis c Furkationsbeteiligung Grad III [5]: durchgängige Furkation. **a** schematische Darstellung; **b** klinisch an Zahn 14; **c** klinisch an Zahn 27 (Grad III von mesio- nach distopalatinal).

feine Veränderungen der interradikulären Gewebe liefert (wie sie für die Kontrolle der regenerativen Therapie sinnvoll sind), ermöglicht die Klassifikation der interradikulären Gewebezerstörung in *Furkationsgrade* eine Beurteilung, die für die Prognose und Therapieentscheidung ausreichende Relevanz hat.

Es existieren verschiedene Klassifikationen der Furkationsbeteiligung, die sich im Wesentlichen nur in Details unterscheiden (Tab. 2 und 3). Während die Klassifikation von Glickman (1953) zum Teil recht vage Kriterien für die Unterscheidung der Furkationsgrade gibt und die für die Furkationsdiagnostik wenig zuverlässigen Röntgenbefunde berücksichtigt (s. Tab. 2)[4], orientiert sich die Klassifikation nach Hamp et al. (1975) an eindeutigen und messbaren Kriterien (Schwellenwert: PAL-H = 3 mm)[5]. Für die Erhebung der Furkationsgrade nach Hamp et al. (1975) eignet sich die in 3-mm-Schritten markierte Version der Nabers-Sonde (PQ2N; s. Abb. 1) besonders gut[3].

Differenzialdiagnostik zwischen Furkationsbeteiligung Grad II und Grad III

Die Unterscheidung zwischen Grad-II-Furkationsdefekten[5] und durchgängigen Furkationen (Grad III) hat sowohl für die Prognose als auch die Therapiewahl eine entscheidende Bedeutung:
- Molaren mit Grad-III-Furkationsdefekten haben langfristig eine schlechtere Prognose als Grad-II-Furkationsdefekte[6]

- während zumindest bukkale und linguale Grad-II-Furkationsdefekte eine gute Indikation für eine regenerative Therapie sind, stellen durchgängige Furkationen eine Kontraindikation für regenerative Verfahren dar[7].

Insbesondere von approximal gelegenen Furkationseingängen aus lässt sich auch bei durchgängigen Furkationen die Furkationssonde nicht immer komplett durch den Furkationskanal schieben, sodass das Sondenende am gegenüberliegenden Furkationseingang sichtbar wird[4] (s. Abb. 4b). Wenn zwei gegenüberliegende Furkationseingänge sondiert werden und jeweils einen Grad II ergeben, muss der Untersucher immer darüber nachdenken, wie breit der betreffende Zahn auf Höhe der Furkation überhaupt ist. Wenn sich die horizontalen Attachmentverluste (PAL-H), die an zwei gegenüberliegenden Furkationseingängen gemessen werden, zu einem Wert addieren, der gleich oder höher ist als die Breite des Zahns auf Höhe der Furkation, muss diese als durchgängig bewertet werden, auch wenn sich die Furkationssonde nicht komplett bis zum gegenüberliegenden Furkationseingang schieben lässt[4] (s. Tab. 2; Abb. 5).

Dokumentation der Furkationsbefunde

Wie können die nach Lokalisation und Ausdehnung differenziert erhobenen Furkationsbefunde dokumentiert werden? Das aktuell gültige, für die Antragstel-

Tab. 2 Klassifikation der Furkationsbeteiligungen nach Glickman 1953[4].

Grad 0	keine Furkationsbeteiligung.
Grad I	Frühstadium der Furkationsbeteiligung
	die Tasche ist supraalveolär und betrifft primär das Weichgewebe
	früher Knochenabbau mit Erhöhung der Sondierungstiefe kann aufgetreten sein
	es finden sich keine röntgenologischen Veränderungen.
Grad II	kann einen oder mehrere Eingänge des gleichen Zahnes betreffen
	die Furkationsbeteiligung endet blind, zwischen multiplen Beteiligungen besteht KEINE Kommunikation
	vertikaler Knochenabbau kann auftreten
	Röntgenbilder können, aber müssen nicht die Furkationsbeteiligung darstellen (insbesondere bei Oberkiefermolaren überlappen die Wurzeln den Furkationsbereich). In manchen Projektionen können „Pfeile" auf eine mögliche Furkationsbeteiligung hindeuten.
Grad III	durchgängige Furkation: gegenüberliegende Furkationseingänge sind nicht mehr durch knöcherne Wände getrennt, die Furkation kann aber noch von Weichgewebe gefüllt sein
	es kann sein, dass eine Furkationssonde nicht komplett hindurch gesteckt werden kann, weil die Wurzeln oder bukkale/linguale Knochenwände selbst einer gekrümmten Sonde im Weg sind. Werden aber bukkale und linguale Sondierung addiert und die Summe dieser beiden Messungen ist gleich oder größer als die Breite der Zahnwurzel, ist klar, dass Durchgängigkeit vorliegt (s. Abb. 5)
	bei geeigneter Projektion zeigen Röntgenbilder eine Röntgentransluzenz im Furkationsbereich.
Grad IV	die Furkation ist durchgängig
	der interdentale Knochen ist zerstört und das Weichgewebe hat sich so weit zurückgezogen, dass die Furkationsöffnung klinisch sichtbar ist
	die Durchgängigkeit der Furkation lässt sich leicht sondieren.

Tab. 3 Klassifikation der Furkationsbeteiligungen nach Hamp et al. 1975[5].

Grad 0	keine Furkationsbeteiligung
Grad I	horizontaler Verlust parodontalen Stützgewebes bis 3 mm (s. Abb. 2)
Grad II	horizontaler Attachmentverlust von mehr als 3 mm, Furkation jedoch nicht durchgängig (s. Abb. 3)
Grad III	durchgängige Furkation (s. Abb. 4)

lung systematischer Parodontalbehandlungen in der vertragszahnärztlichen Versorgung verbindliche, Befundschema lässt eine Dokumentation der Befunde in der erforderlichen Differenziertheit kaum zu (Abb. 6a). Dieses Befundschema muss eher als Antragsformular denn als Befunddokumentation betrachtet werden. Differenziertere Befundformulare mit speziellen separaten Feldern für jeden Furkationseingang erlauben eine vollständige Dokumentation der Furkationsbeteiligung nach Graden und gegebenenfalls auch PAL-H-Werten (Abb. 6b und 6c).

Röntgenologische Furkationsdiagnostik

Mit zweidimensionalen Röntgentechniken ist keine zuverlässige Furkationsdiagnostik möglich[8]. Bei Oberkieferprämolaren liegt die Ebene des Furkationskanals senkrecht zum Zentralstrahl und ist deshalb auf Zahnfilmen und Panoramaschichtaufnahmen nicht zu beurteilen. Bei den dreiwurzeligen Oberkiefermolaren verläuft der Furkationskanal zwischen mesio- und distopalatinalem Furkationseingang eher in der Filmebene und senkrecht zum Zentralstrahl. Der bukkale Furkationseingang wird zumeist von der palatinalen Wurzel verdeckt, sodass der interradikuläre Knochen in nur sehr begrenztem Maße bewertet werden kann. Einzig bei Unterkiefermolaren liegt der Furkationskanal senkrecht zur Filmebene und parallel zum Zentralstrahl. Deshalb ist der interradikuläre Knochen bei orthoradialer Projektion zu erkennen. Allerdings muss in diesem Kontext klar sein, dass Röntgenbilder nur Informationen über das Resorptionsverhalten beziehungsweise die Dichte des Gewebes liefern. Eine verringerte Knochendichte (stärkere Schwärzung des Röntgenbildes) kann Knochenabbau und Gewebezerstörung bedeuten, aber auch nur auf eine aufgelockerte Spongiosastruktur hinweisen. Das heißt konventionelle Röntgenbilder (Zahnfilme, Panoramaschichtaufnahmen) können Hinweise für einen Verdacht auf Furkationsbeteiligung liefern. Dieser Verdacht muss dann aber durch eine klinische Untersuchung (Furkationssondierung mit kuhhornförmig gekrümmter Sonde) bestätigt oder verworfen werden.

Ein hochspezialisiertes röntgenologisches Verfahren eignet sich für die Verlaufskontrolle des interradi-

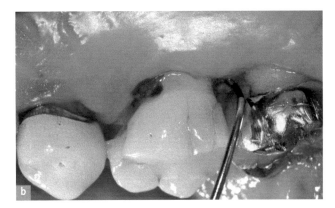

Abb. 5a und b Bei Zahn 16 addieren sich die horizontalen Attachmentverluste (PAL-H) zu 15 mm. 16 ist an dieser Stelle keine 15 mm breit. Die Furkation ist demnach von mesio- nach distopalatinal durchgängig. **a** Sondierung mit der Nabers-Sonde von mesiopalatinal: PAL-H = 9 mm; **b** Sondierung mit der Nabers-Sonde von distopalatinal: PAL-H = 6 mm.

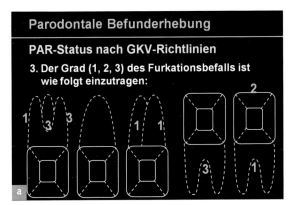

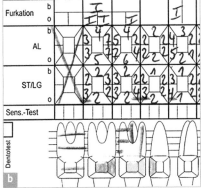

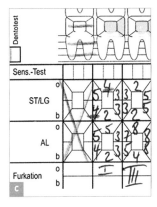

Abb. 6a bis c Differenzierte Dokumentation der Furkationsbefunde: **a** Parodontalstatus für die vertragszahnärztliche Versorgung: (von links nach rechts) 16: durchgängige Furkation von bukkal nach mesiopalatinal (Grad III), distopalatinal Grad I; 14: mesial und distal Grad I; Unterkiefermolaren: (links) durchgängige Furkation (Grad III); (rechts) bukkal Grad I (Zahl zwischen den Wurzeln des Zahnsymbols), lingual Grad II (Zahl oberhalb des Zahnsymbols). **b** Oberkiefer: (von links nach rechts) 17: Grad-I-Furkationsbeteiligung an allen drei Eingängen; 16: distobukkale Wurzel amputiert, mesial Grad I; 14: distal Grad I (Parodontalstatus der Poliklinik für Parodontologie der Johann Wolfgang Goethe-Universität Frankfurt am Main). **c** Unterkiefer: (von links nach rechts) 47: lingual Grad I; 46: durchgängige Furkation (Grad III) (Parodontalstatus der Poliklinik für Parodontologie der Johann Wolfgang Goethe-Universität Frankfurt am Main).

kulären Knochens von Molaren: die digitale Subtraktionsradiografie (DSR)[9]. Dabei werden zwei konsekutiv hergestellte Röntgenbilder (z. B. vor der Therapie/ sechs Monate postoperativ) des gleichen Zahns so überlagert, dass alle entsprechenden Strukturen exakt übereinander liegen. Die Grauwerte des ersten Röntgenbilds werden invertiert (aus weiß wird schwarz, aus schwarz weiß) und addiert. Werden zwei völlig identische Röntgenbilder perfekt überlagert, resultiert ein gleichmäßiger Mittelgrauton. Eine Zunahme der Knochendichte (knöcherne Auffüllung) erscheint als helleres, Abnahme der Knochendichte (Knochenabbau) als dunkleres Areal[9] (Abb. 7). Die DSR stellt allerdings hohe Anforderungen an die Standardisierung

der Projektionsgeometrie. Deshalb hat diese Technik bisher keine breite klinische Anwendung gefunden.

Aktuelle Untersuchungen mit dreidimensionalen Röntgentechniken (digitales Volumentomogramm: DVT) zeigen, dass mit einem bestimmten Gerät im Vergleich zu intraoperativen Furkationssondierungen eine zuverlässige Darstellung der knöchernen Furkationsverhältnisse bei Oberkiefermolaren möglich ist[10]. Die DVT-Technik kann also in der Zukunft die Furkationsdiagnostik durch ein bildgebendes Verfahren ergänzen. Allerdings müssen hier in jedem Fall die zusätzliche Strahlenexposition und der mögliche Informationsgewinn kritisch gegeneinander abgewogen werden.

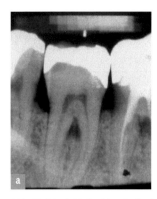 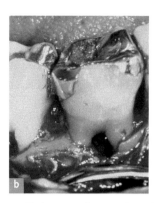 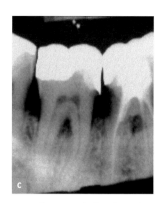 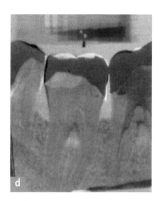

Abb. 7a bis d Verlaufskontrolle des interradikulären Knochens an den Zähnen 46 und 47 mittels digitaler Subtraktionsradiografie (DSR): **a** Einzelzahnfilm der Zähne 46 und 47 vor regenerativer Therapie; **b** Intraoperative Ansicht: Furkationsbeteiligung Grad II an beiden Zähnen von bukkal; **c** Einzelzahnfilm fünf Jahre nach Therapie; **d** Subtraktionsbild: knöcherne Verdichtung in den Furkationen von 46 und 47.

Literatur

1. Lang NP, Cumming B, Löe H. Toothbrushing frequency as it relates to plaque development and gingival health. J Periodontol 1973;44:396-405.
2. Fleischer HC, Mellonig JT, Brayer WK, Gray JL, Barnett JD. Scaling and root planing efficacy in multi-rooted teeth. J Periodontol 1989;60:402-409.
3. Eickholz P, Kim T-S. Reproducibility and validity of the assessment of clinical furcation parameters as related to different probes. J Periodontol 1998;69:328-336.
4. Glickmann I. Clinical periodontology. Philadelphia: Sauders, 1953.
5. Hamp S-E, Nyman S, Lindhe, J. Periodontal treatment of multirooted teeth. Results after 5 years. J Clin Periodontol 1975;2:126-135.
6. McGuire MK, Nunn ME. Prognosis versus actual outcome. III. The effectiveness of clinical Parameters in developing an accurate prognosis. J Periodontol 1996;67:666-674.
7. Eickholz P. Glossar der Grundbegriffe für die Praxis: Regenerative Parodontaltherapie. Teil 2: Indikationen. Parodontologie 2005;16:337-340 (hier: Kapitel 26, S. 177).
8. Topoll HH, Streletz E, Hucke HP, Lange DE. Furkationsdiagnostik. Ein Vergleich der Aussagekraft von OPG, Röntgenstatus und intraoperativem Befund. Dtsch Zahnärztl Z 1988;43:705-708.
9. Eickholz P, Hausmann E. Evidence for healing of class II and III furcations after GTR-therapy: digital subtraction and clinical measurements. J Periodontol 1997;68 636-644.
10. Walter C, Weiger R, Zitzmann NU. Accuracy of three-dimensional imaging in assessing maxillary molar furcation involvement. J Clin Periodontol 2010;37:436-441.

11 Zahnbeweglichkeit

Peter Eickholz

Physiologische Beweglichkeit

Alle Zähne zeigen einen geringen Grad physiologischer Beweglichkeit. Die initiale Beweglichkeit beruht auf einer intraalveolären Verlagerung des Zahns bei viskoelastischer Stauchung bzw. Dehnung der desmodontalen Fasern und einer Umverteilung der Flüssigkeiten des Desmodontalspalts. Bei Ausübung einer Kraft von etwa 10 N resultiert eine Auslenkung von 0,05 bis 0,1 mm (Abb. 1). Die sekundäre Zahnbeweglichkeit beruht auf einer elastischen Verformung des Knochens. Bei Ausübung einer Kraft von etwa 50 N kommt es so zu einer zusätzlichen Auslenkung von 100 bis 200 μm bei Schneidezähnen, 50 bis 90 μm bei Eckzähnen, 8 bis 10 μm bei Prämolaren und 40 bis 80 μm bei Molaren[1] (Abb. 2).

Erhöhte Zahnbeweglichkeit

Bei *reduziertem, aber entzündungsfreiem Parodont* ist die Auslenkung des Zahns bei Einwirkung einer gleich großen Kraft größer als bei Zähnen mit komplett intaktem Parodont. Der Alveolarknochen, der als Widerlager (Widerstandszentrum) für die Auslenkung fungiert, ist nach apikal verlagert. Dadurch wird der Hebelarm für die einwirkende Kraft vergrößert. Es resultiert eine stärkere Auslenkung (Beweglichkeit), die den parodontalen Knochenabbau, aber keine Entzündung reflektiert (Abb. 3).

Eine *traumatisierende Okklusion*, die beispielsweise durch okklusale Frühkontakte verursacht wird, führt

zu adaptiven Prozessen im Parodont, die in einer erhöhten Zahnbeweglichkeit resultieren. Durch Einwirkung eines Jigglingtraumas wird der Desmodontalspalt zervikal und apikal erweitert, und es kommt zu einer erhöhten Beweglichkeit ohne Attachmentverlust (Abb. 4).

Eine *parodontale Entzündung* führt zu einer Veränderung und Intensivierung des Bindegewebestoffwechsels. Es resultiert eine erhöhte Zahnbeweglichkeit, die sich nach antiinfektiöser Therapie und Remission der Entzündung wieder zurückbildet[2].

Pathologische Prozesse endodontischer Genese, wie zum Beispiel eine apikale Parodontitis, können ebenfalls zu einer erhöhten Zahnbeweglichkeit führen[3].

Klinisch-manuelle Bestimmung der Zahnbeweglichkeit

Zur klinischen Beschreibung und Dokumentation der Zahnbeweglichkeit existieren verschiedene Klassifikationen, die auf der Beurteilung der horizontalen bzw. vertikalen Auslenkbarkeit der Zähne beruhen. Bei einigen Klassifikationen werden sehr ungenaue und daher schlecht reproduzierbare Definitionen für die unterschiedlichen Grade der Zahnbeweglichkeit verwendet. Die Vergleichbarkeit von Befunden eines Untersuchers zu unterschiedlichen Zeitpunkten bzw. verschiedener Untersucher erscheint hier zweifelhaft (Tab. 1 und 2). Eine Klassifikation, die die horizontale Auslenkung der Zahnkronen in Millimeterintervallen

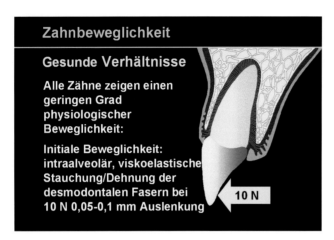

Abb. 1 Initiale Zahnbeweglichkeit: intraalveoläre Verlagerung des Zahns bei viskoelastischer Stauchung bzw. Dehnung der desmodontalen Fasern und Umverteilung der Flüssigkeiten des Desmodontalspalts.

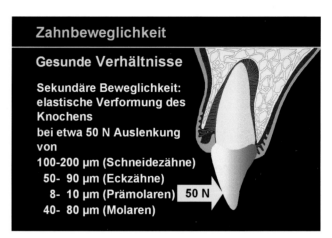

Abb. 2 Sekundäre Zahnbeweglichkeit: elastische Verformung des Knochens.

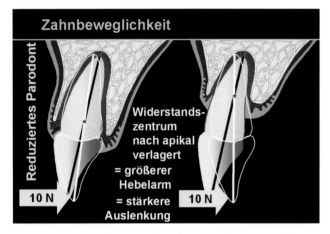

Abb. 3 Reduziertes, aber entzündungsfreies Parodont: Bei Einwirkung gleich großer Kräfte ist die Auslenkung des Zahns größer als bei Zähnen mit komplett intaktem Parodont.

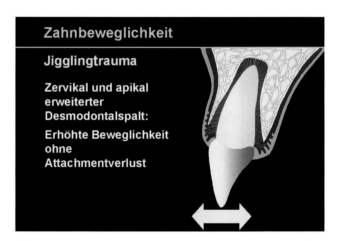

Abb. 4 Jigglingtrauma.

Tab. 1 Klassifikation der GKV.

Grad	Beschreibung
Grad 0	physiologische Beweglichkeit
Grad 1	gerade fühlbare Beweglichkeit
Grad 2	sichtbare Beweglichkeit
Grad 3	beweglich auf Lippen- und Zungendruck und/oder in axialer Richtung

Tab. 2 Klassifikation nach Carranza und Takei[1].

Grad	Beschreibung
	normale Beweglichkeit
Grad 1	etwas mehr als normal
Grad 2	moderat mehr als normal
Grad 3	starke Beweglichkeit, faziooral und mesiolingual, verbunden mit vertikaler Mobilität

Tab. 3 Klassifikation nach Lindhe und Nyman[4].

Grad	Beschreibung
	normale Beweglichkeit
Grad 1	horizontale Beweglichkeit von 0,2 bis 1,0 mm
Grad 2	horizontale Beweglichkeit von 1,0 bis 2,0 mm
Grad 3	horizontale Beweglichkeit > 2,0 mm und/oder in axialer Richtung

beschreibt, verspricht hier eine höhere Präzision und Reproduzierbarkeit[4] (Tab. 3). Bei der Messung kann eine Parodontalsonde verwendet werden, um das Ausmaß der Auslenkung zu beurteilen (Abb. 5).

Instrumentelle Bestimmung der Zahnbeweglichkeit

Neben der manuellen Bestimmung der Zahnbeweglichkeit besteht die Möglichkeit, das Dämpfungsverhalten des Parodonts mit dem Periotest-Gerät (Me-

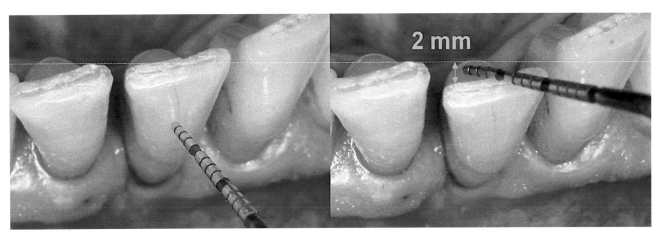

Abb. 5 Zahnbeweglichkeit Grad II nach Lindhe und Nyman[4]. Bei der Messung kann eine Parodontalsonde verwendet werden, um das Ausmaß der Auslenkung zu beurteilen.

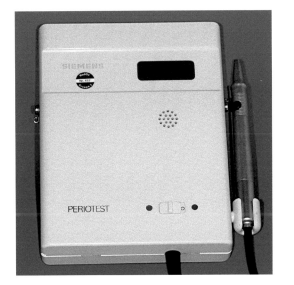

Abb. 6a Periotest „classic".

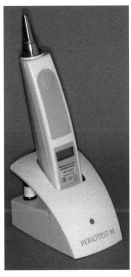

Abb. 6b Periotest M.

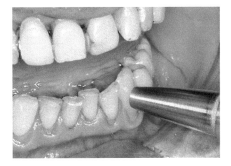

Abb. 6c Ein elektronisch gesteuerter Stößel wird in einen Abstand von 0,6 bis 2,0 mm zur Zahnoberfläche gebracht. Dabei sollte der Stößel möglichst im rechten Winkel zur Zahnoberfläche orientiert sein. Wird das Gerät eingeschaltet, perkutiert der Stößel den Zahn viermal pro Sekunde. Wenn der Stößel auf den Zahn trifft, wird er gebremst. Diese Verzögerung erfolgt umso schneller, je größer die Festigkeit, also die Dämpfung des Parodonts ist.

dizintechnik Gulden, Modautal) zu messen (Abb. 6a und b). Dabei wird ein elektronisch gesteuerter Stößel in einen Abstand von 0,6 bis 2,0 mm zur Zahnoberfläche gebracht. Der Stößel sollte möglichst im rechten Winkel zur Zahnoberfläche orientiert sein (Abb. 6c). Wird das Gerät eingeschaltet, perkutiert der Stößel den Zahn viermal pro Sekunde. Wenn der Stößel auf den Zahn trifft, wird er gebremst. Diese Verzögerung erfolgt umso schneller, je größer die Festigkeit, also die Dämpfung des Parodonts ist. Der Stößel fliegt danach vom Zahn zurück. Dies erfolgt wiederum umso schneller, je größer die Dämpfung ist. Die Kontaktzeit des Stößels liegt jeweils im Bereich einer Millisekunde und ist die eigentliche Messgröße. Parodontale

Strukturveränderungen am Knochen und/oder an den Weichteilen beeinflussen die Kontaktzeit im Vergleich zum parodontal gesunden Zahn um Bruchteile einer Millisekunde. Das Periotest-Gerät errechnet aus 16 Perkussionssignalen pro Zahn den Mittelwert der Kontaktzeit, kontrolliert dabei die Richtigkeit der Messsignale und verwirft Fehlmessungen[5]. Das Ergebnis ist der Periotest-Wert des Zahns. Die Periotest-Werteskala reicht von –8 bis +50. Die Periotest-Werte korrelieren stark mit der Zahnbeweglichkeit[6], sodass das Periotest-Gerät auch zur Bestimmung der Zahnbeweglichkeit benutzt werden kann (Tab. 4). Die Periotest-Werte eignen sich ebenfalls dazu, das Dämpfungsvermögen des Knochens bei osseointegrierten Implantaten zu beurteilen. Der Periotest-Wert lässt dann Schlussfolgerungen über den Osseointegrationsgrad von Implantaten bzw. die periimplantäre Knochenqualität zu.

Interpretation der Zahnbeweglichkeit

Bei Patienten mit aggressiver Parodontitis sprechen Zähne mit einer Beweglichkeit von Grad II und III weniger gut auf eine nichtchirurgische Parodontitistherapie an als Zähne mit einer physiologischen bzw. Grad-I-Beweglichkeit[7]. Die Attachmentgewinne nach konventioneller und regenerativer Parodontalchirurgie korrelieren negativ mit den Periotest-Werten an den betreffenden Zähnen[8]. Aber durch Beseitigung der Infektion und damit der Entzündung festigen sich anfangs bewegliche Zähne wieder. Vor einer antiinfektiösen Therapie sollte die Zahnbeweglichkeit als Symptom nicht überschätzt werden. Alle erkennbaren Ursachen für eine erhöhte Zahnbeweglichkeit, wie traumatisierende Okklusion oder apikale Parodontitis, sollten im Rahmen der antiinfektiösen Therapie beseitigt werden. Wenn zum Zeitpunkt der Reevaluation, etwa drei Monate nach einer nichtchirurgischen Instrumentierung der Wurzeloberflächen, entschieden werden soll, welche Zähne möglicherweise noch chirurgisch therapiert werden sollen, ist es empfehlenswert, vor der regenerativen Therapie Zähne mit einem Beweglichkeitsgrad von II und III zu schienen (Abb. 7). Eine Beweglichkeit von Grad II und III verhindert durch Abscherbewegungen die Etablierung von Zementoblasten auf der Wurzeloberfläche sowie die Bildung eines neuen bindegewebigen Attachments[9].

Abgesehen von extremen Fällen sollte Zahnbeweglichkeit nur nach Abschluss der antiinfektiösen oder kompletten aktiven (antiinfektiöse und chirurgische) Parodontitistherapie zur Einschätzung der *Prognose* von Zähnen herangezogen werden. Dabei sind immer

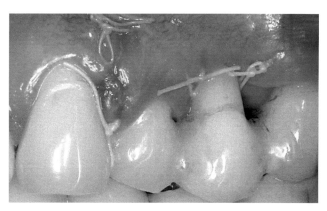

Abb. 7 Mesio- und distoapproximale Schienung von Zahn 25 in Säureadhäsivtechnik. Hier: eine Woche nach regenerativer Parodontalchirurgie mit Schmelzmatrixprotein.

auch die anderen Einflussfaktoren der Prognose auf Patienten- (z. B. Rauchen, Diabetes mellitus, Interleukin-1-Polymorphismuskomplex) und Zahnebene (z. B. parodontaler Knochenabbau, Furkationsbeteiligung) synoptisch zu beurteilen. Kritisch zu beurteilen ist immer eine zunehmende Zahnbeweglichkeit, die auf einen nicht beherrschten Erkrankungsprozess hinweist.

Literatur

1. Carranza FA, Takei HH. Clinical diagnosis. In: Newman MG, Takei HH, Klokkevold PR, Carranza FA (ed.). Clinical Periodontology. 10. Aufl., Saint Louis: Saunders Elsevier, 2006:540-560.
2. Giarga M, Ericsson I, Lindhe J, Berglundh T, Neiderud A-M. Tooth mobility and resolution of experimental periodontitis. An experimental study in the dog. J Clin Periodontol 1994; 21:457-464.
3. Eickholz P. Glossar der Grundbegriffe für die Praxis: Endoparodontale Läsionen. Parodontologie 2001;12:71-76 (hier: Kapitel 4, S. XX).
4. Lindhe J, Nyman S. The role of occlusion in periodontal disease and the biological rationale for splinting in treatment of periodontitis. Oral Sci Rev 1977;10:11-43.
5. http://www.med-gulden.com/downloads/Periotest_s_deutsch.pdf
6. Schulte W, Lukas D, Ernst E. Periotest values and tooth mobility in periodontal disease: a comparative study. Quintessence Int 1990;21:289-293.
7. Hughes FJ, Syed M, Koshy B, Marinho V, Bostanci N, McKay IJ, Curtis MA, Croucher RE, Marcenes W. Prognostic factors in the treatment of generalized aggressive periodontitis: I. Clinical features and initial outcome. J Clin Periodontol 2006;33:663-670. Doi: 10.1111/j.1600-051X.2006.00966.x.
8. Cortellini P, Tonetti MS, Lang NP, Suvan JE, Zucchelli G, Vangsted T, Silvestri M, Rossi R, McClain P, Fonzar A, Dubravec D, Adriaens P. The simplified papilla preservation flap in the regenerative treatment of deep intrabony defects: clinical outcomes and postoperative morbidity. J Periodontol 2001;72:1702-1712.
9. Eickholz P. Glossar der Grundbegriffe für die Praxis: Regenerative Parodontaltherapie. Teil 1: Das biologische Prinzip der gesteuerten Geweberegeneration. Parodontologie 2005;16:249-253 (hier: Kapitel 26, S. 177).

Tab. 4 Periotest-Werte und klinische Zahnbeweglichkeit[5].

Klinische Zahnbeweglichkeit	Periotest-Werte
Grad 0	−08 bis +09
Grad 1	+10 bis +19
Grad 2	+20 bis +29
Grad 3	+30 bis +50

12 Röntgendiagnostik und -techniken in der Parodontologie

José Roberto Gonzales, Jörg Meyle, Lutz Harnack

Einleitung

Die Röntgendiagnostik ist ein unverzichtbarer Bestandteil der Patientenversorgung. Sie umfasst Untersuchungen mit relativ geringer Strahlenexposition, wie zum Beispiel die häufig durchgeführten Röntgenuntersuchungen des Skelettsystems oder des Brustkorbs, aber auch dosisintensivere Verfahren, wie beispielsweise die Computertomografie oder die Röntgendarstellung der Gefäße. Sowohl hinsichtlich der Indikationsstellung als auch bezüglich der Qualität der Durchführung werden hohe Anforderungen gestellt. Werden diese erfüllt, so ist davon auszugehen, dass der Nutzen für den einzelnen Patienten bzw. für die Gemeinschaft gegenüber dem – in der Regel geringen – Risiko, das durch die Exposition mit ionisierender Strahlung besteht, überwiegt.

Die Grundlage des deutschen Strahlenschutzrechts bildet der Euratom-Vertrag. Im Rahmen dieses Vertrags werden aufgrund von Empfehlungen internationaler Gremien [Internationale Strahlenschutzkommission (ICPR), Weltgesundheitsorganisation (WHO) u. a.] Grundnormen festgelegt. Diese werden nach Gewinnung neuer Erkenntnisse und Etablierung neuer Techniken regelmäßig durch weitere Richtlinien ergänzt oder geändert. Diese Grundnormen und Richtlinien sind von den einzelnen Mitgliedsstaaten in nationales Recht umzusetzen. Grundlage für die neue Röntgenverordnung sind die Richtlinien:

- 96/29/Euratom (Grundlegende Sicherheitsnorm) und
- 97/43/Euratom (Patientenschutzrichtlinie).

Diese Richtlinien wurden in der „Verordnung zur Änderung der Röntgenverordnung" in deutsches Recht umgesetzt. Diese Bezeichnung verdeutlicht, dass die alte Röntgenverordnung nur in einigen Passagen geändert, aber nicht vollständig neu gestaltet wurde. In der „neuen Röntgenverordnung" haben noch viele Passagen der alten Verordnung ihre Gültigkeit behalten (http://www.gesetze-im-internet.de/ r_v_1987/index.html).

Intraorale Aufnahmen und Mundfilmstatus

Bei intraoralen Röntgenaufnahmen wird ein röntgenstrahlungsempfindlicher Sensor (Röntgenfilm oder Digitalsensor) in den Mund des Patienten eingebracht und von außen Röntgenstrahlung auf den zu untersuchenden Bereich gerichtet. Die in den Mundraum eingebrachten Sensoren werden in erster Linie dazu verwendet, Röntgenbilder einzelner oder einiger weniger benachbarter Zähne zu erstellen.

Die vollständige röntgenologische Darstellung interdentaler und interradikulärer Knochendefekte ist in höchstem Maß von der korrekten (orthoradialen) Ausrichtung des Primärstrahls abhängig. Orthoradial bedeutet, dass der Zentralstrahl senkrecht auf die Tangente des jeweiligen Abschnitts des Zahnbogens gelenkt wird. Bei einer exzentrischen Einstellung wird der Zentralstrahl horizontal nicht senkrecht auf die Tangente des jeweiligen Zahns gerichtet, sondern in einem Winkel von etwa 30°, entweder von mesial oder von distal (Abb. 1). Die vertikale Justierung bleibt unverändert.

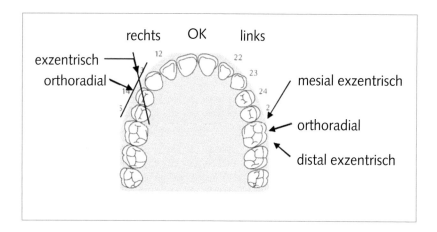

Abb. 1 Darstellung der verschiedenen Projektionsrichtungen.

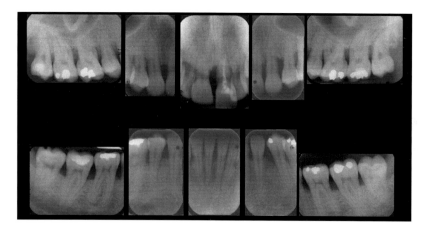

Abb. 2 Parodontaler Röntgenstatus einer 32-jährigen Patientin mit chronischer Parodontitis. Korrekte Darstellung des Alveolarkamms, zentriert auf den Limbus alveolaris.

Für einen detaillierten Röntgenbefund des Parodontiums sind die mit der Paralleltechnik erstellten intraoralen Röntgenbilder am besten geeignet[1]. Bei dieser Technik ist der Bildempfänger mit dem Tubus des Röntgengeräts fest verbunden und weist damit eine definierte Beziehung zum Zentralstrahl auf.

In denjenigen Fällen, in denen ein Röntgenstatus angefertigt werden muss, kann man je nach Lebensalter und Fragestellung verschiedene Zusammenstellungen von Bildempfängerformaten anwenden. Ziel ist es, mit einer möglichst geringen Zahl von Aufnahmen eine möglichst geringe Expositionsdosis einzusetzen (Abb. 2).

Orthopantomografie

Zahnärztliche Panoramaschichtgeräte geben auf einem Röntgenbild einen panoramaartigen Überblick über die Ober- und Unterkiefersituation, ein-

schließlich der Kiefergelenke und Strukturen der Kieferhöhlen (Abb. 3). Als Bildempfänger werden in vielen Fällen noch Film-Folien-Kombinationen benutzt, aber in zunehmender Zahl werden digitale Detektoren eingesetzt.

Panoramaschichtgeräte beruhen auf dem Prinzip der Verwischungstomografie. Bei einer Panoramaschichtaufnahme führen Röntgenstrahler und Bildempfänger eine gleichsinnige elliptische Drehbewegung um den Kopf des Patienten herum aus. Eine fokusnahe vertikale Schlitzblende definiert ein schmales Strahlenbündel, das nach Passage des Patientenkopfes auf eine weitere vertikale Schlitzblende trifft. Hinter dieser Blende wird ein Bildempfänger (Filmkassette, digitaler Detektor) derart vorbeibewegt, dass das schmale Nutzstrahlenbündel im Verlauf der Aufnahme den gesamten Bildempfänger erfasst. Auf diese Weise werden Strukturen im Bereich der Schichtebene des Gerätes scharf dargestellt; vor und hinter dieser Schicht gelegene Objekte werden verwischt und ge-

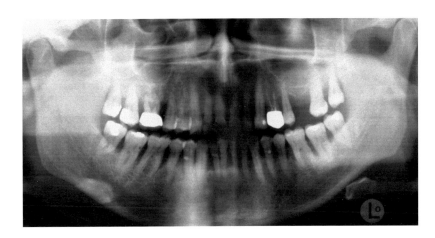

Abb. 3 Orthopantomogramm einer 59-jährigen Patientin mit chronischer Parodontitis.

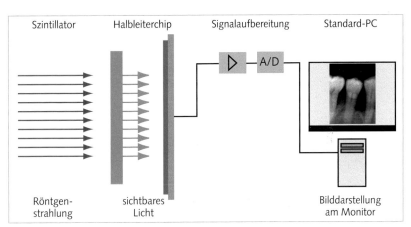

Abb. 4 Digitale Radiografie: Bildgebung mit einem intraoralen Sensor (modifiziert nach Pasler und Visser[34]).

langen mehr oder weniger unscharf zur Darstellung[2]. Die Dicke der Schichtebene ist im Frontzahnbereich am geringsten und im Seitenzahnbereich am stärksten. Um eine optimale Aufnahme erzielen zu können, muss der Patient mithilfe von Positionierungshilfen (Lichtvisier, Kinnstütze, Frontzahnaufbiss, Stirnstütze) in der vorgegebenen Fokus-Projektionsflächenanordnung positioniert werden.

Dort, wo wegen ungenügender Zeichenschärfe, Überlagerungen oder spezieller Fragestellungen zusätzliche Informationen über einzelne Zähne oder Kieferabschnitte benötigt werden, muss das Orthopantomogramm (OPG) durch intraorale Aufnahmen oder extraorale Projektionen ergänzt werden.

Digitale Radiografie

Der Begriff „digitale Radiografie" bezeichnet Verfahren zur Aufzeichnung und Darstellung von Röntgen-

aufnahmen mit Mitteln der elektronischen Datenverarbeitung (Abb. 4)[3,4].

Die derzeitigen digitalen Systeme wandeln entweder Röntgenstrahlung indirekt oder direkt in Ladungen um, oder sie basieren auf einer Informationsspeicherung über fluoreszierende Folien, deren analoge Signale wiederum sekundär digitalisiert werden. Die direkte digitale Radiografie (DDR) steht für folgendes Verfahren: An die Stelle der Filmkassette tritt ein Sensor. Das Röntgenbild wird mit Halbleitersensoren (CCD-Sensoren), die in direkter Kabelverbindung mit einem Computer stehen, aufgezeichnet. Bei der indirekten digitalen Radiografie (IDR) – erstmals Mitte der 90er Jahre vorgestellt – werden in der Filmkassette Speicherfolien verwendet, die zunächst frei belichtet und anschließend in einem Laserscanner ausgelesen werden können.

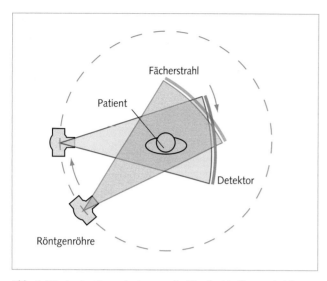

Abb. 5 Prinzip der Computertomografie (Quelle: McGivney et al.[7]).

Computertomografie

Bei der Computertomografie (CT) wird aus dem von einer Röntgenröhre emittierten Strahlenkegel ein Fächerstrahl ausgeblendet, der eine dünne Schicht des Untersuchungsgebiets durchsetzt[5,6]. Während der Aufnahme kreist eine Hochleistungsröntgenröhre um den Patienten, und ein gegenüberliegender, zeilenförmig angeordneter Röntgendetektor misst die durch das Untersuchungsobjekt geschwächte Strahlung (Abb. 5)[7]. Ein Computer setzt diese Signale in Schwächungswerte relativ zu einem Referenzschwächungsobjekt (H$_2$O) um und stellt sie als Grauwertbild dar. Die Dichtewerte werden in Hounsfield-Einheiten (HE) ausgedrückt; sie sind auf Wasser bezogen. Je dichter das Gewebe ist und je stärker es die Strahlung schwächt, desto höher ist der Dichtewert und desto geringer die Schwärzung im Bild (Wasser = 0 HE, Luft 0 bis 500 HE, Knochen 500 HE).

Die Computertomografie liefert primär transversale (axiale) Bilder (Abb. 6 und 7). Aus den im Computer gespeicherten Daten lassen sich Schnitte in allen Ebenen rekonstruieren. Es besteht die Möglichkeit zu multiplanaren Rekonstruktionen von Panoramaaufnahmen, schichtweiser Darstellung von Kieferquerschnitten sowie einer pseudodreidimensionalen Rekonstruktion.

Mit der Computertomografie lässt sich der horizontale und vertikale Knochenabbau exakt bestimmen.

Das ermöglicht eine genaue Erfassung der Morphologie und Ausdehnung des parodontalen Knochenabbaus, um sowohl eine Therapieplanung als auch eine Beurteilung des Krankheitsverlaufs zu ermöglichen. Während der Knochenabbau zwischen den Zähnen durch die intraorale Radiografie und die Panoramaschichtaufnahmen gut zu erfassen ist, sind Veränderungen im Furkationsbereich der Wurzeln sowie oral und bukkal der Wurzeln aufgrund der Überlagerung von Alveolarkamm und Zahnwurzeln schwieriger nachweisbar. Die Computertomografie erlaubt eine überlagerungsfreie Darstellung dieser Problemzonen[8]. Auch bei Läsionen der Kieferhöhle ist die Computertomografie der konventionellen Röntgendiagnostik überlegen.

Die Strahlenexposition ist bei der Computertomografie viel höher als bei der konventionellen Röntgentechnik[9]. Die Exposition der der Streustrahlung ausgesetzten nächstgelegenen Organe, wie Augenlinse und Schilddrüse, ist circa 10- bis 100-mal höher als bei einer Panoramaaufnahme des Kiefers und beträgt etwa 0,1 mGy pro Schicht[8,10]. Sie ist vergleichbar mit der Strahlenexposition einer Computertomografie des Thorax oder des Schädels. Die Exposition der Haut und der Speicheldrüsen im Untersuchungsbereich beträgt zwischen 27 und 38 mGy[11]. Da die Computertomografie aufgrund ihrer hohen Strahlenexposition in erheblichem Maß zur kollektiven effektiven Dosis der Bevölkerung beiträgt, muss die Indikation zur Anfertigung kritisch gestellt werden.

Dental-CT

Mit dieser Technik werden die Form der Kieferkämme, die Lagebeziehungen zu benachbarten anatomischen Strukturen sowie die Qualität und Quantität des Knochenangebots überprüft (Abb. 8)[12]. Nach der Entwicklung geeigneter Programme und Prozessoren zur Gewinnung von Transversalschichten mit konventionellen Tomographen erfolgte der endgültige Durchbruch mit der Einführung der Computertomografie, die die Möglichkeit zu multiplanaren Rekonstruktionen von Panoramaansichten in mehreren Ebenen und von schichtweise dargestellten Kieferquerschnitten bot. Dieses Verfahren, Dental-CT genannt[13], gestattet

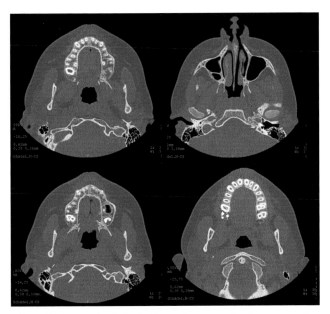

Abb. 6 Röntgenanatomie in der Computertomografie: Topogramm für die axiale Computertomografie des Oberkiefers.

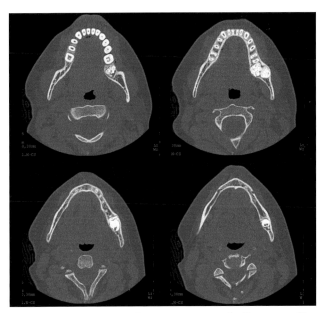

Abb. 7 Röntgenanatomie in der Computertomografie: Topogramm für die axiale Computertomografie des Unterkiefers.

eine metrische Analyse im Verhältnis 1:1 in den drei Dimensionen. Nach Herstellung und Verarbeitung des Datensatzes erfolgt die Auslieferung an die Praktiker/innen auf Film oder per Datentransfer.

Wichtig ist auch die richtige Einstellung der mit Lichtmarkierungen im Topogramm programmierbaren Primärschichten. Für voll- und teilbezahnte Kiefer empfiehlt es sich, die Schichtebenen parallel zum Kieferkamm so zu wählen, dass die Zahnachsen senkrecht getroffen werden. Die Ausrichtung dieser Schichtebenen sollte sich nicht am Sinus maxillaris oder an der unteren Begrenzung des Unterkiefers orientieren, um Verzerrungen und damit Fehler bei der metrischen Analyse der Sekundärschnitte zu vermeiden.

Die diagnostisch wichtigen Distanzmessungen im Bereich impaktierter Weisheitszähne sollten in Sekundärschnitten nur nach parallel zum Verlauf des Mandibularkanals angelegten Primärschichten vorgenommen werden.

Die Untersuchung erfolgt meist in axialer Schichtung. Die Schichtdicke sollte möglichst niedrig gewählt werden (1 ± 1,5 mm). Zur Vermeidung von Artefakten durch Metallfüllungen der Zähne ist es vorteilhaft, die Schichten parallel zur Okklusionsebene zu legen. Soll nur der Oberkiefer untersucht werden, können die Schichten parallel zum harten Gaumen verlaufen.

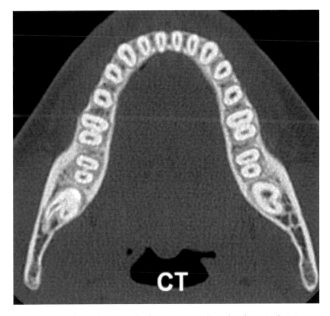

Abb. 8 Dental-CT des Unterkiefers: Die Parodontalspalten sind gut erkennbar (Quelle: Holberg et al.[12]).

Bei einer Untersuchung des Unterkiefers können zur leichteren Orientierung des Untersuchers die Schichten parallel zur Unterkante des Unterkiefers orientiert werden[8].

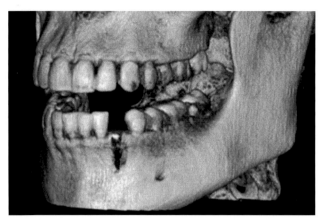

Abb. 9 3-D-Darstellungmodus als surface shaded display (SSD) im DVT (Quelle: 3DAccuitomo80, Morita Europe GmbH).

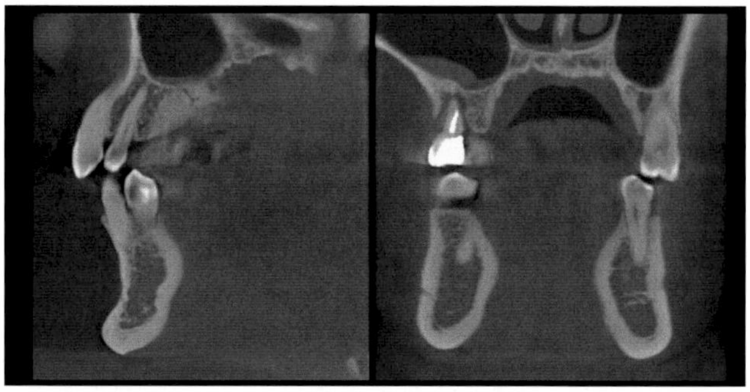

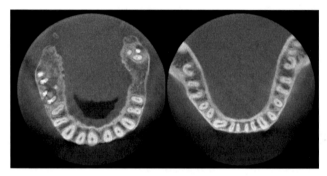

Abb. 10 Parasagittale und parakoronale Querschnittsbilder von Ober- und Unterkiefer (Quelle: One Data Viewer – PerioANDPreImplant, 3DAccuitomo80, Morita Europe GmbH).

Digitale Volumentomografie

Mit der digitalen Volumentomografie (DVT) wurde 1997 erstmals eine neue Aufnahmetechnik in die Zahnmedizin eingeführt, die der CT vergleichbare Darstellungsmöglichkeiten mit Rekonstruktionen in verschiedenen Ebenen ermöglicht[14]. Dieses neue Verfahren basiert auf der Cone-Beam-Technik[15]. Im Gegensatz zur CT wird bei der DVT das Volumen des aufzunehmenden Bereichs durch ein kegelförmiges Strahlenbündel erfasst. Neben der dreidimensionalen Visualisierung dentaler Strukturen als „surface shaded display" (SSD) (Abb. 9) bietet die DVT die Möglichkeit, Rekonstruktionen in sagittalen, koronalen (Abb. 10) und transversalen Schnittebenen (Abb. 11) durchzuführen und diese qualitativ und quantitativ auszuwerten[14].

Die Ergebnisse der zurzeit vorhandenen Studien sprechen dafür, dass bei der Abbildung feiner dentaler Strukturen (z. B. des parodontalen Ligaments) die CT der DVT überlegen ist[8,14-17]. Diese Ergebnisse zeigen, dass die Abbildung der dentalen Strukturen in den axialen Schichten des DVT kontrastärmer und verschwommener ist als im konventionellen CT. Ein weiterer Unterschied zwischen beiden radiologischen Verfahren besteht darin, dass sich Kopf-, Kiefer- und Schluckbewegungen des Patienten bei der DVT auf die Qualität des gesamten Volumendatensatzes auswirken, während beim Dental-CT lediglich eine (sequenzielle Akquisition) oder wenige axiale Schichten (spiralförmige Akquisition) betroffen sind. Zusätzlich

Abb. 11 Axiale DVTs des Ober- und Unterkiefers (Quelle: One Data Viewer – PerioANDPreImplant, 3DAccuitomo80, Morita Europe GmbH).

müssen die axialen Schichten bei der DVT erst mithilfe komplexer Algorithmen aus dem Rohdatensatz berechnet werden[18]. Insgesamt führen die genannten Faktoren bei der DVT zu einer Erhöhung des Hintergrundrauschens bei gleichzeitiger Kontrastverminderung; die Bilder erscheinen verschwommener und kontrastärmer, was die diagnostische Beurteilung feiner dentaler Strukturen in den axialen Schichten und bei den 3-D-Darstellungen erschwert.

Beim CT wiederum werden viele für zahnmedizinische Fragestellungen nicht relevante Strukturen abgebildet. Weiterhin sind die Kosten des in einer zahnärztlichen Einrichtung angefertigten DVT geringer als die eines CT. Darüber hinaus kann die DVT durch den Zahnarzt selbst durchgeführt werden.

Ein weiterer entscheidender Aspekt ist die Strahlenbelastung. Für das DVT (z. B. für das NewTom 9000 der Firma QR, Verona, Italien) wird sie mit einer effek-

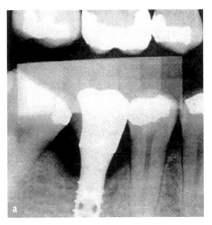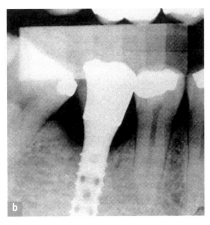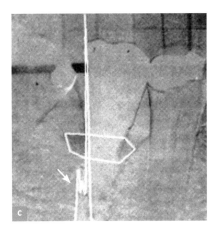

Abb. 12 Digitale Subtraktionsradiografie eines Implantats zum Zeitpunkt des Einsetzens der Krone (**a**) bzw. nach sechs Monaten (**b**). Die digitale Subtraktionsradiografie nach sechs Monaten zeigt einen starken Verlust periimplantären Knochens (**c**) (Quelle: Brägger et al.[25]).

tiven Dosis von 56,5 ìSv angegeben[19]. Die effektive Dosis einer Aufnahme mit dem Accuitomo (Fa. Morita, Kyoto, Japan) ist mit ca. 7,4 ìSv mit der einer Panoramaschichtaufnahme vergleichbar. Sie beträgt damit in Abhängigkeit vom jeweiligen CT-Gerätetyp nur $1/_{100}$ bis $1/_{400}$ der Dosis eines konventionellen CT[20,21].

Bisher beschäftigten sich nur wenige Studien mit dem Einsatz der DVT-Technik in der Parodontologie. In einer Untersuchung wurden in Schweine- und Menschenkiefern in vitro parodontale Knochendefekte und Furkationsläsionen präpariert und mit CT sowie DVT untersucht. Hier zeigte die DVT eine geringfügig bessere Bildqualität[22]. Im Rahmen einer weiteren Studie wurde die DVT-Technik mit konventionellen Röntgenaufnahmen bei der Beurteilung von in vitro präparierten parodontalen Spalten unterschiedlicher Größe verglichen. Hier erzielte die konventionelle Röntgenanalyse bessere Ergebnisse als die DVT[23].

Digitale Subtraktionsradiografie

Die automatische Subtraktion von Radiografien beruht auf einer A-posteriori-Angleichung von geometrischen Strukturunterschieden und Unterschieden im Kontrast der Aufnahmen (Abb. 12). Dieser Prozess wird unter dem Synonym „Registrierung" zusammengefasst[24,25].

Die identischen Aufnahmebedingungen werden durch Registrierung des Patienten geschaffen. Die Registrierung kann a priori (d. h. durch geometrische

Fixierung von Strukturen mittels mechanischer Hilfen, wie Aufbissschienen) oder a posteriori (mithilfe eines Computers, der selbstständig die entsprechenden Strukturen erkennt und die geometrische Ausrichtung vornimmt) erfolgen.

Für die digitale Subtraktion werden in beiden Bildern mehrere gut identifizierbare Punkte markiert, die manuell oder computergestützt zur Deckung gebracht werden. Die Grauwerte der beiden Bilder werden pixelweise subtrahiert, und aus dem Resultat wird ein neues digitales Bild erzeugt, das den Unterschied der beiden Ausgangsaufnahmen hervortreten lässt. Auf der Grundlage der digitalen Subtraktionsradiografie ist eine quantitative Bildauswertung möglich[26].

Die digitale Subtraktionsradiografie kommt v. a. im Rahmen wissenschaftlicher Studien zur Anwendung. In Untersuchungen am Patienten ließen sich so zum Beispiel Knochenverluste oder -gewinne nachweisen[24,27-31]. Eine weitere klinische Anwendung liegt in der verbesserten Diagnostik der Approximalkaries[27,31-33].

Ein Problem dieser Technik ist die nicht immer gegebene Reproduzierbarkeit von Geometrie und Densitometrie der Vergleichsaufnahmen sowie einer nicht linearen Grauwertverteilung, was zu wenig aussagekräftigen Subtraktionsergebnissen führen kann. Außerdem ist die Registrierung zeitaufwändig und kostenintensiv.

Literatur

1. Eley BM, Cox SW. Advances in periodontal diagnosis. 1. Traditional clinical methods of diagnosis. Br Dent J 1998;184:12-16.

2. Visser H, Hermann KP, Bredemeier S, Kohler B. Dosismessungen zum Vergleich von konventionellen und digitalen Panoramaschichtaufnahmen. Mund Kiefer Gesichtschir 2000;4:213-216.

3. Benz C, Mouyen F. Evaluation of the new RadioVisioGraphy system image quality. Oral Surg Oral Med Oral Pathol 1991;72:627-631.

4. Mouyen F, Benz C, Sonnabend E, Lodter JP. Presentation and physical evaluation of RadioVisioGraphy. Oral Surg Oral Med Oral Pathol 1989;68:238-242.

5. Hounsfield GN. Computerized transverse axial scanning (tomography). 1. Description of system. Br J Radiol 1973;46:1016-1022.

6. Hounsfield GN. Computerized transverse axial scanning (tomography): Part I. Description of system. Br J Radiol (1973) 1995;68:H166-H172.

7. McGivney GP, Haughton V, Strandt JA, Eichholz JE, Lubar DM. A comparison of computer-assisted tomography and data-gathering modalities in prosthodontics. Int J Oral Maxillofac Implants.1986;1:55-68.

8. Schuller H. Computertomografie des Alveolarkammes. Radiologe 1996;36:221-225.

9. Scaf G, Lurie AG, Mosier KM, Kantor ML, Ramsby GR, Freedman ML. Dosimetry and cost of imaging osseointegrated implants with film-based and computed tomography. Oral Surg Oral Med Oral Pathol Oral Radiol Endod 1997;83:41-48.

10. Scheck RJ, Coppenrath EM, Kellner MW, Lehmann KJ, Mayer M, Rock C, Rieger J, Rothmeier L, Schweden F, Sokiranski R, Bauml A, Hahn K. Dosismessung für Einzelschicht- und Spiralmodus bei 8 Spiral-CT-Scannern der neuesten Generation. Rofo 1998;168:562-566.

11. Ekestubbe A, Thilander A, Grondahl K, Grondahl HG. Absorbed doses from computed tomography for dental implant surgery: comparison with conventional tomography. Dentomaxillofac Radiol 1993;22:13-17.

12. Holberg C, Steinhäuser S, Geis P, Rudzki-Janson I. Cone-beam computed tomography in orthodontics: benefits and limitations. J Orofac Orthop 2005;66:434-444.

13. Gahleitner A, Watzek G, Imhof H. Dental CT: imaging technique, anatomy, and pathologic conditions of the jaws. Eur Radiol 2003;13:366-376.

14. Mozzo P, Procacci C, Tacconi A, Martini PT, Andreis IA. A new volumetric CT machine for dental imaging based on the cone-beam technique: preliminary results. Eur Radiol 1998;8:1558-1564.

15. Hashimoto K, Arai Y, Iwai K, Araki M, Kawashima S, Terakado M. A comparison of a new limited cone beam computed tomography machine for dental use with a multidetector row helical CT machine. Oral Surg Oral Med Oral Pathol Oral Radiol Endod 2003;95:371-377.

16. Mol A. Imaging methods in periodontology. Periodontology 2000 2004;34:34-48.

17. Schulze D, Heiland M, Blake F, Rother U, Schmelzle R. Evaluation of quality of reformatted images from two cone-beam computed tomographic systems. J Craniomaxillofac Surg 2005;33:19-23.

18. Sato S, Arai Y, Shinoda K, Ito K. Clinical application of a new cone-beam computerized tomography system to assess multiple two-dimensional images for the preoperative treatment planning of maxillary implants: case reports. Quintessence Int 2004;35:525-528.

19. Ludlow JB, Davies-Ludlow LE, Brooks SL. Dosimetry of two extraoral direct digital imaging devices: NewTom cone beam CT and Orthophos Plus DS panoramic unit. Dentomaxillofac Radiol 2003;32:229-234.

20. Arai Y, Tammisalo E, Iwai K, Hashimoto K, Shinoda K. Development of a compact computed tomographic apparatus for dental use. Dentomaxillofac Radiol 1999;28:245-248.

21. Lemkamp P, Filippi A, Berndt D, Lambrecht JT. Diagnostische Möglichkeiten der digitalen Volumentomografie. Schweiz Monatsschr Zahnmed 2006;116:645-650.

22. Mengel R, Candir M, Shiratori K, Flores-de-Jacoby L. Digital volume tomography in the diagnosis of periodontal defects: an in vitro study on native pig and human mandibles. J Periodontol 2005;76:665-673.

23. Ozmeric N, Kostioutchenko I, Hagler G, Frentzen M, Jervoe-Storm PM. Cone-beam computed tomography in assessment of periodontal ligament space: in vitro study on artificial tooth model. Clin Oral Investig 2008;12:233-239.

24. Brägger U. Digital imaging in periodontal radiography. A review. J Clin Periodontol 1988;15:551-557.

25. Brägger U, Bürgin W, Lang NP, Buser D. Digital subtraction radiography for the assessment of changes in peri-implant bone density. Int J Oral Maxillofac Implants 1991;6:160-166.

26. Lehmann TM, Hemler PF, Webber RL. Virtual radiographs computed from TACT volume data as a gold standard for image registration prior to subtraction. Dentomaxillofac Radiol 2002;31:187-192.

27. Vos MH, Janssen PT, van Aken J, Heethaar RM. Quantitative measurement of periodontal bone changes by digital subtraction. J Periodont Res 1986;21:583-591.

28. Grondahl K. Computer-assisted subtraction radiography in periodontal diagnosis. Swed Dent J 1987;Suppl 50:1-44.

29. Brägger U, Burgin W, Lang NP, Buser D. Digital subtraction radiography for the assessment of changes in peri-implant bone density. Int J Oral Maxillofac Implants 1991;6:160-166.

30. Wenzel A, Warrer K, Karring T. Digital subtraction radiography in assessing bone changes in periodontal defects following guided tissue regeneration. J Clin Periodontol 1992;19:208-213.

31. Cury PR, Araujo NS, Bowie J, Sallum EA, Jeffcoat MK. Comparison between subtraction radiography and conventional radiographic interpretation during long-term evaluation of periodontal therapy in class II furcation defects. J Periodontol 2004;75:1145-1149.

32. Wenzel A, Halse A. Digital subtraction radiography after stannous fluoride treatment for occlusal caries diagnosis. Oral Surg Oral Med Oral Pathol 1992;74:824-828.

33. Halse A, Espelid I, Tveit AB, White SC. Detection of mineral loss in approximal enamel by subtraction radiography. Oral Surg Oral Med Oral Pathol 1994;77:177-182.

34. Pasler FA, Visser H. Farbatlanten der Zahnmedizin. Band 5: Zahnmedizinische Rdiologie. 2. Aufl. Stuttgart: Thieme, 2000:1-325.

13 Mikrobiologie

Peter Eickholz, Frédéric Baron, Bettina Dannewitz

Parodontitis als Infektionskrankheit

Etwa 300 verschiedene Bakterienarten besiedeln den subgingivalen Bereich, und weitere 400 Spezies können in der Mundhöhle gefunden werden. Von dieser großen Zahl von Bakterien ist aber nur knapp die Hälfte kultivierbar und deshalb überhaupt bisher näher charakterisiert[1]. Das heißt, dass bisher nur für die Hälfte der Bakterien, die die Mundhöhle besiedeln, Zusammenhänge im Hinblick auf die Entstehung der Parodontitis untersucht worden sind.

Longitudinale Studien konnten zeigen, dass die klinischen Zeichen der Gingivitis durch eine effektive Plaquekontrolle beseitigt werden können, während ein Aussetzen der Mundhygienemaßnahmen mit der daraus resultierenden Plaqueakkumulation unmittelbar zur Entwicklung einer Gingivitis führt[2]. Durch den Einsatz antiseptischer Mundspüllösungen, wie Chlorhexidin, oder von Antibiotika kann die Gingivitis beherrscht werden. Diese Hinweise auf den infektiösen Charakter entzündlicher Parodontalerkrankungen stützen die **unspezifische Plaquehypothese**, die die bloße Menge der Plaque mit dem Ausmaß der Entzündung und der Destruktion korreliert. Die unspezifische Plaquehypothese eignet sich noch am ehesten dazu, die Entstehung der Gingivitis zu erklären.

Wie aber lässt sich mit dem Modell der unspezifischen Plaquehypothese die hohe interindividuelle[2] und intraindividuelle Variabilität der Ausprägung entzündlicher Parodontalerkrankungen erklären? Wie lässt sich der hohe Grad parodontaler Destruktion bei geringem Plaqueaufkommen und geringer Entzündungsreaktion erklären, der in vielen Fällen

von aggressiver Parodontitis gefunden wird? Zum Teil lassen sich diese Unterschiede auf interindividuelle Unterschiede der Wirtsantwort bzw. lokale die Plaqueakkumulation begünstigende Faktoren, wie Zahnform, -stellung oder Restaurationsränder, zurückführen. Aber bereits der Verlauf der experimentellen Gingivitis zeigt, dass der Schweregrad der entzündlichen Reaktion nicht nur mit der rein mengenmäßigen Zunahme der Plaque, sondern mit der Veränderung ihrer Zusammensetzung zunimmt. Mit dem Auftreten von Spirochäten und Spirillen wird ein mittlerer Gingivalindex von 1 überschritten[2]. Schon in dieser Studie gibt es also einen Hinweis auf eine gewisse Spezifität der parodontalen Infektion.

Die Beobachtung, dass sich die Zusammensetzung der subgingivalen Mikroflora aus Läsionen von Patienten mit lokalisierter aggressiver Parodontitis (lAgP) von der Zusammensetzung in Proben aus gesunden Stellen der gleichen Patienten unterschied bzw. in den Läsionen von Patienten mit chronischer Parodontitis (ChP) andere Mikroorganismen gefunden wurden als in gesunden Stellen der gleichen Patienten oder in Läsionen von Patienten mit lAgP führten zur Formulierung der **spezifischen Plaquehypothese**, die davon ausgeht, dass sich die subgingivale Mikroflora von erkrankten Stellen (destruktive Parodontitis) von der gesunder Stellen unterscheidet bzw. für unterschiedliche Parodontitisverlaufsformen (chronische/aggressive Parodontitis) verschieden ist. Das heißt, einige der subgingival zu findenden Mikroorganismen sind besonders häufig bzw. in besonders hoher Zahl mit parodontaler Destruktion assoziiert: *Aggregatibacter* (früher *Actinobacillus*) *actinomycetemcomitans, Tan-*

nerella forsythia, *Porphyromonas gingivalis*, *Treponema denticola*, *Fusobacterium nucleatum* und *Prevotella intermedia*. Zumindest in bestimmten Ethnien scheinen bestimmte Genotypen von *A. actinomycetemcomitans* (Genotyp JP2) von ganz zentraler Bedeutung für die Ätiologie der aggressiven Parodontitis zu sein[3]. Die systematische Forschungsarbeit des Forsyth Institute (Boston, USA) auf dem Gebiet der oralen Mikrobiologie konnte zeigen, dass für die Ätiologie der chronischen Parodontitis das Modell einer **opportunistischen Infektion** am besten passt: Bei chronischer Parodontitis finden sich an erkrankten Stellen deutlich mehr Bakterien des roten Komplexes (*T. forsythia, P. gingivalis, T. denticola*) als an nichterkrankten Stellen[4]. Es ist jedoch wahrscheinlich, dass es unter den bisher nicht näher untersuchten Bakterien ebenfalls Parodontalpathogene gibt, die wir aber noch nicht kennen und bisher bei der mikrobiologischen Diagnostik noch nicht berücksichtigen können: beispielsweise Vertreter der bei der Parodontitis in großer Menge vorhandenen Gruppe der Spirochäten[5].

Um als Erreger einer Erkrankung anerkannt zu werden, mussten Bakterien ursprünglich die so genannten Henle-Koch-Postulate erfüllen. Während *Mycobacterium tuberculosis* diese Bedingungen noch erfüllte, ließ sich bereits für *Vibrio cholerae* die Anzüchtung in Versuchstieren nicht realisieren. Bei den oralen Mikroorganismen ist die Beweisführung für die ätiologische Rolle einzelner Arten noch schwieriger. Zum einen ist es schwierig, erkrankte Stellen, also Stellen, an denen gerade Destruktion mit parodontalen Attachmentverlusten und Knochenabbau stattfindet, zu identifizieren; nur eine Minderzahl der pathologisch vertieften Taschen (Sondierungstiefe ≥ 5 mm) ist zum Zeitpunkt ihrer Feststellung aktiv. Die Aktivität kann nur retrospektiv durch longitudinale Erhebungen der Attachmentverluste bestimmt werden. Wenn es in den drei Monaten nach der mikrobiologischen Untersuchung der Plaqueprobe von einer Stelle mit einer pathologisch vertieften Tasche zu einem signifikanten Attachmentverlust (z. B. ≥ 2 mm) gekommen ist, kann davon ausgegangen werden, dass in diesem Zeitraum auch ein aktiver Parodontitisschub stattgefunden hat und deshalb in der untersuchten subgingivalen Plaqueprobe parodontalpathogene Keime vorhanden waren. Viele so genannte pathologisch vertiefte Taschen

bleiben aber über lange Zeiträume stabil, sodass nicht unbedingt parodontalpathogene Mikroorganismen in ihnen erwartet werden müssen. Zum anderen gibt es Unterschiede zwischen verschiedenen Stämmen einer Bakterienart, die mit unterschiedlichen **Virulenzfaktoren** ausgestattet sein und deshalb unterschiedliche Auswirkungen auf das Parodont haben können[3]. Schließlich lassen sich bestimmte Mikroorganismen, die gerade in parodontalen Läsionen in großer Zahl auftreten (z. B. Spirochäten), nicht in Kultur anzüchten, sodass ein traditioneller Nachweis ihrer ursächlichen Rolle als Infektionserreger über Anzüchtung und Übertragung auf ein Tiermodell unmöglich ist. Diese besonderen Schwierigkeiten bei parodontalen Erkrankungen haben zur Definition weiter gefasster Kriterien zur Charakterisierung parodontalpathogener Mikroorganismen geführt: Assoziation, Elimination, Wirtsantwort, Virulenzfaktoren, Tierstudien und Risikobestimmung[5].

Wann aber mikrobiologische Diagnostik?

Die überwiegende Mehrheit der Fälle von Parodontitis lässt sich allein durch mechanische Plaquekontrolle (Etablierung einer effektiven individuellen Mundhygiene, professionelle Zahnreinigungen, subgingivale Instrumentierung) erfolgreich therapieren. In einigen Fällen liegt aber eine subgingivale Mikroflora vor, die allein mechanisch nicht beherrscht werden kann und eine zusätzliche systemische Antibiotikatherapie erfordert[6]. Informationen über die subgingivale Mikroflora können also zusätzliche Hinweise über die Prognose einer Parodontitis und für die Therapieentscheidung liefern. Die mikrobiologische Diagnostik eignet sich aber nicht dazu, zwischen chronischer und aggressiver Parodontitis zu unterscheiden[7]!

Gemäß der gemeinsamen Stellungnahme der Deutschen Gesellschaft für Parodontologie (DGP) und der Deutschen Gesellschaft für Zahn-, Mund- und Kieferheilkunde (DGZMK) ist eine mikrobiologische Diagnostik in der Parodontitistherapie bei folgenden Diagnosen indiziert[8]:

- aggressive Parodontitis
- (generalisierte) schwere chronische Parodontitis

- Parodontitiden, bei denen trotz adäquater Therapie progrediente Attachmentverluste zu beobachten sind
- schwere Parodontitiden, die mit Systemerkrankungen (z. B. HIV-Infektion) assoziiert sind
- (Überprüfung des Ergebnisses zusätzlicher systemischer Antibiotikagabe zur antiinfektiösen Therapie).

Das bedeutet: Vor der mikrobiologischen Diagnostik steht die klinische Diagnose! Eine mikrobiologische Diagnostik führt nicht zur Diagnose, sondern liefert Informationen für die Therapieentscheidung. Insbesondere *A. actinomycetemcomitans* lässt sich allein durch eine subgingivale Instrumentierung nicht zuverlässig beseitigen. Gelingt aber die Beseitigung oder zumindest eine deutliche Suppression nicht, verbessert sich die klinische Situation häufig ebenfalls nicht. Der Nachweis von *A. actinomycetemcomitans* bei Vorliegen schwerer und weit fortgeschrittener Parodontitiden stellt eine Indikation zur systemischen Gabe von Antibiotika zusätzlich zur mechanischen Instrumentierung dar. Das Ergebnis der mikrobiologischen Untersuchung hat also eine therapeutische Konsequenz. Wurde ein Patient kombiniert mechanisch und antibiotisch therapiert, ist es sinnvoll, bei Reevaluation der klinischen Parameter etwa drei Monate nach der Instrumentierung auch den Effekt auf die subgingivale Mikroflora zu überprüfen.

Wie und wo erfolgt die Probenentnahme?

Die zuverlässigste Vorgehensweise wäre es natürlich, subgingivale Plaqueproben von allen erkrankten Stellen eines Patienten zu untersuchen. Das ist aber zu aufwändig und auch zu teuer. Es konnte gezeigt werden, dass bei Probenentnahme aus der jeweils tiefsten Tasche eines Quadranten eine mindestens 95%ige Wahrscheinlichkeit besteht, die vorhandenen parodontalpathogenen Bakterien nachzuweisen[9]. Dazu sollen Plaqueproben aus den jeweils tiefsten parodontalen Taschen mit Zeichen von Aktivität, wie Blutung oder Suppuration, entnommen werden. Grundsätzlich können subgingivale Plaqueproben entweder mit

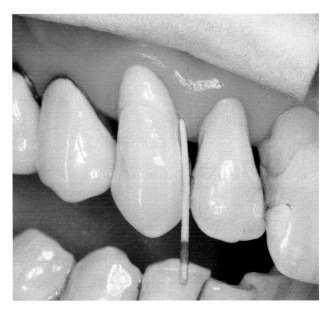

Abb. 1 Für die subgingivale Plaqueprobenentnahme wird die ausgewählte Stelle mit Watterollen relativ trockengelegt.

einer sterilen Kürette oder mit sterilen Papierspitzen gewonnen werden. Die kommerziellen Testsysteme sehen für die Probengewinnung fast ausschließlich Papierspitzen vor. Ein Vergleich beider Entnahmetechniken ergab, dass mit Küretten höhere Keimzahlen realisiert wurden als mit Papierspitzen. Hinsichtlich der Nachweishäufigkeit, dem entscheidenden Parameter für die klinische Bewertung, kamen beide Verfahren zu vergleichbaren Ergebnissen[10].

Die betreffenden Stellen werden mit Watterollen relativ trockengelegt, damit die Papierspitzen nicht durch Speichel kontaminiert werden (Abb. 1). Die Entfernung supragingivaler Plaque scheint nicht erforderlich zu sein. Im Gegenteil scheint es die Nachweisquote der Proben zu erhöhen, wenn auch supragingivale Plaque mit erfasst wird[11]. Die Papierspitzen werden mit einer sterilen Pinzette aufgenommen, zügig in die ausgewählte Tasche eingeführt und so weit wie möglich nach apikal geschoben. Dabei ist es wichtig, dass diese Bewegung rasch erfolgt. Sobald sich die Papierspitzen mit Flüssigkeit vollsaugen, werden sie weich und knicken ab. Es soll aber eine Probe subgingivaler Plaque aus der gesamten Tasche gewonnen werden. Bei unsachgemäßer Durchführung besteht das Risiko, dass die Papierspitze zu früh abknickt und nicht weit genug nach apikal geführt werden kann. Vorhandene

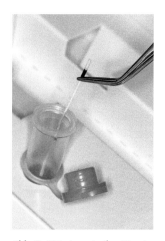

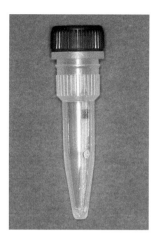

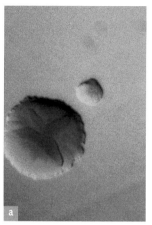

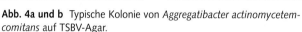

Abb. 2 Mit einer sterilen Pinzette werden die Papierspitzen in ein Transportröhrchen verbracht.

Abb. 3 Vier Papierspitzen in einem Transportröhrchen: „Pool-Probe".

Abb. 4a und b Typische Kolonie von *Aggregatibacter actinomycetemcomitans* auf TSBV-Agar.

Parodontalpathogene werden dann unter Umständen nicht nachgewiesen (falsch-negativer Test). Nach 10 bis 20 Sekunden werden die Papierspitzen entfernt und in ein Transportröhrchen gegeben (Abb. 2).

Für die Entscheidung über eine systemische Antibiotikagabe im Rahmen der Therapie spezieller Parodontitisformen ist nicht die subgingivale Flora einzelner Taschen, sondern ein repräsentatives Bild der subgingivalen Flora des jeweiligen Patienten relevant. Deshalb werden aus Kostengründen dazu häufig Proben aus den vier untersuchten Taschen zusammengefasst und als so genannte „gepoolte" Probe ausgewertet[8] (Abb. 3). Die gepoolte Auswertungsstrategie bietet für den Nachweis von *Aggregatibacter actinomycetemcomitans*, *Tannerella forsythia*, *Porphyromonas gingivalis* und *Treponema denticola* eine zumindest gleichwertige Nachweissicherheit wie Einzelauswertungen der Proben[7].

Direkte Mikroskopie

Die Dunkelfeld- bzw. Phasenkontrastmikroskopie kann direkt an der Behandlungseinheit durchgeführt werden, ermöglicht aber nur eine Differenzierung der Bakterien nach verschiedenen Morphotypen, also nach ihrer Form und Beweglichkeit. Eine Aussage über die Spezies bzw. Pathogenität der Keime ist mit diesem Verfahren nicht möglich. Aus der Tasche wird subgingivale Plaque entnommen, in einer Gelatinelösung

oder Speichel eluiert und auf eine Trägerplatte aufgebracht. Unter dem Mikroskop werden morphologisch Kokken, bewegliche oder unbewegliche Stäbchen, gerade und gebogene Stäbchen, Spirochäten und Filamente unterschieden und ausgezählt. Die Konturen der Bakterien zeichnen sich im Dunkelfeldmikroskop hell gegenüber ihrer Umgebung ab; im Phasenkontrastmikroskop erscheinen diese dunkel auf hellem Grund. Je nach Befund lassen sich Rückschlüsse auf Aktivität oder Inaktivität der untersuchten Tasche ziehen. Während sich in einer inaktiven Tasche überwiegend Kokken und unbewegliche Stäbchen auffinden lassen, verschiebt sich die Mikroflora einer aktiven Tasche in Richtung beweglicher Stäbchen und Spirochäten. Eine Differenzierung auf Speziesniveau ist nicht möglich. Als Entscheidungsgrundlage für eine adjunktive Antibiotikatherapie ist die direkte Mikroskopie nicht geeignet.

Kulturverfahren

Der Einsatz von Kulturen war in der Vergangenheit die einzige Methode – entweder in Form von Gesamtkulturen oder später als Selektivkulturen –, Bakterien auf Speziesebene zu identifizieren. Die klassischen bakteriologischen Kulturverfahren gelten heute zwar vielfach noch als „goldener Standard", sind aber zeitaufwändig und technisch anspruchsvoll und werden daher nur in spezialisierten Labors durchgeführt.

Diese Methode benötigt lebende Keime. Da es sich aber bei der Diagnostik parodontalpathogener Mikroorganismen hauptsächlich um sauerstoffempfindliche (anaerobe) Keime handelt, müssen die Proben möglichst schnell nach der Entnahme in einem geeigneten Transportmedium ins Labor verschickt werden. Die Weiterverarbeitung erfolgt mittels aerober und anaerober Kulturtechniken auf verschiedenen Selektivnährmedien [z. B. Trypticase Soy Agar mit Bacitracin und Vancomycin (TSBV-Agar) für *A. actinomycetemcomitans*] (Abb. 4a). Nach der Kultivierung werden die Bakterienkolonien, die morphologisch parodontalpathogenen Mikroorganismen ähneln, gezählt und mittels Subkultivierung sowie biochemischer Tests (z. B. Katalaseaktivität zur Unterscheidung von *Aggregatibacter aphrophilus* und *actinomycetemcomitans*) (Abb. 4b) identifiziert. Bis zum endgültigen Ergebnis können mehrere Wochen vergehen.

Die Vorteile von Kulturverfahren sind einerseits das Erfassen eines breiten Spektrums von Mikroorganismen, andererseits die Bestimmung der Empfindlichkeit verschiedener Bakterienstämme gegenüber Antibiotika, die so genannte Resistenztestung. Aber nur knapp die Hälfte der Bakterien, die die Mundhöhle besiedeln, ist kultivierbar[1].

Immunologische Verfahren

Bei immunologischen Testverfahren werden die Bakterien mithilfe spezifischer mono- oder polyklonaler Antikörper (Ak) identifiziert, die an bakterienspezifische Antigenstrukturen (Ag) binden können. Es gibt verschiedene Möglichkeiten, diese Ag-Ak-Komplexe sichtbar und quantifizierbar zu machen. Bei der Immunfluoreszenz wird zum Beispiel an den spezifischen Antikörper entweder direkt ein Fluoreszenzfarbstoff

(direkte Immunfluoreszenz) gekoppelt oder zusätzlich ein gegen den Ak gerichteter fluoreszierender Zweitantikörper eingesetzt (indirekte Immunfluoreszenz). Dadurch können die Verbindungskomplexe unter dem Fluoreszenzmikroskop sichtbar gemacht werden.

Eine weitere Nachweismöglichkeit ist der ELISA (Enzyme-Linked Immuno-Sorbent Assay), der auf einer enzymatisch katalysierten Farbreaktion basiert. Dafür wird die Probe mit einen Antikörper inkubiert, an den ein Enzym (z. B. die alkalische Phosphatase) gekoppelt ist. Anschließend wird ein meist farbloses Substrat (Chromogen, z. B. p-Nitrophenylphosphat) zugefügt, das durch die enzymatische Reaktion seine Farbe verändert. Dabei ist die Intensität der Farbe proportional zur Konzentration des zu bestimmenden Antigens in der Probe. Die Farbreaktion kann mithilfe eines Fotometers quantifiziert werden (Tab. 1). In den 90er Jahren des vorigen Jahrhunderts war ein kommerzieller Test entwickelt worden, der auf der Basis des ELISA *A. actinomycetemcomitans*, *P. gingivalis* und *P. intermedia* nachweisen sollte (Evalusite, Kodac).

Molekularbiologische Verfahren

Die molekularbiologischen Techniken basieren auf der Analyse von bakterieller chromosomaler DNS (Desoxyribonukleinsäure) oder ribosomaler RNS (Ribonukleinsäure). Die gesamte bakterielle genetische Information ist auf einem einzigen ringförmigen Chromosom (Nukleotid) in Form von doppelsträngiger DNS gespeichert. Die Kette ist mit 1 mm Länge und etwa 10^6 Basenpaaren relativ kurz. Bakterien haben 70 Svedberg (S) große Ribosomen, die aus einer 30S- und einer 50S-Untereinheit bestehen. Ein Teil der 30S-Untereinheit

Tab. 1 Immunologische Verfahren der mikrobiologischen Diagnostik.

Verfahren	Beschreibung
Immunfluoreszenz	Die Methode der Immunfluoreszenzmikroskopie basiert auf Ag-Ak-Komplexbildung, die durch Koppelung mit Fluoreszenzfarbstoffen (fluoreszierende Enzyme) unter UV-Licht sichtbar werden.
Enzyme-Linked Immuno-Sorbent Assay (ELISA)	Bei diesem Test wird ein Ag-Ak-Komplex über eine Enzym-Farbstoff-Reaktion sichtbar gemacht. Durch fotometrische Bestimmung der enzymatischen Aktivität oder visuell über eine kolorimetrische Reaktion können Bakterien nachgewiesen und quantitativ erfasst werden.

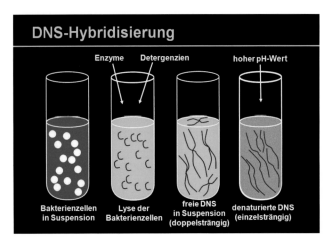

Abb. 5 Die Bakterien werden aus den Papierspitzen eluiert, sodass sie in Suspension vorliegen. Durch Enzyme und Detergenzien werden die Zellen zerstört, sodass die DNS frei wird. Nach Isolierung der bakteriellen DNS wird diese in zwei Einzelstränge aufgetrennt und fragmentiert.

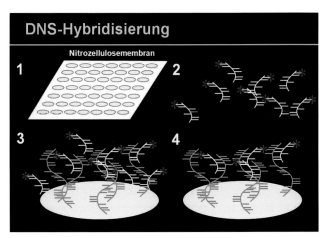

Abb. 6 1: Die Einzelstrang-DNS wird zum Beispiel auf einer Nitrozellulosemembran fixiert. 2: Für ein Bakterium (z. B. *A. actinomycetemcomitans*) spezifische, komplementäre, radioaktiv oder enzymatisch markierte (roter Stern) Gensonden (DNS oder RNS) werden im Überschuss dazugegeben. 3: Diese Gen-Sonden binden an den komplementären Abschnitt der bakteriellen DNS und hybridisieren mit dieser. 4: Die überschüssigen Gen-Sonden werden herausgewaschen: Für jede in der Probe befindliche Einzelstrang-DNS des nachzuweisenden Bakteriums hat eine Gen-Sonde gebunden. Das radioaktive bzw. Farbsignal der Probe ist der Menge an DNS dieses Keims proportional. Über Eichkurven, die mit Proben bekannter Bakterienzahl hergestellt wurden, sind quantitative Nachweise möglich.

ist die 16S-rRNS, die aus etwa 1.500 Nukleotiden besteht. Einige Nukleotidsequenzen der 16S-rRNS sind speziesspezifisch und werden auch zur taxonomischen Charakterisierung der Bakterien genutzt. Für die molekularbiologischen Testverfahren muss zunächst die DNS bzw. RNS aus den subgingivalen Plaqueproben isoliert werden. Dafür werden die Bakterienzellen enzymatisch aufgeschlossen (lysiert). Nach Isolierung und Reinigung der DNS bzw. RNS stehen verschiedene diagnostische Methoden zum Nachweis – und je nach Verfahren – zur Quantifizierung parodontalpathogener Mikroorganismen zur Verfügung. Diese Verfahren besitzen eine hohe Sensitivität sowie Spezifität gegenüber anderen Testverfahren und benötigen im Gegensatz zu kulturellen Techniken keine lebenden Bakterien. Die Transportzeit zum Labor hat keine vorrangige Bedeutung: Die Proben können mit der Post verschickt werden.

DNS-Sonden

Für die Analyse mit DNS-Sonden werden die Bakterien aus den Papierspitzen eluiert, sodass sie in Suspension vorliegen. Durch Enzyme und Detergenzien werden die Zellen zerstört, sodass die DNS frei zugänglich wird. Nach der Isolierung der bakteriellen DNS wird diese in zwei Einzelstränge aufgetrennt und fragmentiert (Abb. 5). Sind bei dem zu untersuchenden Mikroorganismus charakteristische Basensequenzen der Ziel-DNS schon bekannt, dann werden spezifische, komplementäre, radioaktiv oder enzymatisch markierte Gensonden zum Nachweis dieses Mikroorganismus eingesetzt. Sie binden an den komplementären Abschnitt der bakteriellen DNS und hybridisieren mit dieser (Abb. 6). Je nach Länge und Art der Nukleotidsequenz unterscheidet man DNS-Sonden (ca. 25.000 Nukleotide) und Oligonukleotidsonden (DNS oder RNS, ca. 15 bis 30 Nukleotide).

Um Kreuzreaktionen mit anderen nicht gesuchten Mikroorganismen aus der Plaqueprobe, die die Sensitivität und Spezifität eines Tests reduzieren, zu vermeiden, werden zurzeit überwiegend Oligonukleotidsonden (z. B. IAI-PadoTest 4•5, Institut für Angewandte Immunologie, Zuchwil, Schweiz; LCL biokey GmbH, Aachen) verwendet. Die Oligonukleotidsonden, die in

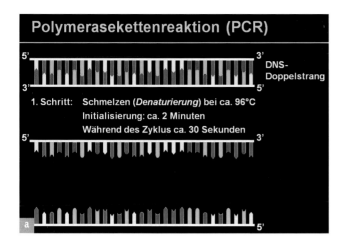

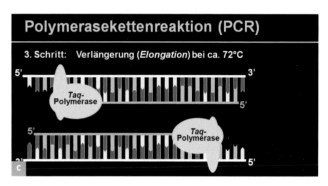

Abb. 7 a Zu Beginn der Polymerasekettenreaktion werden die DNS-Doppelstränge durch Erhitzen in zwei einzelne Stränge getrennt (Schmelzen, Denaturierung). **b** Anschließend erfolgt bei niedrigerer Temperatur die Anlagerung spezifischer Oligonukleotidprimer an den jeweils beiden 3'-Enden der komplementären genomischen Sequenzen (Hybridisierung oder Annealing). Als Primer dienen ca. 15 bis 25 Basen lange Oligonukleotide, die komplementär zu den bereits bekannten flankierenden Bereichen der zu amplifizierenden DNS-Sequenzen synthetisiert werden. **c** Die Extension oder Elongation erfolgt mithilfe einer hitzestabilen DNS-Polymerase, die die zwischen den Primern gelegenen genomischen DNS-Matrizen amplifizieren kann. Häufig handelt es sich dabei um eine Taq-Polymerase aus dem Bakterium „*Thermus aquaticus*", das sich in Geysiren findet.

diesem Test zum Einsatz kommen, sind komplementär zu bestimmten Sequenzen der ribosomalen 16S-rRNS (Teil der kleinen Untereinheit der bakteriellen Ribosomen) verschiedener Bakterien und ermöglichen somit ihre Identifizierung. Die meisten Tests haben eine Nachweisgrenze bei 10^3 bzw. 10^4.

DNS-Sonden können auch zur Detektion von DNS-Sequenzen benutzt werden, die mithilfe der Polymerasekettenreaktion zuvor amplifiziert worden sind.

Polymerasekettenreaktion

Die Polymerasekettenreaktion (Polymerase Chain Reaction = PCR) ist eine In-vitro-Amplifikationstechnik, mit der nach der Isolierung der bakteriellen DNS ein genau definierter Teil des DNS-Stranges um das Millionenfache vervielfältigt werden kann. Die Spezifität der Reaktion für die gesuchte Sequenz wird durch den Einsatz von spezifischen Oligonukleotidprimern erreicht. Primer sind Sequenzen aus ca. 15 bis 25 Nukleotiden (Oligonukleotide), die als Startpunkt für DNS-replizierende Enzyme, wie die DNS-Polymerase, dienen. Für

die Reaktion wird ein Paar aus zwei komplementären Primern eingesetzt, die die entsprechende Sequenz auf den beiden gegenläufigen DNS-Strängen flankieren.

Die Amplifikation der Sequenz erfolgt automatisiert innerhalb weniger Stunden durch Wiederholung eines Reaktionszyklusses, der aus drei Schritten besteht. Im ersten Schritt werden die DNS-Doppelstränge durch Erhitzen in zwei einzelne Stränge getrennt (Schmelzen oder Denaturierung) (Abb. 7a). Anschließend wird die Temperatur im Reaktionsgemisch gesenkt, sodass sich die Oligonukleotidprimer an die einzelsträngige DNS (Template-DNS) anlagern können (Hybridisierungs- oder Annealingschritt). Im letzten Schritt heftet eine hitzestabile DNS-Polymerase (z. B. die Taq-Polymerase, die in dem in Geysiren lebenden Bakterium „*Thermus aquaticus*" gefunden werden kann) die Nukleotide an das 3'-OH-Ende des jeweiligen Primers an und synthetisiert damit eine zum Ausgangsstrang komplementäre DNS-Sequenz (Elongation oder Extension, Abb. 7b und c). Mit der Denaturierung des entstandenen DNS-Produkts beginnt ein neuer Zyklus, der bis zu 40-mal wiederholt wird. Da die Amplifikation der

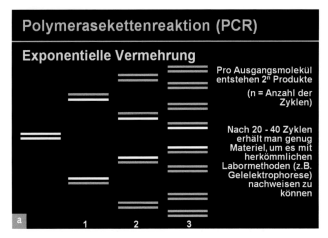

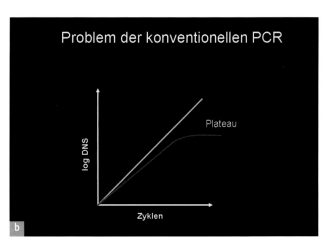

Abb. 8a und b Polymerasekettenreaktion (PCR). **a** Exponentielle Amplifikation durch PCR. **b** Probleme der konventionellen PCR.

Zielsequenz theoretisch exponentiell verläuft, sollte eine Quantifizierung des Ausgangsmaterials prinzipiell möglich sein (Abb. 8a). Bei genauem Hinsehen zeigt sich aber, dass sich die Amplifikationsrate von Zyklus zu Zyklus verändert. In der ersten Phase der PCR-Reaktion ist die Menge der Template-DNS noch sehr begrenzt und damit die Wahrscheinlichkeit, dass sich Primer, Polymerase und Template treffen, suboptimal. Dagegen ist in der letzten Phase die Produktmenge so stark angestiegen, dass es zu einer Produkthemmung kommt. Die Produktfragmente hybridisieren immer häufiger mit anderen Produktfragmenten und nicht mit den Primern. Darüber hinaus gehen in dieser Phase auch die Substrate (Primer und Nukleotide) aus, und die Enzymaktivität der Polymerase nimmt durch die hohen Temperaturen ab. Einen exponentiellen Anstieg findet man daher nur zwischen der Anfangs- und Endphase der Reaktion; nur in diesem Zeitraum besteht ein nachvollziehbarer Zusammenhang zwischen Produktmenge und Templatemenge (Abb. 8b).

Bei der Standard-PCR erfolgt der Nachweis des Amplifikationsprodukts nach Abschluss der gesamten PCR-Reaktion (Endpunktbestimmung). Dazu wird das Reaktionsgemisch durch Elelektrophorese in einem Agarosegel aufgetrennt. Das Amplifikationsprodukt wird mittels eines Farbstoffs, der in doppelsträngiger DNS interkaliert (z. B. Ethidiumbromid) sichtbar gemacht und mithilfe eines externen oder internen Standards quantifiziert. Dieser Nachweis kann allerdings nur semiquantitativ sein, da die Menge des Amplifikationsprodukts zu einem Zeitpunkt bestimmt wird, bei

dem die PCR-Reaktion nicht mehr exponentiell verläuft und die verwendeten Farbstoffe nicht spezifisch für die gesuchte DNS-Sequenz sind.

Diese Probleme haben zur Entwicklung der Real-Time- oder quantitativen PCR geführt. Es gibt verschiedene Möglichkeiten, eine quantitative PCR durchzuführen. Bei dem einfachsten Verfahren wird der DNS-interkalierende Farbstoff (ein Fluorophor, z. B. SYBR Green) direkt in das Reaktionsgemisch gegeben. Für die quantitative PCR benötigt man besondere PCR-Apparate, die zusätzlich zu dem Thermocycler eine Lichtquelle und einen Lichtdetektor enthalten. Während des Elongationsschritts lagert sich das Fluorophor in die sich neu bildenden Doppelstränge ein. Am Ende der Elongation wird das Fluorophor mithilfe der Lichtquelle angeregt und das emittierende Licht durch den Detektor quantifiziert. Damit ist es möglich, das Amplifikationsprodukt in jedem einzelnen Zyklus (real time) zu messen und den Zeitpunkt zu bestimmen, wann die Amplifikation in die exponentielle Phase übergeht.

Da SYBR Green zwar sehr sensitiv, aber wenig spezifisch ist, wurden andere Methoden entwickelt, bei denen das Fluorophor direkt an die Primer gekoppelt wird (z. B. TaqMan®-Sonde oder Molecular Beacons) und damit die Spezifität der Reaktion erhöht werden kann. Die quantitative PCR wird auch für den Nachweis von Parodontalpathogenen angewendet (z. B. Carpegen® Periodiagnostik, Carpegen, Münster). Mit dieser Methode können sechs Parodontalpathogene identifiziert werden: *Aggregatibacter actinomyce-*

temcomitans, Porphyromonas gingivalis, Tannerella forsythia, Treponema denticola, Fusobacterium nucleatum ssp. und *Prevotella intermedia*. Die Nachweisgrenze der Real-Time-PCR liegt bei 10^2.

Mit den kommerziell erhältlichen Tests können aber nur bestimmte, von vornherein durch den Test festgelegte Mikroorganismen nachgewiesen werden. Ein weiterer Nachteil der zurzeit verfügbaren Tests ist, dass sie keine Untertypen, z. B. von *Aggregatibacter actinomycetemcomitans*, unterscheiden können. Es gibt hochvirulente (Genotyp B), aber auch wenig virulente (Genotyp C) Varianten. Da aber in Mitteleuropa überwiegend die Genotypen B und A (zumeist bei chronischer Parodontitis nachzuweisen) vorkommen, die beide parodontalpathogen sind, ist beim Nachweis von *Aggregatibacter actinomycetemcomitans* bei einer fortgeschrittenen Parodontitis[8] davon auszugehen, dass sein Vorkommen mit der Pathogenese eng verknüpft ist.

Checkerboard-DNS-DNS-Hybridisierungstechnik

Diese Technik wurde zum Nachweis von mehr als 40 in der Mundhöhle häufig vorkommenden Mikroorganismen entwickelt. Das Verfahren bedient sich zur Hybridisierung von DNS-Proben gesamtgenomischer, Digoxigenin-gekoppelter DNS-Sonden oder 16S-rRNS-Oligonukleotidsonden, die auf eine Trägermembran aufgebracht werden. Sie ermöglicht die gleichzeitige Bestimmung mehrerer Bakterienspezies in einer oder mehreren Plaqueproben. Diese hochspezifische Methode kann nur in speziell eingerichteten Labors durchgeführt werden und verlangt bestimmte Fachkenntnisse. Sie steht dementsprechend nicht für den Routineeinsatz zur Verfügung, sondern wird beispielsweise bei epidemiologischen Untersuchungen angewandt[4].

Literatur

1. Paster BJ, Boches SK, Galvin JL, Ericson RE, Lau CN, Levanos VA, Sahasrabudhe A, Dewhirst FE. Bacterial diversity in human subgingival plaque. J Bacteriol 2001;183:3770-3783.
2. Theilade E, Wright WH, Jensen SB, Löe H. Experimental gingivitis in man. II. A longitudinal clinical and bacteriological investigation. J Periodont Res 1966;1:1-13.
3. Haubek D, Ennibi OK, Poulson K, Væth, Poulsen S, Kilian M. Risk of aggressive periodontitis in adolescent carriers of the JP2 clone of Aggregatibacter (Actinobacillus) actinomycetemcomitans in Morocco: a prospective longitudinal cohort study. Lancet 2008;371:237-242.
4. Socransky SS, Haffajee AD. Periodontal microbial ecology. Periodontol 2000 2005;38:135-187.
5. Eickholz P. Ätiologie. In: Heidemann D (Hrsg.). Praxis der Zahnheilkunde. 4. Parodontologie, 4. Aufl. München: Urban & Fischer, 2005;33-70.
6. Eickholz P, Dannewitz B, Kim T-S. Antibiotika in der Parodontologie. Quintessenz 2004;55:375-388.
7. Schacher B, Baron F, Roßberg M, Wohlfeil M, Arndt R, Eickholz P. Aggregatibacter actinomycetemcomitans as indicator for aggressive periodontitis by two analysing strategies. J Clin Periodontol 2007;34:566-573.
8. Beikler T, Karch H, Flemmig TF. Mikrobiologische Diagnostik in der Parodontitistherapie. Gemeinsame Stellungnahme der Deutschen Gesellschaft für Parodontologie (DGP) und der Deutschen Gesellschaft für Zahn-, Mund- und Kieferheilkunde (DGZMK). Dtsch Zahnärztl Z 2005;60:660-662.
9. Mombelli A, Gmür R, Gobbi C, Lang NP. Actinobacillus actinomycetemcomitans in adult periodontitis. I. Topographic distribution before and after treatment. J Periodontol 1994;65:820-826.
10. Jervøe-Storm P-M, AlAhdab H, Koltzscher M, Fimmers R, Jepsen S. Comparison of curet and paper point sampling of subgingival bacteria as analysed by real-time polymerase chain reaction. J Periodontol 2007;78:909-917.
11. Beikler T, Schnitzer S, Abdeen G, Ehmke B, Eisenacher M, Flemmig TF. Sampling strategy for intraoral detection of periodontal pathogens before and following periodontal therapy. J Periodontol 2006;77:1323-1332.

14 Faziale/orale Rezessionen: Befunderhebung und Dokumentation

Beate Schacher, Peter Eickholz

Einleitung

Das Vorhandensein fazialer und/oder oraler Rezessionen kann im Rahmen der Erhebung des Parodontalen Screening Indexes (PSI) vermerkt werden, indem der Code für den jeweiligen Sextanten mit einem Stern versehen wird. Bei dieser Form der Dokumentation werden aber weder die betroffenen Zähne noch das Ausmaß der Rezessionen dokumentiert. Bei der Erhebung eines Parodontalstatus mit der Messung von Sondierungstiefen und Attachmentverlusten wird auch für jeden Zahn die Tiefe der Rezessionen dokumentiert, die sich als Differenz von Attachmentverlust und Sondierungstiefe ergibt. Allerdings erfasst diese Messung nur die Rezessionstiefe; Informationen über Rezessionsbreite, Gingivabreiten und Rezessionscharakteristika lassen sich aus diesen Befunden nicht gewinnen. Werden nur Sondierungstiefen gemessen, können keine Aussagen über Vorkommen bzw. Ausdehnung von Rezessionen getroffen werden.

Viele Patienten registrieren allerdings selbst insbesondere faziale Rezessionen. Sie sind entweder beunruhigt und befürchten Zahnverlust oder fühlen sich ästhetisch beeinträchtigt und wünschen eine Korrektur. In diesen Fällen ergibt sich die Notwendigkeit einer speziellen, detaillierten Befunderhebung und Dokumentation. Die so gewonnenen Daten dienen bei nachfolgenden Untersuchungen zur Verlaufskontrolle. Auf diese Weise kann die Stabilität bzw. Progression der Rezessionen objektiv und nachvollziehbar festgestellt werden. Darüber hinaus können diese Befunde Hinweise auf mögliche ätiologische Faktoren geben sowie im Bedarfsfall die Indikation für eine chirurgische Therapie belegen.

Klinische Untersuchung
Spezielle Anamnese

Liegen faziale/orale Rezessionen vor, so sind folgende Fragestellungen zu erörtern:

- Seit wann bestehen Rezessionen bzw. werden diese beobachtet?
- Gibt es im Zusammenhang mit den Rezessionen Beschwerden oder Beeinträchtigungen?
- Welche Zahnbürste und welche Putztechnik wurden in der Vergangenheit bzw. werden jetzt angewendet?
- Wurde eine kieferorthopädische Behandlung durchgeführt oder ist eine solche geplant?

Häufig stellt sich im Anamnesegespräch heraus, dass Rezessionen von den Patienten als Zahnfleischrückgang infolge einer Parodontitis interpretiert werden und die Patienten vor allem den Zahnverlust fürchten.

Inspektion

Bei der Inspektion werden Lokalisation und Ausmaß der Rezessionen im Sinne einer Übersicht festgestellt. Die Gingiva wird zunächst allgemein und dann speziell im Rezessionsbereich auf ihre Ausdehnung, ihre Beschaffenheit (dünn, fragil oder dick, derb), auf Farb- und Formveränderungen sowie auf mögliche Verlet-

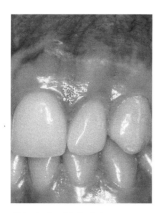 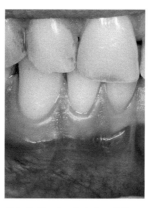 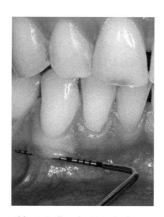 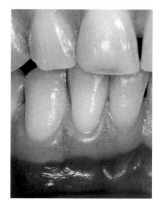

Abb. 1 Der Verlauf der mukogingivalen Grenzlinie kann vielfach anhand der farblichen Unterschiede zwischen der zumeist blassrosa Gingiva und der dunkleren rötlichen Alveolarmukosa erkannt werden.

Abb. 2 Tensionstest: Durch Zug an Lippen und Wangen wird die Alveolarmukosa bis zur mukogingivalen Grenzlinie von ihrer Unterlage abgehoben. Dabei treten auch die Bändchen hervor.

Abb. 3 Roll- oder Verschiebetest: Mit einer flach angelegten Parodontalsonde wird die Alveolarmukosa nach koronal verschoben, wo sie sich an der mukogingivalen Grenzlinie „aufrollt".

Abb. 4 Anfärbung der Mukosa mit Jodlösung: Nach Anfärben mit 3%iger so genannter *Schiller*'scher oder *Lugol*'scher Jodlösung (Cave: Jod-Allergie!) kommt es zur Braunfärbung der glykogenreichen Alveolarmukosa, während die glykogenfreie befestigte Gingiva ungefärbt bleibt.

zungen hin untersucht. Außerdem werden spezielle Befunde, wie z. B. Stillman-Spalten (spaltförmige Läsionen der marginalen Gingiva) oder McCall'sche Girlanden (fibröse Verdickungen der Gingiva im Rezessionsbereich) aufgenommen.

Mukogingivalbefund

Zur Klassifizierung bestehender Rezessionen und zur prognostischen Einschätzung bei vorhandenen prädisponierenden und/oder auslösenden Faktoren ist eine Befundung der mukogingivalen Region erforderlich. Der Verlauf der mukogingivalen Grenzlinie kann vielfach schon im Rahmen der Inspektion anhand der farblichen Unterschiede zwischen der zumeist blassrosa Gingiva und der dunkleren rötlichen Alveolarmukosa ermittelt werden (Abb. 1). Es existieren aber auch verschiedene Verfahren zur Darstellung der mukogingivalen Grenze:

Tensionstest

Durch Zug an Lippen und Wangen wird die Alveolarmukosa bis zur Grenzlinie von ihrer Unterlage abgehoben. Dabei treten auch die Bändchen hervor, und es kann überprüft werden, ob sie marginal einstrahlen bzw. ob der Gingivarand dem Zug nachgibt (Abb. 2).

Roll- oder Verschiebetest

Im Bereich von Rezessionen findet bevorzugt der Roll- oder Verschiebetest Anwendung, um den Verlauf der mukogingivalen Grenze zu verdeutlichen: Mit einer flach angelegten Parodontalsonde wird die Alveolarmukosa nach koronal verschoben, wo sie sich an der Grenzlinie oder – bei fehlender befestigter Gingiva – am Marginalsaum „aufrollt" (Abb. 3).

Anfärben der Alveolarmukosa

Neben diesen funktionellen Testmethoden kann die mukogingivale Grenze auch durch Anfärbung mit 3%iger so genannter Schiller'scher oder Lugol'scher Jodlösung (Cave: Jod-Allergie!) dargestellt werden; dabei kommt es zur Braunfärbung der glykogenreichen Alveolarmukosa, während die glykogenfreie befestigte Gingiva ungefärbt bleibt (Abb. 4).

Rezessionsbefunde

Im Rezessionsbereich werden mithilfe einer Parodontalsonde Messungen durchgeführt (Abb. 5a bis d):
• Die Rezessionstiefe entspricht der vertikalen Dimension von der Schmelz-Zement-Grenze zum Gingivarand (Abb. 5a); sie ergibt zusammen mit der Sondierungstiefe den Attachmentverlust.

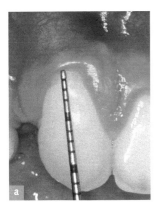 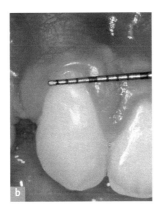 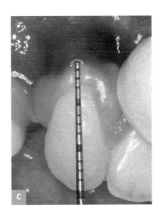 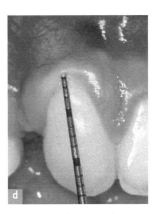

Abb. 5a bis d Messungen im Rezessionsbereich. **a** Rezessionstiefe. **b** Rezessionsbreite. **c** Breite der keratinisierten Gingiva. **d** Sondierungstiefe.

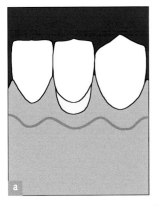 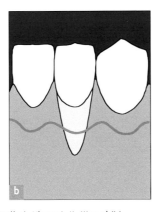 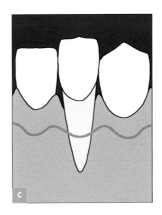 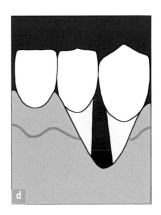

Abb. 6a bis d Klassifikationen nach *Miller*[1]: Klasse I, II, III und IV.

- Die Rezessionsbreite entspricht der horizontalen Dimension auf Höhe der Schmelz-Zement-Grenze (Abb. 5b).
- Die Messung der Distanz vom Gingivarand zur mukogingivalen Grenze ergibt die Breite der keratinisierten Gingiva (Abb. 5c). Wird von diesem Wert die Sondierungstiefe (Abb. 5d) abgezogen, ergibt sich die Breite der befestigten Gingiva.

Vor allem im Hinblick auf den möglichen Erfolg einer chirurgischen Therapie hat Miller1 eine Klassifikation der Rezessionen vorgenommen, die die Lagebeziehung zur mukogingivalen Grenze, die knöcherne und weichgewebliche Situation in den benachbarten Interdentalbereichen sowie die Zahnstellung berücksichtigt (Abb. 6a bis d):

- Klasse I: Die Rezession erreicht die mukogingivale Grenze nicht; kein Verlust an Alveolarknochen oder interdentalem Weichgewebe; vollständige Wurzeldeckung möglich.
- Klasse II: Die Rezession erreicht oder überschreitet die mukogingivale Grenze; kein Verlust an Alveolarknochen oder interdentalem Weichgewebe; vollständige Wurzeldeckung möglich.
- Klasse III: Die Rezession erreicht oder überschreitet die mukogingivale Grenze; Verlust an interdentalem Knochen und Weichgewebe; Zahnfehlstellung; teilweise Wurzeldeckung möglich.
- Klasse IV: Die Rezession erreicht oder überschreitet die mukogingivale Grenze; umfangreicher Verlust an interdentalem Knochen und Weichgewebe oder schwere Zahnfehlstellung; Wurzeldeckung nicht möglich.

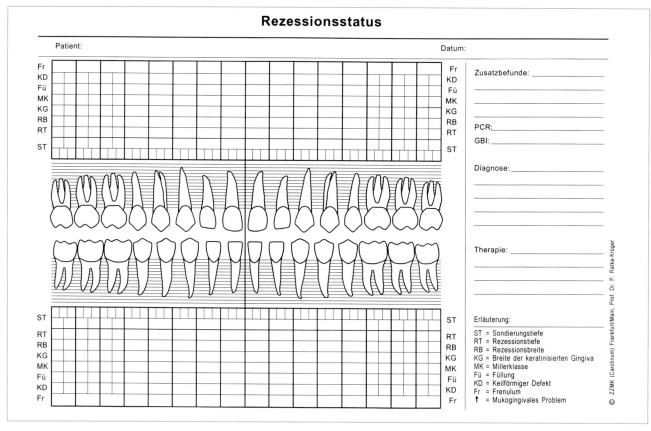

Abb. 7 Formular zur Dokumentation des Rezessionsstatus (es werden nur faziale Rezessionen berücksichtigt).

Dokumentation

Insbesondere bei multiplen fazialen Rezessionen empfiehlt sich die Dokumentation der Befunde anhand eines speziellen Rezessionsstatus auf einem besonderen Befundformular, wie es von Ratka-Krüger et al.[2] vorgestellt wurde (Abb. 7). Neben den Messungen im Rezessionsbereich können weitere Befunde (Füllungen, keilförmige Defekte, marginal einstrahlende Bändchen) aufgenommen werden. Mukogingivale Probleme, wie beispielsweise eine chronische Entzündung des Marginalsaums im Rezessionsbereich infolge einer Behinderung der Mundhygiene durch einstrahlende Bändchen, werden gesondert vermerkt. Rechts neben dem Zahnschema mit den Standardbefunden bietet der Rezessionsstatus die Möglichkeit, Zusatzbefunde (z. B. Gingivaphänotyp, Stillman-Spalten, subgingivale Restaurationsränder) aufzunehmen, parodontale Indexwerte einzutragen sowie Diagnose und gegebenenfalls Therapie festzulegen. Ein Nachteil des in Abbildung 7 dargestellten Befundbogens für den Rezessionsstatus ist, dass nur der ästhetisch relevante faziale Bereich berücksichtigt wird und es keine differenzierte Dokumentationsmöglichkeit für orale Rezessionen gibt.

Faziale/orale Rezessionen erfordern für sich genommen zunächst keine Röntgendiagnostik. Sind jedoch chirurgische Maßnahmen zur Wurzeldeckung vorgesehen, sollten – insbesondere bei vorhandenen Restaurationen – aktuelle Röntgenbilder der entsprechenden Zähne zur Beurteilung der periapikalen Region sowie des interdentalen Knochenniveaus vorliegen.

Zur Dokumentation von Rezessionsbefunden können Kiefermodelle aus Gips dienen, die darüber hinaus auch häufig zur Therapieplanung verwendet werden.

Vor allem bei fazialen Rezessionen stellen klinische Fotos wesentliche dokumentarische Unterlagen dar.

Zusammenfassung

Bei fazialen/oralen Rezessionen sind im Hinblick auf Prognose, Therapieplanung und Verlaufskontrolle eine systematische Untersuchung der mukogingivalen Region sowie eine Klassifizierung der Rezessionen erforderlich.

Zur Dokumentation der entsprechenden Befunde sind spezielle Formulare, wie der vorgestellte Rezessionsstatus, in besonderer Weise geeignet. Neben der schriftlichen Dokumentation klinischer Befunde sind Kiefermodelle und vor allem Fotos wichtige Dokumentationshilfen.

Insbesondere wenn plastisch-parodontalchirurgische Maßnahmen (z. B. Deckung freiliegender Wurzeloberflächen) aus kosmetischer Indikation durchgeführt werden sollen, ist eine gründliche Dokumentation der präoperativen Situation ratsam, um bei möglicher Unzufriedenheit der Patienten mit dem postoperativen Ergebnis eine objektive Verbesserung der klinischen Situation belegen zu können.

Literatur

1. Miller PD: A classification of marginal tissue recession. *Int J Periodontics Restorative Dent* 1985; 5/2: 65-70.
2. Ratka-Krüger P, Schacher B, Horodko M, Bürklin T: Plastische Deckung parodontaler Rezessionen. *Quintessenz* 2004; 55/5: 477-487.

15 Halitosis

Jens Kaltschmitt, Peter Eickholz

Einleitung

Halitosis, Foetor ex ore oder im Volksmund Mundgeruch ist ein Problem, das sich in folgende Bereiche aufgliedern lässt: echte Halitosis, Pseudo-Halitosis und Halitophobie. Patientien, die unter Pseudo-Halitosis oder Halitophobie leiden, nehmen bei sich selbst Mundgeruch wahr, obwohl dieser objektiv nicht vorliegt. Diese Probleme sind zahnärztlich nicht zu lösen und bedürfen einer psychologischen Betreuung. Die echte Halitosis kann nochmals in zwei Gruppen unterteilt werden: physiologische Halitosis und pathologische Halitosis[1]. Eine Sonderstellung nimmt der vorübergehende Mundgeruch ein.

Ursachen

Vorübergehender Mundgeruch kann die verschiedensten Ursachen haben und ist relativ einfach zu therapieren, nämlich durch Karenz der Noxe. Dazu gehören scharfe oder stark gewürzte Speisen und Getränke, einschließlich Alkoholika und Kaffee. Die bekanntesten Vertreter sind u. a. Knoblauch, Zwiebeln, Pökelwaren, Gewürze und Curry. Tabakkonsum hinterlässt ebenfalls einen charakteristischen schalen Geruch. Auch Mundtrockenheit kann zu Mundgeruch führen, wie man am besten morgens bei sich selbst feststellen kann.

Dauerhafter Mundgeruch entsteht – entgegen der oft angenommenen Meinung – nicht vorwiegend durch Erkrankungen des Magens, sondern durch Bakterien der Mundhöhle[2]. Die bevorzugten Schlupfwinkel sind hier die Approximalflächen der Zähne, insuffiziente Füllungs- und Kronenränder, Zahnfleischtaschen bei parodontalen Erkrankungen[2,3] und besonders das distale Zungendrittel[2] (Abb. 1 und 2). Lediglich bei 10 % der Halitosis-Patienten ist die Ursache auf ein internistisches[3] oder HNO-Problem zurückzuführen. Bei den restlichen 90 % ist der Zahnarzt der richtige Ansprechpartner (Tab. 1).

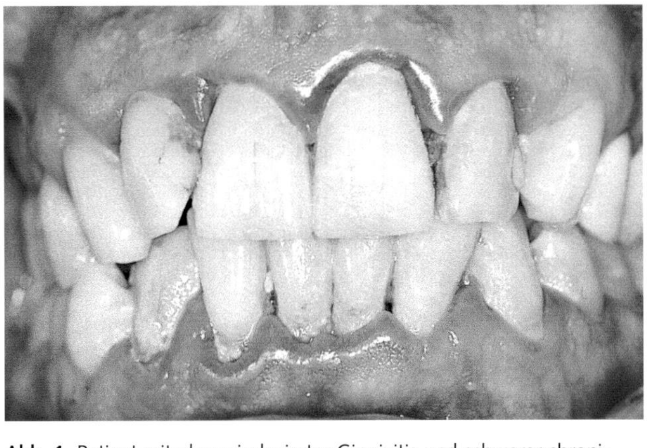

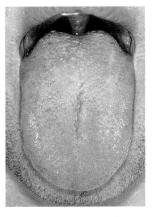

Abb. 1 Patient mit plaqueinduzierter Gingivitis und schwerer chronischer Parodontitis aufgrund ineffektiver individueller Mundhygiene. Die beiden oberen seitlichen Schneidezähne weisen zudem Kompositrestaurationen mit ungünstigen Randverhältnissen auf.

Abb. 2 Zunge eines 28-jährigen Patienten, der sich mit Halitosis in unserer Klinik vorstellte. Besonders das distale Zungendrittel ist belegt.

Etwa 80 verschiedene Bakterienarten, meist aus dem gramnegativen Spektrum, sind in der Lage, aus organischen Substraten, wie abgestorbenem Gewebe oder Nahrungsresten, überriechende Substanzen zu produzieren[3,4]. Eine besondere Bedeutung kommt hierbei den flüchtigen Schwefelverbindungen (Volatile sulphur compounds = VSC) zu, was sie geeignet erscheinen lässt, als eine Art Markersubstanz zu fungieren[4,5]. Hierzu zählen Schwefelwasserstoff, Dimethylsulfid und Methylmercaptan.

Diagnose

Am einfachsten lassen sich VSC mithilfe des eigenen Geruchssinns feststellen. Diese so genannte organoleptische Messung ist keine besonders valide Methode, um reproduzierbare Ergebnisse zu erhalten. Außerdem birgt die Vorstellung, sich als Betroffener zu einem Arzt zu begeben, um ihn anzuhauchen, damit dieser den eigenen Mundgeruch klassifiziert, ein hohes Maß an Peinlichkeit. Um die organoleptische Messung von Mundgeruch zu klassifizieren, empfiehlt sich die Einteilung in vier Schweregrade[6] (Tab. 2).

Zur instrumentellen Messung kann ein Gaschromatograph herangezogen werden. Diese Art der Messung ist jedoch sehr zeitaufwändig, teuer und für den Praxisalltag nicht sonderlich geeignet. Seit Anfang der 90er Jahre befindet sich ein Gerät auf dem Markt, mit dessen Hilfe es möglich ist, VSC direkt am Behandlungsstuhl zu messen. Dieser so genannte Halimeter® (Anysco, Karlsruhe; Abb. 3) gibt die Konzentration flüchtiger Schwefelverbindungen in ppb (parts per billion) auf einem Display an. Leider gehen die unterschiedlichen Schwefelverbindungen nicht zu gleichen Teilen in den Messwert ein, sodass mithilfe dieses Gerätes kein Grenzwert definiert werden kann[7]. Das Gerät eignet sich aber zur Behandlungsverlaufskontrolle und zur psychologischen Unterstützung während der Behandlung. Viele Patienten trauen eher den Messwerten eines Gerätes als der Nase eines Arztes[6].

Neueste Entwicklungen führen zu den so genannten „künstlichen Nasen", die in der Lage sein sollen, Gerüche exakt zu quantifizieren und zu klassifizieren[8].

Tab. 1 Mögliche Ursachen für Mundgeruch.

Zahnarzt	HNO-Arzt	Internist
Zungenbelag	Tonsillitis	eitrige Bronchitis
sub- und/oder supragingivaler Biofilm	Sinusitis	Pneumonie
Gingivitis	Pharyngitis	Abszesse (Lunge)
Parodontitis	Diphterie	Fremdkörper
Candidiasis	Pfeiffersches Drüsenfieber	Lungengangrän
ungepflegte Prothese	Angina Plaut Vincent	Wegenersche Granulomatose
Abszesse	Fremdkörper	Magen und Darmerkrankungen
offene Wurzelkanäle	Abszesse	präkomatöse Zustände und Koma (Urämie, Koma hepaticum)
überstehende Restaurationsränder	Lues III	Diabetes mellitus
Pemphigus	chronische Rhinitis (Ozäna)	Ösophagitis
Morbus Behçet	Postnasal Drip	Gelbfieber
Erythema exudativum multiforme	ulzerierende und zerfallende Tumoren	Medikamente
ulzerierende und zerfallende Tumoren		Trimethylaminurie
		ulzerierende und zerfallende Tumoren
		Divertrikel

Tab. 2 Einteilung des subjektiv wahrgenommenen Mundgeruchs nach Seemann[6].

Grad 0	Grad 1	Grad 2	Grad 3
Aus etwa 10 cm Entfernung lässt man den Patienten den Laut „A" sprechen. Es ist kein unangenehmer Geruch wahrzunehmen.	Aus etwa 10 cm Entfernung lässt man den Patienten den Laut „A" sprechen. Es lässt sich ein unangenehmer Geruch wahrnehmen.	Aus etwa 30 cm Entfernung lässt sich während einer Unterhaltung ein unangenehmer Geruch wahrnehmen.	Aus etwa einem Meter Abstand, z. B. während des Anamnesegesprächs, ist ein deutlicher Mundgeruch festzustellen.

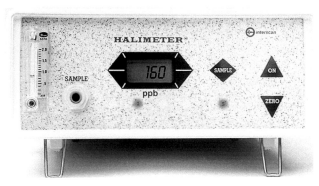

Abb. 3 Halimeter® zur Bestimmung der VSC im Atem. (Mit freundlicher Genehmigung der Fa. Anysco, Karlsruhe).

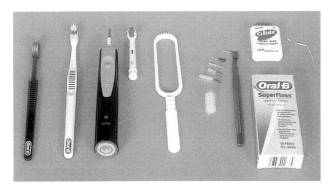

Abb. 4 Hilfsmittel zur mechanischen Plaquekontrolle.

Therapie

Eine Behandlung der Halitosis sollte immer erst nach eindeutiger Abklärung der Ursache erfolgen, wobei sich diese Reihenfolge empfiehlt: Zahnarzt, HNO-Arzt, Internist[6]. Die Behandlung der Halitosis liegt zumeist in der Beseitigung der Ursache. Das bedeutet konkret: Liegt die Ursache bei stark zerklüfteten Tonsillen, so erfolgt die Überweisung zu einem HNO-Arzt, der die weitere Therapie plant. Bei zahnmedizinischer Ursache muss eine effektive individuelle Mundhygiene etabliert werden[6]. Dazu gehören sowohl die tägliche Reinigung der Zahnzwischenräume durch individuell angepasste Interdentalraumbürstchen als auch das intensive Bürsten und Schaben des Zungenrückens mittels spezieller Zungenreiniger (z. B. One Drop Only®)[9] (Abb. 4). Initial kann dies mit 1%igem Chlorhexidingel unterstützt werden, das aber aufgrund möglicher Nebenwirkungen bald durch niederprozentigere Spüllösungen ersetzt werden sollte (Abb. 5).

In den meisten Fällen (etwa 90 %) kann Halitosis durch die Etablierung einer effektiven individuellen Mundhygiene und durch professionelle Zahnreinigung bzw. eine systematische Parodontitisbehandlung mit antiinfektiöser Therapie im Sinne einer „Full-mouth disinfection"[10] und gegebenenfalls anschließender Parodontalchirurgie beseitigt werden.

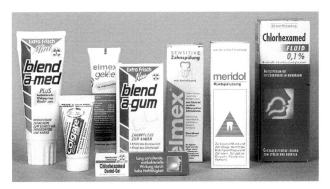

Abb. 5 Hilfsmittel zur chemischen Plaquekontrolle.

2. Yaegaki K, Sanada K: Volatile sulfur compounds in mouth air from clinically healthy subjects and patients with periodontal disease. *J Periodont Res* 1992; 27: 233-238.
3. Tonzetich J: Oral malodour: an indicator of health status and oral cleanliness. *Int Dent J* 1978; 28/3: 309-319.
4. Tonzetich J, Richter VJ: Evaluation of odoriferous components of salvia. *Arch Oral Biol* 1964; 9: 39.
5. Tonzetich J, Coil JM, Ng W: Gas chromatographic method for trapping and detection of volatile organic compounds from human mouth air. *J Clin Dent* 1991; 2: 79-82.
6. Seemann R: Diagnostik und Behandlung von Mundgeruch. *Prophylaxe Impuls* 2002; 6: 110-116.
7. Rosenberg M, Kulkarni GV, Bosy A, McCulloch CA: Reproducibility and sensitivity of oral malodor measurements with a portable sulphide monitor. *J Dent Res* 1991; 70: 1436-1440.
8. Shimura M, Watanabe S, Iwakura M, Oshikiri Y, Kusumoto M, Ikawa K, Sakamoto S: Correlation between measurements using a new halitosis monitor and organoleptic assessment. *J Periodontol* 1997; 68: 1182-1185.
9. Seemann R, Kison A, Bizhang M, Zimmer S: Effectiveness of mechanical tongue cleaning on oral levels of volatile sulfur compounds. *J Am Dent Assoc* 2001; 132: 1263-1267.
10. Quirynen M, de Soete M, Dierickx K, van Steenberghe D: The intra-oral translocation of periodontopathogens jeopardises the outcome of periodontal therapy. A review of the literature. *J Clin Periodontol* 2001; 28: 499-507.

Literatur

1. Yaegaki K, Coil JM: Genuine halitosis, pseudo-halitosis, and halitophobia: classification, diagnosis, and treatment. *Compend Contin Educ Dent* 2000; 21: 880-889.

16 Gewebebiopsien der Mundschleimhaut

Isabel Simon, Oliver Thiele, Christa Flechtenmacher, Bettina Dannewitz

Einleitung

Die Ursachen von Veränderungen der Mundschleimhaut sind vielfältig. Neben Normvariationen ohne eigentlichen Krankheitswert können entzündliche, infektiöse, hereditäre, immunologische, metabolisch-endokrine, traumatische, aber auch neoplastische Erkrankungen für Volumen- und/oder Farbveränderungen der oralen Mukosa verantwortlich sein. Viele Läsionen ähneln sich in ihrem klinischen Bild, da die Reaktionsfähigkeit der Mundschleimhaut auf verschiedene Reize relativ begrenzt ist. Erschwerend kommt hinzu, dass auch bei identischer Ursache eine gewisse Variabilität hinsichtlich der klinischen Ausprägung der Erkrankungen vorliegt (beispielsweise beim oralen Lichen planus, der sich u. a. in einer retikulären, atrophischen und erosiven Form darstellen kann).

Der Diagnoseprozess von Mundschleimhautveränderungen umfasst zunächst die Erhebung relevanter Informationen aus der speziellen, allgemeinen, aber gegebenenfalls auch der familiären und sozialen Anamnese des Patienten sowie die systematische klinische Untersuchung der Mundhöhle und eventueller weiterer Körperstellen. Meist kann dann bereits eine Arbeitsdiagnose gestellt werden; in vielen Fällen sind jedoch weiterführende diagnostische Maßnahmen erforderlich, um mögliche Differenzialdiagnosen ausschließen zu können. Neben bildgebenden Verfahren, blutchemischen und immundiagnostischen Labormethoden ist die histopathologische Untersuchung von Gewebeproben eine tragende Säule bei der Diagnose und Beurteilung von Mundschleimhautveränderungen. Die Entnahme von Gewebeproben zu diagnostischen Zwecken wird als Biopsie bezeichnet. In diesem Glossar sollen verschiedene Biopsietechniken und das praktische Vorgehen bei der Entnahme von Gewebeproben der Mundschleimhaut bzw. der Bürstenzytologie beschrieben werden. Zudem wird ein Überblick über die Arbeitsabläufe der histologischen Aufarbeitung der Proben gegeben.

Indikationen und Kontraindikationen für Biopsien der Mundschleimhaut

Die *Indikation* für die Entnahme von Gewebeproben sollte erst nach ausführlicher klinischer Untersuchung gestellt werden. Im Allgemeinen sind folgende Befunde Indikationen für eine weiterführende histologische Abklärung:

- verdächtige Schleimhautläsionen (Abgrenzung benigne versus maligne)
- Befunde, die nach zwei bis drei Wochen trotz Elimination ätiologischer Faktoren persistieren
- Läsionen, die nicht auf eine adäquate Therapie ansprechen oder für die keine ätiologischen Faktoren erkennbar sind
- nicht zu identifizierende Wucherungen oder Schwellungen der Schleimhaut.

Die Indikationen für die Entnahme von Gewebeproben in der allgemeinzahnärztlichen Praxis sind begrenzter. Bei pigmentierten Veränderungen und inhomogenen, verrukösen Leukoplakien bzw. Erythroplakien sowie bei Veränderungen mit Verdacht auf Malignität sollte umgehend die Überweisung an eine Klinik mit den

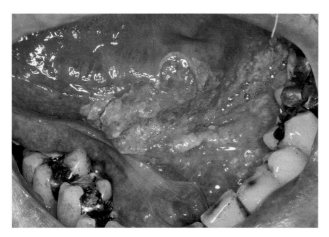

Abb. 1 Plattenepithelkarzinom im Bereich der Zunge und des Mundbodens. Bei Veränderungen mit Verdacht auf Malignität sollte frühestmöglich die Überweisung an einen Facharzt oder eine Klinik erfolgen.

entsprechenden therapeutischen Möglichkeiten erfolgen und keine Biopsie in der zahnärztlichen Praxis durchgeführt werden (Abb. 1). Auch bei kavernösen Hämangiomen sollte die Entfernung aufgrund der schwer einzuschätzenden Blutungsgefahr nach entsprechender Diagnostik (Angiografie, Sonografie) unter entsprechenden Vorsichtsmaßnahmen nur in einer Klinik vorgenommen werden. Weitere *Kontraindikationen* für eine Biopsie, die einen kleinen chirurgischen Eingriff darstellt, sind aber auch allgemeine Risiken, die sich aus der Anamnese des Patienten ergeben, wie zum Beispiel eine Therapie mit Antikoagulanzien oder das Vorliegen einer Bluterkrankung wie Hämophilie.

Allgemeine Aspekte zu Methoden der Gewebeentnahme

Es werden verschiedene Biopsietechniken unterschieden, u. a. die Inzisionsbiopsie, die Exzisionsbiopsie, die (Fein-)Nadelbiopsie, die Stanzbiopsie und die Bürstenbiopsie. In der zahnärztlichen Praxis stehen vor allem die Inzisions- und die Exzisionsbiopsie im Vordergrund. Weniger invasiv ist die Bürstenbiopsie, die einfacher in den zahnärztlichen Praxisablauf integriert werden kann. Im Folgenden wird insbesondere auf die Inzisions- und die Exzisionstechnik näher eingegangen.

Inzisionsbiopsie

Bei der Inzisionsbiopsie wird lediglich ein repräsentativer Anteil eines auffälligen Areals entnommen. Das Gewebestück sollte aus dem Bereich entfernt werden, in dem die Veränderungen am stärksten ausgeprägt sind. Ansonsten besteht die Gefahr von Fehldiagnosen. Können mit einer Biopsie nicht alle Charakteristika einer Gewebeveränderung erfasst werden, ist es sinnvoll, zwei oder mehr Biopsate zu entnehmen. Dabei müssen die Gewebeproben ausreichend groß dimensioniert sein (mindestens 5 mm in allen drei Dimensionen, Abb. 2). Wie auch bei der Exzisionsbiopsie sollte die Schnittführung spindelförmig verlaufen.

Exzisionsbiopsie

Solange der zu exzidierende Bereich eine Größe von 1 cm nicht überschreitet, wird der betreffende Bezirk ellipsoid umschnitten und die Läsion in toto keilförmig entfernt. Dabei ist es wichtig, einen Bereich der benachbarten, unveränderten Schleimhaut mit zu entfernen (Abb. 3 und 4). Somit stellt die Exzisionsbiopsie – im Gegensatz zur Inszisionsbiopsie – einen diagnostischen und therapeutischen Eingriff zugleich dar.

Praktisches Vorgehen
Patientenaufklärung

Auch wenn sie primär einen diagnostischen Zweck haben, sind Inzisions- und Exzisionsbiopsien invasive Eingriffe und erfüllen wie alle chirurgischen Maßnahmen im juristischen Sinn den Tatbestand einer rechtswidrigen Körperverletzung; sie bedürfen daher der Aufklärung sowie der Zustimmung des Patienten. Die Aufklärung muss sowohl juristischen als auch medizinischen Gesichtspunkten genügen und ist in jedem Fall individuell zu gestalten. Nach dem Urteil des Bundesgerichtshofs vom März 2003 (Az.: VI ZR 131/02 vom 25.03.2003) ist für normale ambulante Eingriffe eine Aufklärung am Tag des Eingriffs ausreichend.

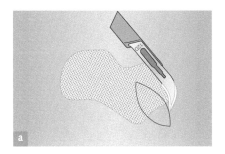
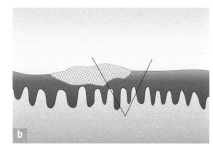

Abb. 2a und b Schematische Darstellung einer Inzisionsbiopsie.

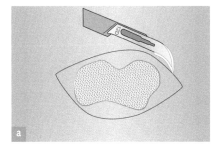
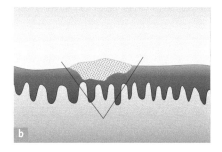

Abb. 3a und b Schematische Darstellung einer Exzisionsbiopsie.

Vorbereitung für die Einsendung der Proben

Für die Beurteilung von Gewebeproben der Mundschleimhaut ist es empfehlenswert, mit einem pathologischen Institut zusammenzuarbeiten, das Erfahrungen auf dem Gebiet der Oralpathologie hat. Bei unklaren Fragestellungen ist es auch hilfreich, sich mit einem erfahrenen Ansprechpartner persönlich auszutauschen. Für jede Gewebeprobe muss ein schriftlicher Untersuchungsantrag ausgefüllt werden, der dann zusammen mit dem Material eingesandt wird. In der Regel haben pathologische Labore spezielle Anträge, Versandkuverts und Transportgefäße in verschiedenen Größen, die den zahnärztlichen Praxen auf Anfrage zur Verfügung gestellt werden. Gewebeproben sollten nicht in normalen Briefkuverts verschickt werden.

Chirurgisches Vorgehen bei der Inzisions- oder Exzisionsbiopsie

Vor der chirurgischen Entnahme einer Gewebeprobe ist die Keimreduktion in der Mundhöhle mittels einer antibakteriellen Spülung sinnvoll. Gefärbte Desinfektionslösungen sind dabei weniger empfehlenswert, da diese später zu Problemen bei der Beurteilung des histologischen Befunds führen können. Empfehlenswert ist eine 0,2%ige Chlorhexidindiglukonatlösung[1]. Die Anästhesie des entsprechenden Bereichs der Mundschleimhaut erfolgt lokal mit einer Infiltrations- beziehungsweise Leitungsanästhesie. Es ist darauf zu achten, dass das Anästhetikum nicht in den Biopsiebereich selbst injiziert wird[2]. Zudem sollte ein ausreichender Abstand zur Entnahmestelle gewahrt werden, damit die gesetzten Depots das zu exzidierende Gebiet nicht aufwölben; dies kann einerseits das operative Vorgehen und andererseits die Qualität des Präparats beeinträchtigen[3]. Die spindelförmige Schnittführung erleichtert die Adaptation der Wundränder und somit einen stabilen primären Wundverschluss nach der Gewebeentnahme (Abb. 5).

Die Anwendung von elektro- oder laserchirurgischen Geräten ist für Biopsien nicht zu empfehlen, da die entstehenden Koagulationsnekrosen im Randbereich eine Bewertung der Schnittränder erschweren beziehungsweise unmöglich machen. Für die Biopsie können auch Hautstanzen benutzt werden, die als Einmalinstrumente mit verschiedenen Durchmessern angeboten werden (z. B. Biopsy Punch, Stiefel Laboratorium GmbH, Offenbach). Bei der Entnahme muss unbedingt darauf geachtet werden, dass nicht nur die oberflächliche Epithelschicht, sondern auch das subepitheliale Bindegewebe ausreichend tief mit erfasst wird, damit eine Beurteilung der Basalmembran und

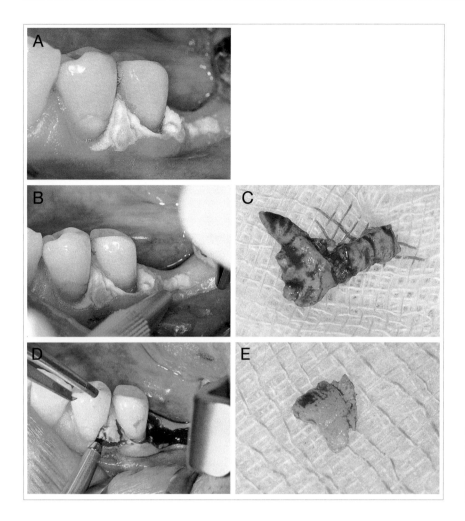

Abb. 4A bis E Exzisionsbiopsie. **A** Weiße, nicht abwischbare Läsion der keratinisierten Gingiva im Bereich der Zähne 34 und 35; **B** und **D** Exzisionsbiopsien der klinisch suspekten Befunde; **C** und **E** Entnommene Gewebestücke.

auch von Veränderungen des Bindegewebes (z. B. das Vorliegen eines entzündlichen Zellinfiltrats) ermöglicht wird.

Als Naht eignet sich atraumatisches, nichtresorbierbares Nahtmaterial, das in der Regel nach sieben bis zehn Tagen wieder entfernt werden kann. Für Exzisionen am Gaumen bietet sich die Vorbereitung einer Verbandsplatte (Tiefziehschiene) an, da diese Bereiche frei granulieren.

Bei der Entnahme sollte darauf geachtet werden, das Biopsat nicht mit der Pinzette zu quetschen, da Veränderungen nur richtig beurteilt und interpretiert werden können, wenn alle Details des Gewebes erhalten sind. Je nach Gewebe und Fragestellung kann es für die weitere Bearbeitung hilfreich sein, das Biopsat auf einer Korkplatte mit Nadeln zu fixieren, um ein Zusammenziehen, insbesondere größerer Schleimhautareale, zu verhindern. Unter Umständen ist auch

die Markierung des Präparats mithilfe festsitzender Fäden oder Farbstoffe mit entsprechenden Angaben zur räumlichen Orientierung der Markierungen auf dem Einsendeformular hilfreich.

Transport/Informationen für den Pathologen

Nach der Entnahme des Biopsats beginnt durch Unterbrechung der Blutzufuhr die Autolyse des Gewebes. Um zu starke Veränderungen der Zellen zu vermeiden, muss das entnommene Material sofort in die Fixierungslösung eingetaucht werden. Je schneller das Gewebe nach der Entnahme aus der natürlichen Umgebung fixiert wird, desto zuverlässiger ist die anschließende histologische Untersuchung. Die Verwendung von Kochsalzlösung als Transportmedium ist absolut ungeeignet, da es das Gewebe nicht fixiert und es damit zur Autolyse des Biopsats kommt. Es sollte reich-

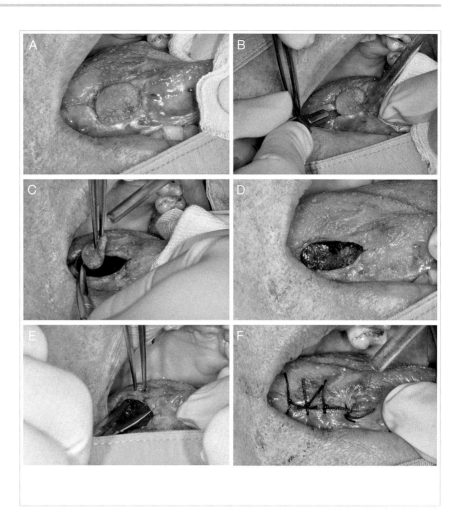

Abb. 5 A Exophytische Neoplasie im Bereich des rechten Zungenrandes.
B Exzisionsbiopsie des Befundes.
D bis **F** Unterminierende Präparation zur spannungsfreien Adaptation der Wundränder.

lich Fixationslösung verwendet werden, da das Fixativ beim Fixierungsprozess aufgebraucht wird. Das Präparat sollte in der Flüssigkeit frei schwimmen können, das Volumenverhältnis Gewebe zu Fixationslösung sollte daher mindestens 1:5 (besser 1:10) betragen (Abb. 6). Die Transportgefäße müssen ausreichend dimensioniert sein, damit das Fixationsmittel von allen Seiten gleichmäßig in das Gewebe eindringen und das Gewebe zudem seine ursprüngliche Form beibehalten kann. In der Regel werden Gewebeproben in neutral gepuffertem 10%igen Formalin (entspricht 4 % Formaldehyd) fixiert. Werden Gefäße mit Fixationslösung zur Verfügung gestellt, sollten sie in der zahnärztlichen Praxis bei Raumtemperatur, aber möglichst lichtgeschützt gelagert werden.

Spezielle Fragestellungen erfordern unter Umständen andere Arten der Fixierung bzw. des Transports. Für die elektronenmikroskopische Untersuchung ist

Glutaraldehyd als Fixationslösung zu bevorzugen. Bei der Schnellschnittuntersuchung wird dagegen natives, unfixiertes Gewebe benötigt, das so rasch wie möglich in das pathologische Institut transportiert werden muss. Kleine Proben können dabei auf mit Kochsalz befeuchtete Tupfer gelegt werden.

Auch die Abklärung blasenbildender Erkrankungen mittels immunhistochemischer Methoden erfordert die Einsendung von nativem, unfixiertem Material. In solchen Fällen ist es unabdingbar, die Gewebeentnahme vorab mit dem pathologischen Institut abzusprechen und anzumelden.

Für das Ausfüllen der Einsendeformulare, die Beschriftung der Transportgefäße und die Kommunikation mit dem Pathologen sind folgende Punkte wichtig:

- Auf dem Antrag müssen der Name und das Geburtsdatum des Patienten, der Name des einsendenden Zahnarztes sowie die Anschrift und die

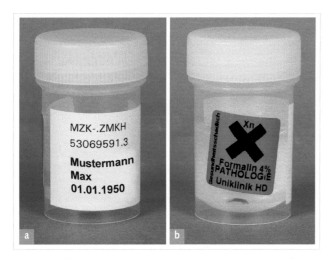

Abb. 6a und b Die Gewebeproben werden sofort nach der Entnahme in Fixationslösung gelagert (für konventionelle Fragestellungen Formalin). Die Transportgefäße müssen eindeutig und leserlich beschriftet werden.

Telefonnummer der Praxis leserlich dokumentiert sein. Der Antrag sollte vom behandelnden Zahnarzt unterschrieben werden.

- Da der Pathologe den Patienten und die Läsion klinisch selbst nicht sieht, ist er auf eine möglichst detaillierte Beschreibung des Befundes durch den Zahnarzt angewiesen (u. a. Lokalisation, Ausdehnung, Oberflächenbeschaffenheit, Farbe, Abwischbarkeit, Substanzdefekt oder -zunahme, Symptomatik).
- Es muss klar erkennbar sein, wo und wie die Gewebeprobe entnommen wurde.
- Es sollten auch für die Läsion relevante anamnestische Angaben aufgeführt werden (z. B. Alkohol- und/oder Nikotinabusus; Einnahme von Medikamenten, wie Ciclosporin oder Bisphosphonate; systemische Erkrankungen, wie HIV-Infektionen).
- Falls vorhanden, können auch Farbfotos der Läsion oder Röntgenbilder mitgegeben werden.
- Der Antrag sollte die Arbeits- und mögliche Differenzialdiagnosen beinhalten.
- Falls bereits früher pathologische Untersuchungen dieses Befundes durchgeführt wurden, sollte angegeben werden, wann und in welchem Labor dies erfolgt ist. Falls es sich um das gleiche Labor handelt, ist es hilfreich, die entsprechende Nummer anzugeben, mit der die vorherige Probe identifiziert werden kann.

- Das Einsendegefäß muss gut lesbar mit Namen und Geburtsdatum des Patienten versehen sein. Im Fall der Entnahme mehrerer Proben eines Patienten müssen diese entsprechend nummeriert und möglichst genaue Materialbezeichnungen auf dem Versandantrag dokumentiert werden.
- Werden Nadeln zur Markierung oder zum Aufspannen des Gewebes verwendet, muss das Gefäß gesondert gekennzeichnet werden.
- Infektiöses Material muss besonders gekennzeichnet werden.

Häufige Fehler

Trotz eindeutiger Entnahme- und Fixationsempfehlungen der pathologischen Labore kommt es zu Fehlern, die eine sichere Beurteilung der Gewebeproben erschweren oder unmöglich machen können. Zu den häufigsten Fehlern zählen:

- Die Gewebeprobe wird von der falschen Stelle entnommen, das Biopsat stammt dann nicht vom Krankheitsherd selbst, sondern aus dessen Umgebung.
- Die Gewebeproben sind zu klein oder die Entnahme ist nicht tief genug erfolgt, sodass nicht alle Gewebeschichten beurteilt werden können.
- Das Gewebe wird durch die Verwendung von Pinzetten mechanisch oder durch eine elektro- oder laserchirurgische Entnahme thermisch geschädigt oder zerstört.
- Die Proben werden gar nicht, zu spät oder in der falschen Lösung fixiert.
- Die Proben werden in zu kleinen Gefäßen transportiert.
- Das Einsendegefäß wird nicht beschriftet.
- Das Einsendeformular wird unvollständig oder unleserlich ausgefüllt.

Was passiert mit den Gewebeproben im Labor?

Bis zum fertigen Präparat auf dem Objektträger muss das Gewebe in mehreren Schritten speziell vorbehandelt werden. In Abbildung 7 werden verschiedene Sequenzen des Vorgehens bei der Aufarbeitung des Gewebes im pathologischen Labor dargestellt. Das fixierte Gewebe wird zunächst makroskopisch untersucht. Es werden die Partikel gezählt, die Größe und bei Bedarf das Gewicht bestimmt und alle makroskopisch erkennbaren Veränderungen beschrieben.

Zur mikroskopischen Untersuchung müssen dünne Schnitte von dem entsprechenden Gewebe angefertigt werden. Da das fixierte Gewebe aufgrund seiner Konsistenz nicht schneidfähig ist, wird es zunächst eingebettet. Als Einbettmittel für die lichtmikroskopische Untersuchung hat sich vor allem Paraffin bewährt. Der Einbettungsprozess erfolgt in der Regel über Nacht. Dabei wird zunächst das Material durch Alkoholbäder (schrittweise ansteigende Alkoholreihe von 70- bis zu 100%igem Ethylalkohol) geführt und dadurch entwässert. Der Alkohol wird anschließend durch Methylbenzoat und Benzol ausgewaschen, wodurch das Gewebe gleichzeitig eine Aufhellung erfährt. Das entwässerte Material wird dann mit Paraffin durchtränkt (s. Abb. 7). Anschließend wird das in Paraffin eingebettete Gewebe für die lichtmikroskopische Untersuchung mithilfe von Mikrotomen in 1 bis 2 μm dünne Scheiben geschnitten. Danach werden die für die Untersuchung vorgesehenen Schnitte auf Objektträger aufgezogen (s. Abb. 7).

Zur Darstellung der unterschiedlichen Zell- und Gewebebestandteile existieren unzählige Färbemethoden. In der Histologie hat sich die Hämatoxylin-Eosin-Färbung (HE) als Routinefärbung etabliert. Mit dieser Färbung werden alle basophilen Gewebe- und Zellstrukturen (z. B. Chromatin der Zellkerne) durch das Hämatoxylin blau angefärbt; alle azidophilen Bestandteile (z. B. Zytoplasma, Kollagen) werden durch den sauren Farbstoff Eosin rot angefärbt. Vor der Färbung der histologischen Schnitte auf den Objektträgern muss normalerweise das Einbettmittel wieder aus den Gewebespalten entfernt werden; hierzu werden die Paraffinschnitte in Xylol eingebracht und nachfolgend in einer absteigenden Alkoholreihe (100 % bis 50 %) ausgewaschen, bevor sie in eine wässrige Färbelösung eingebracht werden.

Nach der Färbung werden die Schnitte mit Eindeckmedium (Kunstharz) sowie einem dünnen Deckglas eingedeckt. Ein eingedeckter Schnitt ist jahrzehnte-

lang haltbar und archivierbar (in der Regel müssen die Befundberichte von histologischen und zytologischen Präparaten zehn Jahre lang aufbewahrt werden). Die Präparate stehen auf diese Weise auch für Nachuntersuchungen zu einem späteren Zeitpunkt zur Verfügung.

Zytodiagnostik

Bei der Zytodiagnostik werden nur einzelne Zellen und nicht ein kompletter Gewebeverband auf maligne Veränderungen untersucht. Das Verfahren bietet eine zumeist schmerzfreie Probeentnahme ohne größere Blutungen und erfordert weder Lokalanästhesie noch Wundverschluss.

Für die Entnahme der Zellen wird die Bürste (z. B. Cytobrush Plus GT; Medscand Medical AB, Malmö, Schweden) mit leichtem Druck und gleichzeitiger Rotation mehrfach über die Läsion geführt.

Anschließend werden die Zellen durch mehrfaches Drehen und Ausstreichen der Bürste auf einen Objektträger übertragen. In der konventionellen Zytologie werden die alkoholfixierten und getrockneten Präparate gefärbt (z. B. mit Hämatoxylin-Eosin oder nach Papanicolaou) und von einem erfahrenen Zytopathologen untersucht. Lichtmikroskopisch können allerdings lediglich morpholgische Charakteristika der Zellatypien erkannt werden, und die in der Literatur beschriebenen Daten zur Treffsicherheit der Bürstenzytologie bei oralen Läsionen zeigen eine große Spannbreite[4]. Um die Sensitivität und Spezifität der oralen Bürstenzytologie zu erhöhen, kann das konventionelle Verfahren bei der Auswertung durch zusätzliche Techniken ergänzt werden[5].

Computerunterstützte Bildanalyse (OralCDx®)

OralCDx® wurde als computergestütztes Verfahren zur Analyse bürstenzytologischen Materials entwickelt (CDx Laboratories, Suffern, NY, USA)[6]. Ein Rechner scannt das gefärbte und digitalisierte Zellmaterial zur Untersuchung auf den Keratinisierungsgrad und auf morphologische Veränderungen. Das Analyseergebnis und eine Zellgalerie der am stärksten von der Norm abweichenden Zellen werden einem Zytopathologen

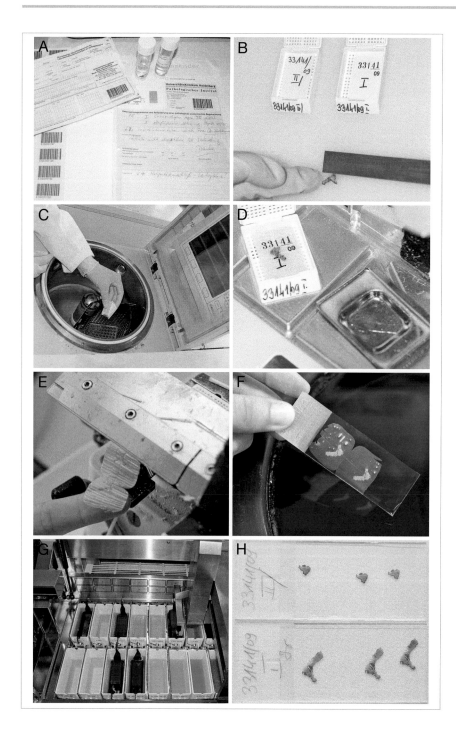

Abb. 7A bis H Verarbeitung der Gewebeproben (Proben aus Abb. 4) im Pathologischen Institut des Universitätsklinikums Heidelberg. A Die eingesandten Biopsate und Unterlagen werden numerisch eindeutig zugeordnet. B Das fixierte Gewebe wird zunächst makroskopisch untersucht. C Vor der Einbettung wird das Material zunächst automatisiert durch Alkoholbäder geführt und dadurch entwässert. D Das entwässerte Material wird dann mit Paraffin durchtränkt. E Mithilfe von Mikrotomen werden dünne Gewebeschnitte (1 bis 2 μm) angefertigt. F Im Anschluss werden die Schnitte auf Objektträger aufgezogen. G Automatisierte Färbung der Schnitte. H Gefärbte (HE-Färbung) und eingedeckte Schnitte.

am Bildschirm präsentiert. Der Pathologe betrachtet die selektierten Zellen noch einmal erstellt dem Einsender eine Diagnose und gibt eine Empfehlung für das weitere Vorgehen. Die computerunterstützte Bildanalyse ist lizenzgebunden (in Deutschland bisher nur über die Firma Pluradent AG & Co KG, Offenbach).

DNA-Bildzytometrie (Imagezytometrie)

Bei der DNA-Bildzytometrie wird mithilfe eines DNA-spezifischen Farbstoffs die DNA im Zellkern angefärbt und mittels fotometrischer Messung sowie eines PC-basierten Analysesystems quantifiziert[7,8]. Dabei wird die chromosomale Aneuploidie (numerische Chromosomenaberration) als Marker für Malignität angesehen. Die bei der Analyse gewonnenen Daten werden mit dem DNA-Gehalt von Zellen mit normaler diploider DNA verglichen. So entstehen DNA-Histogramme, die in DNA-diploid, DNA-polyploid und DNA-aneuploid eingeteilt werden. Speziell gesucht wird nach Zellen mit einem für Malignität pathognomischen DNA-Gehalt größer als 9c[7,8]. Der DNA-Gehalt wird in der Dimension c (constant) angegeben; 1c entspricht dem DNA-Gehalt eines unreplizierten, haploiden Chromosomensatzes.

Immunozytologie

Bei dieser Analyse werden maligne transformierte Zellen durch immunzytochemische Färbung tumorspezifischer Antigenstrukturen in der Bürstenzytologie visualisiert. In diesem Zusammenhang werden in aktuellen Studien die extrazellulären Matrixproteine Laminin 5 (γ2-Kette des Moleküls) und hochmolekulares Tenascin-C als interessante Moleküle für das Verfahren beschrieben, da sie im oralen Plattenepithelkarzinom bei der Invasion und Metastasierungskaskade überexprimiert werden[9,10].

In der Gynäkologie wird die Zytodiagnostik nach der Methode von Papanicolaou („Pap-Test") für das Screening von dysplastischen Veränderungen der Zervixschleimhaut bereits seit Jahrzehnten routinemäßig angewendet[11]. Auch wenn die Bürstenzytologie eine wenig invasive und einfache Untersuchungsform darstellt, *erfordern mehrere Faktoren eine kritische Beurteilung der Anwendung der Bürstenzytologie in der Mundhöhle.* Obgleich die Einführung der Bürste als Entnahmeträger die Gewinnung zusammenhängender Epithelfragmente sowie Epithelzellen aus tieferen Schichten ermöglichen sollte, wird durch diese Methode keine klassische Biopsie (also Entnahme von Gewebe in einem organisatorischen Zusammenhang) erreicht. Die Gewinnung von Zellen aus tieferen, aller für die Diagnose relevanten Zellschichten des Plattenepithels wird durch den Abstrich mit einer Bürste nicht sichergestellt. Des Weiteren ist die Mundhöhle, im Gegensatz zum Endozervixkanal, ein sehr gut ein-

sichtiges Gebiet, in dem Veränderungen der Mundschleimhaut bei einer Inspektion frühzeitig auffallen.

Die Bürstenzytologie ist nur ergänzend zur Histopathologie und nicht als alleiniges diagnostisches Verfahren zu sehen. Mit diesem Untersuchungsverfahren sollten nur primär nicht tumorverdächtige Läsionen der Mundschleimhaut untersucht werden. Die Technik eignet sich nicht zur Abklärung der Malignität von klinisch suspekten Läsionen, dafür bleibt die Histologie wie bisher der Goldstandard. Für Läsionen, die trotz negativen bürstenzytologischen Befundes fortschreiten, ist eine histopathologische Untersuchung von Gewebeproben zwingend erforderlich.

Literatur

1. Ruppert M, Schlagenhauf U. Chlorhexidin in der Zahnheilkunde. Eine Übersicht. Quintessenz 2004;55:55-65.
2. Reichart PA, Philipsen HP. Oralpathologie. Stuttgart – New York: Thieme, 1999.
3. Scheifele C. Entfernung kleiner benigner Tumoren, Biopsie. In: Reichart PA, Hausamen J-E, Becker J, Neukam FW, Schliephake H, Schmelzeisen R (Hrsg.). Curriculum Chirurgie Band I. Berlin – London: Quintessenz, 2002.
4. Driemel O, Kunkel M, Hullmann M, Kleinsasser N, Staudenmaier R, Muller-Richter U, Reichert TE, Kosmehl H. Wertigkeit der konventionellen oralen Bürstenbiopsie. HNO 2008;56:205-210.
5. Hullmann M, Reichert TE, Dahse R, von Eggeling F, Pistner H, Kosmehl H, Driemel O. Orale Zytologie: Historische Entwicklung, aktueller Stand und Ausblick. Mund Kiefer Gesichtschir 2007;11:1-9.
6. Sciubba JJ. Improving detection of precancerous and cancerous oral lesions. Computer-assisted analysis of the oral brush biopsy. U.S. Collaborative OralCDx Study Group. J Am Dent Assoc 1999;130:1445-1457.
7. Remmerbach TW, Mathes SN, Weidenbach H, Hemprich A, Bocking A. Nichtinvasive Bürstenbiopsie als innovative Methode in der Früherkennung des Mundhöhlenkarzinoms. Mund Kiefer Gesichtschir 2004;8:229-236.
8. Remmerbach TW, Weidenbach H, Pomjanski N, Knops K, Mathes S, Hemprich A, Bocking A. Cytologic and DNA-cytometric early diagnosis of oral cancer. Anal Cell Pathol 2001;22:211-221.
9. Driemel O, Dahse R, Berndt A, Pistner H, Hakim SG, Zardi L, Reichert TE, Kosmehl H. High-molecular tenascin-C as an indicator of atypical cells in oral brush biopsies. Clin Oral Investig 2007;11:93-99.
10. Driemel O, Dahse R, Hakim SG, Tsioutsias T, Pistner H, Reichert TE, Kosmehl H. Laminin-5 immunocytochemistry: a new tool for identifying dysplastic cells in oral brush biopsies. Cytopathology 2007;18:348-355.
11. Papanicolaou GN. A new procedure for staining vaginal smears. Science 1942;95:438-439.

Therapie

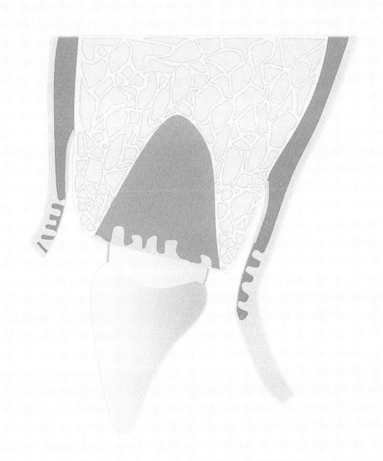

Antiinfektiöse Parodontaltherapie

17 Individuelle Mundhygiene-Hilfsmittel und deren Anwendung

Katrin Nickles, Peter Eickholz

Einleitung

Die dentale Plaque (oraler Biofilm) spielt eine entscheidende Rolle bei der Ätiologie von Parodontalerkrankungen und Karies. Eine regelmäßige, gründliche Plaqueentfernung kann die Entstehung dieser Erkrankungen wirksam verhindern[1]. Eine ebenso wichtige Rolle spielt eine effektive Plaquekontrolle in der unterstützenden Therapie nach zahnärztlicher Behandlung zur Verhütung von Rezidiven und Neuerkrankungen. Daher ist eine effektive häusliche Plaquekontrolle von entscheidender Bedeutung.

Jeder weiß, welch großes Angebot an Hilfsmitteln zur individuellen Mundhygiene den Patienten zur Verfügung steht. Es ist daher nicht immer einfach, über die ständig wachsende Produktpalette den Überblick zu behalten. Neue Produkte drängen auf den Markt; es fragt sich jedoch, ob diese Neuerungen immer eine sinnvolle Bereicherung sind?

Dieses Glossar beschäftigt sich daher mit dem Thema „Individuelle Mundhygiene". Es soll einen Leitfaden dafür bieten, welche Hilfsmittel zur häuslichen Mundhygiene empfehlenswert sind und wie sie korrekt zur Anwendung kommen.

Zahnbürsten
Handzahnbürsten

Produkte

Auf dem Markt sind sehr viele unterschiedliche Handzahnbürsten erhältlich. Sie unterscheiden sich in der Geometrie des Bürstenkopfes, im Borstenfeld, der Anordnung der Filamente (Abb. 1), der Griffgeometrie u.v.m. Es sollte beim Kauf darauf geachtet werden, dass der Bürstenkopf möglichst kurz ist (ca. 2,5 cm Länge), um schwer zugängliche Bereiche optimal reinigen zu können. Es sind fast ausschließlich Zahnbürsten mit Filamenten aus Nylon auf dem Markt – Naturborsten sind obsolet, da die Markkanäle dieser Borsten ideale Brutstätten für Bakterien sind und sie scharfkantige Borstenenden aufweisen. Das Borstenfeld sollte plan gestaltet sein, jedoch kann hier keine allgemein gültige Empfehlung ausgesprochen werden – die Auswahl kann je nach Vorliebe des Patienten erfolgen.

Um Traumatisierungen zu vermeiden, sollten keine extraharten Produkte empfohlen werden. Allerdings ist an dieser Stelle zu bemerken, dass bei Anwendung von weichen Zahnbürsten die Zahnpasta stärker abrasiv wirkt. Diese Tatsache lässt sich dadurch erklären, dass die Zahnpasta durch die größere Oberflächenspannung länger an den Bürsten verbleibt und der Kontaktbereich durch die größere Biegungsfähigkeit größer ist.

Anwendung

Es ist wichtig, dass sich der Patient eine bestimmte Systematik beim Zähneputzen angewöhnt, um alle Zahnflächen zu reinigen. Je nachdem, welche Erkrankung vorliegt und welche besonderen anatomischen Verhältnisse bestehen, werden unterschiedliche Zahnputztechniken empfohlen. Am häufigsten wird die modifizierte Bass-Technik angeraten: Sie ist geeignet, wenn gesunde Verhältnisse oder aber auch gingivale/parodontale Schäden vorliegen. Hierbei wird zunächst die Zahnbürste in einem Winkel von etwa 45° an das

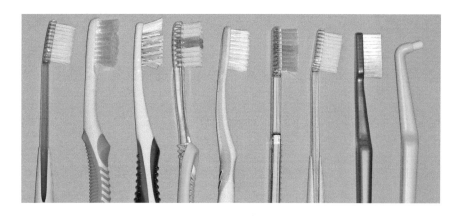

Abb. 1 Handzahnbürsten mit unterschiedlichen Borstendesigns.

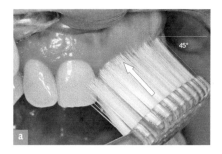
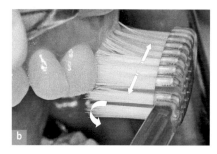

Abb. 2a und b Anwendung der Bass-Technik mit Handzahnbürsten. **a** Schritt 1: Ansetzen im Winkel von 45°. **b** Schritt 2: Rütteln und auswischen.

Zahnfleisch und die Zähne angelegt. Die Borsten werden leicht gegen Zähne und Zahnfleisch gedrückt und kleine, rüttelnde Hin- und Herbewegungen durchgeführt (Abb. 2a und b)[2]. Auf diese Weise werden die Zahnbeläge gelockert und entfernt. Systematisch werden zuerst die Außenflächen, dann die Innenflächen und zuletzt die Kauflächen gereinigt. Bei Patienten mit fazialen/oralen Rezessionen sollte die modifizierte Stillman-Technik zum Einsatz kommen: Hierbei werden die Borstenenden einer weichen Zahnbürste im Bereich der Gingiva angesetzt. Es erfolgt dann eine Auswischbewegung vom Zahnfleisch zum Zahn („von Rot nach Weiß"). Die Zahnbürste wird dabei gleichzeitig um ihre Längsachse gedreht, und es werden – falls möglich – Rüttelbewegungen durchgeführt[3].

Zeitpunkt, Häufigkeit und Dauer der Anwendung
Der Zeitpunkt für individuelle Mundhygienemaßnahmen sollte sich nach den Lebensgewohnheiten/-rhythmen des jeweiligen Patienten richten. Bei den meisten Patienten wird dieses Zeitfenster morgens (idealerweise vor dem Frühstück) und abends (vor dem Zubettgehen) vorhanden sein. Zum genauen Zeitpunkt können jedoch keine pauschalen Angaben

gemacht werden – wichtig ist hier vor allem, dass eine feste tägliche Routine geschaffen wird, um eine effektive Zahnreinigung zu etablieren. Es sollte ein Zeitraum gewählt werden, zu dem sich der Patient nicht zu müde oder unter Zeitdruck fühlt, da eine effektive Mundhygiene sonst kaum durchzuführen ist. Des Weiteren sollte eine mechanische Zahnreinigung nicht unmittelbar nach dem Genuss von säurehaltigen Getränken (z. B. Limonaden, Säften) oder Speisen (z. B. Obst) erfolgen, da es sonst durch das Zusammenspiel von Erosion und Abrasion zu einem erheblichen Zahnhartsubstanzverlust kommen kann[4] (Abb. 3).

Bei optimaler Pflege, das heißt effektiver Reinigung, ist es hinreichend, die Zähne einmal täglich zu putzen. Da es allerdings den meisten Menschen unmöglich ist, eine effektive Plaquebeseitigung in nur einem Reinigungsvorgang zu erreichen, wird allgemein eine zweimal tägliche Zahnreinigung favorisiert. Nur Patienten, die eine außergewöhnlich gute Compliance aufweisen und die häufig „zu viel des Guten" für ihre Mundhygiene tun, kann eine einmal tägliche Zahnreinigung empfohlen werden[5,6].

Für die exakte Dauer der Reinigung kann keine allgemeine Empfehlung ausgesprochen werden. Eine

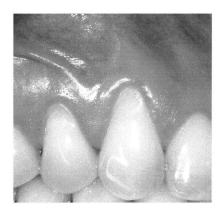

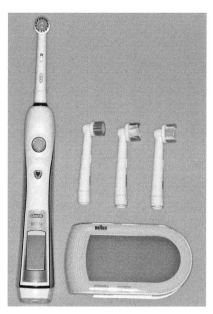

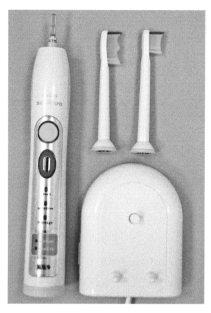

Abb. 3 Eine mechanische Zahnreinigung sollte nicht unmittelbar nach dem Genuss von säurehaltigen Getränken oder Speisen erfolgen. Durch Erosion in Kombination mit Abrasion der demineralisierten Zahnoberflächen kann es sonst zu Zahnhartsubstanzverlusten kommen. Hier lassen faziale Rezessionen mit Zahnhartsubstanzdefekten den Abtrag durch Zahnbürstenborsten erkennen.

Abb. 4 Elektrische Zahnbürsten: Oral-B Triumph®; Braun, Kronberg.

Abb. 5 Elektrische Zahnbürsten: Sonicare® Flex Care; Philips, Eindhoven/Niederlande.

einminütige Reinigung reicht selbst an gut zugänglichen Stellen nicht aus, wohingegen eine vierminütige Reinigung in entscheidenden Verbesserungen resultiert[7]. Trotz allem müssen hier die individuellen Unterschiede zwischen den einzelnen Patienten beachtet werden: Ein parodontal gesunder Patient, der keine freiliegenden Wurzeloberflächen aufweist, wird weniger Zeit benötigen, um alle Zahnflächen effektiv zu reinigen als ein Parodontitispatient nach Therapie, der mit zirkulär freiliegenden Zahnhälsen schon allein eine größere Fläche zu reinigen hat. Der Patient sollte daher vor allem auf die Vollständigkeit der Mundhygienemaßnahmen hingewiesen werden und weniger auf einen Normwert für die dazu benötigte Zeit[8].

Elektrische Zahnbürsten

Produkte

Mittlerweile ist eine kaum überschaubare Vielfalt an elektrischen Zahnbürsten auf dem Markt erhältlich. Leider herrschte lange Zeit Verwirrung sowohl bei Patienten als auch bei Zahnärzten, ob elektrische Zahnbürsten besser seien als herkömmliche Handzahnbürsten bzw. welche dieser elektrischen Zahnbürsten nun

empfehlenswert ist und welche nicht. Um diese Frage zu beantworten, wurde eine Metaanalyse zu dieser Thematik durchgeführt[9].

Von 354 gesichteten Studien wurden nur 29 Studien in die Analyse aufgenommen. Es erfolgte eine Unterteilung der Zahnbürsten nach dem Bewegungsmuster des Bürstenkopfes [Seitwärtsbewegungen, gegenläufig-oszillierende Bewegungen (z. B. Interplak®; Bausch & Lomb, Rochester, N. Y., U.S.A) oder rotierend-oszillierende Bewegungen (z. B. Oral-B Triumph®; Braun, Kronberg] (Abb. 4).

In dieser Untersuchung stellte sich heraus, dass Bürsten mit einem rotierend-oszillierenden Bewegungsmuster (z. B. Oral-B 3D Excel®) hinsichtlich der plaquereduzierenden Wirkung den Handzahnbürsten überlegen sind. Elektrische Zahnbürsten der dritten Generation machen sich die Schalltechnologie zunutze (z. B. Sonicare®; Philips, Eindhoven/Niederlande) (Abb. 5); auch sie zeigten einen zusätzlichen plaque- und gingivitisreduzierenden Effekt gegenüber den Handzahnbürsten.

Somit kann eine Empfehlung zugunsten der rotierend-oszillierenden (z. B. Oral-B 3D Excel®, Oral-B Triumph®) und der Schallzahnbürsten (Oral-B Sonic complete®; Sonicare®) ausgesprochen werden. Bezüglich der Anwendungssicherheit ist zu sagen, dass auch bei den elektrischen Zahnbürsten keine erhöhten Werte im Hinblick auf Schmelz-/Dentinabrasion festgestellt werden konnten. Die ursprünglich angenommene These, dass elektrische Zahnbürsten zu einem höheren Substanzabtrag führen, konnte nicht bestätigt werden. Eine Erklärung hierfür mag der verringerte Anpressdruck beim Gebrauch elektrischer Zahnbürsten sein. Auch scheint die Akzeptanz der elektrischen Zahnbürsten besser zu sein, was wiederum der Compliance zugute kommt.

Anwendung

Auch für die Anwendung der elektrischen Zahnbürsten sollte der Patient eingewiesen und geschult werden. Jedoch gestaltet sich das Erlernen einer korrekten Putztechnik hier meist einfacher als bei Handzahnbürsten. Je nach angewandtem System ist die Technik eine andere: Bei den rotierend-oszillierenden Systemen wird der Bürstenkopf so am Zahn angesetzt, dass die Bürsten den Zahn gerade berühren. Dann werden die Bürsten für jeweils drei bis fünf Sekunden mesial und distal in den Interdentalbereich eingebracht. Systematisch erfolgt so die Reinigung jedes einzelnen Zahns. Abschließend werden die Kauflächen gereinigt.

Schallzahnbürsten werden in einem Winkel von 30 bis 45° am Zahn angestellt. Anschließend werden kleine wippende Bewegungen in Richtung der Interdentalräume durchgeführt. Auch hier wird jeder Zahn einzeln circa fünf Sekunden lang gereinigt. Schallzahnbürsten könnten vor allem bei Patienten mit ungünstigen anatomischen Gegebenheiten (Engständen, Drehungen etc.) Vorteile erbringen, da die von ihnen erzeugten Mikroströmungen eventuell in der Lage sind, Beläge auch ohne direkten Kontakt zum Zahn zu entfernen; allerdings liegen zu dieser Thematik bisher nur In-vitro-Studien bzw. eine In-vivo-Studie (am Modell) vor, sodass hier noch Klärungsbedarf besteht.

Zeitpunkt, Häufigkeit und Dauer der Anwendung

Bezüglich Zeitpunkt, Häufigkeit und Dauer der Anwendung gelten die gleichen Empfehlungen wie für die Handzahnbürsten. Es ist wichtig zu wissen, dass auch bei den elektrischen Zahnbürsten die Plaqueentfernung bzw. Reinigungswirkung mit der Putzzeit korreliert – auch hier ist also eine ausreichende

Anwendungsdauer notwendig. Einige Systeme besitzen bereits eine integrierte Timer-Funktion, was die (Eigen-)Kontrolle wesentlich erleichtert. Auch eine externe Kontrolleinrichtung (z. B. Oral-B Smartguide®; Braun, Kronberg) mit Kontrolle des Anpressdrucks, Quadrantenführung u. ä. trägt unter Umständen zur Motivation des Einzelnen bei.

Hilfsmittel zur Interdentalraumhygiene
Zahnseide

Produkte

Das am weitesten verbreitete Mittel zur Interdentalraumhygiene ist sicherlich die Zahnseide. Die am Markt erhältlichen Produkte unterscheiden sich im Hinblick auf ihren Aufbau und ihre Eigenschaften zum Teil erheblich. Zahnseiden bestehen entweder aus Nylon oder aus PTFE (Polytetrafluorethylen). Die konventionellen Nylon-Zahnseiden bestehen aus einem Bündel von Einzelfasern, die miteinander verdrillt bzw. verwoben sind. Sie sind mit verschiedenen Stoffen beschickt erhältlich, die zum Beispiel die Anwendung erleichtern (gewachste Produkte), den Geschmack verbessern oder kariesprotektiv wirken (fluoridierte Produkte). Neuere Nylon-Zahnseiden bestehen aus längs angeordneten Filamenten und sind von einer Polymerhülle umgeben, die das Gleitverhalten verbessern soll.

Des Weiteren gibt es Nylon-Zahnseiden, die eine teilweise unterschiedliche Oberflächenstruktur aufweisen: Diese „pfeifenputzerartigen" oder „putzwollartigen" Zahnseiden (z. B. Oral-B SuperFloss®; Procter & Gamble, Schwalbach) besitzen oftmals ein verstärktes Endstück, das als Einführhilfe dient. Allerdings ist hier zu beachten, dass durch verstärkten Zug die o. g. Struktur verloren geht und es zu keiner besseren Reinigung kommt.

Zahnseiden aus PTFE haben einen grundsätzlich anderen Aufbau: Sie bestehen aus gefalteten PTFE-Bändern (z. B. Oral-B SatinTape®) und zeichnen sich insbesondere durch ihr sehr gutes Gleitverhalten aus, was den Einsatz bei engen Kontaktpunktverhältnissen sehr erleichtert[8] (Abb. 6).

Bezüglich der Reinigungswirkung konnte in keiner Studie ein Unterschied zwischen gewachster oder ungewachster bzw. zwischen Nylon- oder PTFE-Zahn-

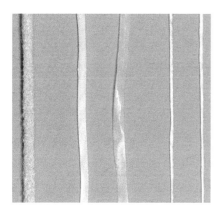

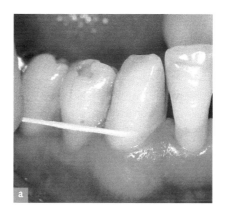

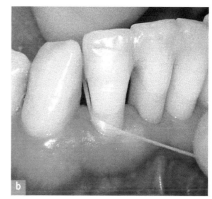

Abb. 6 Zahnseiden (von links nach rechts): 1. SuperFloss®, Oral-B, Procter & Gamble, Schwalbach; 2. SatinFloss®, Oral-B; 3. SatinTape®, Oral-B: 4. Fine Mint Waxed Floss®, Butler GUM, Kriftel; 5. Curaprox® Floss 833; Curaden, Kriens/ Schweiz.

Abb. 7a und b Nach dem Einführen der Zahnseide durch den Kontaktpunkt wird diese zunächst auf der einen und dann auf der anderen approximalen Fläche des Zahns systematisch auf und ab geführt. Dies erfolgt nacheinander an allen Kontaktflächen.

seide gefunden werden[8]. Durch ihr gutes Gleitverhalten vermitteln PTFE- und ePTFE-Zahnseiden den subjektiven Eindruck einer geringeren Reinigungswirkung. Die gute Gleitfähigkeit erleichtert allerdings die Kontaktpunktpassage bei sehr engen oder großflächigen Approximalkontakten.

Es lässt sich also auch bei den Zahnseiden keine allgemeingültige Empfehlung aussprechen; hier entscheiden ebenfalls die Vorlieben des Einzelnen. Es sollte die Zahnseide gewählt werden, mit der der Patient am besten zurechtkommt. Bei sehr engen und strammen Approximalkontakten ist es häufig sinnvoll, verschleißfeste Zahnseiden mit gutem Gleitverhalten zu wählen, damit sich die Patienten bei der Kontaktpunktpassage nicht verletzen.

Anwendung

Der korrekte Gebrauch von Zahnseide ist nicht einfach: Das Traumatisierungspotenzial ist hoch, sodass Schnitte in der Interdentalpapille, an Fingern oder Lippen nicht selten beobachtet werden. Der Gebrauch von Zahnseide erfordert ein hohes Maß an Geschicklichkeit und Disziplin. Essenziell ist es daher, den Patienten im korrekten Gebrauch zu schulen. Nach dem (vorsichtigen) Einführen der Zahnseide durch den Kontaktpunkt wird die Zahnseide zunächst auf der einen und dann auf der anderen approximalen Fläche des Zahns systematisch auf und ab geführt. Dies erfolgt nacheinander an allen Kontaktflächen (Abb. 7).

Manchen Patienten fällt es leichter, die Zahnseide mit einer Haltevorrichtung zu verwenden. Auch hier sollte gemeinsam mit dem Patienten eine individuelle Auswahl getroffen werden.

Zeitpunkt, Häufigkeit und Dauer der Anwendung

Auch hier gilt der Grundsatz: Der Zeitpunkt der Mundhygienemaßnahmen muss sich nach den individuellen Gewohnheiten des Einzelnen richten. Wichtig ist vor allem, dass eine feste tägliche Routine geschaffen wird, um eine effektive Zahnreinigung zu etablieren. Bezüglich der Häufigkeit ist die große Mehrzahl der Autoren der Ansicht, dass eine einmal täglich durchgeführte Interdentalraumhygiene ausreichend ist[10]. Auch für die genaue Dauer kann kein Richtwert gegeben werden. Der Patient sollte hier ebenfalls auf die Vollständigkeit der Mundhygienemaßnahmen hingewiesen werden und nicht primär auf die dafür benötigte Zeit.

Interdentalraumbürstchen

Produkte

Interdentalraumbürstchen finden erst seit den letzten Jahren eine breitere Anwendung. Aufgrund der steigenden Nachfrage bieten jedoch immer mehr Hersteller diese Bürstchen an (z. B. Curaprox® CPS, Curaden, Kriens/Schweiz; Interdental brush®, TePe, Malmö/Schweden; Elmex® Interdentalraumbürsten, GABA, Lörrach u.v.m.) (Abb. 8).

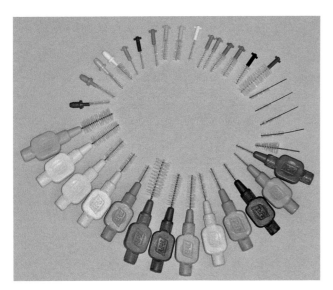

Abb. 8 Unterschiedliche Modelle und Größen von Interdentalraumbürstchen.

Abb. 9 Interdentalraumbürstchen weisen gegenüber Zahnseiden einen entscheidenden Vorteil auf: Sie passen sich Wurzeleinziehungen, die gerade bei approximal freiliegenden Zahnhälsen von Parodontitispatienten zu finden sind, an und sind daher in der Lage, diese effektiv zu reinigen. Zahnseide hingegen spannt sich in diesen Bereichen auf und ist somit in der Tiefe der Konkavität wirkungslos.

Interdentalraumbürstchen bestehen aus einem zentralen Draht, in dem spiralförmig Kunstoffborsten fixiert sind. Sie sind zumeist zylinderförmig oder konisch gestaltet, neuerdings aber auch in dreieckiger Form erhältlich (Elmex® Interdentalraumbürsten). Angewendet werden Interdentalraumbürstchen meist mit einem speziellen Halter, in dem sie arretiert werden können.

Es gibt aber auch Bürstchen, die bereits ab Werk fest mit einer (Kunststoff)-Haltevorrichtung verbunden sind. Es existiert mittlerweile eine Vielfalt an unterschiedlichen Größen und Modellen. Interdentalraumbürstchen zeigen einen entscheidenden Vorteil gegenüber den Zahnseiden: Sie passen sich Wurzeleinziehungen an und sind daher in der Lage, diese effektiv zu reinigen. Zahnseide hingegen spannt sich in diesen Bereichen auf und ist somit in der Tiefe der Konkavität wirkungslos (Abb. 9).

Diese Wurzeleinziehungen können an allen Zähnen beobachtet werden, besonders aber bei mehrwurzeligen Zähnen, Oberkieferprämolaren und Unterkieferfrontzähnen. Sie stellen als Plaqueretentionsstellen einen entscheidenden Risikofaktor für die Entstehung von Gingivitis und gegebenenfalls Parodontitis sowie

Karies dar. Das bedeutet, dass für eine effektive Plaqueentfernung an Zähnen mit zirkulären Rezessionen an Interdentalraumbürstchen kein Weg vorbeiführt.

Mittlerweile sind Interdentalraumbürstchen auch in sehr kleinen, feinen Varianten erhältlich (z. B. Curaprox® CPS prime), sodass sie auch bei jungen Patienten mit engen Approximalräumen verwendet werden können. Allerdings ist für parodontal Gesunde, die keine approximalen Rezessionen aufweisen, Zahnseide das Mittel der ersten Wahl für die Zahnzwischenraumhygiene.

Für die Reinigung von Implantaten existieren spezielle Interdentalraumbürstchen (z. B. Curaprox® CPS strong & implant), bei denen der Drahtkern mit einer Kunststoffschicht umhüllt ist. Diese sollten auch bei Patienten mit vorliegender Nickelallergie zum Einsatz kommen, da der Zentraldraht von fast allen Herstellern Nickel enthält.

Anwendung

Auch bei den Interdentalraumbürstchen besteht ein gewisses Traumatisierungspotenzial, sodass eine individuelle Schulung des Patienten hier ebenfalls unerlässlich ist. Zunächst erfolgt die Auswahl eines ge-

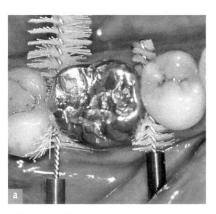
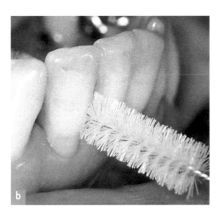
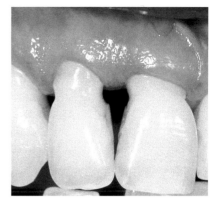

Abb. 10a und b Anwendung von Interdentalraumbürstchen.

Abb. 11 Abrasiver Zahnhartsubstanzverlust an den Approximalflächen durch die Verwendung von Zahnzwischenraumbürstchen mit putzkörperhaltiger Zahnpasta.

eigneten Interdentalraumbürstchens (der passenden Größe). Hierauf sollte Wert gelegt werden, da die korrekte Größenauswahl von entscheidender Bedeutung ist: Ist das Bürstchen zu klein, erfolgt keine effektive Reinigung. Ein zu großes Bürstchen kann zu Verletzungen führen. Auch sollte in regelmäßigen Abständen eine Überprüfung der ausgewählten Größen erfolgen, da sich die benötigte Größe – beispielsweise nach abgeschlossener antiinfektiöser Therapie – nochmals ändern kann. Es sollte darauf geachtet werden, dass nicht mehr als zwei, maximal aber nur drei verschiedene Instrumente – also auch Bürstchen – für die Interdentalhygiene empfohlen werden. Ein überbordendes Arsenal von Hilfsmitteln überfordert die meisten Patienten und reduziert die Compliance. Bei vielen unterschiedlichen benötigten Größen können auch konische Interdentalraumbürstchen zur Anwendung kommen.

Außerdem ist es wichtig, den Patienten darauf hinzuweisen, dass Interdentalraumbürstchen stets ohne putzkörperhaltige Zahnpasten angewendet werden, da es sonst innerhalb von Monaten zu teilweise erheblichen Zahnhartsubstanzverlusten kommen kann (Abb. 10 und 11). Lediglich der Gebrauch von nichtabrasiven Gelen (z. B. Chlorhexidingel) ist erlaubt.

Das Bürstchen wird bei leichtem Widerstand in den Approximalbereich eingeführt und anschließend drei- bis viermal hin- und herbewegt. Vor Anwendung bei jedem weiteren Zwischenraum sollte das Bürstchen kurz abgespült werden.

Zeitpunkt, Häufigkeit und Dauer der Anwendung
Bezüglich des Zeitpunkts, der Häufigkeit und der Dauer der Anwendung gelten die gleichen Empfehlungen wie für die Anwendung von Zahnseide.

Danksagung

Wir danken Herrn Helmut Blechschmitt [Fotoabteilung des Zentrums der Zahn-, Mund- und Kieferheilkunde (Carolinum), Frankfurt a.M.] für die Gestaltung der Grafik.

Literatur

1. Axelsson P, Lindhe J. Effects of controlled oral hygiene procedures on caries and periodontal disease in adults. J Clin Periodontol 1978;5:133-151.
2. Bass CC. An effective method of personal oral hygiene. J Lousiana St Med Soc 1954;106:100-112.
3. Stillman PR. A philosophy of the treatment of periodontal disease. Dent Dig 1932;38:315-319.
4. Addy M, Hunter ML. Can tooth brushing damage your health? Effects on oral and dental tissues (review). Int Dent J 2003;53:177-186.
5. Hornecker E, Putz B, Attin T. Häufigkeit und Zeitpunkt des Zähneputzens. Teil 1: Aus parodontalprophylaktischer Sicht. Oralprophylaxe 2003;25:110-112.
6. Hornecker E, Putz B, Attin T. Häufigkeit und Zeitpunkt des Zähneputzens. Teil 2: Aus kariesprophylaktischer Sicht. Oralprophylaxe 2003;25:169-172.
7. Huber B, Rüeger K, Hefti A. Der Einfluss der Zahnreinigungsdauer auf die Plaquereduktion. Schweiz Monatsschr Zahnmed 1985;95:985-992.
8. Dörfer C, Schiffner U, Staehle HJ. Stellungnahme der Deutschen Gesellschaft für Zahn-, Mund- und Kieferheilkunde DGZMK V 1.0. Stand: 07.07.2007. Dtsch Zahnärztl Z 2007;62:616-621.
9. Robinson PG, Deacon SA, Deery C, Heanue M, Walmsley AD, Worthington HV, Glenny AM, Shaw WC. Manual versus powered toothbrushing for oral health. Cochrane Database of Systematic Reviews 2003;1: Art. No.: CD002281. DOI: 10.1002/14651858. CD002281.pub2.
10. American Dental Association: Cleaning your teeth and gums (oral hygiene). http://www.ada.org/public/topics/cleaning.asp. Stand: 2006.

18 Instrumentierung der Zahnoberfläche

Peter Eickholz

Bakterieller Biofilm

Die weitaus häufigste Form entzündlicher Parodontal-erkrankungen ist die durch bakterielle Plaque verursachte Plaque-induzierte Gingivitis, aus der sich unter der Voraussetzung weiterer Faktoren eine Parodontitis mit Attachmentverlusten und Knochenabbau entwickeln kann (Abb. 1 und 2). Unter dentaler bakterieller Plaque versteht man bakterielle Aggregationen auf Zähnen und anderen festen Strukturen in der Mundhöhle (zum Beispiel Zahnersatz). Diese bakteriellen Zahnbeläge bestehen aus Mikroorganismen und extrazellulären Polysacchariden und sind hochgradig organisiert. Innerhalb der Plaque können nebeneinander verschiedene Ökosysteme existieren, in denen sich unterschiedliche Bedingungen (zum Beispiel Gaspartialdrücke) etabliert haben (Biofilm). Wenn es sich einmal etabliert hat, schirmt dieses Ökosystem (Biofilm) die Mikroorganismen insbesondere im subgingivalen Bereich von protektiven Mechanismen des Körpers und auch antimikrobiellen Wirkstoffen (z. B. Mundspüllösungen) ab. Der kausale Zusammenhang zwischen marginaler Plaqueakkumulation und marginaler Entzündung ist zweifelsfrei belegt. Bei Probanden wurde durch Karenz oraler Hygienemaßnahmen und somit ungestörte Akkumulation bakterieller Plaque auf den Zähnen experimentell Gingivitis erzeugt, die sich nach Wiedereinsetzen mundhygienischer Maßnahmen vollständig zurückbildete[1].

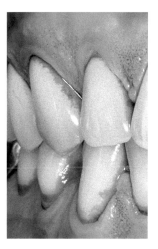 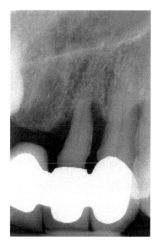

Abb. 1 Supragingivale bakterielle Zahnbeläge (Biofilm) nach Anfärben mit einem Plaquerevelator.

Abb. 2 Röntgenbild der Zähne 22 und 23 mit starkem parodontalem Knochenabbau und subgingivalem Zahnstein (Konkremente).

Wann ist Instrumentierung erforderlich?

Während nichtmineralisierte supragingivale bakterielle Beläge (s. Abb. 1) durch individuelle Mundhygienemaßnahmen vollständig entfernt werden können[2], bedarf es für die Entfernung von supragingivalem Zahnstein einer professionellen Zahnreinigung. Ist es zu einer Parodontitis mit subgingivaler Infektion gekommen, reichen individuelle Mundhygiene beziehungsweise supragingivale Zahnreinigung nicht mehr aus, um die Infektion sowie den subgingivalen Biofilm und Zahnstein zu beseitigen. Hier ist eine subgingivale Instrumentierung der Zahnoberfläche notwendig (Abb. 2 und 3). Das Ziel dieser Instrumentierung ist die Schaffung einer bioakzeptablen Oberfläche durch Ent-

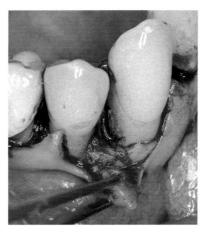

Abb. 3 Großes subgingivales Konkrement distal von Zahn 43 intraoperativ.

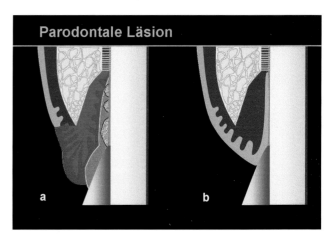

Abb. 4a und b Parodontale Läsion mit Attachmentverlust, Knochenabbau, Taschenepithel, subgingivaler Plaque und Konkrementen (**a**). Zustand nach vollständiger Instrumentierung: Ein epitheliales Attachment hat sich zur Wurzeloberfläche ausgebildet (**b**).

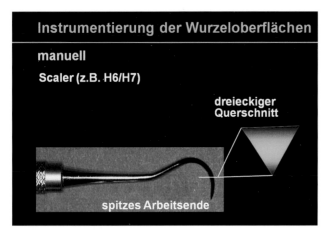

Abb. 5 Scaler: zum Beispiel H6/H7.

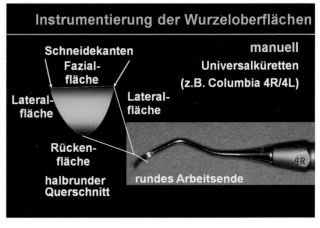

Abb. 6 Küretten: zum Beispiel Columbia 4R/4L.

fernung von Zahnstein, Konkrementen, vitaler Plaque und Endotoxinen, um so ein epitheliales oder gegebenenfalls ein neues bindegewebiges Attachment zu ermöglichen (Abb. 4a und b). Die Instrumentierung der Wurzeloberflächen kann nicht-chirurgisch im Sinne eines subgingivalen Scalings/Wurzelglättung (Scaling/root planing: SRP) vorgenommen werden oder chirurgisch im Rahmen einer Lappenoperation nach Mobilisation eines Mukoperiostlappens unter Sicht erfolgen (s. Abb. 3). Im deutschen Sprachgebrauch wird die subgingivale Kürettage, bei der dem subgingivalen SRP eine Weichgewebekürettage folgt, als parodontalchirurgischer Eingriff aufgefasst, obwohl kein Lappen gebildet wird.

Handinstrumente

Für die Instrumentierung stehen traditionell Handinstrumente zur Verfügung. Scaler haben einen dreieckigen Querschnitt, laufen spitz zu und haben 2 aufgeschärfte Schneidekanten (Abb. 5). Unter Scaling versteht man die Entfernung fremder Auflagerungen von der Zahnoberfläche (engl. Scaling: Losbrechen, Schuppen). Küretten sind ebenfalls Instrumente zur Reinigung (Debridement) von Zahnoberflächen (Abb. 6). Sie können aber auch zur Reinigung von parodontalen Taschen (Weichgewebekürettage) und zur Bearbeitung von Knochenoberflächen eingesetzt werden. Küretten haben einen halbrunden Querschnitt und ein abgerundetes Arbeitsende. Bei Küretten und Scalern

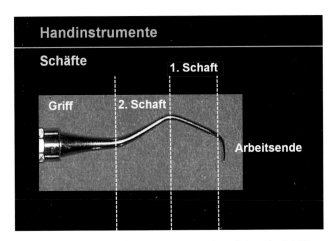

Handinstrumente

Schäfte

1. Schaft

Griff · 2. Schaft

Arbeitsende

Abb. 7 Instrumentenkunde: Gracey-Kürette 7/8. Arbeitsende, Schäfte, Griff: Der 1. Schaft reicht vom Arbeitsende bis zur 1. Biegung, dann beginnt der 2. Schaft bis zur nächsten Biegung usw. (es kann noch ein 3. und 4. Schaft folgen – je nach Einsatz – ob Molaren oder Frontzahnbereich), der letzte Schaft geht in den Handgriff über.

Tab. 1 Anwendungsbereiche der verschiedenen Gracey-Küretten (**fett**: reduzierter Basissatz).

Gracey **1/2**, 3/4, 5/6*	Frontzähne
Gracey **7/8**, 9/10**	bukkal und orale Flächen der Seitenzähne
Gracey **11/12**	mesiale Flächen der Seitenzähne
Gracey **13/14**	distale Flächen der Seitenzähne
Gracey 15/16	mesiale Flächen der Molaren
Gracey 17/18	distale Flächen der Molaren

* Stärkere Anwinkelung zwischen 1. und 2. Schaft als Gracey 1/2.
** Stärkere Anwinkelung zwischen 1. und 2. Schaft als Gracey 7/8.

Tab. 2 Anwendungsbereiche der verschiedenen Langer-Küretten.

Langer 1/2	mesiale und distale Flächen der Unterkieferseitenzähne
Langer 3/4	mesiale und distale Flächen der Oberkieferseitenzähne
Langer 5/6	Ober- und Unterkieferfrontzähne

können Arbeitsende, Schäfte und Griff unterschieden werden. Der 1. Schaft reicht vom Arbeitsende bis zur 1. Biegung, dann beginnt der 2. Schaft bis zur nächsten Biegung usw. (es könnte noch ein 3. und 4. Schaft folgen – je nach Einsatz – ob Molaren oder Frontzahnbereich), der letzte Schaft geht in den Handgriff über (Abb. 7). Man kann zwischen Universalküretten (zum Beispiel Columbia-Kürette) und Spezialküretten (zum Beispiel Gracey-Küretten) unterscheiden. Unter einer Universalkürette versteht man ein Instrument, das universell in einer Dentition für die Bearbeitung aller Zähne und Zahnflächen konzipiert ist. Sie weisen immer 2 aufgeschärfte Schneidekanten auf (s. Abb. 6). Von den Spezialküretten existieren Instrumentensätze, bei denen bestimmte Küretten für spezielle Zähne beziehungsweise Zahnflächen ausgelegt sind (Tab. 1 und 2). Schließlich gibt es noch Feilen zur Wurzeloberflächenbearbeitung (zum Beispiel Orban-Feile).

Bei der Wurzeloberflächenbearbeitung lassen sich 2 Bewegungsrichtungen unterscheiden: Beim Exploring stroke wird das Instrument über die Wurzeloberfläche in die parodontale Tasche nach apikal vorgeschoben, wobei die Arbeitsfläche durch die Unebenheiten der Wurzeloberfläche ausgelenkt wird und einen taktilen Eindruck von deren Beschaffenheit gibt (Abb. 8). Stößt das Instrument apikal auf Widerstand, geht man davon aus, den Taschenfundus erreicht zu haben. Das

Instrument wird in den idealen Anstellwinkel zur Wurzeloberfläche von 70–80° gebracht und unter kontrolliertem Druck auf die Zahnoberfläche nach koronal bewegt: Working stroke (Abb. 8). Diese Bewegungen werden zirkulär um den Zahn wiederholt bis die gesamte Wurzeloberfläche von Auflagerungen gereinigt ist. Dem Ungeübten empfiehlt es sich dabei Zahn für Zahn komplett zu bearbeiten. Wenn man sich eine standardisierte Systematik angewöhnt hat, kann man ganze Front- beziehungsweise Seitenzahnsextanten bearbeiten (z. B. zuerst alle distobukkalen, dann alle distooralen Flächen usw.). Bei dieser systematischen Vorgehensweise ist das Risiko größer, beim Wechsel der Instrumente Flächen unberücksichtigt zu lassen. Dafür spart man insbesondere beim Arbeiten mit Gracey-Küretten Zeit, weil die Instrumente weniger häufig gedreht und gewechselt werden müssen als bei der zahnweisen Vorgehensweise.

Insbesondere im Seitenzahnbereich kann es schwierig sein, den idealen Anstellwinkel zur Wurzeloberfläche von 70–80° anzulegen, weil dem 1. Schaft der Instrumente der Zahn im Wege ist. Bei Gracey-Küretten ist das Arbeitsende zum 1. Schaft jeweils so angewinkelt, dass es bei paralleler Ausrichtung des 1. Schafts zur Zahnachse 70–80° zur Zahnoberfläche angewinkelt ist (Abb. 9). Wegen der Anwinkelung des Arbeitsendes ist bei Gracey-Küretten immer nur eine

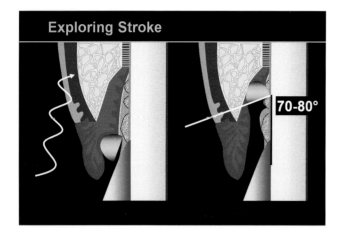

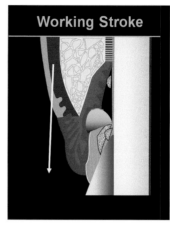

Abb. 8 Exploring stroke und Working stroke.

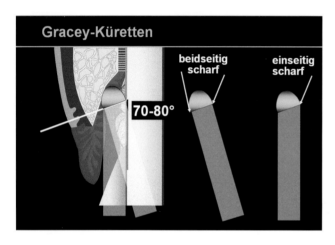

Abb. 9 Insbesondere im Seitenzahnbereich kann es schwierig sein, den idealen Anstellwinkel zur Wurzeloberfläche von 70–80° anzulegen, weil dem 1er-Schaft der Instrumente der Zahn im Wege ist. Bei Gracey-Küretten ist das Arbeitsende zum 1. Schaft jeweils so angewinkelt, dass es bei paralleler Ausrichtung des 1. Schafts zur Zahnachse 70–80° zur Zahnoberfläche angewinkelt ist.

Schneidekante – an der abfallenden Seite der Fazialfläche – aufgeschärft (s. Abb. 9).

Unter dem Begriff Wurzelglättung versteht man das Abtragen von „infiziertem beziehungsweise nekrotisiertem" Wurzelzement oder Dentin. Es wird zunehmend in Frage gestellt, ob es so etwas wie infiziertes beziehungsweise nekrotisiertes Wurzelzement überhaupt gibt. Über 90 % der Endotoxine scheinen der Wurzeloberfläche nur lose anzuhaften und lassen sich mit wenig aggressiven Maßnahmen wie Politur entfernen[3]. Zahnstein, Konkremente, vitale Plaque und Endotoxine befinden sich auf der unmittelbaren Oberfläche der Zahnwurzel. Die Entfernung sogenannten erkrankten beziehungsweise nekrotisierten Wurzelzements scheint keine Voraussetzung für den klinischen Therapieerfolg zu sein[4]. Praktisch ist es aber kaum möglich, streng zwischen Scaling und Wurzelglättung zu trennen. Es ist bisher nicht möglich, festzustellen, wann alle Auflagerungen von der Zahnoberfläche entfernt sind und der Abtrag von Zahnhartsubstanz (Wurzelzement) beginnt. Das heißt bisher muss für ein gründliches subgingivales Scaling ein gewisser Abtrag von Wurzelzement in Kauf genommen werden. Mithilfe von Ultraschallinstrumenten, die den Ultraschall auch nutzen, um die Charakteristik der bearbeiteten Oberfläche zu bestimmen[5], und Feedback-Lasergeräten[6] wird versucht, einen selektiven Abtrag allein von Auflagerungen zu erreichen.

Maschinelle Instrumentierung

Die manuelle Bearbeitung der Zahnoberflächen ist anstrengend und zeitaufwendig. Mithilfe maschineller Instrumente (Air-, Ultraschallscaler, rotierende und oszillierende Instrumente) wurde versucht, die Effektivität der Instrumentierung von Zahnoberflächen zu verbessern. Airscaler schwingen im Schallbereich (So-

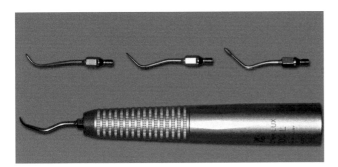

Abb. 10 Air-/Sonic-Scaler: Handstück und Ansätze (KaVo Sonicsys).

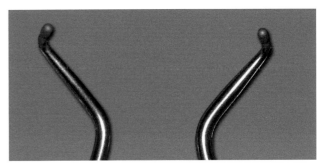

Abb. 11 Angewinkelte diamantierte Ansätze für einen Airscaler zur Bearbeitung insbesondere von approximalen Furkationen von Oberkiefermolaren.

nic Scaler) mit etwa 5 bis 6 kHz (Abb. 10). Ultraschallscaler werden magnetostriktiv oder reziprok piezoelektrisch zu Schwingungen zwischen 25 und 30 kHz angeregt. Bei beiden Instrumentenarten erfolgt eine Flüssigkeitskühlung (Wasser, sterile NaCl-Lösung), die bei modernen Geräten möglichst unmittelbar an das Arbeitsende geführt wird, um auch bei subgingivaler Anwendung eine ausreichende Kühlung zu gewährleisten. Die Instrumentierung der Zahnoberflächen mit maschinellen Instrumenten ist genauso gründlich wie die mit Handinstrumenten. Die klinischen Resultate nach maschineller beziehungsweise manueller Instrumentierung unterscheiden sich nicht. Bei maschineller Instrumentierung lässt sich jedoch, je nach Ausgangsbefund und Anwender, eine Zeitersparnis von bis zu 50 % beobachten[7]. Darüber hinaus sind bestimmte Regionen für rotierende (bukkale und linguale Furkationen) oder abgewinkelte oszillierende Instrumente (approximale Furkationen von Oberkiefermolaren) leichter zugänglich als für Handinstrumente (Abb. 11). Allerdings ermöglicht die Verwendung maschineller Instrumente nicht die gleiche Taktilität, mit der bei Verwendung von Handinstrumenten Informationen über die Beschaffenheit der Zahnoberfläche gesammelt werden können. Bei der manuellen wie auch maschinellen Instrumentierung der Wurzeloberfläche bleibt eine Schmierschicht zurück; ihre Bedeutung für den Therapieerfolg ist nicht eindeutig geklärt.

Wiederholte Instrumentierung

In der unterstützenden Parodontitistherapie (UPT, Recall) können je nach individuellem Parodontitisrisiko der Patienten lokale Reinfektionen auftreten, die sich in Sondierungstiefen (ST) von 4 mm und Bluten auf Sondieren beziehungsweise ST $\geq$ 5 mm manifestieren. Diese Befunde stellen eine Indikation zu subgingivaler Instrumentierung dar mit dem Ziel, die Reinfektion, die subgingivale Plaque wieder zu beseitigen[8]. Wird diese Instrumentierung mit scharfen Scalern beziehungsweise Küretten durchgeführt, wie sie zur Entfernung von Konkrementen notwendig sind, wird nicht nur subgingivale Plaque, sondern auch immer Zahnhartsubstanz entfernt. Dies kann einerseits zu für die Patienten sehr unangenehmen postoperativen Zahnhalsüberempfindlichkeiten und andererseits über Jahre und Jahrzehnte zu einer Schwächung der Wurzeln führen. In der UPT ist aber davon auszugehen, dass, eine konsequente und adäquate aktive Parodontitistherapie vorausgesetzt, die Wurzeloberflächen von harten mineralisierten Auflagerungen gereinigt sind. Beim subgingivalen Scaling in der UPT geht es im Wesentlichen nur noch um die Entfernung weicher bakterieller Beläge. Hier setzt die Idee der subgingivalen Politur an, bei der gezielt unter Schonung der Hartgewebe nur weiche Beläge entfernt werden sollen, zum Beispiel mittels eines speziellen Ultraschall-Geräts (Vector, Dürr Dental GmbH, Bietigheim-Bissingen) oder von Pulverstrahlgeräten in Verbindung mit besonderem Pulver (EMS Air Flow S1, EMS, Nyon, Schweiz; Clinpro Prophypowder, 3M Espe, Seefeld)[8]. Der Vector ist ein Ultraschallgerät, bei dem der Ansatz in der parodontalen Tasche parallel zur Zahnoberfläche schwingt und dabei berührungslos eine Suspension mit einem Hydroxylapatitgranulat zum Strömen bringen soll. Das strömende Hydroxylapatitgranulat soll den subgingivalen Biofilm entfernen, ohne die Zahnhartsubstanz zu beschädigen. Ein spezielles Pulver, das aus Partikeln der kristallisierten Aminosäure Glycin besteht, kann ebenfalls effektiv zur Entfernung subgingivaler Biofilme in Taschen bis 5 mm eingesetzt werden[9]. Zur Entfernung subgingivaler Konkremente ist die subgingivale Politur nicht geeignet. Andere Lösungsansätze für dieses Problem stellt die lokale subgingivale Instillation antimikrobieller Substanzen in Form von „sustained" oder „controlled release devices" dar[10].

Schlussfolgerung

- In der Effektivität der Wurzeloberflächenbearbeitung unterscheiden sich manuelle und maschinelle Instrumente nicht.
- Während sich manuelle Instrumente durch eine hervorragende Taktilität auszeichnen, erfordert die Arbeit mit Air- und Ultraschallscaler weniger Anstrengung und Zeit.
- Die Effektivität der Instrumentierung von Molaren wird durch ein offenes chirurgisches Vorgehen unter Sicht und zusätzlich durch den Einsatz rotierender beziehungsweise oszillierender Instrumente mit diamantierten Köpfen erhöht.
- Die Wahl des Instrumentariums wird auch entscheidend von den individuellen Vorlieben und Gewohnheiten des Benutzers bestimmt.
- Die Notwendigkeit in der unterstützenden Nachsorge (Recall) Wurzeloberflächen gegebenenfalls über Jahre und Jahrzehnte wiederholt instru-

mentieren zu müssen, die bereits zuverlässig von Zahnstein und Konkrementen befreit wurden, und dabei Zahnhartsubstanz zu schonen, erfordert Instrumente beziehungsweise Behandlungsmethoden, die primär vitale Plaque, das heißt den Biofilm, und keine Zahnhartsubstanz entfernen. Modifikationen des Airscalers und von Ultraschallinstrumenten wie auch von Pulverstrahlgeräten eröffnen hier Lösungen.

Literatur

1. Theilade E, Wright WH, Jensen SB, Löe H. Experimental gingivitis in man. II. A longitudinal clinical and bacteriological investigation. J Periodont Res 1966;1:1–13.
2. Himmer K, Eickholz P. Glossar der Grundbegriffe für die Praxis: Individuelle Mundhygiene-Hilfsmittel und deren Anwendung. Parodontologie 2008;19:63–70.
3. Moore J, Wilson M, Kieser JB. The distribution of bacterial lipopolysaccharide (endotoxin) in relation to periodontally involved root surfaces. J Clin Periodontol 1986;13:748–751.
4. Nyman S, Westfeld E, Sarhed G, Karring T. Role of „diseased" root cementum in healing following treatment of periodontal disease. A clinical study. J Clin Periodontol 1988;15:464–468.
5. Meissner G, Oehme B, Strackeljan J, Kocher T. Clinical subgingival calculus detection with a smart ultrasonic device: a pilot study. J Clin Periodontol 2008;35:126–132.
6. Schwarz F, Bieling K, Venghaus S, Sculean A, Jepsen S, Becker J. Influence of fluorescence-controlled Er:YAG laser radiation, the Vector system and hand instruments on periodontally diseased root surfaces in vivo. J Clin Periodontol 2006;33:200–208.
7. Tunkel J, Heinecke A, Flemmig TF. A systematic review of efficacy of machine-driven and manual subgingival debridement in the treatment of chronic periodontitis. J Clin Periodontol 2002;29(Suppl 3):72–81.
8. Eickholz P. Glossar der Grundbegriffe für die Praxis: Unterstützende Parodontitistherapie (UPT). Teil 1: Ziele und Inhalte. Parodontologie 2007;18:165–170 (hier: Kapitel 38, S. 253).
9. Petersilka GJ, Steinmann D, Häberlein I, Heinecke A, Flemmig T. Subgingival plaque removal in buccal and lingual sites using a novel low abrasive air-polishing powder. J Clin Periodontol 2003;30:328–333.
10. Eickholz P. Lokale Antibiotika in der Parodontitistherapie. Parodontologie 2008;19:111–122 (hier: Kapitel 20, S. 139).

19 Systemische Antibiotika in der parodontalen Therapie

Peter Eickholz, Bettina Dannewitz, Ti-Sun Kim

Der Durchtritt der Zähne durch die Kontinuität der epithelialen Auskleidung der Mundhöhle stellt eine einzigartige anatomische Situation im Organismus dar. Die Zahnoberfläche besteht aus Hartsubstanzen, die sich nicht erneuern können. Etwa 400 bakterielle Spezies können die parodontalen Taschen besiedeln und etwa 300 weitere Bakterienarten können im Rest der Mundhöhle vorkommen[1]. Einige davon sind dazu in der Lage, die Zahnoberflächen zu besiedeln, sich auf diesen zu vermehren und auf diese Weise den Boden für eine Besiedlung durch weitere Mikroorganismen zu bereiten. Der sich so bildende Belag wird als dentale Plaque, bakterielle Plaque oder als Biofilm bezeichnet. Unter Biofilm versteht man organisierte Aggregationen auf festen Oberflächen (z. B. auf Zähnen, aber auch Schiffsrümpfen, künstlichen Herzklappen, Wasserleitungen usw.) bestehend aus Mikroorganismen, extrazellulären bakteriellen Makromolekülen und Produkten des umgebenden Mediums (z. B. des Speichels bzw. der Sulkusflüssigkeit). Die bakterielle Plaque der Mundhöhle ist eine spezielle Form von Biofilm. Die Struktur des Biofilms erschwert nicht nur die Diffusion von Wachstumsfaktoren in die bakterielle Plaque, sondern bildet auch eine wirksame Barriere gegen wirtseigene Abwehrmechanismen (z. B. Antikörper, Lysozym, Laktoferrin) oder antimikrobielle Medikamente (z. B. Mundspüllösungen, Antibiotika).

Anders als die epithelialen Oberflächen des Körpers, können die Zähne ihre oberflächlichen Schichten nicht mit den daran anhaftenden Mikroorganismen abstoßen bzw. abschilfern. Gingivitis und Parodontitis sind daher geprägt durch entzündliche und immunologische Reaktionen auf die Mikroflora der Mundhöhle und insbesondere den Teil, der den Zahnoberflächen anhaftet bzw. sich subgingival etabliert hat. Ätiologischer Hauptfaktor der überwiegenden Mehrzahl der entzündlichen Parodontalerkrankungen (plaqueinduzierte Gingivitis, chronische und aggressive Parodontitis) ist bakterielle Plaque. Die im Rahmen der Therapie dieser Erkrankungen erforderliche Beseitigung des supra- und subgingivalen Biofilms erfolgt deshalb in den meisten Fällen mechanisch durch professionelle Zahnreinigungen und subgingivale Instrumentierung der Wurzeloberflächen im Rahmen der antiinfektiösen Therapie.

In manchen besonderen Fällen ist aber der zusätzliche flankierende systemische Einsatz von Antibiotika sinnvoll und notwendig (Tab. 1). Streng genommen wird der Begriff Antibiotika nur für antimikrobiell wirksame Stoffwechselprodukte von Mikroorganismen und deren synthetische Derivate verwendet. Voll-

Tab. 1 Indikationen zur systemischen Antibiotikatherapie in der Parodontologie[7].

Antibiotikaprophylaxe (z. B. bei Endokarditisrisiko)

NUG/NUP

unterstützende Antibiotikatherapie bei Vorliegen spezifischer parodontalpathogener Keime bei

- aggressiver Parodontitis
- generalisierter schwerer chronischer Parodontitis
- Parodontitis, die trotz adäquater mechanischer Therapie progrediente Attachmentverluste aufweist
- moderater bis schwerer Parodontitis bei systemischen Erkrankungen oder Zuständen, die das Immunsystem beeinträchtigen

Parodontalabszess mit Ausbreitungstendenz in die benachbarten Logen, Fieber und/oder ausgeprägter Lymphadenopathie[9]

synthetische antimikrobiell wirksame Medikamente wie z. B. Imidazole werden als Chemotherapeutika bezeichnet. Zur Vereinfachung werden beide antimikrobiellen Medikamentengruppen im Folgenden als Antibiotika bezeichnet. Tabelle 2 listet einige in der Parodontologie gebräuchliche Antibiotika auf.

Antibiotikaprophylaxe
Endokarditisprophylaxe

Die bakterielle Endokarditis ist mit einer Inzidenz von 20 bis 60 Erkrankungsfällen auf 1 Million Einwohner eine seltene, aber sehr ernste Erkrankung. Unbehandelt hat die bakterielle Endokarditis eine Letalität von 100 %, aber auch unter Therapie liegt die Letalität je nach Erreger zwischen 5 und 76 %[2]. Eine Endokarditis entsteht, wenn Bakterien, die in die Blutbahn gelangt sind (Bakteriämie), sich auf der Herzinnenwand absiedeln können und Infektionssymptome verursachen (Sepsis, Septikämie, Blutvergiftung). Eine solche Sepsis allgemein bzw. eine Infektion der Herzinnenwand speziell wird begünstigt durch primäre oder sekundäre Abwehrschwäche. Eine solche Abwehrschwäche besteht z. B. bei immunsuppremierten Patienten nach Organtransplantation, Leukämiepatienten und bei

Vorschädigungen des Herzens (z. B. Herzklappendefekte bzw. -ersatz) (Tab. 3)[3].

Bei 25 % der Patienten, die eine bakterielle Endokarditis entwickelt haben, ergeben sich anamnestisch ein vorangegangener zahnärztlicher Eingriff oder eine orale Infektion. Ein Endokarditisrisiko besteht bei zahnärztlichen Maßnahmen, die mit einer Bakteriämie einhergehen, also Maßnahmen, bei denen es zu gingivalen, pulpalen oder periapikalen Blutungen kommt. In der Parodontologie sind das die Erhebung von Sondierungsparametern, Scaling und Wurzelglättung, unterstützende Parodontitistherapie, parodontalchirurgische Maßnahmen, subgingivale Applikation von Antibiotikafäden und -streifen sowie prophylaktische Reinigungen von Zähnen oder Implantaten, wenn eine Blutung zu erwarten ist (Tab. 4)[4]. Bei diesen Maßnahmen ist daher für Patienten mit hohem Endokarditisrisiko (s. Tab. 3) eine antibiotische Endokarditisprophylaxe erforderlich (s. Tab. 4)! In manchen Fällen verfügen Patienten mit Endokarditisrisiko über einen sogenannten Herzpass, in dem genaue Angaben über die erforderliche antibiotische Prophylaxe gemacht werden. Im allgemeinen gelten die in Tabelle 5 aufgelisteten Empfehlungen; bei Unklarheit empfiehlt sich immer die Rücksprache mit dem behandelnden Arzt. Bei den Antibiotika der 2. Wahl (bei Penicillinunver-

Tab. 2 Antibiotika in der parodontalen Therapie[13].

Penicilline	**bakterizid**, überwiegend gram-positives Wirkspektrum; Nebenwirkungen: Allergien (3 %), Herxheimer-Reaktion
– Amoxicillin	Breitbandpenicillin, nicht b-Lactamase-stabil; Nebenwirkungen: Magen-Darm-Probleme, Durchfälle, penicillin-typische Hautreaktionen (Exanthem) in 20 % der Fälle; Colitis ulcerosa
– Amoxicillin & Clavulansäure	Breitbandpenicillin, b-Lactamase-stabil; Nebenwirkungen: wie Amoxicillin
Tetracyclinderivate	**bakteriostatisch**, Breitbandantibiotikum, kollagenaseinhibitorischer Effekt, zahlreiche Resistenzen; Nebenwirkungen: Allergien, Photosensibilisierung, Magen-Darm-Probleme, orale Candidiasis, Nieren- und Leberfehlfunktion; Verfärbung von Zahnkronen, wenn in der Zahnbildungsphase verordnet; reversibler Schwindel (nur Minocyclin)
– Tetracyclin	Verordnung von 4 Dosen pro Tag
– Minocyclin	halbsynthetisches Tetracyclinderivat; Verordnung von 2 Dosen pro Tag
– Doxycyclin	stärkster kollagenaseinhibitorischer Effekt von allen Tetracylinen; Verordnung von 1 Dosis pro Tag
Metronidazol	**bakterizid**, anaerobes Wirkspektrum, synergistische Wirkung mit Amoxicillin gegen A. *actinomycetemcomitans*; Nebenwirkungen: metallischer Geschmack, Schwindel, Antabusartige Wirkung, periphere Neuritis **Cave: wichtiges Antibiotikum in der Allgemeinmedizin**
Clindamycin	**bakteriostatisch**, Nebenwirkungen: Durchfall, Magenbeschwerden (deshalb Einnahme zusammen mit Nahrung); Colitis ulcerosa
Ciprofloxazin (Fluorquinolon, Gyrasehemmer)	**bakterizid**, Nebenwirkungen: Magen-Darm-Probleme, Durchfälle, orales Candidiasis, Kopfschmerzen, Unruhe, Schlaflosigkeit, Überempfindlichkeit, Hyperpigmentierung, Photosensibilisierung **Cave: wichtiges Antibiotikum in der Allgemeinmedizin**

träglichkeit) gilt, dass Makrolidantibiotika (Azithromycin/Clarithromycin) sehr gut verträglich sind.

Zustand nach Radiatio im Kopf-Halsbereich

Die Therapie von Malignomen im Kopf-Halsbereich schließt häufig eine Strahlenbehandlung mit ein. Spei-

cheldrüsen, Kiefer und Zähne liegen zumeist im Bestrahlungsgebiet. Die häufig hohen Dosen (≥ 60 Gy) führen zu einer stark verminderten Vitalität des Kieferknochens und bedingen das Risiko einer infizierten Osteoradionekrose als Folge persistierender Epitheldefekte im Zusammenhang mit chirurgischen Eingriffen in Kiefernähe (z. B. Lappenoperationen). In solchen

Tab. 3 Patienten mit der höchsten Wahrscheinlichkeit eines schweren oder letalen Verlaufs der infektiösen Endokarditis (Antibiotokaprophylaxe empfohlen)[3].

Patienten mit Herzklappenersatz (mechanische und biologische Prothesen)
Patienten mit rekonstruierten Klappen unter Verwendung von alloprothetischem Material in den ersten 6 Monaten nach Operation[a,b]
Patienten mit überstandener Endokarditis
Patienten mit angeborenen Herzfehlern
Zyanotische Herzfehler, die nicht oder palliativ mit systemisch-pulmonalem Shunt operiert sind
Operierte Herzfehler mit Implantation von Conduits (mit oder ohne Klappe) oder residuellen Defekten, d. h. turbulenter Blutströmung im Bereich des prothetischen Materials
Alle operativ oder interventionell unter Verwendung von prothetischem Material behandelten Herzfehler in den ersten 6 Monaten nach Operation
Herztransplantierte Patienten, die eine kardiale Valvulopathie entwickeln

a in diesem Punkt unterscheidet sich das deutsche Positionspapier von den Leitlinien der American Heart Association (AHA)
b nach 6 Monaten wird eine suffiziente Endothelialisierung der Prothesen angenommen

Tab. 4 Zahnärztliche Therapie und Endokarditisprophylaxe[4].

Endokarditisprophylaxe empfohlen	Endokarditisprophylaxe nicht empfohlen
Alle zahnärztlichen Maßnahmen, die Manipulationen des Gingivagewebes oder der periapikalen Region oder Perforationen der Mundschleimhaut umfassen.	nichtintraligamentäre Lokalanästhesie durch nicht-infiziertes Gewebe
	Anfertigung von Röntgenbildern
	Eingliederung herausnehmbarer Prothesen und KFO-Geräte
Parodontologie: Parodontalchirurgie, Scaling und Wurzelglättung, Erhebung von Sondierungsparametern, unterstützende Parodontitistherapie, prophylaktische Reinigung von Zähnen oder Implantaten, wenn eine Blutung zu erwarten ist	Kofferdamapplikation
	Nachjustierung von KFO-Geräten
	Anbringen orthodontischer Brackets
	Exfoliation von Milchzähnen
	Blutung der Lippen- oder Mundschleimhaut aufgrund von Trauma

Tab. 5 Antibiotische Endokarditisprophylaxe bei zahnärztlichen Maßnahmen[3,4].

Antibiotikagabe bei Penicillinverträglichkeit	Antibiotikagabe bei Penicillinunverträglichkeit
Amoxicillin Erwachsene: 2 g p.o. Kinder: 50 mg/kg p.o. 30 Minuten bis 1 h vor der Maßnahme	**Clindamycin** Erwachsene: 600 mg p.o. Kinder: 20 mg/kg p.o. **Azithromycin/Clarithromycin** Erwachsene 500 mg Kinder 15 mg/kg 30 Minuten bis 1 h vor der Maßnahme
Orale Applikation nicht möglich	
Ampicillin Erwachsene: 2 g i.m/i.v. Kinder: 50 mg/kg i.m/i.v. 30 Minuten bis 1 h vor der Maßnahme	**Clindamycin** Erwachsene: 600 mg i.m/i.v. Kinder: 20 mg/kg i.m/i.v. 30 Minuten bis 1 h vor der Maßnahme

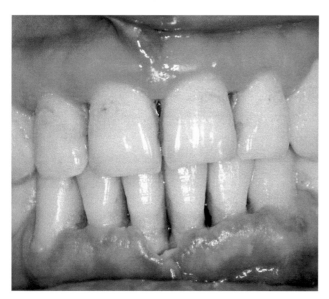

Abb. 1 Nekrotisierende ulzerierende Gingivitis und Parodontitis mit Nekrose der Papillen in der Unterkieferfrontzahnregion, linearem Erythem und supragingivalen bakteriellen Belägen[8].

Fällen sollte eine perioperative spätestens 24 Stunden vor dem Eingriff beginnende systemische antiinfektive Prophylaxe (z. B. mit Amoxicillin) erfolgen[5].

Medikamentöse Immunsuppression

Bei immunsupprimierten Patienten (z. B. nach Organtransplantation oder bei Autoimmunerkrankungen) besteht aufgrund der geschwächten Infektionsabwehr das Risiko, dass über eine Bakteriämie Mikroorganismen verschleppt werden und Fernabszesse entstehen. Auch hier besteht die Notwendigkeit einer antibiotischen Abschirmung für eine parodontale Therapie. Viele mit Cyclosporin A nach Organtransplantation therapierte Patienten bedürfen einer engmaschigen parodontologischen Betreuung zur Behandlung bzw. Prävention von medikamentös induzierten Gingivawucherungen. Um hier Wechselwirkungen mit anderen Medikamenten und bei nieren- oder lebertransplantierten Patienten einer unter Umständen veränderten Pharmakokinetik Rechnung zu tragen, ist es sinnvoll die antibiotische Abschirmung durch den betreuenden Hausarzt oder Internisten festlegen und verordnen zu lassen.

Systemische Antibiotikatherapie

Der therapeutische Einsatz von Antibiotika allgemein wie auch in der Parodontologie folgt grundsätzlich 2 Mustern. Eine akute Infektion, deren Behandlung keinen Aufschub erlaubt, kann ohne zeitliche Verzögerung unspezifisch mit einem Breitbandantibiotikum bzw. einem Antibiotikum, das sich für das spezifische klinische Erkrankungsbild als sinnvoll erwiesen hat (NUG/NUP: Metronidazol, Amoxicillin), behandelt werden (expektative Antibiotikatherapie). Bei chronischen Infektionen wird zuerst der Erreger über eine mikrobiologische Untersuchung bestimmt und dann ein für die nachgewiesenen Parodontalpathogene geeignetes, d. h. wirksames Antibiotikum ausgewählt. Die Parodontitis ist durch einen chronischen Verlauf charakterisiert und in den weitaus meisten Fällen (leichte bis moderate chronische Parodontitiden) allein durch eine mechanische Beseitigung supra- und subgingivaler bakterieller Beläge erfolgreich zu behandeln (antiinfektiöse und chirurgische Therapie). Der infektiöse Charakter der Parodontitis legt aber zumindest den zusätzlichen Einsatz von Antibiotika nahe. Dem praktisch tätigen Zahnarzt stehen heute im Wesentlichen verschiedene molekularbiologische Tests für die mikrobiologische Diagnostik zur Verfügung. Die Indikation zur mikrobiologischen Diagnostik richtet sich nach den klinischen Diagnosen. Die Untersuchung auf Antibiotikaresistenzen d.h. die Anfertigung eines Antibiogramms ist erst dann sinnvoll, wenn eine vorangegangene unterstützende systemische Antibiotikatherapie klinisch nicht erfolgreich war[6].

Nekrotisierende ulzerierende Gingivitis (NUG) und Parodontitis (NUP)

Die nekrotisierende ulzerierende Gingivitis beginnt zumeist approximal im Bereich der Papillen. Pathognomisch ist ein lineares Erythem (ein hochroter Streifen), der den Bereich der gelblich-gräulichen fibrinbelegten Nekrose vom gesunden Gingivagewebe abgrenzt (Demarkierungsversuch) (Abb. 1). Die Patienten haben zumeist starke Schmerzen und berichten, dass die oralen Veränderungen plötzlich aufgetreten sind. Häufig bestehen ein Foetor ex ore, eine regionäre Lymphadenopathie und manchmal Allgemeinsymptome wie Fieber.

NUG/NUP gehen immer von einer bestehenden plaqueinduzierten Gingivitis aus. Stress, Nikotinkonsum, Mangelernährung oder eine HIV-Infektion sind Risikofaktoren, die für eine NUG/NUP prädisponieren („Trench-Disease": verbreitete Erkrankung bei den Soldaten in den Schützengräben des 1. Weltkriegs; mangelnde [Mund-]Hygiene, Zigarettenkonsum, Stress [Trommelfeuer], Mangelernährung). Der konstante Teil der Mikroflora bei NUG/NUP setzt sich aus *Treponema sp.* (Spirochäten), *Selemonas sp., Fusobacterium sp.* und *Prevotella intermedia* zusammen.

Die akute Therapie besteht in supragingivaler Depuration und chemischer Plaquekontrolle durch 0,1–0,2%ige Chlorhexidindigluconat-Mundspüllösungen. Der Patient wird täglich kontrolliert und die Therapie ggf. wiederholt. Tritt 24 Stunden nach Beginn der Lokaltherapie keine merkliche Besserung ein oder besteht Ausbreitungstendenz (Lymphadenopathie, Fieber), erfolgt die Verordnung systemischer Antibiotika: 250 mg Metronidazol oder 500 mg Amoxicillin 3-mal täglich für 3–5 Tage[7,8]. Bei Patienten, die sich mit dem klinischen Bild einer NUG/NUP vorstellen, sollte eine Abklärung des allgemeinen Infektionsstatus (z. B. HIV-Infektion) sowie des hämatopoetischen Systems (Blutbild zum Ausschluss einer Leukämie) durch Überweisung zum Hausarzt oder Internisten erfolgen. Wird die NUG nicht rechtzeitig konsequent therapiert, kann es zur raschen Ausbreitung der Gingivanekrosen und Attachmentverlusten sowie Knochenabbau (NUP) kommen.

Parodontalabszess mit Ausbreitungstendenz

Die Therapie der Wahl bei lokalisierten und generalisierten Parodontalabszessen besteht in der subgingivalen Instrumentierung der betroffenen parodontalen Tasche bzw. Taschen, zumeist unter lokaler Anästhesie. Auf diese Weise werden zum einen die unmittelbare Ursache akut beseitigt und zum anderen ein Abfluss für den Eiter nach marginal geschaffen. Anschließend kann subgingival mit 0,1–0,2%iger Chlorhexidinlösung gespült oder ein 1%iges Chlorhexidingel instilliert werden. Bei der Kontrolle am folgenden Tag sind die Beschwerden in den meisten Fällen abgeklungen und eine konsequente Therapie der Abszessursache (vertikale Wurzelfraktur, subgingivale Speiseimpak-

tion, subgingivale Infektion in tiefen Taschen, Furkationen bzw. bei infraalveolären Defekten, marginales epitheliales Attachment nach oberflächlicher Instrumentierung bei persistierender subgingivaler Infektion) kann begonnen werden (systematische Parodontitistherapie, resektive Furkationstherapie). In den sehr seltenen Fällen allerdings, in denen eine Ausbreitung des Abszesses in die benachbarten Logen droht bzw. Fieber und/oder eine ausgeprägte Lymphadenopathie festzustellen sind, ist neben der lokalen Akuttherapie eine systemische Antibiotikagabe sinnvoll (Antibiotikum der ersten Wahl: Amoxicillin mit Clavulansäure 500 mg, 3 p.d.; bei Penicillinunverträglichkeit: Clindamycin 300 mg, 3 p.d.)[9].

Kombiniert mechanische und antibiotische Parodontitistherapie bei Vorliegen spezifischer parodontalpathogener Keime

Die Therapie aggressiver und schwerer chronischer Parodontitiden ist nicht unkompliziert. Deshalb sollte nach der klinischen Diagnosestellung erwogen werden, die betreffenden Patienten für die Parodontitisbehandlung an einen Fachzahnarzt oder DGP-Spezialisten für Parodontologie zu überweisen.

Grundsätzlich gibt es 3 Konzepte zur unterstützenden Antibiotikagabe in der Parodontitistherapie:

1. Konzept

Jeder Parodontitispatient wird zuerst mechanisch antiinfektiös, aber ohne Antibiotika behandelt. Nur, wenn die Parodontitis trotz adäquater Therapie weiter voranschreitet, werden mikrobiologische Diagnostik und unterstützende Antibiotikagabe durchgeführt (Konzept „Göteborg"). Bei der Therapie von schweren Fällen, die nicht allein mechanisch zu beherrschen sind, geht Zeit verloren, aber es erfolgt ein sehr sparsamer Einsatz von Antibiotika, was zur Vermeidung der Entstehung von Resistenzen gut ist.

2. Konzept

Bei Vorliegen schwerer Parodontitisverlaufsformen (aggressive Parodontitis, schwere chronische Parodontitis, Parodontitiden, die trotz adäquater Therapie progrediente Attachmentverluste zeigen) wird die mechanische antiinfektiöse Therapie in jedem Fall mit

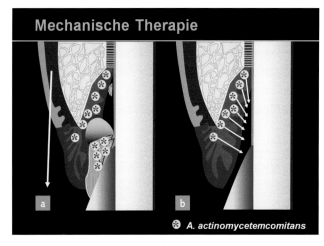

Mechanische Therapie

⊛ *A. actinomycetemcomitans*

Abb. 2a und b Alleinige mechanische Therapie einer parodontalen Läsion, die mit *Aggregatibacter actinomycetemcomitans* infiziert ist: **a** subgingivale Beläge werden mit *A. actinomycetemcomitans* von der Zahnoberfläche entfernt, aber der Keim persistiert im Weichgewebe, **b** von wo er anschließend die Tasche reinfiziert[8].

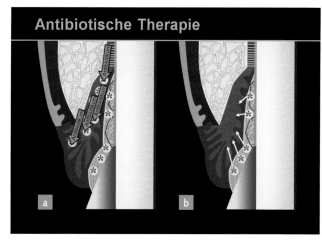

Antibiotische Therapie

Abb. 3a und b Alleinige systemisch antibiotische Therapie einer parodontalen Läsion, die mit *Aggregatibacter actinomycetemcomitans* infiziert ist: **a** das Antibiotikum zerstört *A. actinomycetemcomitans* im Weichgewebe, kann aber den auf der Zahnoberfläche haftenden Biofilm nicht penetrieren. *A. actinomycetemcomitans* persistiert im Biofilm, **b** von wo er anschließend das Weichgewebe reinfiziert[8].

der Gabe von Antibiotika (Amoxicillin/Metronidazol, Ciprofloxacin/Metronidazol) kombiniert (Konzept „Würzburg" oder „Genf"). Bei dieser Vorgehensweise werden häufig Antibiotika eingesetzt und auch Fälle, bei denen man ggf. ohne Antibiotika ausgekommen wäre mit Antibiotika behandelt.

3. Konzept

Ein 3. Konzept stellt einen Mittelweg zwischen den geschilderten Konzepten dar: Auch aggressive und schwere chronische Parodontitiden lassen sich in vielen Fällen selbst bei subgingivalem Vorliegen von Mikroorganismen, die eng mit der Parodontitisätiologie assoziiert sind (*Porphyromonas gingivalis*, *Tannerella forsythia*, *Eikenella corrodens*, *P. intermedia*, *Prevotella nigrescens*, *Treponema denticola*), allein durch mechanische Therapie (subgingivales Scaling und Wurzelglättung, Lappenoperationen) erfolgreich behandeln. Eine Ausnahme macht hier *Aggregatibacter actinomycetemcomitans*, der am ehesten den Charakter eines exogenen Pathogens hat und in den meisten Fällen durch instrumentelles Vorgehen allein nicht eradiziert bzw. unter die Nachweisgrenze supprimiert werden kann[8]. Das subgingivale Vorkommen von *A. actinomycetemcomitans* erhöht das Risiko für Parodontitis erheblich[10]. *A. actinomycetemcomitans* kann aus der Tasche ins Gewebe eindringen oder nichtpar-

odontale Regionen (z. B. Zunge, Tonsillen) besiedeln, wo er von mechanischer Therapie nicht erreicht wird (Abb. 2). Die alleinige systemische Gabe von Antibiotika würde zwar die Bakterien beseitigen, die ins Gewebe eingedrungen sind, aber im Biofilm keinen ausreichenden Effekt erzielen (Abb. 3). Wird *A. actinomycetemcomitans* aber nicht eradiziert oder stark reduziert, tritt keine klinische Besserung ein und die Progression der Erkrankung hält an[8]. Die systemische Gabe von Tetracyclinderivaten zusätzlich zu mechanischer Therapie führte zu einer Reduktion, aber nicht zur zuverlässigen Eradikation von *A. actinomycetemcomitans*[8]. Nach adjuvanter kombinierter Gabe von Amoxicillin und Metronidazol zu subgingivalem Scaling und Wurzelglättung konnte das Parodontalpathogen hingegen in 21 von 22 Fällen von aggressiver und generalisierter schwerer chronischer Parodontitis nicht mehr nachgewiesen werden (Abb. 4 und Tab. 6)[11]. Amoxicillin und Metronidazol 3 mal täglich über 1 Woche parallel zu mechanischer subgingivaler Instrumentierung ist effektiv gegen *A. actinomycetemcomitans* bei aggressiver Parodontitis, Parodontitis bei Papillon-Lefèvre Syndrom, generalisierter schwerer chronischer und refraktärer Parodontitis[12]. Aber diese Kombination ist nicht wirksam gegen Pseudomonas und Enterobakterien, die in den Vereinigten Staaten etwa 14 % der fortgeschrittenen parodontalen Läsio-

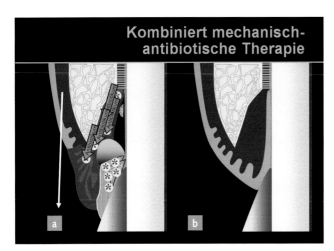

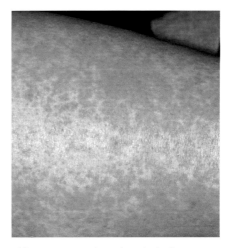

Abb. 4a und b Kombiniert mechanisch antibiotische Therapie einer parodontalen Läsion, die mit Aggregatibacter actinomycetemcomitans infiziert ist: **a** subgingivale Beläge werden mit *A. actinomycetemcomitans* von der Zahnoberfläche entfernt und das Antibiotikum zerstört *A. actinomycetemcomitans* im Weichgewebe. Durch die mechanische Instrumentierung wird der Biofilm aufgebrochen und das Antibiotikum erreicht darin befindliche Mikroorganismen. **b** Ausgeheilte Läsion[8].

Abb. 5 Arzneimittelexanthem (red oder amoxicilline rash) nach systemischer Gabe von Amoxicillin[8].

Tab. 6 Unterstützende systemische Antibiotikagabe bei Vorliegen von *Aggregatibacter actinomycetemcomitans*[7,11].

Antibiotikagabe bei Penicillinverträglichkeit		Antibiotikagabe bei Penicillinunverträglichkeit	
Amoxicillin	500 mg	Ciprofloxazin	250 mg
Metronidazol	400 mg	Metronidazol	500 mg
3x täglich für 1 Woche		2x täglich für 1 Woche	
nach mechanischer Therapie (subgingivale Instrumentierung)			

nen besiedeln. Für subgingivale Pseudomonaden und Enterobakterien ist ein kultureller Nachweis kommerziell verfügbarer. Bei Patienten mit einer Penicillinunverträglichkeit (Abb. 5) kann Amoxicillin durch den Gyrasehemmer Ciprofloxacin ersetzt werden. Ciprofloxacin und Metronidazol sind auch wirksam gegen Pseudomonas und Enterobakterien[12]. Diese Kombinationen bakterizider Antibiotika führen auch langfristig zu stabilen klinischen und mikrobiologischen Ergebnissen. Der Nachweis von Parodontalpathogenen nach kombiniert mechanischer und systemischer antibiotischer Therapie bei guten klinischen Ergebnissen ist keine Indikation für eine erneute systemische Antibiotikagabe. Nicht nur die Anwesenheit, sondern auch die Menge, z. B. von *A. actinomycetemcomitans* und P. gingivalis, an einer Stelle sind entscheidend für weitere Attachmentverluste.

Die Gabe systemischer Antibiotika sollte unmittelbar nach Abschluss der Instrumentierung, also zu einem Zeitpunkt, zu dem der Biofilm desintegriert ist, erfolgen, um eine möglichst gute Wirkung zu erzielen[7]. Es muss aber an dieser Stelle darauf hingewiesen werden, dass auch nach adjuvanter systemischer Antibiotikatherapie die Aufrechterhaltung einer effektiven individuellen Mundhygiene durch den Patienten und die Durchführung einer regelmäßigen unterstützenden Parodontitistherapie unbedingt erforderlich sind, um langfristig stabile parodontale Verhältnisse aufrecht zu erhalten.

Antibiotika sind wertvolle Waffen im Kampf gegen zum Teil lebensbedrohliche Infektionen. Deshalb sollte ihr Einsatz in der Parodontologie, ob prophylaktisch oder therapeutisch, so sparsam und zurückhaltend erfolgen, wie möglich, um das Risiko von Allergien und Resistenzen so gering wie möglich zu halten.

Literatur

1. Paster BJ, Olsen I, Aas JA, Dewhirst FE. The breadth of bacterial diversity in the human periodontal pocket and other oral sites. Periodontol 2000 2006;42:80–87.

2. Jeserich M, Just H. Aktueller Stand der Endocarditisprophylaxe. Z Kardiol 2001;90:385–393.

3. Naber CK, Al-Nawas B, Baumgartner H, Becker H-J, Block M, Erbel R, Ertl G, Flückinger U, Franzen D, Gohlke-Bärwolf C, Gattringer R, Graninger W, Handrick W, Herrmann M, Heyring R, Horstkotte D, Jaussi A, Kern P, Kramer H-H, Kühl S, Lepper PM, Leyh RG, Lode H, Mehlkorn U, Moreillon P, Mügge A, Mutters R, Niebel J, Peters G, Rosenhek R, Schmaltz AA, Seifert H, Shah PM, Sitter H, Wagner W, Wahl G, Werdan K, Zuber M. Prophylaxe der bakteriellen Endokarditis. Kardiologe 2007;1:243–250.

4. Wilson W, Taubert KA, Gewitz M, Lockhart PB, Baddour LM, Levison M, Bolger A, Cabell CH, Takahashi M, Baltimore RS, Newburger JW, Strom BL, Tani LY, Gerber M, Bonow RO, Pallasch T, Shulman ST, Rowley AH, Burns JC, Ferrieri P, Gardner T, Goff D, Durack DT; American Heart Association Rheumatic Fever, Endocarditis, and Kawasaki Disease Committee; American Heart Association Council on Cardiovascular Disease in the Young; American Heart Association Council on Clinical Cardiology; American Heart Association Council on Cardiovascular Surgery and Anesthesia; Quality of Care and Outcomes Research Interdisciplinary Working Group. Prevention of infective endocarditis: guidelines from the American Heart Association: a guideline from the American Heart Association Rheumatic Fever, Endocarditis and Kawasaki Disease Committee, Council on Cardiovascular Disease in the Young, and the Council on Clinical Cardiology, Council on Cardiovascular Surgery and Anesthesia, and the Quality of Care and Outcomes Research Interdisciplinary Working Group. Circulation 2007;116:1736–1754.

5. Grötz KA. Zahnärztliche Betreuung von Patienten mit tumortherapeutischer Kopf-Hals-Bestrahlung. Gemeinsame Stellungnahme der Deutschen Gesellschaft für Zahn-, Mund- und Kieferheilkunde (DGZMK) und der Deutschen Gesellschaft für Radiologie, Medizinische Physik und Strahlenbiologie (DEGRO) in Abstimmung mit dem Vorstand der Deutschen Gesellschaft für Zahnerhaltungskunde (DGZ). Dtsch Zahnärztl Z 2002;57:509–511.

6. Eickholz P, Baron F, Dannewitz B. Glossar der Grundbegriffe für die Praxis: Parodontale Diagnostik. Teil 3: Mikrobiologie. Parodontologie 2008;19:165–174.

7. Beikler T, Karch H, Flemmig TF: Adjuvante Antibiotika in der Parodontitistherapie. Gemeinsame Stellungnahme der Deutschen Gesellschaft für Parodontologie (DGP) und der Deutschen Gesellschaft für Zahn-, Mund- und Kieferheilkunde (DGZMK). Dtsch Zahnärztl Z 2003;58:263–265.

8. Eickholz P, Dannewitz B, Kim T-S. Antibiotika in der Parodontologie. Die Quintessenz 2004;55:375–388.

9. Wagner W, Shah PM. Einsatz von Antibiotika in der zahnärztlichen Praxis. Stellungnahme der Deutschen Gesellschaft für Zahn-, Mund- und Kieferheilkunde (DGZMK). Dtsch Zahnärztl Z 2002;57:451–454.

10. Haubek D, Ennibi O-K, Poulsen K, Væth M, Poulsen S, Kilian M. Risk of aggressive periodontitis in adolescent carriers of the JP2 clone of Aggregatibacter (Actinobacillus) actinomycetemcomitans in Morocco: a prospective longitudinal study. Lancet 2008;371:237–242.

11. van Winkelhoff AJ, Rodenburg JP, Goené RJ, Abbas F, Winkel EG, de Graeff J. Metronidazole plus amoxicilline in the treatment of Actinobacillus actinomycetemcomitans associated periodontitis. J Clin Periodontol 1989;16:128–131.

12. Slots J, Ting M. Systemic antibiotics in the treatment of periodontal disease. Periodontol 2000 2002;28:106–176.

13. Ciancio SG, van Winkelhoff AJ. Antibiotics in periodontal therapy. In Newman, MG, van Winkelhoff AJ: Antibiotic and antimicrobial use in dental practice. 2. Auflage, Quintessence, Chicago 2001:113–126.

20 Medikamententräger für die topische subgingivale Applikation von Antiseptika und Antibiotika

Peter Eickholz

Einleitung

Die systematische Parodontitistherapie verfolgt folgende Ziele:

1. Beseitigung der Infektion,
2. Aufhalten der parodontalen Destruktion und, wenn möglich,
3. Regeneration des zerstörten parodontalen Gewebes.

In den weitaus meisten Fällen reicht eine mechanische Entfernung der bakteriellen Zahnbeläge durch den Patienten (individuelle Mundhygiene) und den Zahnarzt (professionelle Zahnreinigungen, antiinfektiöse Parodontitistherapie, Parodontalchirurgie) aus, um Parodontitis erfolgreich zu behandeln und die ersten beiden Ziele zu erreichen. Der infektiöse Charakter der Parodontitis legt aber den Gedanken nahe, zu ihrer Therapie auch antimikrobiell wirksame Substanzen und gegebenenfalls Antibiotika einzusetzen. So ist bei aggressiven und generalisierten schweren chronischen Parodontitisfällen, bei denen subgingival *Aggregatibacter actinomycetemcomitans* nachgewiesen werden konnte, die systemische Gabe von Antibiotika unterstützend zur mechanischen Therapie empfehlenswert, weil sich dieses Bakterium allein mechanisch nicht zuverlässig unterdrücken lässt[1].

Zu den Nachteilen der Antibiotikatherapie allgemein gehören die Risiken der *Sensibilisierung* und der *Resistenzbildung*. Aus diesen Gründen sollten in der Parodontologie möglichst nur solche Antibiotika eingesetzt werden, die in der Allgemein- und insbesondere in der Intensivmedizin keine große Rolle mehr spielen (z. B. Tetracycline). Zu den Nachteilen der sys-

temischen Antibiotikagabe gehören aber auch systemische Nebenwirkungen (z. B. Arzneimittelexanthem) und die Beeinflussung von Bakterien außerhalb der Mundhöhle (z. B. Darmflora).

Da es bei der Parodontitistherapie primär um die Beseitigung des subgingivalen Biofilms geht, wäre es günstig, über Antiseptika bzw. Antibiotika zu verfügen, die nur subgingival und nicht systemisch wirken. Diese Überlegungen haben zur Entwicklung lokaler Anwendungsformen geführt. Diese sollen allein die Bakterien des subgingivalen Biofilms beeinflussen. Allerdings führt der Strom des Gingivaexsudats (Sulkusflüssigkeit) 40-mal pro Stunde zur Erneuerung des Inhalts einer etwa 5 mm tiefen Tasche[2]. Diese hohe Umsatzrate resultiert in einer rapiden Reduktion der Konzentration von subgingival applizierten Substanzen. Es mussten deshalb Applikationsformen entwickelt werden, die ein stabiles subgingivales Depot bilden, aus dem dann kontinuierlich in wirksamer Konzentration Antiseptika bzw. Antibiotika abgegeben werden. Lokale subgingivale Medikamententräger, die bis zu 24 Stunden Wirkstoff (Antibiotikum) abgeben, werden als *„Sustained Release Device"* bezeichnet. Im Unterschied dazu setzen sogenannte *„Controlled Release Devices"* ihren Wirkstoff länger als 24 Stunden lang frei[3].

Zielsetzung der topischen subgingivalen Applikation von Antiseptika und Antibiotika

Mit der lokalen Applikation von Antiseptika und Antibiotika werden drei Ziele verfolgt:

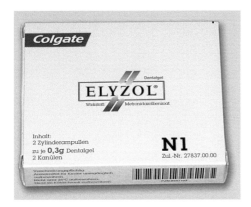

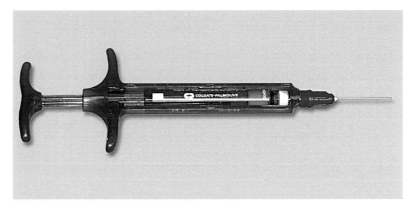

Abb. 1 Verpackung von Elyzol®-Gel (Metronidazol).

Abb. 2 Zylinderampulle mit Elyzol®-Gel (Metronidazol) in einer Karpulenspritze für die Applikation.

1. Unterstützung der nichtchirurgischen mechanischen antiinfektiösen Therapie bisher unbehandelter Parodontitiden (zusätzliche Gabe zu Scaling und Wurzelglättung, um den Therapieeffekt zu steigern und gegebenenfalls die Notwendigkeit für chirurgische Eingriffe zu verringern),
2. Unterstützung der Reinstrumentierung in der unterstützenden Parodontitistherapie (zusätzliche Gabe zu Scaling und Wurzelglättung, um den Therapieeffekt zu steigern) und
3. als Alternative zur subgingivalen Reinstrumentierung in der unterstützenden Parodontitistherapie (Gabe anstatt Scaling und Wurzelglättung, um aber den gleichen Effekt zu erzielen).

Anhand einer Metaanalyse, in deren Rahmen die Effekte der chirurgischen und nichtchirurgischen Parodontitistherapie mit und ohne topische Applikation von Antibiotika verglichen wurden, konnte gezeigt werden, dass die topische subgingivale Applikation von Antibiotika zusätzlich zur nichtchirurgischen subgingivalen Instrumentierung zu besseren klinischen Ergebnissen führte als die mechanische Therapie allein[4].

Nichtresorbierbare Medikamententräger

Eines der ersten verfügbaren Produkte war der **Actisite**®-Faden (Alza Corp., Mountain View, CA, USA). Hierbei handelte es sich um eine nichtresorbierbare monolithische Faser (Durchmesser: 0,5 mm, Länge: 35 cm) aus Ethylen-Vinyl-Acetat-Polymer, die mit 25 % **Tetra-** **cyclin-HCl** beschickt war. Der Tetracyclinfaden wurde nach Instrumentierung der Läsion mit einer Parodontalsonde oder einem Retraktionsfadenapplikator nach subgingival appliziert. Anschließend musste der Sulkus mit einem Gewebekleber verschlossen werden, um ein Ausschwemmen des Fadens durch die Sulkusflüssigkeit zu verhindern. Die Entfernung der Fäden erfolgte nach sieben bis 13 Tagen. Der Tetracyclinfaden wies eine gute Pharmakokinetik auf: Über einen Zeitraum von sieben Tagen nach der Applikation waren mittlere Tetracyclinkonzentrationen von mehr als 1300 µg/ml nachweisbar („Controlled Release Device")[5].

Ein Actisite®-Faden reichte je nach Tiefe und Ausdehnung der zu behandelnden Taschen für drei bis fünf Läsionen. Allerdings war die Applikation mühsam und zeitaufwändig, und es war ein zweiter Termin für die Entfernung des Medikamententrägers erforderlich. In manchen Fällen kam es auch nach der Applikation zu Abszedierungen der Taschen. Deshalb wurde nach Darreichungsformen gesucht, die zum einen einfacher zu applizieren und zum anderen biologisch abbaubar sind.

Biologisch abbaubare Medikamententräger

Ein biologisch abbaubarer Medikamententräger ist das **Elyzol**®-25%-Dentalgel (Colgate Oral Pharmaceuticals, Hamburg). Es besteht aus 250 mg **Metronidazol** sowie Glyzerin und Sesamöl zu 1 g Gel (Abb. 1) und steht in Zylinderampullen (Abb. 2) zur Verfügung. Es soll eine zweimalige subgingivale Applikation des Gels

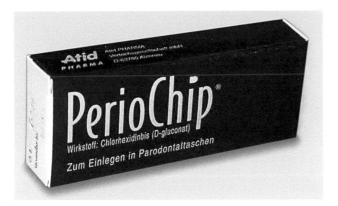
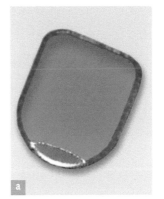
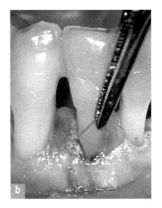

Abb. 3 Verpackung von PerioChip® (Chlorhexidin).

Abb. 4a PerioChip® (Chlorhexidin). **b** Subgingivale Applikation eines PerioChip® mit einer zahnärztlichen Pinzette in eine persistierende Tasche während der unterstützenden Parodontitistherapie bukkal des seitlichen unteren linken Schneidezahns[1].

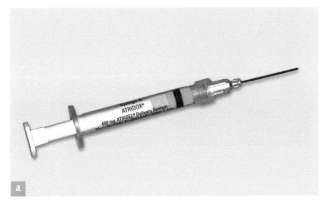
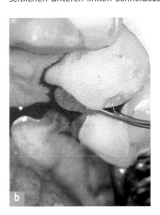

Abb. 5a Applikationsspritze mit angemischtem Atridox®-Gel aus Polymer und Doxycyclin. **b** Subgingivale Applikation von Atridox®-Gel[1].

im Abstand von einer Woche erfolgen. Bei Kontakt mit der Sulkusflüssigkeit entsteht aus dem flüssigen Gel eine hochvisköse, adhäsive Substanz, die – während sie sich auflöst – kontinuierlich Metronidazol abgibt. Die Konzentration von Metronidazol in der Sulkusflüssigkeit fällt aber nach Applikation des Gels exponentiell ab: „Sustained Release Device"[6]. Je nach Tiefe und Ausdehnung der zu behandelnden Taschen reicht eine Zylinderampulle für die Behandlung von drei bis fünf Läsionen (nicht mehr auf dem deutschen Markt erhältlich).

Ein biologisch abbaubarer Medikamententräger, der nicht mit einem Antibiotikum, sondern einer antimikrobiellen Substanz beschickt ist, ist der **PerioChip®** (Dexxon Ltd., Hadera, Israel; Vertrieb: Dexcel Pharma, Alzenau) (Abb. 3). Hierbei handelt es sich um einen Chip in der Form eines Biberschwanz-Dachziegels, der 5 mm lang, 4 mm breit und 0,35 mm dick ist (Abb. 4a).

Die biologisch abbaubare Matrix aus Gelatineglutaraldehyd-Polykondensat, Glyzerin und gereinigtem Wasser ist mit 34 % **Chlorhexidinbis (D-Glukonat)** beladen. Der PerioChip® wird mit einer zahnärztlichen Pinzette appliziert (Abb. 4b). Bei Kontakt mit Flüssigkeiten wird er sehr klebrig, weshalb er manchmal mit einem zweiten Instrument von der Pinzette abgestreift werden muss. Ein PerioChip® ist für die Therapie einer Läsion vorgesehen[1].

Das einzige bis vor kurzem in Deutschland zugelassene und erhältliche **Doxycyclin**präparat war ein biologisch abbaubares Gel, das 10 % Doxycyclin, 33 Gew.-% Poly-DL-Lactid und 57 Gew.-% N-methyl-2-pyrrolidon enthielt. Atridox® (CollaGenex Pharmaceuticals, Newtown, PA, USA) musste unmittelbar vor der Anwendung aus dem Doxycyclinpulver und der Polymerflüssigkeit angemischt werden. Bei Kontakt mit Gewebeflüssigkeit wurde das leicht fließende

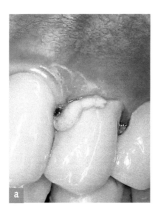
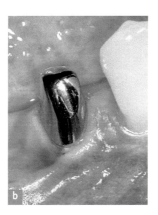
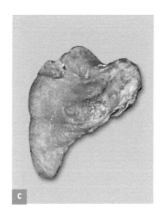

Abb. 6a Atridox®-Gel 14 Tage nach subgingivaler Applikation und Retraktion der Gingiva. **b** Atridox® 14 Tage nach subgingivaler Applikation: das verfestigte Gel in situ. **c** Verfestigtes Atridox®-Gel nach Entfernung mit einer Kürette[1].

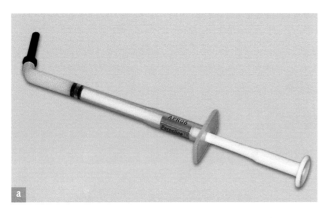
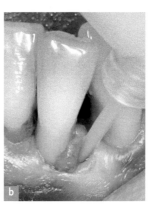

Abb. 7a Applikationsspritze für Parocline-2%-Minocyclin-Salbe. **b** Subgingivale Applikation von Parocline-2%-Minocyclin-Salbe distal des Zahns 31.

Gel, das mit einer stumpfen Kanüle nach subgingival appliziert wurde, fest (Abb. 5). Es wurde so viel Gel appliziert, bis Überstände am Gingivarand erschienen. Diese konnten, wenn sie fest geworden waren, mit einem Heidemannspatel nach subgingival gedrückt werden. Allerdings löste sich das verfestigte Gel nicht immer vollständig auf, sodass in manchen Fällen Reste mit einer Kürette entfernt werden mussten (Abb. 6)[1]. Atridox® ist seit April 2006 nicht mehr im Handel.

Ein 14%iges Doxycyclinpräparat mit einem synthetischen Polymerträgergel zur topischen subgingivalen Applikation wurde klinisch und pharmakokinetisch geprüft (Ligosan SR, Heraeus Kulzer, Hanau). Es lässt sich leicht applizieren und bringt zusätzlich zur mechanischen Instrumentierung günstigere klinische Ergebnisse[1]. Die Pharmakokinetik entspricht der von Atridox[7]. **Arestin** (OraPharma Inc., Warminster, PA, USA) ist ein weiteres Praparat zur subgingivalen Applikation mit dem Wirkstoff **Minocyclin**. Das Minocyclin ist in Kugeln (Microspheres) aus biologisch abbaubarem Polyglycolid-co-DL-Lactid eingekapselt.

Dieses Pulver wird nach relativer Trockenlegung der zu behandelnden Stelle mit einem Applikator nach subgingival appliziert. Bei der hydrolytischen Degradation der Polymerkügelchen wird Minocyclin freigesetzt.

Es existieren weitere biologisch abbaubare Medikamententräger auf der Basis von Tetracyclinderivaten, die entweder noch nicht kommerziell erhältlich oder in Deutschland (noch) nicht zugelassen sind. **Parocline** ist eine 2%ige **Minocyclin**-Salbe mit einer Trägersubstanz aus Hydroxyethylcellulose, Magnesiumchlorid, Acrylat-Methacrylat-Kopolymer, Triacetin und Glyzerin (UniSunstar BV, Amsterdam, Niederlande). Die Salbe wird mit einer Einmalspritze nach subgingival appliziert (Abb. 7).

Welchen Nutzen hat die topische subgingivale Applikation von Antiseptika und Antibiotika?

In einer strukturierten Übersicht konnten für die adjuvante topische subgingivale Applikation zusätzlich zur nichtchirurgischen Instrumentierung bisher unbehandelter bzw. rezidivierender Taschen stärkere Reduktionen der Sondierungstiefen beobachtet werden als nach alleiniger mechanischer Therapie: Chlorhexidin-Chip (n = 331/335; p = 0,058), 14%iges Doxycyclingel (n = 158/158; p = 0,064), Minocyclin-Salbe (84/87; p = 0,049), Minocyclin-Micropheres (n = 259/272; p = 0,006)[8]. Während für diese Ergebnisse die einmalige Applikation des 14%igen Doxycyclingels ausreichte, wurde der Chlorhexidin-Chip über einen Zeitraum von neun Monaten bis zu dreimal in einzelne Taschen appliziert[1,9].

Neben der Häufigkeit der Wirkstoffgabe müssen bei der Beurteilung dieser Daten die Ausgangssondierungstiefen und die behandelten Zahntypen berücksichtigt werden. Je tiefer die Taschen vor der Therapie sind, desto größer ist das Reduktionspotenzial. Läsionen mit Sondierungstiefen bis zu 5 mm erscheinen ohnehin als ungeeignet, um von einer zusätzlichen Anwendung topischer Antibiotika profitieren zu können. Bei mehrwurzeligen Zähnen muss mit ungünstigeren Ergebnissen als bei einwurzeligen Zähnen gerechnet werden. Der Vergleich verschiedener Studien zu gleichen oder unterschiedlichen Präparaten gestaltet sich daher schwierig[9].

Bei der alleinigen subgingivalen Applikation von Medikamententrägern zur Therapie persistierender oder rezidivierender Taschen im Rahmen der unterstützenden Parodontitistherapie (UPT) wurden nur unwesentlich schlechtere oder gleiche klinische Ergebnisse erzielt wie bei Scaling und Wurzelglättung: Elyzol, Atridox, Ligosan-SR[1,8,9].

Wann also topische subgingivale Applikation von Antiseptika und Antibiotika?

Der Einsatz der lokalen Antibiotikatherapie erscheint insbesondere in der unterstützenden Parodontitisthe-rapie bei Patienten sinnvoll, die nach abgeschlossener Parodontitistherapie (Wurzeloberflächen frei von harten Belägen) an einzelnen Stellen trotz subgingivalen Scalings noch persistierende oder auch nach chirurgischer Intervention rezidivierende pathologisch vertiefte Taschen (ST ≥ 5 mm und Bluten nach Sondieren) aufweisen. Bei diesen Patienten verursacht wiederholtes subgingivales Scaling langfristig nicht unerhebliche Hartsubstanzverluste und häufig Zahnhalsüberempfindlichkeiten. Einerseits wäre der Einsatz subgingivaler Medikamententräger alternativ zum Scaling eine mögliche Strategie, um diese Komplikationen zu vermeiden. Andererseits wäre die Gabe zusätzlich zur mechanischen Instrumentierung ein Weg, die persistierenden Taschen nach einem anderen als dem bisher vergeblichen allein mechanischen Konzept zu behandeln.

Offene Fragen

Die Wirkung der lokalen Antibiotikatherapie ist überwiegend für die Therapie der chronischen Parodontitis untersucht worden. Nur in wenigen Studien wurden bisher auch Patienten mit aggressiver Parodontitis therapiert[1]. Der Nutzen einer lokalen subgingivalen Antibiotikagabe bei aggressiver Parodontitis ist bisher also nicht geklärt. Je mehr Läsionen bei einem Patienten mit lokalen Antibiotika therapiert werden, desto höher ist das Risiko, dass der Wirkstoff im Blut nachweisbar ist, das heißt systemisch erscheint[7]. Hier stellt sich die Frage, bis zu wie vielen Läsionen pro Patient man lokal und ab wie vielen man dann besser unterstützend zur mechanischen Therapie systemisch Antibiotika einsetzt. Das gleiche gilt für die Therapie von Furkationsbeteiligungen. Auch hier liegen bisher keine aussagekräftigen Daten vor.

Erste viel versprechende Ergebnisse wurden für den unterstützenden Einsatz von lokalen Antibiotika im Zusammenhang mit der Therapie beginnender periimplantärer Läsionen publiziert: zum Beispiel Minocyclin-Microsperes[10]. Dieses relevante Indikationsgebiet bedarf aber einer weiteren Abklärung.

Literatur

1. Eickholz P, Dannewitz B, Kim T-S. Antibiotics in periodontal therapy. Perio 2005;2:235-251 (hier: Kapitel 19, S. 131).

2. Goodson JM. Pharmacokinetic principles controlling efficacy of oral therapy. J Dent Res 1989;68:1625-1632.

3. American Academy of Periodontology: The role of controlled drug delivery for periodontitis. J Periodontol 2000;71: 125-140.

4. Hung H-C, Douglass CW. Meta-analysis of the effect of scaling and root planing, surgical treatment and antibiotic therapies on periodontal probing depth and attachment loss. J Clin Periodontol 2002;29:975-986.

5. Tonetti M, Cugini MA, Goodson JM. Zero-order delivery with periodontal placement of tetracycline-loaded ethylene vinyl acetate fibers. J Periodont Res 1990;25:243-249.

6. Stoltze K. Concentration of metronidazole in periodontal pockets after application of a metronidazole 25% gel. J Clin Periodontol 1992;19:698-701.

7. Kim T, Le, S-H, Eickholz P, Klimpel H, Fiehn W, Kim C-K. Systemischer Nachweis von Doxyzyklin nach lokaler Applikation. Dtsch Zahnärztl Z 2005;60:348-353.

8. Hanes PJ, Purvis JP. Local anti-infective therapy: pharmacological agents. A systematic review. Ann Periodontol 2003;8:79 98.

9. Greenstein G. Local drug delivery in the treatment of periodontal diseases: assessing the clinical significance of the results. J Periodontol 2006;77:565-578.

10. Renvert S, Lessem J, Dahlen G, Lindahl C, Svensson M. Topical minocycline microspheres versus topical chlorhexidine gel as an adjunct to mechanical debridement of incipient peri-implant infections: A randomized clinical trial. J Clin Periodontol 2006;33:362-369.

Chirurgische Parodontitistherapie

21 Offene Kürettage und Kirkland-Lappen

Peter Eickholz

Einleitung

Das Ziel der systematischen Parodontitistherapie besteht in der Beseitigung der Infektion durch eine antiinfektiöse Therapie und in einer gegebenenfalls anschließenden Korrektur der Folgen entzündlicher Destruktion (korrektive bzw. rekonstruktive Therapie). Auf diese Weise sollen das Fortschreiten der parodontalen Zerstörung zum Stillstand gebracht oder zumindest erheblich verlangsamt und in manchen günstig gelagerten Fällen durch Parodontitis zerstörtes Parodont wiederhergestellt werden.

Im Rahmen der antiinfektiösen Therapie werden zum einen die Patienten durch Mundhygieneinstruktionen sowie -demonstrationen und professionelle Zahnreinigungen in die Lage versetzt, die supragingivalen Zahnoberflächen von den sich täglich neu bildenden bakteriellen Belägen zu reinigen (effektive individuelle Mundhygiene). Zum anderen werden sowohl die harten als auch die weichen subgingivalen Beläge durch Instrumentierung mit maschinellen und/oder Handinstrumenten von den Zahnoberflächen entfernt[1]. Diese subgingivale Instrumentierung erfolgt in einem ersten Schritt an allen Zähnen mit pathologisch vertieften Taschen nichtchirurgisch. Ein modernes Konzept der antiinfektiösen Therapie ist die „Full-mouth disinfection"[2].

Die nichtchirurgische Parodontitistherapie ist insbesondere an einwurzeligen Zähnen auch bei fortgeschrittenen Läsionen sehr effektiv[3] und reicht häufig als alleinige Therapie aus. An manchen Stellen persistieren aber bei der Reevaluation nach nichtchirurgischer Therapie auch bei effektiver individueller Mundhygiene der Patienten pathologisch vertiefte Taschen[4].

Dies liegt sehr oft daran, dass die nichtchirurgische Instrumentierung der Wurzeloberfläche bei sehr tiefen Taschen, bei Molaren, bei Zähnen mit Wurzeleinziehungen, Knochentaschen oder Furkationsbeteiligung nicht vollständig gelingt und Auflagerungen verbleiben[5]. In diesen Fällen ist es notwendig, die Wurzeloberflächen unter Sicht – also nach Mobilisation der Gingiva – zu bearbeiten.

Operationstechniken

Bei den Lappenoperationstechniken, durch die ein direkter Zugang zur Wurzeloberfläche geschaffen werden soll, werden so genannte Zugangslappen („access flap") mobilisiert.

Offene Kürettage

Die Technik, die mit der geringsten Gewebemobilisation auskommt, ist die offene Kürettage oder ENAP („excisional new attachment procedure").

Nach Lokalanästhesie wird der Taschenfundus durch einen Blutungspunkt transgingival markiert (z. B. mit einer Crane-Kaplan-Pinzette). Anschließend erfolgt eine intragingivale Inzision, die vom Gingivarand zum Taschenfundus reicht (Abb. 1). In vielen Fällen, bei denen nur approximal erhöhte Sondierungstiefen persistieren, bleiben die Inzisionen auf den Bereich der Papillen beschränkt, während streng bukkal und oral nicht inzidiert wird.

Die Schnittführung der ENAP ähnelt derjenigen für den modifizierten Widman-Lappen[6] und derjenigen bei der Gingivektomie[7].

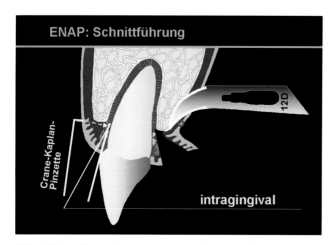

ENAP: Schnittführung

Crane-Kaplan-Pinzette

intragingival

12D

Abb. 1 Schnittführung bei ENAP („excisional new attachment procedure"): Der Taschenfundus wird durch einen Blutungspunkt transgingival markiert (z. B. mit einer Crane-Kaplan-Pinzette). Anschließend erfolgt eine intragingivale Inzision, die vom Gingivarand bis zum Taschenfundus reicht.

Beim modifizierten Widman-Lappen wird eine paramarginale Inzision auf den Limbus alveolaris geführt; bei der internen Gingivektomie wird diese Inzision so weit paramarginal gelegt, dass der gegebene Gingivaüberschuss (Gingivawucherung) entfernt werden kann.

Nach der Inzision werden das Granulationsgewebe mit einer scharfen Kürette entfernt und die Wurzeloberflächen unter Sicht bearbeitet. Das Operationsgebiet wird mit steriler Kochsalzlösung gespült. Nach Abschluss der Instrumentierung werden die Papillen reponiert und durch eine Naht fixiert. Für die Naht erweist sich der Nadelhalter nach Olsen-Hegar als sehr praktisch, weil mit ihm zum einen die Nadel geführt, aber auch der Faden abgeschnitten werden kann. Für den Operateur entfällt der Wechsel von Nadelhalter und Nahtschere.

Die offene Kürettage ist sehr gewebeschonend und eignet sich für moderate Parodontitiden mit horizontalem Knochenabbau. Die Übersicht ist allerdings begrenzt, sodass bei Molaren Verfahren mit umfangreicherer Mobilisation des Lappens und besserer Übersicht geeigneter sind.

Kirkland-Lappen

Eine weitere Zugangslappentechnik ist die Mobilisierung des Kirkland-Lappens bzw. die Lappenkürettage.

Nach lokaler Anästhesie wird eine Knochensondierung („bone sounding") durchgeführt, einerseits, um den tatsächlichen Verlauf des Alveolarknochens im Operationsgebiet beurteilen zu können und andererseits, um die Anästhesietiefe zu überprüfen (Abb. 2). Anschließend erfolgt eine intrakrevikuläre Inzision vestibulär und oral bis auf den Fundus der Tasche. Dabei folgt die Schnittführung dem Sulkus so weit wie möglich in die Approximalräume. Das unmittelbar approximal gelegene Granulationsgewebe bleibt dabei meist zurück und wird später mit Küretten entfernt. Insbesondere im Seitenzahnbereich ist eine sichelförmige, beidseitig schneidende Skalpellklinge (12D) vorteilhaft, weil mit ihr ziehend und stoßend inzidiert werden kann (Abb. 3). Nun wird der Gingivalappen mit einem schmalen Raspatorium nach vestibulär und oral mobilisiert, sodass der Knochen gerade eben sichtbar wird (Abb. 4). Entlastungsinzisionen für eine bessere Übersicht werden bevorzugt horizontal durchgeführt, das heißt, die Schnittführung wird intrakrevikulär auf die Nachbarzähne, die nicht unter Sicht instrumentiert werden sollen, erweitert. Während der Lappen mit dem Raspatorium abgehalten wird, kann nun die Wurzeloberfläche unter direkter Sicht instrumentiert werden (Abb. 5).

Um die Qualität der Wurzeloberflächenbearbeitung beurteilen zu können, wird das Operationsgebiet mit steriler Kochsalzlösung gespült. Das sich insbesondere im Bereich der Papillen an der Lappeninnenwand befindliche Granulationsgewebe kann mit einer Gingivaschere entfernt werden. Dabei wird der Lappen mit dem Raspatorium gegen die Schere gedrückt und auf diese Weise fixiert (Abb. 6). Flache Knochentaschen können bei dieser Vorgehensweise kürettiert werden. Nachdem die Wurzeloberflächen gründlich instrumentiert und das Granulationsgewebe vollständig entfernt worden ist, werden die Gingivalappen in ihre Ausgangsposition reponiert und interdental durch Einzelknopfnähte fixiert (Abb. 7 und 8).

Der Kirkland-Lappen ist für moderate bis schwere Parodontitisformen mit horizontalem Knochenabbau geeignet. Bei sehr zerklüftetem Knochenabbau mit infraalveolären Defekten, für resektive Furkationstherapie[8] oder regenerative Verfahren reicht die Mobilisation bis zum Limbus alveolaris nicht aus.

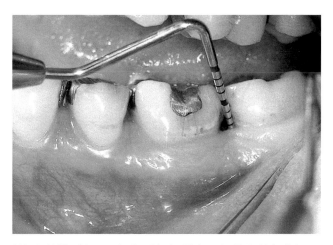

Abb. 2 Kirkland-Lappen im Bereich der Molaren im Unterkiefer links. Nach lokaler Anästhesie wird eine Knochensondierung („bone sounding") durchgeführt.

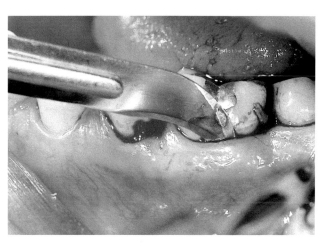

Abb. 3 Intrakrevikuläre Inzision vestibulär und oral bis auf den Fundus der Tasche mit einer sichelförmigen, beidseitig schneidenden Skalpellklinge (12D), mit der ziehend und stoßend inzidiert werden kann.

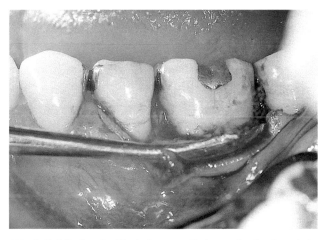

Abb. 4 Mobilisation des Gingivalappens mit einem schmalen Raspatorium nach vestibulär, sodass der Knochen gerade eben sichtbar wird.

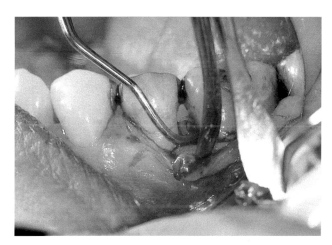

Abb. 5 Während der Lappen mit dem Raspatorium abgehalten wird, kann nun die Wurzeloberfläche unter direkter Sicht instrumentiert werden.

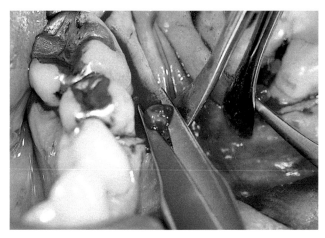

Abb. 6 Das sich insbesondere im Bereich der Papillen an der Lappeninnenwand befindliche Granulationsgewebe wird mit einer Gingivaschere entfernt. Dabei wird der Lappen mit dem Raspatorium gegen die Schere gedrückt und auf diese Weise fixiert.

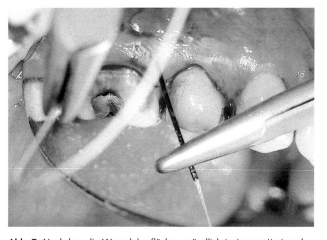

Abb. 7 Nachdem die Wurzeloberflächen gründlich instrumentiert und das Granulationsgewebe vollständig entfernt worden ist, wird der Gingivalappen in seiner Ausgangsposition reponiert und interdental durch Einzelknopfnähte fixiert.

147

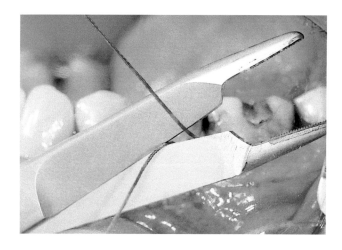

Abb. 8 Für die Naht erweist sich der Nadelhalter nach Olsen-Hegar als sehr praktisch, weil mit ihm zum einen die Nadel geführt, aber auch der Faden abgeschnitten werden kann.

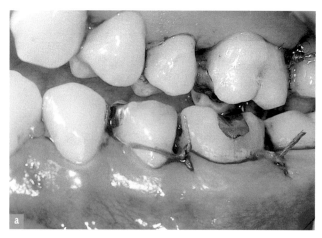

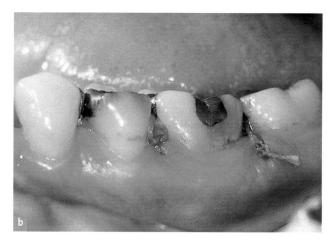

Abb. 9 a Zustand nach dem Anbringen interdentaler Knopfnähte. **b** Zustand eine Woche später.

Nachsorge

Bei ENAP und Kirkland-Lappen werden die Fäden nach einer Woche entfernt (Abb. 9a und b). Während dieser Zeit sollen die Patienten im Operationsgebiet keine mechanische Plaquekontrolle mit Zahnbürsten oder Instrumenten für die Zahnzwischenraumhygiene betreiben. Statt dessen erfolgt zweimal täglich für etwa zwei Minuten eine chemische Plaquekontrolle durch Spülungen mit 0,1- bis 0,2%igen Chlorhexidin-diglukonatlösungen.

Literatur

1. Eickholz P: Glossar der Grundbegriffe für die Praxis: Instrumentierung der Zahnoberfläche. Parodontologie 2000; 11: 283-288 (hier: Kapitel 18, S. 125).
2. Quirynen M, Bollen CML, Vandekerckhove BNA, Dekeyser C, Papaioannou W, Eyssen H: Full- vs. Partial-mouth disinfection in the treatment of periodontal infections: short-term clinical and microbiological observations. J Dent Res 1995; 74: 1459-1467.
3. Badersten A, Nilveus R, Egelberg J: Effect of nonsurgical periodontal therapy. II. Severely advanced periodontitis. J Clin Periodontol 1984; 11: 63-76.
4. Lindhe J, Socransky SS, Nyman S, Haffajee A, Westfeld E: „Critical probing depth" in periodontal therapy. J Clin Periodontol 1982; 9: 323-336.
5. Fleischer HC, Mellonig JT, Brayer WK, Gray JL, Barnett JD: Scaling and root planing efficacy in multirooted teeth. J Periodontol 1989; 60: 402-409.
6. Eickholz P: Glossar der Grundbegriffe für die Praxis: Chirurgische Parodontitistherapie. 2. Modifizierter Widman-Lappen und distale Keilexzision. Parodontologie 2003;14:189-196 (hier: Kapitel 22, S. 149).
7. Dannewitz B, Eickholz P: Glossar der Grundbegriffe für die Praxis: Gingivawucherungen. 2. Therapie. Parodontologie 2002; 13/4: 393-398.
8. Eickholz P: Glossar der Grundbegriffe für die Praxis: Furkationstherapie: Resektive Verfahren. Parodontologie 2001; 12/2: 197-205.

22 Modifizierter Widman-Lappen und distale Keilexzision

Peter Eickholz

Klassischer Widman-Lappen

Der ursprüngliche Widman-Lappen wurde erstmals 1918 beschrieben. Dabei handelte es sich um eine Vollschichtlappentechnik, bei der das Taschenepithel und das Entzündungsgewebe entfernt und für die Instrumentierung ein guter Zugang zur Wurzeloberfläche gewährleistet werden sollte. Jeweils mesial und distal des zu operierenden Gebietes wurden zuerst vertikale Entlastungsinzisionen zentrobukkal der das Operationsgebiet begrenzenden Zähne angelegt. Diese Entlastungsinzisionen reichten bis in die Alveolarmukosa. Anschließend wurden diese beiden vertikalen Inzisionen durch eine paramarginale intragingivale Inzision verbunden, die die gesunde Gingiva vom Entzündungsgewebe trennen sollte. Falls notwendig, wurde diese Schnittführung auch oral umgesetzt. Von diesen Inzisionen ausgehend wurde ein Mukoperiostlappen so weit mobilisiert, dass mindestens 2 bis 3 mm des Limbus alveolaris entblößt wurden. Die marginale Gewebemanschette konnte nun mittels Küretten entfernt und die Wurzeloberfläche instrumentiert werden.

Um eine ideale Knochenkontur erreichen zu können, das heißt, im Fall infraalveolärer Defekte die am weitesten apikal gelegene Ausdehnung der Läsion als koronalsten Punkt des Limbus alveolaris zu realisieren, wurde eine Osteotomie empfohlen (Knochenkonturierung). Zum Schluss wurden die Mukoperiostlappen durch interdentale Nähte auf dem Knochen reponiert (Apikalverschiebung). Der ursprüngliche Widman-Lappen resultierte in ausgeprägten Gingivaretraktionen mit freiliegenden Zahnhälsen und stark erweiterten Zahnzwischenräumen.

Die umfangreiche Resektion von Entzündungsgewebe entspricht nicht der aktuellen Vorstellung, dass sich nach Beseitigung der Infektion durch Instrumentierung der Wurzeloberfläche das entzündliche Infiltrat zurückbildet und durch Kollagengewebe ersetzt wird.

Modifizierter Widman-Lappen

Der modifizierte Widman-Lappen, der 1974 von Ramfjord und Nissle[1] beschrieben wurde, gehört zu den Lappenoperationstechniken, bei denen es primär um einen direkten Zugang zur Wurzeloberfläche geht (Zugangslappen). Bei der modifizierten Widman-Lappentechnik wird deshalb auf resektive Maßnahmen, wie Knochenkonturierung oder Apikalverschiebung des Lappens, verzichtet.

Wie beim Kirkland-Lappen[2] wird nach lokaler Anästhesie eine Knochensondierung („Bone sounding") vorgenommen, mit der zum einen der tatsächliche Verlauf des Alveolarknochens im Operationsgebiet beurteilt und zum anderen die Anästhesietiefe überprüft werden soll. Es erfolgt zuerst eine paramarginale Inzision parallel zur Zahnachse in etwa 1 mm Abstand vom Sulkus, die auf den Limbus alveolaris reicht und die Gingiva vom Taschenepithel trennt (Abb. 1). Dieser Schnitt folgt auch im Bereich der Interdentalpapillen girlandenförmig dem Gingivarand. Je nach Gewebekonsistenz wird der paramarginale Schnitt im Oberkiefer zentropalatinal bis zu 2 mm extendiert. Vertikale Entlastungsinzisionen sind nicht erforderlich. Sollte die paramarginale Inzision keine ausreichende Mobilisierung des Lappens erlauben, wird der Schnitt

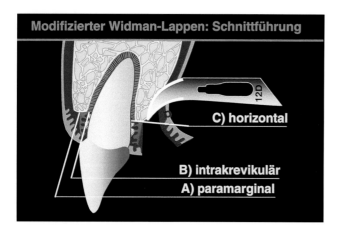

Modifizierter Widman-Lappen: Schnittführung

C) horizontal

B) intrakrevikulär

A) paramarginal

Abb. 1 Schnittführung beim modifizierten Widman-Lappen.

nach mesial und/oder distal erweitert (horizontale Entlastungsinzision). Der Lappen wird so mobilisiert, dass der Limbus alveolaris gerade sichtbar wird.

Um das Ablösen der marginalen Gewebemanschette zu erleichtern, erfolgt eine intrakrevikuläre Inzision vestibulär und oral bis auf den Fundus der Tasche (s. Abb. 1). Schließlich wird eine dritte horizontale Inzision ausgeführt, die die marginale Gewebemanschette vom Knochen trennt. Dann können diese Manschette mit Küretten entfernt und die Wurzeloberfläche bearbeitet werden. Bei der Instrumentierung wird ein schmaler Bereich direkt koronal des Limbus alveolaris ausgelassen, in dem sich noch intakte Desmodontalfasern befinden. Flache Knochentaschen werden dabei vorsichtig kürettiert.

Auch für den modifizierten Widman-Lappen ist die sichelförmige, beidseitig schneidende Skalpellklinge (12D) vorteilhaft, weil mit ihr ziehend und stoßend inzidiert werden kann.

Um die Qualität der Wurzeloberflächenbearbeitung beurteilen zu können, wird das Operationsgebiet mit steriler Kochsalzlösung gespült. Anders als beim Kirkland-Lappen, nach dessen Mobilisierung das insbesondere im Bereich der Papillen an der Lappeninnenwand befindliche Granulationsgewebe noch mit einer Gingivaschere entfernt werden muss[2], wird dieses Gewebe beim modifizierten Widman-Lappen bereits durch die Schnittführung abgetrennt. Nachdem die Wurzeloberflächen gründlich instrumentiert und das Granulationsgewebe vollständig entfernt worden ist, werden die Gingivalappen in ihre Ausgangsposi-

tion reponiert und interdental durch Einzelknopfnähte fixiert. Der modifizierte Widman-Lappen ist für moderate bis schwere Parodontitisformen mit überwiegend horizontalem Knochenabbau geeignet. Bei sehr zerklüftetem Knochen mit infraalveolären Defekten, für die resektive Furkationstherapie[3,4] oder regenerative Verfahren vorgesehen sind, reicht die Mobilisierung bis zum Limbus alveolaris nicht aus.

Distale Keilexzision

Der Übergang vom modifizierten Widman-Lappen zur internen Gingivektomie ist fließend. Je weiter die paramarginale Inzision vom Sulkus entfernt angelegt wird, desto mehr Gewebe wird über das Taschenepithel hinaus – um das es beim modifizierten Widman-Lappen geht – entfernt[5]. Häufig finden sich retromolar im Ober- oder Unterkiefer aufgrund lokalisierter Gingivaüberschüsse oder subgingivaler Restaurationsränder Pseudotaschen (Abb. 2a). Da sich diese Pseudotaschen an Stellen befinden, die für die individuelle Mundhygiene schwer zugänglich sind, werden sie rasch mikrobiell besiedelt und sind somit ein lokaler Risikofaktor für die Progression der Parodontitis. Solche Gewebeüberschüsse können mithilfe der distalen Keilexzision beseitigt werden. Häufig wird sie mit dem modifizierten Widman-Lappen kombiniert, wenn beispielsweise auch palatinal Gewebeüberschüsse existieren (Abb. 2b).

Bei der distalen Keilexzision im Oberkiefer werden zwei parallele Inzisionen nach distal ausgeführt, die zum Limbus alveolaris konvergieren und sich auf Knochenniveau treffen sollen (Abb. 3a und b). Diese beiden Inzisionen werden distal durch einen rechtwinklig zu ihnen verlaufenden Schnitt verbunden, der jeweils 2 bis 3 mm nach bukkal und palatinal extendiert wird (s. Abb. 3b). So entsteht ein Gewebekeil, der – nachdem er auch distal des betreffenden Zahnes abgetrennt wurde – exzidiert werden kann (Abb. 4). Nun wird jeweils nach bukkal und palatinal ein Lappen vom Gewebeüberschuss abpräpariert und das darunter befindliche fibröse Gewebe exzidiert, sodass zwei weitere Gewebekeile entnommen werden können (Abb. 5).

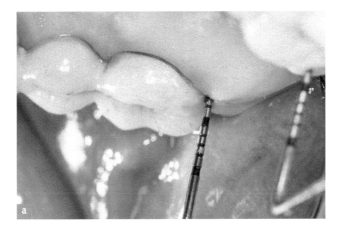
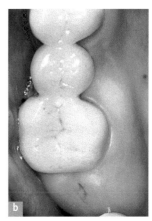

Abb. 2a und b Zahn 16 mit Metallkeramikkrone, deren Rand distal und palatinal weit subgingival liegt. **a** Ansicht von palatinal. **b** Ansicht von okklusal.

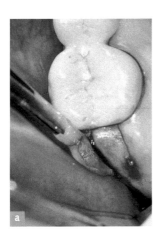
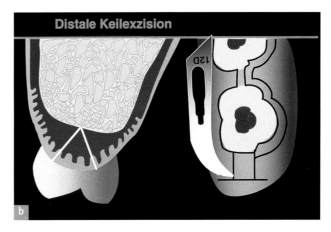

Abb. 3 a Es werden zwei parallele Inzisionen nach distal ausgeführt. **b** Diese Inzisionen konvergieren zum Limbus alveolaris und treffen sich auf Knochenniveau. Sie werden distal durch einen rechtwinklig zu ihnen verlaufenden Schnitt verbunden, der jeweils 2 bis 3 mm nach bukkal und palatinal extendiert wird. Zusätzlich wird palatinal ein modifizierter Widman-Lappen gebildet.

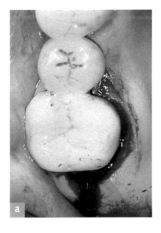
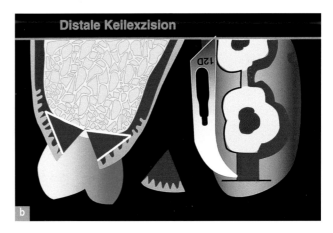

Abb. 4a und b Der entstandene Gewebekeil und die palatinale Gingivamanschette werden exzidiert.

Bei der Schnittführung im Unterkiefer konvergieren die beiden distalen Inzisionen nach apikal zum Knochen und nach distal, sodass das Exzisat die Form eines Tetraeders aufweist (Abb. 6a). Vertikale Entlastungsinzisionen zum Mundboden könnten den N. lingualis gefährden (Abb. 6b). Nach der distalen Keilexzision können die Wundränder mit Einzelknopfnähten ad-

aptiert werden (Abb. 6d). Für eine enge Adaptation auch an den betreffenden Zahn – zum Beispiel nach Kombination mit dem modifizierten Widman-Lappen – eignet sich die so genannte Umschlingungsnaht gut. Mesial des endständigen Zahnes wird der Faden wie für eine Einzelknopfnaht durch die bukkale und orale Papille gestochen (Abb. 7a). Anschließend wird

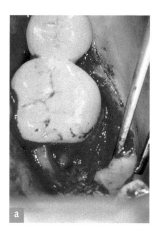

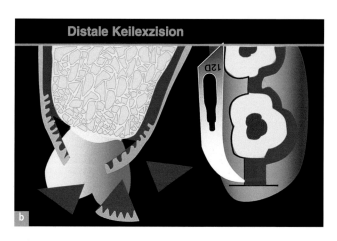

Abb. 5 a und b Jeweils nach bukkal und palatinal wird ein Lappen vom Gewebeüberschuss abpräpariert und das darunter befindliche fibröse Gewebe exzidiert, sodass zwei weitere Gewebekeile entnommen werden können. c Fixierung des Lappens durch Einzelknopfnähte.

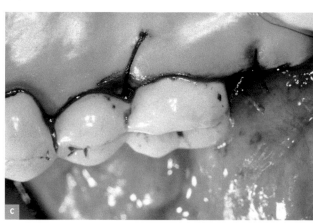

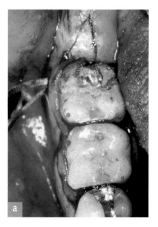
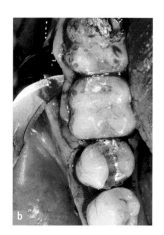
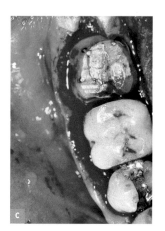
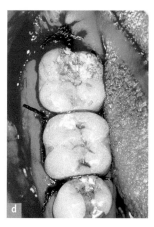

Abb. 6a bis d Distale Keilexzision im Unterkiefer. a Die beiden distalen Inzisionen konvergieren nach apikal zum Knochen und nach distal, sodass das Exzisat die Form eines Tetraeders aufweist. Vertikale Entlastungsinzisionen zum Mundboden könnten den N. lingualis schädigen. b Paramarginale und c horizontale Inzision des modifizierten Widman-Lappens bukkal von Zahn 47. d Fixierung des Lappens durch Einzelknopfnähte.

er über die Wundlefzen unter dem Approximalkontakt nach vestibulär zurückgeführt (Abb. 7b). Statt die Naht nun zu verknoten, wird der Faden horizontal von mesiobukkal nach distobukkal durch den vestibulären Lappen gelegt (Abb. 7b). Von distobukkal läuft die Naht über das Gewebe diagonal nach distal und oral. Der orale und bukkale Wundrand werden von oral nach bukkal durchstochen (Abb. 7c). Der Faden wird dann von distobukkal diagonal über den Lappen nach mesial und oral geführt (Abb. 7d). Distooral des

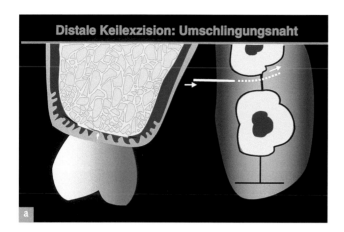

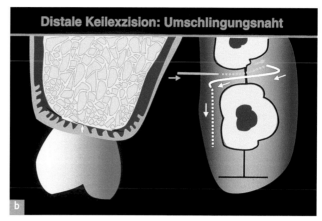

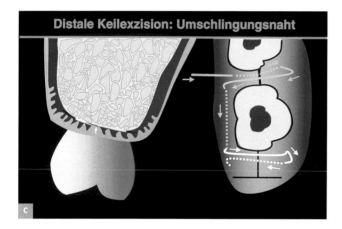

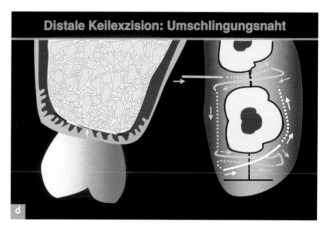

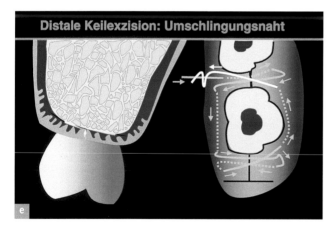

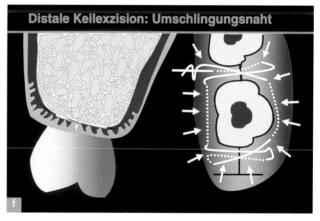

Abb. 7a bis f Anlegen der Umschlingungsnaht. **a** Mesial des endständigen Zahnes wird der Faden wie für eine Einzelknopfnaht durch die bukkale und orale Papille geführt. **b** Anschließend wird der Faden über die Wundlefzen unter dem Approximalkontakt nach vestibulär zurückgeführt. Statt die Fäden nun zu verknoten, wird die Naht horizontal von mesiobukkal nach distobukkal durch den vestibulären Lappen gelegt. **c** Von distobukkal läuft die Naht über das Gewebe diagonal nach distal und oral. Der orale und bukkale Wundrand werden von oral nach bukkal durchstochen. **d** Der Faden wird dann von distobukkal diagonal über den Lappen nach mesial und oral geführt. Distooral des Zahnes erfolgt nun ein horizontaler Stich nach mesiooral durch den oralen Lappen. **e** Von mesiooral wird der Faden nun über das Gewebe unter dem Approximalkontakt nach vestibulär geführt und verknotet. **f** Die Nahtführung resultiert in einer zirkulären Adaptation des Lappens.

153

Zahnes erfolgt nun ein horizontaler Stich nach mesiooral durch den oralen Lappen (Abb. 7d). Danach wird die Naht von mesiooral über das Gewebe unter dem Approximalkontakt nach vestibulär geführt und verknotet (Abb. 7e und f).

Auch beim modifizierten Widman-Lappen und bei der distalen Keilexzision werden die Fäden nach einer Woche entfernt. Während dieser Zeit sollen die Patienten im Operationsgebiet keine mechanische Plaquekontrolle mit Zahnbürsten oder Instrumenten für die Zahnzwischenraumhygiene betreiben. Statt dessen erfolgt eine chemische Plaquekontrolle durch täglich zweimalige Spülungen mit 0,1- bis 0,2%igen Chlorhexidindiglukonatlösungen für etwa zwei Minuten.

Literatur

1. Ramfjord SP, Nissle RR: The modified Widman flap. J Periodontol 1974;45:601-607.
2. Eickholz P: Glossar der Grundbegriffe für die Praxis: Chirurgische Parodontitistherapie: 1. Offene Kürettage und Kirkland-Lappen. Parodontologie 2003;14:89-93 (hier: Kapitel 21, S. 145).
3. Eickholz P: Glossar der Grundbegriffe für die Praxis: Furkationstherapie: Resektive Verfahren. Parodontologie 2001;12:197-205 (hier: Kapitel 25, S. 169).
4. Dannewitz B, Eickholz P: Glossar der Grundbegriffe für die Praxis: Gingivawucherungen. 2. Therapie. Parodontologie 2002;13:393-398 (hier: Kapitel 35, S. 235).

23 Papillenerhaltungslappen – klassisch, modifiziert und vereinfacht

Peter Eickholz

Papillenerhaltungslappen

In den 80er Jahren des vorigen Jahrhunderts wurde versucht, interdentale Knochentaschen mit xenogenen Materialien, wie Hydroxylapatit oder Trikalziumphosphat, zu füllen. Die sehr variablen Therapieergebnisse wurden auch auf Lappendehiszenz, Exposition des implantierten Materials und Plaqueretention in interdentalen Kratern, beispielsweise nach modifizierter Widman-Lappenoperation[1], zurückgeführt. Um das implantierte Material zuverlässig mit dem mobilisierten Mukoperiostlappen zu decken und postoperative interdentale Kraterbildung und/oder Dehiszenz zu vermeiden, wurde der (klassische) Papillenerhaltungslappen entwickelt und 1985 erstmals beschrieben[2]. Er ist auch für Lappenoperationen im ästhetisch relevanten Frontzahnbereich geeignet, weil der interdentale Papillensteg erhalten bleibt, eine interdentale Kraterbildung vermieden wird und die Nähte überwiegend oral zu liegen kommen. Bevor ein Papillenerhaltungslappen präpariert wird, muss die antiinfektiöse Therapie abgeschlossen sein, damit die interdentale Gingiva weitgehend entzündungsfrei ist und eine feste Konsistenz aufweist.

Nach lokaler Anästhesie und Sondierung des Limbus alveolaris („Bone sounding") werden zirkuläre intrakrevikuläre Inzisionen an den zu operierenden Zähnen durchgeführt. Die Papille wird nicht interdental getrennt, sondern es werden die zirkulären intrakrevikulären Inzisionen oral durch semilunare Inzisionen verbunden (Abb. 1a). Sollte der Rand des Knochendefekts oral zu weit apikal liegen, erfolgt die semilunare Inzision vestibulär (modifizierter Papillen-

erhaltungslappen). Nun wird oral ein Mukoperiostlappen mobilisiert. Der Papillensteg wird von oral mit einer Kürette oder einem Interdentalmesser unterminiert und mit zierlichen Raspatorien und Elevatoren durch den Interdentalraum nach vestibulär mobilisiert (Abb. 1b und 2). Dieser Papillensteg sollte eine Mindestdicke von 2 mm aufweisen, um eine ausreichende Blutversorgung zu gewährleisten. Nachdem die Vollschichtlappen nach oral und vestibulär mobilisiert worden sind, können die Wurzeloberflächen im Defektbereich instrumentiert werden.

Eine Variante des Papillenerhaltungslappens, das Verfahren zur interproximalen Gewebeerhaltung (Interproximal Tissue Maintenance, ITM), wurde von Murphy 1996[3] beschrieben. Dabei erfolgt palatinal keine semilunare Inzision, sondern es werden zwei gerade Inzisionen von den dem Defekt benachbarten Zähnen konvergierend nach palatinal geführt, sodass ein Dreieck entsteht. Als Voraussetzung für die Anwendung dieser Technik gilt ein Papillensteg von mindestens 2 mm Breite auf Höhe des Limbus alveolaris. Das ITM-Verfahren ist primär für Oberkieferdefekte geeignet.

Modifizierter Papillenerhaltungslappen

Die Modifikation des Papillenerhaltungslappens besteht darin, dass die Papillenstege nicht vestibulär, sondern oral gestielt sind[2]. Diese Technik wurde in den 90er Jahren aufgegriffen und für die gesteuerte Geweberegeneration (GTR) adaptiert. Bei der Behandlung approximaler Knochentaschen mit der GTR-Technik

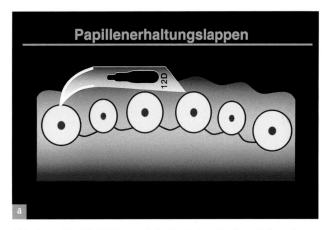
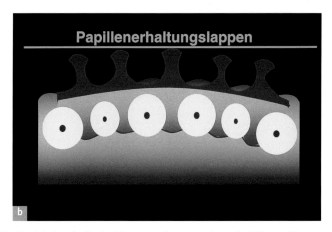

Abb. 1a und b Schnittführung beim klassischen Papillenerhaltungslappen: zirkuläre intrakrevikuläre Inzisionen an den zu operierenden Zähnen. Die Papille wird nicht interdental getrennt, sondern es werden die zirkulären intrakrevikulären Inzisionen oral durch semilunare Inzisionen verbunden, die 3 mm apikal des knöchernen Randes der infraalveolären Defekte liegen sollen.

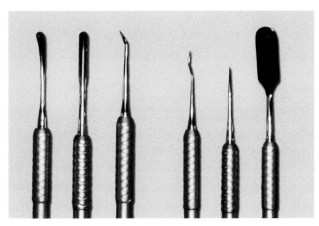

Abb. 2 Raspatorien und Elevatoren (von links nach rechts): 24G, Prichard, DRW, DRW, 24G, Prichard.

ist es insbesondere, wenn die Barrieremembranen supraalveolär Raum schaffen, schwierig, mit dem Mukoperiostlappen für die Membran eine primäre Deckung zu erreichen, und häufig kommt es auch hierbei in der postoperativen Phase zu Dehiszenzen mit Membranexposition. Es ist schwierig, die bakterielle Besiedelung exponierter Membranen zu verhindern, und eine Infektion des frischen Regenerationsgewebes führt zu einem geringeren Attachmentgewinn.

Um eine primäre Deckung der GTR-Membranen zu gewährleisten und deren Exposition zu verhindern, wurde der modifizierte Papillenerhaltungslappen für die GTR-Therapie approximaler Knochentaschen entwickelt[4]. Dazu werden bukkal der dem Defekt benach-

barten Zähne intrakrevikuläre Inzisionen angelegt. Diese Inzisionen werden bukkal durch eine semilunare Inzision, die bis auf den Knochen reicht, verbunden (Abb. 3a). Anschließend wird vestibulär ein Vollschichtlappen mobilisiert. Nun wird der Papillensteg möglichst weit apikal unmittelbar am Limbus alveolaris scharf abgetrennt, und die intrakrevikulären Inzisionen werden nach approximal erweitert. Für diese Schnittführung ist die mikrochirurgische Skalpellklinge SM69 besonders geeignet, weil bei ihrer Verwendung gegenüber der Klinge 12d die Verletzungsgefahr des Wundrandes geringer ist (Abb. 4a bis c). Häufig – und insbesondere nach Verwendung titanverstärkter e-PTFE-Barrieren, die supraalveolär Raum schaffen, – muss der vestibuläre Mukoperiostlappen koronal verschoben werden. Dazu wird das Periost nahe des bukkalen Lappens vorsichtig geschlitzt (Abb. 5). Um die Effektivität der Periostschlitzung zu erhöhen, werden in den dem Defekt benachbarten Approximalräumen vertikale Entlastungsinzisionen angelegt. Diese erfolgen paramedian über die ersten 2 bis 3 mm radial zum Zentrum der vestibulären Glattfläche des Zahnes vom Gingivarand nach apikal, um dann nach apikal ins Vestibulum abzuknicken („Spazierstockform") (s. Abb. 4d). Der Papillensteg kann nun angehoben werden. Die intrakrevikulären Inzisionen werden nach oral ausgedehnt und ein oraler Mukoperiostlappen mit dem daran hängenden Papillensteg nach oral mobilisiert (s. Abb. 3b). Der approximale Defekt ist nun zugänglich, die Wurzeloberflächen können instrumentiert und das

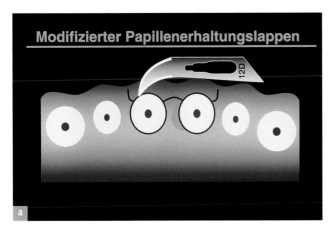
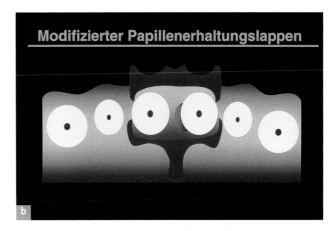

Abb. 3a und b Modifizierter Papillenerhaltungslappen. **a** Die intrakrevikulären Inzisionen werden bukkal der dem Defekt benachbarten Zähne angelegt und bukkal durch eine semilunare Inzision, die bis auf den Knochen reicht, verbunden. **b** Die intrakrevikulären Inzisionen werden nach oral ausgedehnt und ein oraler Mukoperiostlappen mit dem daran hängenden Papillensteg nach oral mobilisiert.

entzündliche Granulationsgewebe entfernt werden (s. Abb. 4e). Nach Positionierung und Fixierung der GTR-Membran wird nun versucht, die Mukoperiostlappen spannungsfrei zu reponieren und die Wunde primär zu verschließen (s. Abb. 4f bis h).

Wenn der Defekt mit einer titanverstärkten Barriere isoliert wurde oder die GTR-Barriere ausreichend durch Knochenwände unterstützt ist (zwei- und dreiwandige Knochentasche) werden die Mukoperiostlappen mit einer internen horizontalen Matratzennaht adaptiert, deren Fadenzüge sich interdental kreuzen („Cross suture" = Kreuznaht)[5]. Dazu wird der vestibuläre Lappen möglichst apikal, aber noch innerhalb der keratinisierten Gingiva durchstochen. Durch die Kreuznaht werden der bukkale Lappen nach koronal verschoben und der Zug aus dem Lappen genommen. Anschließend werden die Wundränder, die nun spannungsfrei aneinander liegen, durch eine weitere Naht adaptiert (s. Abb. 4g und 6a). Die Vertikalinzisionen werden dann vom Lappen zum Wundrand in apikokoronaler Richtung durch Einzelknopfnähte verschlossen, wodurch zusätzlich Zug aus dem Lappen genommen wird. Wenn die GTR-Membran nicht ausreichend durch knöcherne Wände unterstützt ist (z. B. einwandiger Knochendefekt) und das Risiko besteht, dass eine Kreuznaht die Barriere in den Defekt kollabieren lässt und somit das Ausmaß möglicher Regeneration einschränkt, erfolgt der Einstich für die Koronalverschiebung nicht auf Höhe des approximalen Defekts, sondern median bukkal und oral des dem Defekt be-

nachbarten Zahns. Die interne Matratzennaht läuft dann über die laterale Knochenwand des Defekts wie über einen Absatz („Offset suture" = Absatznaht)[5] (Abb. 6b). Die laterale Knochenwand bildet das Widerlager, über das der Mukoperiostlappen nach koronal verschoben wird.

Bei Anwendung des modifizierten Papillenerhaltungslappens bei GTR-Therapie mit titanverstärkten Membranen konnten 14 von 15 Defekten primär gedeckt werden (93 %), zwei Membranexpositionen wurden drei Wochen und eine weitere vier Wochen postoperativ beobachtet. Zum Zeitpunkt der Membranentfernung sechs Wochen postoperativ waren noch elf Defekte vollständig gedeckt (73 %)[4]. Für die Technik des modifizierten Papillenerhaltungslappens ist allerdings ein ausreichend breiter Papillensteg ($\geq$ 2 mm) erforderlich[3]. Bei schmalen Zahnzwischenräumen und im Molarenbereich stößt diese Technik an ihre Grenzen.

Vereinfachter Papillenerhaltungslappen

Der klassische und der modifizierte Papillenerhaltungslappen eignen sich besonders für das Frontzahngebiet bzw. für Defekte in weiten Zahnzwischenräumen. Das ITM-Verfahren wird primär für den Oberkiefer empfohlen und setzt einen Papillensteg von mindestens 2 mm Breite voraus. Um eine primäre Deckung von GTR-Barrieren auch im Seitenzahnbereich bzw. bei Defekten in engen Zahnzwischenräumen mit schma-

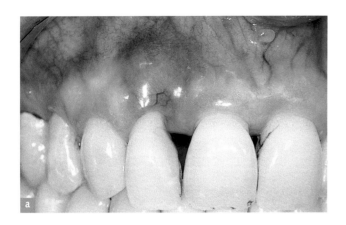
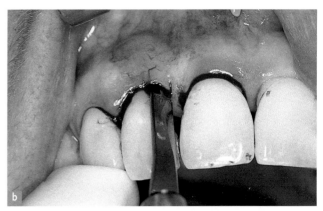
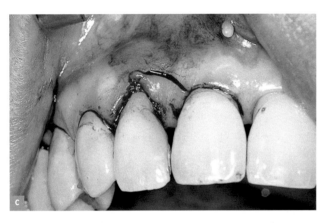
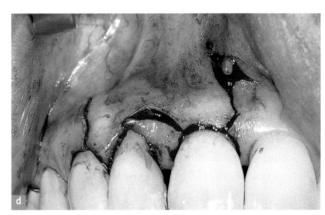
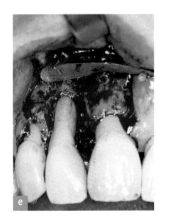
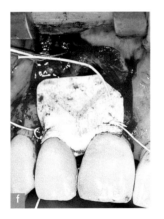
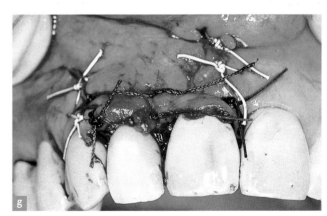
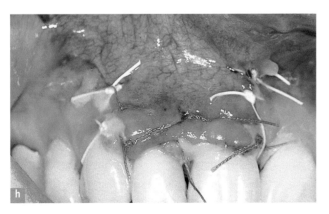

Abb. 4a bis h Modifizierter Papillenerhaltungslappen approximal der Zähne 12 und 11. **a** Ansicht unmittelbar präoperativ. **b** Vestibuläre intrakrevikuläre Inzisionen im Bereich der Zähne 12 und 11 mit einer SM69-Skalpellklinge. **c** Vestibuläre semilunare Inzision. **d** An den dem Defekt benachbarten Approximalräumen werden vertikale Entlastungsinzisionen angelegt. **e** Ausgeprägter zweiwandiger infraalveolärer Defekt mesial und bukkal des Zahns 12. **f** Applikation einer titanverstärkten e-PTFE-Membran. **g** Zustand nach Platzierung eines koronalen Verschiebelappens und Adaptation mittels Kreuznaht. **h** Situation eine Woche postoperativ.

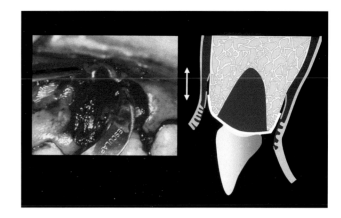

Abb. 5 Vestibuläre Periostschlitzung als Voraussetzung für die Koronal-verschiebung des vestibulären Mukoperiostlappens.

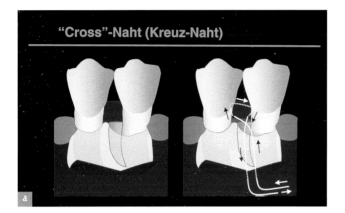
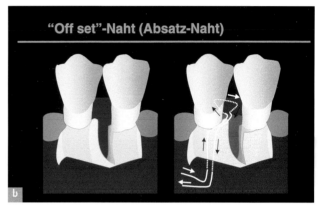

Abb. 6 a Kreuznaht: Der vestibuläre Lappen wird möglichst apikal, aber noch innerhalb der keratinisierten Gingiva durchstochen. Durch die Kreuznaht werden der bukkale Lappen nach koronal verschoben und der Zug aus dem Lappen genommen. Anschließend werden die Wundränder, die nun spannungsfrei aneinander liegen, durch eine weitere Naht adaptiert. **b** Absatznaht: Der Einstich für die Koronalverschiebung erfolgt nicht auf Höhe des approximalen Defekts, sondern median bukkal und oral des dem Defekt benachbarten Zahns. Die interne Matratzennaht läuft dann über die laterale Knochenwand des Defekts wie über einen Absatz.

len Papillenstegen realisieren zu können, wurde der vereinfachte Papillenerhaltungslappen beschrieben[6]. Die Vorgehensweise gleicht der beim modifizierten Papillenerhaltungslappen. Der Unterschied besteht in der bukkalen Inzision, mit der die zirkulären intrakrevikulären Inzisionen verbunden werden, die an den dem Defekt benachbarten Zähnen angelegt werden. Diese Inzision wird vom bukkalen „Line angle" (Übergang der vestibulären/oralen zur approximalen Zahnfläche) des Zahns, der den infraalveolären Defekt aufweist, diagonal zur Mitte der Approximalfläche des Nachbarzahns geführt (Abb. 7a). Anschließend wird bukkal ein Vollschichtlappen mobilisiert. Der Papillensteg wird vorsichtig von bukkal, möglichst unmittelbar koronal des Limbus alveolaris abgehoben (Abb. 7b). Mit der Schnittführung des vereinfachten Papillenerhaltungslappens kann der Papillensteg graziler gestaltet und

leichter approximal nach oral mobilisiert werden (Abb. 7c). Nach Instrumentierung der Wurzeloberflächen und Platzierung der GTR-Membran oder Applikation von Schmelzmatrixprotein kann für eine Koronalverschiebung des Lappens eine Periostschlitzung notwendig sein. Anschließend finden je nach Defektkonfiguration die Kreuz- oder Absatznaht Anwendung.

Bei Anwendung des vereinfachten Papillenerhaltungslappens bei GTR-Therapie mit biologisch abbaubaren Membranen konnten alle 18 Defekte primär gedeckt werden (100 %); drei Membranexpositionen traten eine Woche und weitere drei Expositionen zwei Wochen postoperativ auf. Sechs Wochen postoperativ waren noch zwölf Stellen vollständig gedeckt (66,6 %)[6].

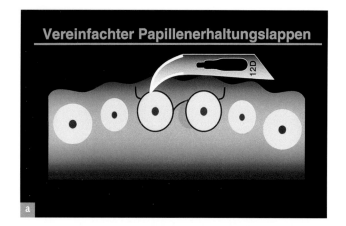

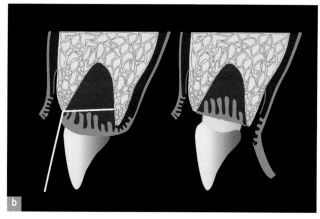

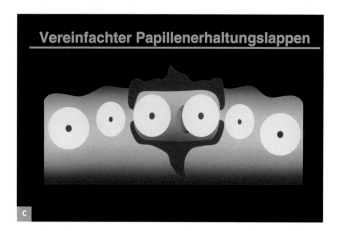

Abb. 7a bis c Vereinfachter Papillenerhaltungslappen. **a** Die intrakrevikulären Inzisionen werden bukkal der dem Defekt benachbarten Zähne angelegt und bukkal durch eine Inzision vom bukkalen „Line angle" (Übergang der vestibulären/oralen zur approximalen Zahnfläche) des Zahns, der den infraalveolären Defekt aufweist, diagonal zur Mitte der Approximalfläche des Nachbarzahns verbunden. **b** Der Papillensteg wird vorsichtig von bukkal, möglichst unmittelbar koronal des Limbus alveolaris abgehoben. **c** Die intrakrevikulären Inzisionen werden nach oral ausgedehnt und ein oraler Mukoperiostlappen mit dem daran hängenden Papillensteg nach oral mobilisiert.

Literatur

1. Eickholz P: Glossar der Grundbegriffe für die Praxis: Chirurgische Parodontitistherapie: 2. Modifizierter Widman-Lappen und distale Keilexzision. Parodontologie 2003; 14/2: 189-196 (hier: Kapitel 22, S. 149).
2. Takei HH, Han TJ, Carranza FA jr, Kenney EB, Lekovic V: Flap technique for periodontal bone implants. Papilla preservation technique. J Periodontol 1985; 56: 204-210.
3. Murphy K: Interproximal tissue maintenance in GTR procedures. A new surgical technique and 1-year reentry results. Int J Periodontics Restorative Dent 1996; 16: 463-477.
4. Cortellini P, Pini Prato G, Tonetti MS: The modified papilla preservation flap. A new surgical approach for interproximal regenerative procedures. J Periodontol 1995; 66: 261-266.
5. Cortellini P, Tonetti MS: Focus on intrabony defects: guides tissue regeneration. Periodontology 2000 2000; 22: 104-132.
6. Cortellini P, Pini Prato G, Tonetti MS: The simplified papilla preservation flap. A novel surgical approach for the management of soft tissues in regenerative procedures. Int J Periodontics Restorative Dent 1999; 19: 589-599.

24 Resektive Furkationstherapie: Wurzelamputation, Trisektion, Hemisektion

Peter Eickholz

Zu den lokalen Faktoren, die die mikroökologischen Verhältnisse in der Mundhöhle beeinflussen und damit die Entstehung von Parodontitis begünstigen sowie deren Progression beschleunigen können, gehören anatomische Besonderheiten wie Schmelzparaplasien (Schmelzsporne, -inseln, -tropfen und -perlen), Wurzelzementkämme und blind endende Öffnungen wie sie insbesondere in Furkationen auftreten (Abb. 1).

Kommt es zu Attachmentverlust und Knochenabbau in den Wurzelteilungsstellen (Furkationen) mehrwurzeliger Zähne, spricht man von Furkationsbeteiligung[1]. Furkationsbeteiligungen sind für individuelle Hygienemaßnahmen vonseiten der Patienten kaum zugänglich und selbst die professionelle nicht-chirurgische oder chirurgische Reinigung von Furkationen ist schwierig. Vorhandensein und Ausmaß einer Furkationsbeteiligung verschlechtern die Prognose mehrwurzeliger Zähne erheblich[2,3]. Parodontale Therapie verfolgt deshalb grundsätzlich zwei Strategien:

- Die Furkationsbeteiligung wird durch resektive oder regenerative Verfahren eliminiert.
- Die Furkation wird für individuelle und professionelle mundhygienische Maßnahmen zugänglich gemacht.

Zähne mit Grad-I-Furkationsdefekten haben eine vergleichbare Prognose wie nicht furkationsbeteiligte mehrwurzelige Zähne[2]. Als Therapie der Wahl erweist sich nichtchirurgische antiinfektiöse Therapie. Diese ermöglicht bei furkationsbeteiligten Molaren für Beobachtungszeiträume von fünf bis neun Jahren Überlebensraten > 90 %[4]. In manchen Fällen müssen Scaling und Wurzelglättung unter direkter Sicht (Lappenope-

ration) erfolgen und gegebenenfalls Schmelzparaplasien entfernt sowie der Furkationseingang (Odonto-, Furkationsplastik) abgeflacht werden. Die Prognose von Grad-II- und -III-Furkationsdefekten ist schlechter[2]. Bei strategisch wichtigen Zähnen, von deren Erhalt die Kaufunktion, die Erhaltung der geschlossenen Zahnreihe beziehungsweise die Abstützung einer prothetischen Rekonstruktion abhängt, ist deshalb häufig eine konsequente Behandlung der Furkationsbeteiligung angezeigt (Tab. 1).

Alle resektiven Verfahren zur Furkationstherapie, bei denen Wurzeln entfernt beziehungsweise Zähne geteilt werden, setzen eine Wurzelkanalbehandlung und -füllung voraus. Bei der Entscheidung für diese resektiven Verfahren muss deshalb in Betracht gezogen werden, dass diese weitere Therapie (Wurzelkanalbehandlung) ein zusätzliches Risiko für Komplikationen birgt. Eine bereits bestehende adäquate Wurzelkanalfüllung kann bei der Einscheidungsfindung für das zu wählende Verfahren den Ausschlag zu resektiven Verfahren geben.

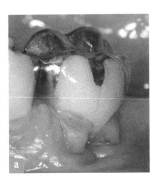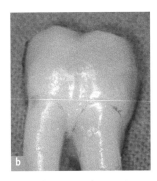

Abb. 1a und b Unterkiefermolaren mit Schmelzspornen, die weit in den Furkationsbereich reichen.

Tab. 1 Indikationen für resektive Verfahren zur Furkationstherapie.

parodontal	iatrogen
– Furkationsbefall II. und III. Grades – tiefe Knochentaschen an einzelnen Wurzeln	– Instrumentenfraktur – Perforation in die Furkation – Perforation im mittleren Wurzeldrittel
endodontal	**sonstige**
– nicht aufbereitender Wurzelkanal – nicht zu entfernender Wurzelstift – Wurzelfraktur	– interradikuläre Karies – infraalveoläre Karies

Grad-II-Furkationsdefekte an Unterkiefermolaren beziehungsweise bukkal und mit Einschränkungen mesiopalatinal an Oberkiefermolaren sind grundsätzlich für eine regenerative Therapie geeignet. Bei Grad-II-Beteiligung der distopalatinalen Furkation, ungünstigen Patientenfaktoren (Nikotinabusus) und/oder ungünstiger Defektmorphologie (Furkationsfornix liegt koronal des Limbus alveolaris, horizontaler Attachmentverlust > 6 mm) sollten auch bei Grad-II-Furkationsdefekten resektive Verfahren Anwendung finden. Durchgängige Furkationen (Grad III) lassen sich durch eine regenerative Therapie nicht mehr schließen und sind deshalb eine Kontraindikation für die regenerativen Verfahren[5]. Hier kommen für eine konsequente Therapie nur resektive Techniken infrage.

Wurzelamputation

Unter einer Wurzelamputation wird die Entfernung einer beziehungsweise bei Oberkiefermolaren bis zu zwei Wurzeln eines mehrwurzeligen Zahns verstanden. Dabei wird der zur entfernten Wurzel gehörende Kronenanteil erhalten. Dieses Verfahren wird überwiegend bei Oberkiefermolaren unter Entfernung einer von drei Wurzeln angewandt (Abb. 2 und 3). Bei der Luxation der zu entfernenden Wurzel ist darauf zu achten, dass die Abstützung nicht an der Zahneinheit erfolgt, die erhalten werden soll (s. Abb. 3h). Diese Zahneinheit könnte sonst anluxiert werden. Dies führt postoperativ zu progressiver Beweglichkeit und oft zum Verlust des resektiv behandelten Zahns.

Die statischen Verhältnisse, der nach Amputation einer Wurzel verbleibenden zweiwurzeligen Zahnein-

heit (circa 70 % der Wurzeln zu 100 % Kaufläche), erlauben die Erhaltung der gesamten Krone beziehungsweise Kaufläche ohne eine Überbelastung befürchten zu müssen. Aus solchen statischen Überlegungen kommt eine Wurzelamputation bei Unterkiefermolaren nur selten und unter besonderen Bedingungen zur Anwendung. Wird bei einem zweiwurzeligen Unterkiefermolar eine Wurzel amputiert, bleiben nur 50 % der Wurzeln bei 100 % der Kaufläche erhalten. Diese statisch ungünstige Situation birgt ein hohes Frakturrisiko. Nur wenn der betreffende Zahn Pfeiler einer verblockten Kronen- und Brückenkonstruktion ist, kann die Verbindung zum benachbarten Pfeilerzahn die exzentrische Belastung der Kaufläche abfangen (Abb. 4). Durch die Entfernung einer Wurzel, die eine Furkationsbeteiligung begrenzt, werden die betreffende Wurzelteilungsstelle und damit die Furkationsbeteiligung eliminiert. So können die Nische und mit ihr das Persistieren der Infektion beseitigt werden.

Wird der für eine resektive Maßnahme vorgesehene Zahn nach der Wurzelkanalfüllung mittels adhäsiver Technik mit Kompositfüllungsmaterial restauriert, sollte das Wurzelkanalfüllungsmaterial in den zu entfernenden Wurzeln im koronalen Wurzeldrittel entfernt und unter Verwendung von Dentinadhäsiv (total etch and bond) gefüllt werden (s. Abb. 3e und f). Nach Abtrennung der Wurzel entsteht so im Bereich des Wurzelkanals an der Schnittfläche eine Zone, die durch Komposit abgedichtet ist und nicht weiter versorgt werden muss (s. Abb. 3g).

Hemisektion/Trisektion

Unter einer Hemisektion wird die Entfernung einer der Wurzeln eines zweiwurzeligen Zahns (Unterkiefermolar) mit dem dazugehörigen Kronenanteil verstanden. Für eine Hemisektion entscheidet man sich, wenn neben der Furkationsbeteiligung ein Defekt vorliegt, der die Prognose einer der beiden Wurzeln gegenüber der anderen deutlich verschlechtert: zum Beispiel obliterierter Wurzelkanal, tiefe Knochentasche, apikale Parodontitis (Abb. 5a). Dabei wird der betreffende Zahn nicht genau zentral in der Furkation durchtrennt, sondern etwas paramedian auf der Seite der zu entfernenden Wurzel (Abb. 5b und c). Auf diese Weise soll

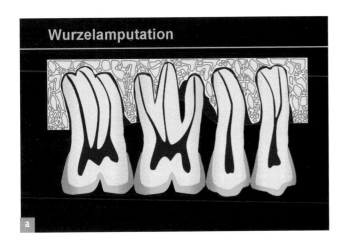

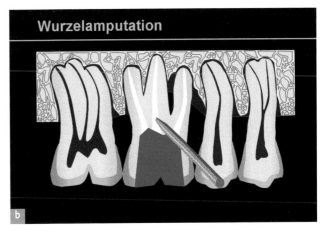

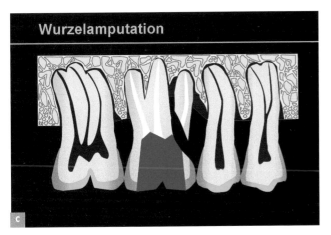

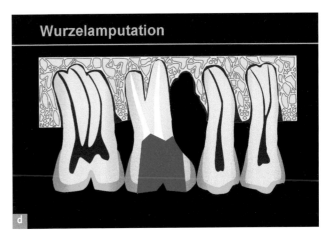

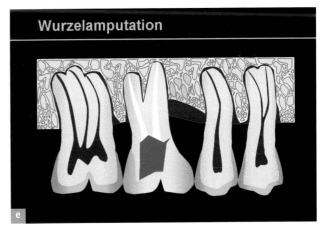

Abb. 2a bis e Wurzelamputation an einem ersten OK-Molar (schematisch): **a** Furkationsbeteiligung von bukkal nach mesiopalatinal und Knocheneinbruch um die mesiobukkale Wurzel. **b** Abtrennung der mesiobukkalen Wurzel mit einem Diamantschleifkörper. **c** Mesiobukkale Wurzel von 16 abgetrennt. **d** Mesiobukkale Wurzel von 16 entfernt. **e** Zustand nach Ausheilung und Versorgung nach altem Paradigma: Überkronung zur Stabilisierung des wurzelkanalbehandelten und -amputierten Zahns.

eine Beschädigung der zu erhaltenden Wurzel vermieden werden. Bei der Hemisektion entsteht eine Zahnlücke, die häufig prothetisch versorgt werden muss (Abb. 5d bis f). Wenn die antagonistischen Zähne aber abgestützt sind und der Patient weder kaufunktionell

noch ästhetisch beeinträchtigt ist, können diese kleinen Lücken auch belassen werden (Abb. 6).

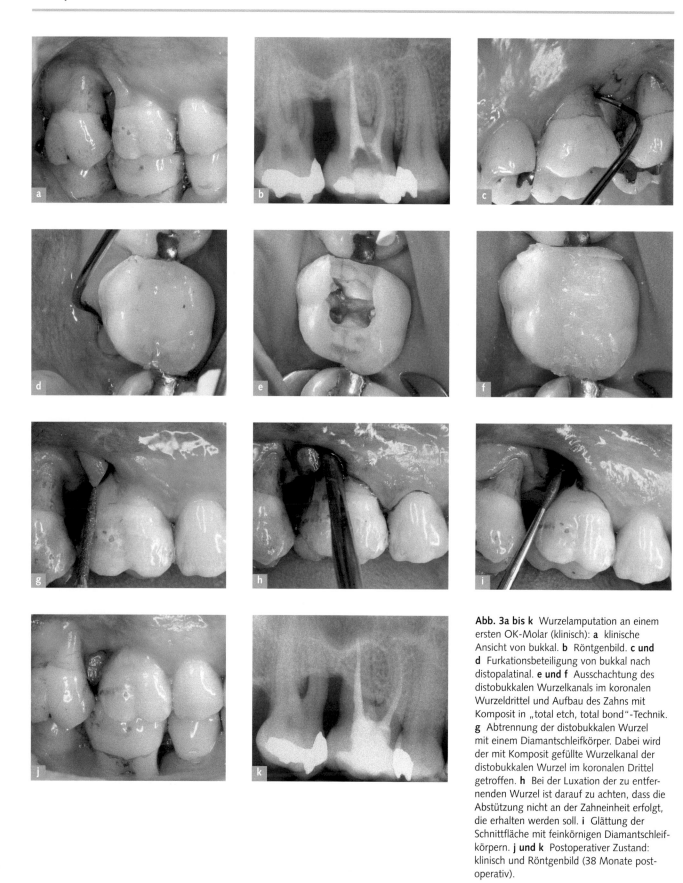

Abb. 3a bis k Wurzelamputation an einem ersten OK-Molar (klinisch): **a** klinische Ansicht von bukkal. **b** Röntgenbild. **c und d** Furkationsbeteiligung von bukkal nach distopalatinal. **e und f** Ausschachtung des distobukkalen Wurzelkanals im koronalen Wurzeldrittel und Aufbau des Zahns mit Komposit in „total etch, total bond"-Technik. **g** Abtrennung der distobukkalen Wurzel mit einem Diamantschleifkörper. Dabei wird der mit Komposit gefüllte Wurzelkanal der distobukkalen Wurzel im koronalen Drittel getroffen. **h** Bei der Luxation der zu entfernenden Wurzel ist darauf zu achten, dass die Abstützung nicht an der Zahneinheit erfolgt, die erhalten werden soll. **i** Glättung der Schnittfläche mit feinkörnigen Diamantschleifkörpern. **j und k** Postoperativer Zustand: klinisch und Röntgenbild (38 Monate postoperativ).

Abb. 4a Zustand vor endodontischer Therapie: Brücke 33 auf 37, 33 und 37 avital mit periapikalen Osteolysen, an der distalen Wurzel von 37 Paro-Endo-Läsion. **b** Zustand 5 Jahre nach endodontischer Therapie und Amputation der distalen Wurzel von 37. Die Brücke 33 auf 37 konnte erhalten werden.

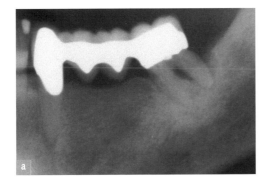
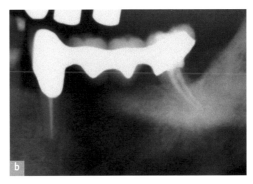

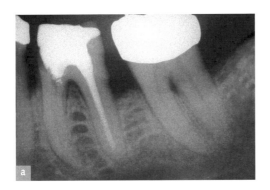
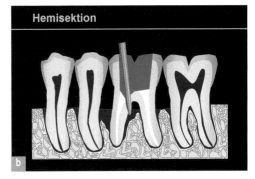

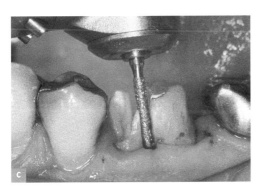
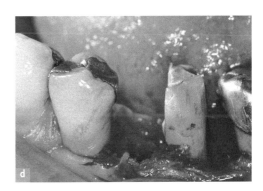

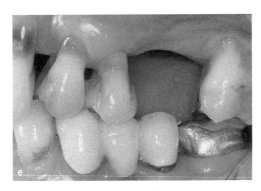
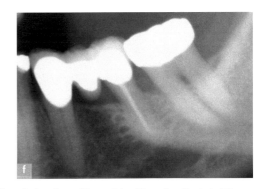

Abb. 5a bis f Hemisektion an Zahn 36: **a** 36 nach Wurzelkanalbehandlung. Die mesialen Wurzelkanäle sind obliteriert und können nicht aufbereitet werden. **b** 36 mit Grad-III-Furkationsbeteiligung und vertikalem Knocheneinbruch an der mesialen Wurzel. Die Trennung in der Furkation erfolgt etwas paramedian auf der Seite der zu entfernenden Wurzel, um eine Beschädigung der zu erhaltenden Wurzel zu vermeiden. **c** Abtrennung der mesialen Wuzel von 36 (s. Röntgenbild: Abb. 5a). 37 weist eine Grad-III-Furkationsbeteiligung auf und ist als Pfeilerzahn ungeeignet. **d** Zustand nach Entfernung der mesialen Wurzel. **e** Restauration nach klassischem Paradigma: Brücke von distaler Wurzel 36 auf 35 (Ansicht 11 Jahre postoperativ). **f** Röntgenbild 11 Jahre postoperativ (Ausschnitt aus Panoramaschichtaufnahme). 37 zeigt trotz Grad-III-Furkationsbeteiligung keine Progression des Knochenabbaus.

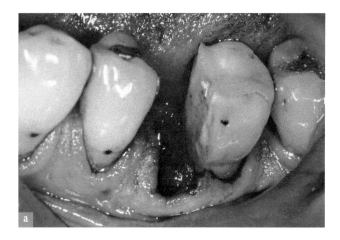
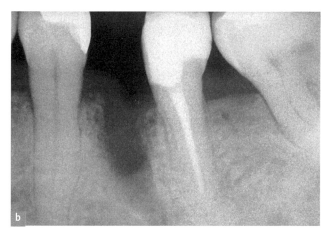
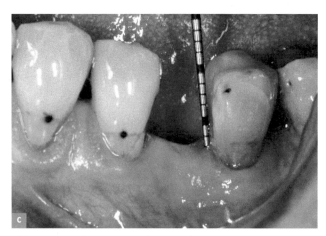
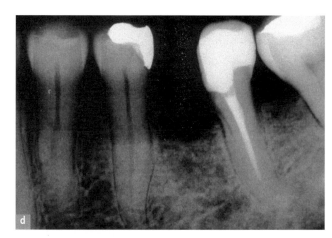

Abb. 6a Hemisektion der mesialen Wurzel von 36 nach Diagnose einer vertikalen Wurzelfraktur der mesialen Wurzel. 36 war bereits wurzelkanalbehandelt und im „total etch and bond"-Verfahren mit Komposit restauriert: klinisches Bild unmittelbar nach Hemisektion. **b** Röntgenkontrolle unmittelbar nach Hemisektion: Der Furkationsfornix und damit die Furkationsnische wurde komplett beseitigt. **c** Klinischer Zustand 34 Monate postoperativ. **d** Röntgenkontrolle 34 Monate postoperativ.

Restauration resektiv therapierter Molaren

Bis in die 80er Jahre des vorigen Jahrhunderts galt das Paradigma, dass resektiv therapierte Molaren durch Stiftaufbauten und anschließende Restauration mit Kronen versorgt werden müssten. Man nahm an, dass wurzelkanalgefüllte Zähne zum einen verspröden und zum anderen nach der Resektion instabil würden. Dieses Paradigma stammt aus einer Zeit, die keine direkten restaurativen Werkstoffe kannte, die mit Schmelz und Dentin einen adhäsiven Verbund eingehen. Um für Wurzelkanalstifte Platz zu schaffen, müssen Wurzelkanäle stärker ausgeschachtet werden als dies allein für die Desinfektion und Füllung des Wurzelkanals erforderlich wäre. Das zusätzliche Ausschachten führt zu einem erheblichen Verlust an Zahnhartsubstanz.

Dieser ist vermutlich für die hohe Misserfolgsquote resektiv therapierter Molaren über zehn Jahre nach Therapie infolge von Frakturen (18 %) verantwortlich. Parodontale Misserfolge wurden nur zu 10 % berichtet[6]. Die adhäsiven Kompositverfahren erlauben heute eine Stabilisierung der Zahnhartsubstanz mit direkten Restaurationsmaterialien (s. Abb. 3 und 6). Der Verzicht auf den dogmatischen Einsatz von Wurzelstiften kann die Gesamtmisserfolgsrate verringern.

Prognose von Wurzelamputation, Trisektion und Hemisektion

Neben dem Grad der Furkationsbeteiligung vor Therapie und der Restauration spielt das nach dem resektiven Eingriff noch vorhandene Restparodont eine wesentliche Rolle für die Langzeitprognose resektiv therapierter Zähne. Zähne mit Grad-III-Furkationsbeteiligung und wenig Knochenabbau oder gering ausgeprägter Furkationsbeteiligung und starkem Knochenabbau haben eine gute Prognose (s. Abb. 3a). Dagegen ist die Kombination von durchgängiger Furkation und starkem Knochenabbau kritisch[3]. Zu ähnlichen Ergebnissen kommen andere Autoren, die für eine Knochenhöhe von mindestens 50 % der Wurzellänge eine gute Langzeitprognose beobachten[7]. Bei rechtzeitiger Durchführung resektiver Verfahren können Überlebenszahlen von > 90 % nach zehn Jahren realisiert werden[8]. Dabei hat die Hemisektion der distalen Wurzel von Unterkiefermolaren bei Weitem die niedrigste Erfolgsrate (75 %). Die Resektive Furkationstherapie ermöglicht dabei gleiche Langzeiterfolgsraten wie enossale Implantate, die in der Molarenregion inseriert wurden (> 90 %)[9]. Eine systematische Übersicht findet Überlebensraten 5 bis 13 Jahre nach resektiver Therapie (Wurzelamputationen, Trisektionen, Hemisektionen) von 62 bis 100 %[4].

Literatur

1. Eickholz P. Glossar der Grundbegriffe für die Praxis: Parodontologische Diagnostik 6: Furkationsdiagnostik. Parodontologie 2010;21:261-266.
2. McGuire MK, Nunn ME. Prognosis versus actual outcome. III. The effectiveness of clinical Parameters in developing an accurate prognosis. J Periodontol 1996;67:666-674.
3. Dannewitz B, Krieger JK, Hüsing J, Eickholz P. Loss of molars in periodontally treated patients: a retrospective analysis five years or more after active periodontal treatment. J Clin Periodontol 2006;33:53-61.
4. Huynh-Ba G, Kuonen P, Hofer D, Schmid J, Lang NP, Salvi GE. The effect of periodontal therapy on the survival rate and incidence of complications of multirooted teeth with furcation involvement after an observation period of at least 5 years: a systematic review. J Clin Periodontol 2009;36:164-176.
5. Eickholz P. Glossar der Grundbegriffe für die Praxis: Regenerative Parodontaltherapie. Teil 2: Indikationen. Parodontologie 2005;16:337-340.
6. Langer B, Stein S, Wagenberg B. An evaluation of root resections. A ten-year study. J Periodontol 1981;52:719-722.
7. Park SY, Shin SY, Yang SM, Kye SB. Factores influencing the outcome of root-resection therapy in molars: a 10-year retrospective study. J Periodontol 2009;80:32-40.
8. Carnevale G, Pontoriero R, Di Febo G. Long-term effects of root-resective therapy in furcation-involved molars. A 10-year longitudinal study. J Clin Periodontol 1998;25:209-214.
9. Fugazzotto PA. A comparison on the success of Root resected molars and molar position implants in function in a private practice: results of up to 15-plus years. J Periodontol 2001;72:1113-1123.

25 Resektive Furkationstherapie: Tunnelierung, Prämolarisierung, Extraktion, palliative Furkationstherapie

Peter Eickholz

Bei Grad-II-Furkationsdefekten der distopalatinalen Furkation und/oder ungünstigen Patientenfaktoren (Nikotinabusus) und/oder ungünstiger Defektmorphologie (Furkationsfornix liegt koronal des Limbus alveolaris, horizontaler Attachmentverlust > 6 mm) sowie durchgängigen Furkationen (Grad III) an Zähnen, die zur Erhaltung der geschlossenen Zahnreihe oder als strategische Pfeiler erhalten werden sollen, kommen für eine konsequente Therapie nur resektive Techniken infrage. Bei Wurzelamputation, Trisektion und Hemisektion wird von den Wurzeln eines mehrwurzeligen Zahns eine entfernt, um die beteiligte Furkation zu beseitigen (Strategie: Elimination der Furkationsbeteiligung)[1]. Die Entscheidung eine Wurzel zu entfernen wird dadurch erleichtert, dass die Wurzel, welche die beteiligte Furkation begrenzt, eine geringere Wertigkeit als die zu erhaltende(n) Wurzel(n) hat; zum Beispiel durch eine zusätzliche Knochentasche oder eine endodontische Problematik (Parodontitis apicalis oder lesion of endodontic origin: LEO, Wurzelfraktur, -perforation, frakturiertes Wurzelkanalinstrument). Welche Vorgehensweise erscheint aber sinnvoll, wenn beide beziehungsweise alle Wurzeln eines furkationsbeteiligten Molars noch ausreichend parodontales Stützgewebe aufweisen und gleichwertig sind? In diesen Fällen sollte die Strategie verfolgt werden, die Furkation für individuelle und professionelle mundhygienische Maßnahmen zugänglich zu machen.

Prämolarisierung

Sind die Wurzeln, die einen Grad-II- beziehungsweise Grad-III-Furkationsdefekt begrenzen, gleichwertig und erhaltbar, kann der Furkationsdefekt durch eine sogenannte Prämolarisierung für mundhygienische Maßnahmen zugänglich gemacht werden (Abb. 1 und 2). Dabei wird ein zwei- beziehungsweise dreiwurzeliger Zahn in zwei beziehungsweise drei einwurzelige Zahneinheiten getrennt (Abb. 2b und c). Im Unterschied zur Hemisektion werden bei der Prämolarisierung die Wurzeln genau zentral über der Furkation geteilt, da im Unterkiefer zwei beziehungsweise im Oberkiefer drei Wurzeln erhalten werden sollen und bei der Teilung nicht beschädigt werden dürfen (Abb. 1b). Die Furkation wird so in einen Zahnzwischenraum umgewandelt, der den individuellen Mundhygienemaßnahmen des Patienten besser zugänglich ist. Da der Durchmesser des benutzten Schleifkörpers einen Spalt zwischen den voneinander getrennten Wurzeleinheiten hinterlässt, muss später ein adäquater Approximalkontakt restaurativ wiederhergestellt werden (Abb. 2b, 3 und 4)[2].

Tunnelierung

Während die bereits geschilderten resektiven Techniken (Wurzelamputation[1], Trisektion[1], Hemisektion[1], Prämolarisierung) eine Wurzelkanalbehandlung voraussetzen, ermöglicht die Tunnelierung, den betroffenen Zahn vital zu erhalten. Dieses Verfahren eignet sich besonders für Unterkiefermolaren, da diese zu-

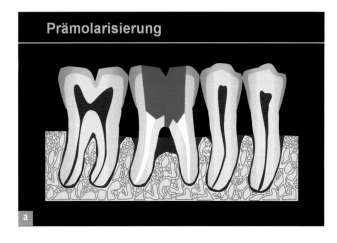

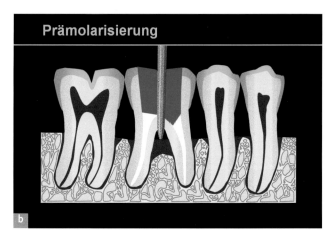

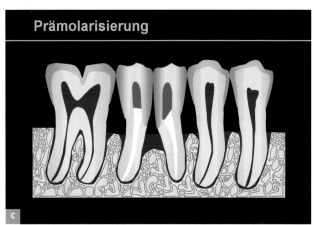

Abb. 1a bis c Schematische Darstellung einer Prämolarisierung an einem 1. UK-Molar: **a** Grad-III-Furkationsbeteiligung als Folge einer Perforation des Furkationsdachs. **b** Im Unterschied zur Hemisektion werden bei der Prämolarisierung die Wurzeln genau zentral über der Furkation mit einem Diamantschleifkörper getrennt, da beide Wurzeln erhalten werden sollen. **c** Zustand nach Ausheilung und Versorgung nach altem Paradigma: Überkronung zur Stabilisierung des wurzelkanalbehandelten und prämolarisierten Zahns.

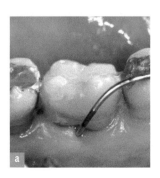

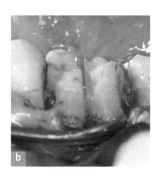

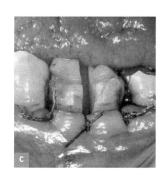

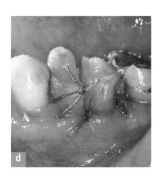

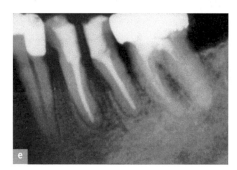

Abb. 2a bis e Prämolarisierung an einem 1. UK-Molar (klinisch): **a** Grad-II-Furkationsbeteiligung von lingual nach Perforation des Furkationsdachs im Zuge einer Revision der Wurzelkanalfüllung. **b** Zustand nach Trennung der distalen und mesialen Wurzeln mit einem Diamantschleifkörper. Um eine harmonische Knochenarchitektur zu schaffen, wurde im Zuge einer chirurgischen Kronenverlängerung die bukkale Knochenwand, welche die Furkation verschloss, abgetragen. **c** Nahtverschluss nach Prämolarisierung. **d** Zustand eine Woche postoperativ. **e** Postoperatives Röntgenbild.

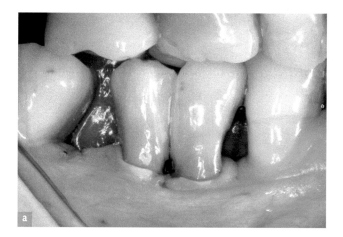

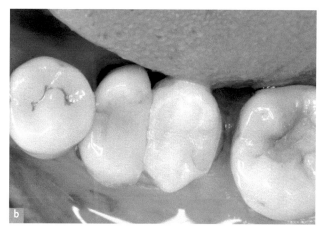

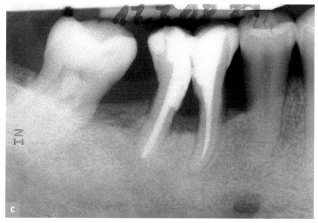

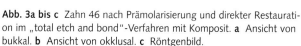

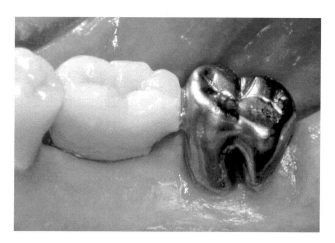

Abb. 3a bis c Zahn 46 nach Prämolarisierung und direkter Restauration im „total etch and bond"-Verfahren mit Komposit. **a** Ansicht von bukkal. **b** Ansicht von okklusal. **c** Röntgenbild.

Abb. 4 Zahn 47 nach Prämolarisierung und Nutzung als Brückenpfeiler.

meist nur eine mesiale und eine distale Wurzel aufweisen. Dies zeigt sich in einem bukkalen und lingualen Furkationseingang (Abb. 5a). Die Tunnelierung von Oberkiefermolaren ist zwar grundsätzlich möglich, stellt aber höchste Anforderungen an die spätere Geschicklichkeit der Patienten mit dem Zahnzwischenraumbürstchen. Jedem Furkationseingang steht auf der gegenüberliegenden Seite eine Wurzel gegenüber, die dem Zahnzwischenraumbürstchen den geraden Weg versperrt. Bei Unterkiefermolaren mit ausgeprägter Grad-III-Furkationsbeteiligung ist die Furkation häufig schon nach Abschluss der antiinfektiösen Therapie, nachdem es zu einer Gingivaretraktion gekommen ist, für kleine Zahnzwischenraumbürsten zugänglich.

In vielen Fällen ist der durch den Furkationsdefekt geschaffene Kanal zu eng oder wird lingual durch eine Knochenwand eingeengt. In diesen Fällen wird eine Lappenoperation (apikaler Verschiebelappen) durchgeführt (Abb. 5b). Nach Darstellung des Alveolarknochens und des Furkationsdefekts wird dann mit Knochenfeilen (Schluger- und Sugarman-Feilen) der interradikuläre Knochen so weit reduziert, dass postoperativ eine Reinigung der Furkation mit einem Zahnzwischenraumbürstchen möglich ist. Als Faustregel gilt, dass der Tunnel groß genug ist, wenn die Schluger-Feile hineinpasst ohne zu verkanten (s. Abb. 5b). Anschließend erfolgt der Nahtverschluss (Abb. 5c). Bei der Verwendung rotierender Instrumente für die interradikuläre Ostektomie besteht die Gefahr, die Wurzeloberflächen in der Furkation nicht nur zu reinigen, sondern auch irreversibel zu beschädigen. So entstehen Prädilektionsstellen für eine in diesem Bereich kaum zu beherrschende Wurzelkaries.

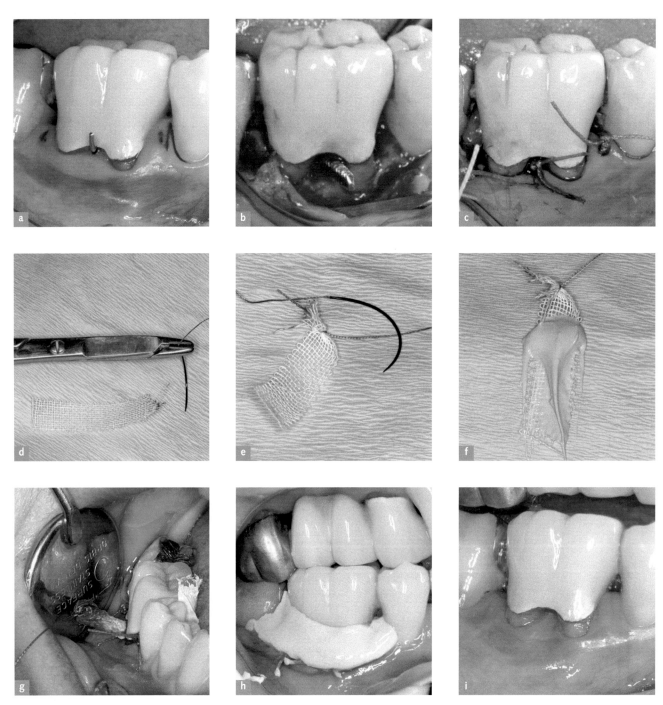

Abb. 5a bis i Tunnelierung an Zahn 46: **a** Grad-III-Furkationsbeteiligung. **b** Mobilisation eines Vollschichtlappens bis über die mukogingivale Grenzlinie und interradikuläre Ostektomie mit einer Schluger-Feile. **c** Naht. **d** Um das Weichgewebe aus dem Tunnel zu verdrängen hat sich ein Gazestreifen bewährt. **e** Zuerst wird die atraumatische Naht daran befestigt. **f** Der noch fließfähige Zahnfleischverband wird auf den Gazestreifen aufgebracht. **g** Die Nadel wird durch den Tunnel geführt und mit dem Faden der Gazestreifen samt Zahnfleischverband in den Tunnel gezogen. **h** Zahnfleischverband eine Woche postoperativ. **i** Tunnelierung 17 Monate postoperativ.

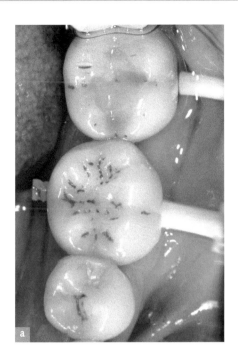

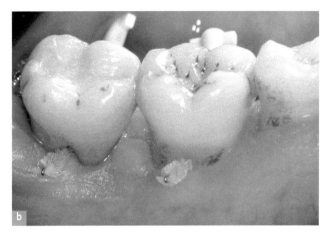

Abb. 6a und b Zustand nach Tunnelierung der Zähne 36 und 37: Der Bereich der durchgängigen Furkation ist zugänglich für die Reinigung mit Zahnzwischenraumbürsten. Ansicht von okklusal (**a**) und lingual (**b**).

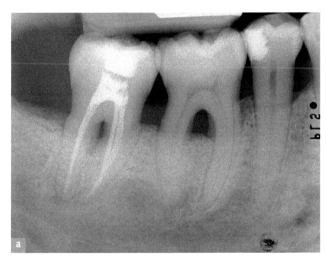

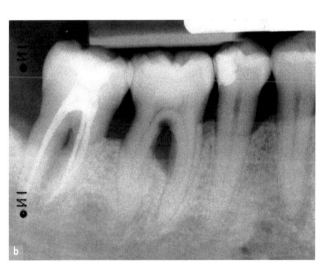

Abb. 7 a Zustand zwei Monate postoperativ nach Tunnelierung der Zähne 46 und 47. **b** 56 Monate postoperativ: Im Furkationsfornix von 46 hat sich eine Wurzelkaries gebildet. Zusätzlich kam es direkt apikal dieser Karies interradikulär zu einem knöchernen Einbruch.

Um das Weichgewebe nach apikal zu verdrängen und zu verhindern, dass es den Tunnel wieder verschließt, ist es sinnvoll einen Zahnfleischverband zu applizieren. Zur Verdrängung des Weichgewebes aus dem Tunnel hat sich ein Gazestreifen bewährt (Abb. 5d). Zuerst wird die atraumatische Naht an dem Gazestreifen befestigt, dann wird der noch plastische Zahnfleischverband aufgebracht (Abb. 5e und f). Schließlich wird die Nadel durch den Tunnel geführt und mit dem Faden der Gazestreifen samt Zahnfleischverband in den Tunnel gezogen (Abb. 5g). Die Überstände

werden nicht zu kurz abgeschnitten. So kann der Gazestreifen eine Woche später bei der Nahtentfernung gut entnommen werden. Der verbliebene Zahnfleischverband beginnt anschließend fest und knetbar zu werden. Er kann jeweils bukkal und lingual auf die Grenzfläche zwischen Zahnkrone und Gingiva appliziert werden (Abb. 5h und i).

Im Unterkiefer hat die Tunnelierung die gleichen Indikationen wie die Prämolarisierung. Zudem hat sie den Vorteil, dass keine Wurzelkanalbehandlung notwendig ist. Die Tunnelierung eignet sich besonders für

Situationen, in denen bestehender funktionsfähiger Zahnersatz erhalten und die Beeinträchtigung bestehender Restaurationen durch die Wurzelkanalbehandlung vermieden werden sollen[2].

Das Ziel der Tunnelierung ist nicht, die Furkation zu eliminieren, sondern sie für die individuelle Mundhygiene des Patienten zugänglich zu machen (Abb. 6). Für eine Tunnelierung sollten die Wurzeln ausreichend gespreizt sein und der Furkationsfornix nicht zu weit apikal liegen (hoher Wurzelstamm), um eine interradikuläre Instrumentierung und individuelle Reinigung zu ermöglichen. Eine Wurzelkaries im Bereich der Tunnelierung ist die am meisten gefürchtete Komplikation dieses Verfahrens (Abb. 7). Die Restauration einer solchen Karies ist praktisch nicht möglich. Einzige Auswege zur Vermeidung einer Extraktion sind Prämolarisierung, Wurzelamputation, Trisektion beziehungsweise Hemisektion. Um der Entwicklung einer solchen Wurzelkaries vorzubeugen, sollte der Patient schon im Vorfeld der Operation darüber aufgeklärt werden, den Tunnel anschließend täglich mit einem Fluoridpräparat zu beschicken.

Kombination resektiver Verfahren

Bei Vorliegen eines Grad-III-Furkationsdefekts bei einem Oberkiefermolaren, der alle drei Furkationseingänge betrifft, kann durch eine Trisektion eine Wurzel entfernt und die verbleibende zweiwurzelige Zahneinheit tunneliert werden. Alternativ dazu besteht die Möglichkeit nach Trisektion einer Wurzel, die so entstehende zweiwurzelige Zahneinheit zu prämolarisieren. Bei solchen Kombinationen nähert man sich allerdings der Indikationsgrenze der Verfahren. Zudem muss darauf geachtet werden, dass die zu erhaltenden Zahneinheiten noch genügend intaktes Parodont aufweisen[3] (erhaltener Knochen mindestens 50 % der Wurzellänge[4]).

Prognose von Prämolarisierung und Tunnelierung

Wie für Wurzelamputation, Trisektion und Hemisektion[1] gilt für die Prämolarisierung, dass Zähne mit

Grad-III-Furkationsbeteiligung und wenig Knochenabbau oder gering ausgeprägter Furkationsbeteiligung und starkem Knochenabbau eine gute Prognose haben (s. Abb. 2e). Dagegen ist die Kombination von durchgängiger Furkation und starkem Knochenabbau (> 50 %) kritisch zu bewerten (s. Abb. 3c)[3]. Zu ähnlichen Ergebnissen kommen andere Autoren, die für eine Knochenhöhe von mindestens 50 % der Wurzellänge eine gute Langzeitprognose beobachten[4]. Bei rechtzeitiger Durchführung resektiver Verfahren können Überlebenszahlen von > 90 % nach bis zu 15 Jahren realisiert werden[5]. Eine systematische Übersicht findet 5 bis 13 Jahre nach resektiver Therapie (Wurzelamputationen, Trisektionen, Hemisektionen, Prämolarisierungen) Überlebensraten von 62 bis 100 %[6].

Die Tunnelierung hat einen schlechten Ruf, nachdem von sieben tunnelierten Zähnen (sechs UK-Molaren, ein OK-Prämolar) vier innerhalb von fünf Jahren nach Therapie eine Wurzelkaries entwickelten[7]. Zu den Ergebnissen von Hamp et al. findet eine systematische Übersicht Überlebensraten von 89 bis 93 % für tunnelierte Zähne 5,8 Jahre bis 107 Monate postoperativ[3,6,7]. Also Überlebensraten, die durchaus mit denen anderer resektiver Verfahren und mit enossalen Implantaten im Molarengebiet konkurrieren können[5,6].

Extraktion oder palliative Furkationstherapie

Bei schwer furkationsbeteiligten Zähnen ohne strategische Bedeutung (3. Molar, endständiger 2. Molar bei geschlossener Zahnreihe beziehungsweise vorhandenem prognostisch günstigerem 1. Molar) muss man sich fragen, ob sich der Aufwand, der für den Zahnerhalt mittels resektiver Verfahren erforderlich wird (Wurzelkanalbehandlung, chirurgischer Eingriff, eventuell Restauration), gerechtfertigt ist. In solchen Situationen ist die Extraktion dieser Zähne oftmals die sinnvollste Lösung (Abb. 8)[7].

Für viele Patienten ist es schwer einzusehen, dass Zähne, die zwar hochgradig furkationsbeteiligt aber zumeist schmerzfrei sind, aufwendig chirurgisch therapiert oder entfernt werden sollen. In der Wahrnehmung der Patienten funktionieren diese Zähne noch gut. Was kann man den Patienten hier anbie-

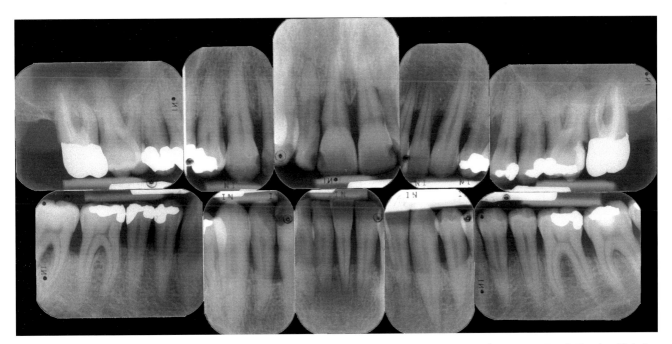

Abb. 8 Röntgenstatus eines 41-jährigen Patienten mit generalisierter schwerer chronischer Parodontitis: Die Zähne 17, 27, 38 und 47 weisen klinisch Grad-III-Furkationsbeteiligungen an allen Furkationseingängen auf. Mit Ausnahme von 26 (Grad-II-Furkationsbeteiligung und LEO) erscheint die Prognose der übrigen Zähne sicher. In diesem Fall wurde dem Patienten im Zuge der systematischen Parodontitistherapie die Extraktion der Zähne 17, 27, 38 und 47 empfohlen. Er entschied sich jedoch für die Wurzelamputation/Tunnelierung 17 und 27 sowie Tunnelierung 47. Nur 38 wurde entfernt.

ten, wenn kein neuer Zahnersatz angefertigt werden soll, in den diese Zähne einbezogen werden müssen? Diese Zähne können angesichts der Grad-II- und -III-Furkationsbeteiligung inkonsequent therapiert werden (subgingivales Scaling, Zugangslappenoperation), vorausgesetzt die Zähne werden im Rahmen einer unterstützenden Parodontitistherapie (UPT) regelmäßig nachbehandelt (subgingivales Scaling, lokale Antibiotika)[8]. Diese Vorgehensweise wird als hinauszögernde oder palliative Furkationstherapie bezeichnet. Sie hat das Ziel, das Fortschreiten der Parodontitis zu verzögern und den kurz- bis mittelfristigen Zahnverlust zu verhindern[9]. Die Überlebensrate nach inkonsequenter Therapie von Grad-II- und -III-Furkationsdefekten gefolgt von einer regelmäßigen UPT liegt nach durchschnittlich 107 Monaten bei 91,8 % (Verlust nach nichtchirurgische Therapie 2/80 = 2,5 %; Verlust nach Zugangslappenoperation 6/18 = 33,3 %)[3].

Allerdings bedarf es, um den mittels resektiver oder palliativer Furkationstherapie erreichten Behandlungserfolg zu sichern, unabhängig vom gewählten Behandlungsverfahren, einer intensiven unterstützenden Nachsorge (UPT).

Literatur

1. Eickholz P. Glossar der Grundbegriffe für die Praxis: Resektive Furkationstherapie 1: Wurzelamputation, Trisektion, Hemisektion. Parodontologie 2010;21:423-429.

2. Eger T, Eickholz P. Konservierende Zahnheilkunde und Parodontologie (Hrsg. Gängler P, Hoffmann T, Willershausen B, Schwenzer N, Ehrenfeld M). Resektive Furkationstherapie. Thieme, Stuttgart, 2005;320-323.

3. Dannewitz B, Krieger JK, Hüsing J, Eickholz P. Loss of molars in periodontally treated patients: a retrospective analysis five years or more after active periodontal treatment. J Clin Periodontol 2006;33:53-61.

4. Park SY, Shin SY, Yang SM, Kye SB. Factors influencing the outcome of root-resection therapy in molars: a 10-year retrospective study. J Periodontol 2009;80:32-40.

5. Fugazzotto PA. A comparison on the success of Root resected molars and molar position implants in function in a private practice: results of up to 15-plus years. J Periodontol 2001;72:1113-1123.

6. Huynh-Ba G, Kuonen P, Hofer D, Schmid J, Lang NP, Salvi GE. The effect of periodontal therapy on the survival rate and incidence of complications of multirooted teeth with furcation involvement after an observation period of at least 5 years: a systematic review. J Clin Periodontol 2009;36:164-176.

7. Hamp SE, Nyman S, Lindhe J. Periodontal treatment of multirooted teeth. Results after 5 years. J Clin Periodontol 1975;2:126-135.

8. Eickholz P. Glossar der Grundbegriffe für die Praxis: Unterstützende Parodontitistherapie (UPT). Teil 1: Ziele und Inhalte. Parodontologie 2007;18:165-170.

9. Müller HP, Eger T, Lange DE. Management of furcation-involved teeth. A retrospective analysis. J Clin Periodontol 1995;22:911-917.

26 Regenerative Parodontaltherapie: Das biologische Prinzip der gesteuerten Geweberegeneration

Peter Eickholz

Parodontale Heilung

Das Idealziel einer parodontalen Therapie ist die Wiederherstellung der entzündlich oder traumatisch zerstörten parodontalen Gewebe in Architektur und Funktion (Regeneration) (Abb. 1). Histologische Untersuchungen im Tiermodell und an Menschen haben gezeigt, dass nach konventionellen parodontalchirurgischen Maßnahmen primär eine reparative Stabilisierung der Defekte erfolgt. Eine parodontale Regeneration findet praktisch nicht statt.

Nach der Hypothese von Melcher[1] bestimmen die Zellen, die die Wurzeloberfläche nach parodontalchirurgischen Eingriffen rekolonisieren, die Art der parodontalen Heilung (Abb. 2). Konsequenterweise wurden Experimente konzipiert, in denen jeweils nur eines der an der Wundheilung beteiligten Gewebe die gereinigten Wurzeloberflächen besiedeln konnte. Karring et al.[2] erzeugten im Tiermodell ligaturinduzierte parodontale Läsionen mit etwa 50 % Attachmentverlust. Die Zähne wurden vorsichtig extrahiert, wurzelkanalbehandelt, die Kronen abgetrennt und die infizierten Wurzeloberflächen sorgfältig instrumentiert. Die so behandelten Wurzeln wurden in artifiziell geschaffene Alveolen auf zahnlosen Kieferabschnitten implantiert und ein Mukoperiostlappen darüber vernäht (Abb. 3). Während es drei Monate postoperativ in der apikalen Hälfte der Wurzeln mit intakten Desmodontalfasern zu einem Reattachment kam, wurden auf den instrumentierten koronalen Anteilen Resorption und Ankylose beobachtet. Nyman et al.[3] transplantierten Zahnwurzeln, die wie im bereits geschilderten Experiment behandelt worden waren

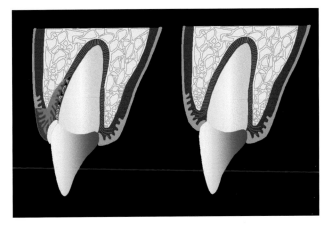

Abb. 1 Das Idealziel einer parodontalen Therapie ist die Wiederherstellung der entzündlich (links: parodontale Läsion mit Attachmentverlust, Knochenabbau, subgingivaler Plaque und Konkrementen) oder traumatisch zerstörten parodontalen Gewebe in Architektur und Funktion (rechts).

(s. Karring et al.[2]), mit der Wurzelachse parallel zum Alveolarfortsatz in ein Knochenbett, sodass die Zahnwurzeln der Länge nach auf einer Seite von gingivalem Bindegewebe und auf der anderen Seite von Alveolarknochen begrenzt wurden (Abb. 4). Drei Monate nach dem chirurgischen Eingriff wurde im Bereich der apikalen Hälfte der Wurzeln überwiegend ein Reattachment beobachtet, während die instrumentierte koronale Hälfte Resorption und Ankylose zeigte[3]. Wurden die Zahnwurzeln nach ligaturinduzierter Parodontitis mit 50 % Attachmentverlust instrumentiert, wurzelkanalbehandelt und nach Abtrennung der Kronen von einem Mukoperiostlappen bedeckt, bildete sich ein neues bindegewebiges Attachment im apikalen Bereich der instrumentierten Wurzeloberflächen

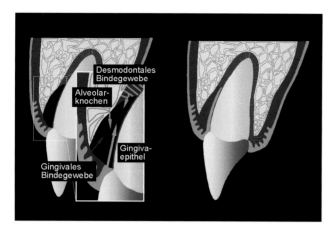

Abb. 2 Um die Rekolonisation der Wurzeloberfläche nach parodontalchirurgischen Eingriffen konkurrieren gingivales Epithel und Bindegewebe, desmodontales Bindegewebe und Knochen. Das Gewebe, das die Wurzeloberfläche zuerst wiederbesiedelt, determiniert die Art der parodontalen Heilung (links). Unter normalen Umständen ist dies das Gingivaepithel. Es bildet sich ein epitheliales Attachment aus (rechts).

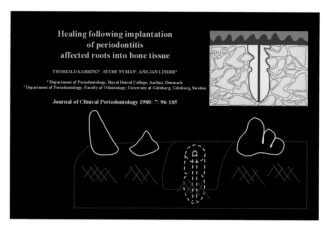

Abb. 3 Nach Erzeugung ligaturinduzierter parodontaler Läsionen mit etwa 50 % Attachmentverlust im Tiermodell wurden die Zähne vorsichtig extrahiert, wurzelkanalbehandelt, die Kronen abgetrennt und die infizierten Wurzeloberflächen sorgfältig instrumentiert. Die so behandelten Wurzeln wurden in artifiziell geschaffene Alveolen auf zahnlosen Kieferabschnitten implantiert und ein Mukoperiostlappen darüber vernäht. Während es drei Monate postoperativ in der apikalen Hälfte der Wurzeln mit intakten Desmodontalfasern zu einem Reattachment kam, wurden auf den instrumentierten koronalen Anteilen Resorption und Ankylose beobachtet[2].

aus. Bei Wurzeln, die im Verlauf der Wundheilung den deckenden Mukoperiostlappen perforierten, kam es zur apikalen Proliferation von Epithel und geringer ausgeprägtem bindegewebigen Attachment als bei den Wurzeln, bei denen das Epithel von der Heilung ausgeschlossen geblieben war[4-7].

Diese Studien zeigten, dass allein das desmodontale Bindegewebe das Potenzial besitzt, eine bindegewebige Wiederanheftung auf der Wurzeloberfläche unter Ausbildung von Wurzelzement mit darin inserierenden funktionell orientierten Bindegewebefasern auszuformen. Das Gingivaepithel, das nach chirurgischer Therapie die Wurzeloberfläche am schnellsten besiedelt, führt nur zu einem biologischen epithelialen Attachment mit Hemidesmosomen[4-7]. Gingivales Bindegewebe bildet parallel zur Wurzeloberfläche orientierte Faserstrukturen aus oder verursacht Resorptionen[3-8], und Knochengewebe verursacht Resorptionen der Wurzeloberfläche und Ankylose[2,3,8]. Eine Voraussetzung für die Ausbildung eines neuen bindegewebigen Attachments ist dabei, dass desmodontale Fibroblasten von noch intakten Bezirken des Desmodonts die Wurzeloberfläche besiedeln können[4,7].

Gesteuerte Geweberegeneration (Guided Tissue Regeneration = GTR)

Der Versuch, die Heilungsprozesse an der Wurzeloberfläche von der Einwirkung durch gingivales Bindegewebe und Gingivaepithel mittels Einbringen eines Millipore®-Filters als Barriere abzuschirmen und somit die Ausbildung eines neuen bindegewebigen Attachments zu erreichen, erwies sich im Tierexperiment bei Fenestrationsdefekten als erfolgreich[9]. Auch beim Menschen konnte nachgewiesen werden, dass die Lenkung der Heilung durch eine Membran als Barriere zwischen Gingivaepithel sowie gingivalem Bindegewebe und Defekt die Ausbildung eines neuen desmodontalen Attachments begünstigt (Abb. 5). Dabei wurde im Zuge einer Lappenoperation das entzündliche Granulationsgewebe vollständig aus der Läsion entfernt und die Wurzeloberfläche einem gründlichen Scaling sowie einer sorgfältigen Wurzelglättung unterzogen. Anschließend wurde die Barriere (Millipore®-Filter) so über dem Defekt platziert, dass sie den knöchernen Rand der Läsion etwa 1 mm überlappte und 2 mm koronal der Schmelz-Zement-Grenze mit Kompositfüllmaterial am Zahn fixiert war. Drei Monate postoperativ konnten histometrisch

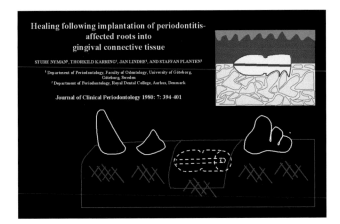

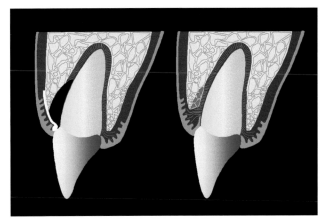

Abb. 4 Zahnwurzeln, die wie in Abbildung 3 dargestellt, vorbehandelt worden waren, wurden mit der Wurzelachse parallel zum Alveolarfortsatz in ein Knochenbett transplantiert, sodass die Zahnwurzeln der Länge nach auf einer Seite von gingivalem Bindegewebe und auf der anderen Seite von Alveolarknochen begrenzt wurden. Drei Monate postoperativ wurde im Bereich der apikalen Hälfte der Wurzeln überwiegend ein Reattachment beobachtet, während die instrumentierte koronale Hälfte Resorption und Ankylose zeigte[3].

Abb. 5 Die Lenkung der Heilung durch eine Membran als Barriere zwischen Gingivaepithel sowie gingivalem Bindegewebe und Defekt (links) begünstigt die Ausbildung eines neuen desmodontalen Attachments (rechts).

5 mm neuen Wurzelzements mit funktionell inserierenden Desmodontalfasern beobachtet werden[10].

Wundstabilisierung

In der initialen und frühen Phase der parodontalen Wundheilung scheint als Voraussetzung für die Regeneration des Parodonts auch die Aufrechterhaltung der Anheftung des sich ausbildenden Fibrinkoagulums an die Wurzeloberfläche bedeutsam zu sein[11, 12]. Ein frühzeitiges Abreißen dieser Verbindung durch Traumatisierung des Wundrandes oder stark erhöhte Zahnbeweglichkeit begünstigt die apikale Proliferation des Gingivaepithels[12]. Deshalb ist eine möglichst vollständige Deckung der Läsion durch den Mukoperiostlappen für den Erfolg regenerativer Verfahren offenbar von großer Bedeutung. Durch Einbringung einer GTR-Barriere allerdings wird das Epithel auch nach Trennung der Verbindung zwischen Wurzeloberfläche und Blutkoagulum an der apikalen Proliferation gehindert. Außerdem führt das Einbringen einer sicher fixierten Membran in geeigneten Defekten über die Lenkung der an der Wundheilung beteiligten Gewebe hinaus zu einer Stabilisierung des Blutkoagulums. Die Schwierigkeit, eine ausreichende

Stabilisierung des Wundrandes zu realisieren, sowie ein ungenügendes Angebot gesunden Desmodonts als Reservoir für desmodontale Zellen scheinen bei horizontalem Knochenabbau eine parodontale Regeneration zu erschweren bzw. praktisch unter klinischen Bedingungen unmöglich zu machen.

Nachdem erste Fallberichte und klinische Studien viel versprechende Ergebnisse nach Anwendung der GTR-Technik mit eigens dafür entwickelten gereckten Polytetrafluorethylenbarrieren (ePTFE, Gore Tex®, W. L. Gore and Associates, Flagstaff/ USA) (Abb. 6) erbrachten[13], beschäftigten sich zahlreiche Untersuchungen mit dem klinischen Vergleich zwischen der konventionellen Parodontalchirurgie und dem GTR-Verfahren beim Menschen. Gottlow[14] formulierte folgende Anforderungen, die die Barrieren für die regenerative Therapie nach dem Prinzip der gesteuerten Geweberegeneration erfüllen sollten:

- Biokompatibilität
- nicht toxisch oder antigen, keine bzw. nur geringe Induktion von Entzündung
- durchlässig für Flüssigkeiten (Diffusion)
- Zellokklusivität (Undurchlässigkeit für Zellen)
- infache Handhabbarkeit

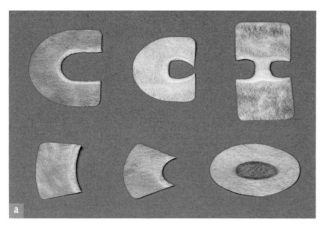
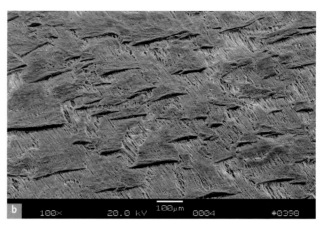

Abb. 6a und b Nichtresorbierbare Membranen aus gerecktem Polytetrafluorethylen (ePTFE). **a** Verschiedene Konfigurationen; **b** Rasterelektronenmikroskopische Aufnahme einer Barriere bei 100-facher Vergrößerung.

Literatur

1. Melcher AH: On the repair potential of periodontal tissues. J Periodontol 1976; 47: 256.

2. Karring T, Nyman S, Lindhe J: Healing following implantation of periodontitis-affected root into bone tissue. J Clin Periodontol 1980; 7: 96-105.

3. Nyman S, Karring T, Lindhe J, Planten S: Healing following implantation of periodontitis-affected roots into gingival connective tissue. J Clin Periodontol 1980; 7: 394-401.

4. Karring T, Isidor F, Nyman S, Lindhe J: New attachment formation on teeth with a reduced but healthy periodontal ligament. J Clin Periodontol 1985; 12: 51-60.

5. Isidor F, Karring T, Nyman S, Lindhe J: New attachment formation on citric acid treated roots. J Periodont Res 1985; 20: 421-430.

6. Isidor F, Karring T, Nyman S, Lindhe J: New attachment – reattachment following reconstructive periodontal surgery. J Clin Periodontol 1985; 12: 728-735.

7. Isidor F, Karring T, Nyman S, Lindhe J: The significance of coronal growth of periodontal ligament tissue for new attachment formation. J Clin Periodontol 1986; 13: 145-150.

8. Karring T, Nyman S, Lindhe J, Sirirat M: Potentials for root resorption during periodontal wound healing. J Clin Periodontol 1984; 11: 41-52.

9. Nyman S, Gottlow J, Karring T, Lindhe J: The regenerative potential of the periodontal ligament. An experimental study in the monkey. J Clin Periodontol 1982; 9: 157-165.

10. Nyman S, Lindhe J, Karring T, Rylander H: New attachment following surgical treatment of human periodontal disease. J Clin Periodontol 1982; 9: 290-296.

11. Polson AM, Proye MP: Fibrin linkage: A precursor for new attachment. J Periodontol 1983; 54: 141-147.

12. Garrett S: Early wound healing stability and its importance in periodontal regeneration. In: Polson AM (Hrsg.): Periodontal Regeneration: Current Status and Directions. Quintessence, Chicago 1994, pp. 41-52.

13. Eickholz P: Konventionelle Parodontalchirurgie und gesteuerte Geweberegeneration (GTR) mit nicht-resorbierbaren und biologisch abbaubaren Barrieren – Eine vergleichende klinische Untersuchung unter besonderer Berücksichtigung von Reproduzierbarkeit und Validität der erhobenen Parameter bzw. verwendeten Messverfahren. Quintessenz, Berlin 1999.

14. Gottlow J: Guided tissue regeneration using bioresorbable and nonresorbable devices: initial healing and long-term results. J Periodontol 1993; 64: 1157-1165.

27 Regenerative Parodontaltherapie: Indikationen

Peter Eickholz

Diagnostik

Das Ergebnis der parodontalen Regeneration, also der Wiederherstellung der entzündlich oder traumatisch zerstörten parodontalen Gewebe in Architektur und Funktion lässt sich mit den Verfahren der klinisch-parodontalen Diagnostik nicht nachweisen. Klinische Attachmentgewinne sind auch nach reparativer Heilung (epitheliales Attachment) zu verzeichnen. Nicht-chirurgische oder chirurgische Instrumentierung der Wurzeloberflächen führt durch die Beseitigung der mikrobiellen Exposition zu einer Remission der entzündlichen Prozesse. Das entzündliche Infiltrat löst sich auf, und der Gewebedruck nimmt durch vermehrte Kollageneinlagerung wieder zu. Bei Erhebung von Sondierungsparametern mit entsprechender Kraft (etwa 0,2 N) setzt das Gewebe dem Sondierungsdruck mehr Widerstand entgegen als im entzündeten Zustand (Abb. 1). Die Sonde dringt weniger weit nach apikal vor, und es resultieren klinische Attachmentgewinne, ohne dass es zu einem neuen bindegewebigen Attachment gekommen ist[1.]

Zur parodontalen Regeneration gehört auch die Wiederherstellung des zerstörten Knochens. Aber auch die röntgenologische Darstellung der Auffüllung knöcherner Defekte beweist nicht, dass es zur Regeneration gekommen ist. Der Spalt zwischen Wurzeloberfläche und neu gebildetem Knochen, der auf Röntgenbildern wie ein Desmodontalspalt aussieht (Abb. 2), kann histologisch ein langes Saumepithel enthalten, das die Wurzeloberfläche vom Knochen demarkiert. Kein aktuell zur Verfügung stehendes klinisches oder röntgenologisches Verfahren ist in der

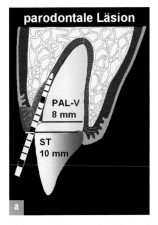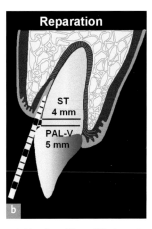

Abb. 1a und b Parodontaler Defekt **a** mit Knochenabbau, Attachmentverlust, entzündlichem Infiltrat (ST = Sondierungstiefe: 10 mm, PAL-V = klinischer Attachmentverlust: 8 mm) vor der Therapie; **b** nach Zugangslappenoperation: Das entzündliche Infiltrat hat sich zurückgezogen, die Gingiva ist abgeschwollen, ein langes epitheliales Attachment hat sich ausgebildet, der Gewebedruck hat zugenommen, und die Sonde kann bei gleichem Sondierungsdruck nicht mehr so weit nach apikal vordringen (ST = Sondierungstiefe: 4 mm; PAL-V = klinischer Attachmentverlust: 5 mm). Ohne Regeneration ist es zu einem klinischen Attachmentgewinn von 3 mm gekommen.

Lage, eine parodontale Regeneration nachzuweisen. Einzig die histologische Auswertung nach Entfernung der regenerativ therapierten Zähne mit dem umgebenden Gewebe kann eine parodontale Regeneration beweisen oder widerlegen.

Wie kann also die regenerative Therapie zum Nutzen unserer Patienten eingesetzt werden, ohne dass wir im Einzelfall beweisen können bzw. müssen, dass eine Regeneration stattgefunden hat?

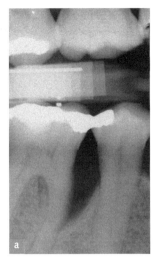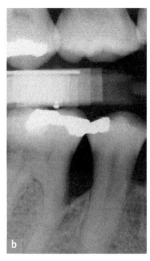

Abb. 2a und b Tiefe Knochentasche mesial eines ersten Molaren im Unterkiefer rechts **a** vor, **b** zwei Jahre nach regenerativer Therapie mit einer biologisch abbaubaren Barriere. Es ist zu einer partiellen Auffüllung des infraalveolären Defekts gekommen. Ob es sich hierbei um den Ausdruck parodontaler Regeneration oder Reparation handelt, kann anhand der Röntgenbilder nicht entschieden werden.

Abb. 3 Parodontaler Defekt nach regenerativer Therapie: Das entzündliche Infiltrat hat sich zurückgezogen, es ist zur Ausbildung neuen Wurzelzements, funktionell darin inserierender Desmodontalfasern und zur knöchernen Auffüllung gekommen (ST = Sondierungstiefe: 3 mm, PAL-V = klinischer Attachmentverlust: 2 mm).

Klinische Indikationen

Nachdem das biologische Prinzip der gesteuerten Geweberegeneration in tierexperimentellen und exemplarischen humanen histologischen Studien abgeleitet und bestätigt worden war[2], wurde das Potenzial der regenerativen Parodontaltherapie in klinischen Studien evaluiert. Dabei stellten sich verschiedene Defektgruppen heraus, bei deren Therapie sich die regenerativen Verfahren den herkömmlichen Zugangslappentechniken klinisch als überlegen erwiesen: Das heißt, nach Anwendung der regenerativen Therapie wurden statistisch signifikant und klinisch relevant günstigere Ergebnisse verzeichnet[3-5].

Die klinische Überlegenheit der regenerativen Verfahren in diesen Indikationsgruppen kann als Ausdruck der Regeneration interpretiert werden, die nach deren Anwendung stattfindet. Dies konnte in wenigen exemplarischen Studien mit humaner Histologie, wie beispielsweise der von Nyman et al.[6], gezeigt werden (Abb. 3).

Furkationsdefekte

Das Hauptproblem der Furkationsbeteiligung ist die Nischenbildung zwischen den Wurzeln mehrwurzeliger Zähne durch horizontale Attachmentverluste und Knochenabbau. Messgrößen für den Erfolg der parodontalen Furkationstherapie sind also in erster Linie der horizontale Attachment- (PAL-H) und der Knochengewinn (PBL-H) (Hauptzielkriterien). Die Prognose furkationsbeteiligter Zähne verschlechtert sich mit zunehmender Furkationsbeteiligung. Molaren mit Grad-I-Furkationsbeteiligung haben die gleiche Prognose wie nicht furkationsbeteiligte Molaren. Sie bedürfen also keiner besonderen Therapie zur Reduktion der Furkationsbeteiligung. Die Prognose von Grad-II- und -III-Furkationsdefekten ist schlechter[7].

Grad-II-Furkationsdefekte

In einer Reihe randomisierter, klinisch kontrollierter Studien wurden die klinischen Ergebnisse nach regenerativer Therapie mit denen nach Zugangslappenoperationen verglichen. Dabei wurden in Grad-II-Furkationsdefekten von Unter- und Oberkiefermolaren insgesamt bessere PAL-H- bzw. PBL-H-Gewinne nach regenerativer Therapie als nach Zugangslappenoperationen beobachtet[3,4]. Die besten Ergebnisse ließen sich bei bukkalen und lingualen Furkationen von Ober- und Unterkiefermolaren nachweisen[3,4]. Während es für die Überlegenheit der

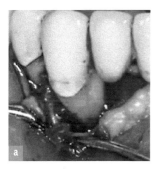
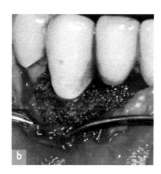
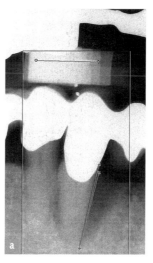
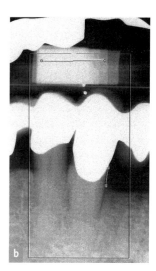

Abb. 4a und b Dreiwandige Knochentasche mesial eines rechten Unterkiefereckzahns **a** nach Mobilisation des Mukoperiostlappens und Instrumentierung; **b** nach Applikation einer experimentellen Polydioxanonbarriere[11].

Abb. 5a und b Röntgenaufnahmen der Knochentasche aus Abbildung 4 **a** vor der Therapie: mesial tiefer infraalveolärer Defekt; **b** 24 Monate nach regenerativer Therapie: knöcherne Auffüllung der Knochentasche um etwa 90 %[11].

regenerativen Therapie für mesiopalatinale Grad-II-Furkationsdefekte von Oberkiefermolaren Evidenz gibt[8], fehlt diese für distopalatinale Lokalisationen (Tab. 1)[3,4]. Auch für Grad-II-Furkationsdefekte bei Prämolaren konnte keine klinische Überlegenheit der regenerativen Therapie gegenüber den Standardverfahren gezeigt werden[9]. Allerdings weisen die Ergebnisse der diesen Aussagen zugrunde liegenden Studien eine hohe Variabilität auf, die zumindest zum Teil durch prognostische bzw. Risikofaktoren, wie zum Beispiel Rauchen oder Defektmorphologie, erklärt werden kann[3,4].

Grad-III-Furkationsdefekte

Mittels regenerativer Parodontitistherapie ist es bisher nicht möglich, durchgängige Furkationen verhersagbar zuverlässig zu verschließen. Grad-III-Furkationsdefekte sind deshalb eine Kontraindikation für die regenerative Therapie (s. Tab. 1)[3].

Knochentaschen

Auch für die Therapie infraalveolärer Defekte wurden zahlreiche randomisierte, klinisch kontrollierte Studien

zum Vergleich der regenerativen Therapie mit den Zugangslappenoperationen durchgeführt. Dabei wurden überwiegend bessere vertikale Attachmentgewinne nach regenerativer Therapie als nach Zugangslappenoperation beobachtet. Die besten Ergebnisse wurden in tiefen und engen Knochentaschen verzeichnet (Abb. 4 und 5). Allerdings weisen auch die Ergebnisse der Studien zur Therapie von Knochentaschen eine hohe Variabilität auf. Auch hier scheinen prognostische bzw. Risikofaktoren (z. B. Defektmorphologie, Zahnbeweglichkeit, Rauchen, regelmäßige unterstützende Parodontitistherapie) eine große Rolle zu spielen[4,5].

Tab. 1 Indikationen für die regenerative Therapie von Furkationsdefekten.

Grad-II-Furka-tionsbeteiligung	Unterkiefer-molaren	bukkal	+++
		lingual	+++
	Oberkiefer-molaren	bukkal	+++
		mesiopalatinal	++
		distopalatinal	keine Evidenz
Grad-III-Furka-tionsbeteiligung		Kontraindikation	

Horizontaler Knochenabbau

Bei der bei weitem häufigsten Form der parodontalen Destruktion, dem horizontalen Knochenabbau, können bisher klinisch beim Menschen mit der regenerativen Therapie keine besseren Resultate erzielt werden als mit herkömmlichen Verfahren. Horizontaler Knochenabbau ist deshalb eine Kontraindikation für die Anwendung der regenerativen Parodontalchirurgie.

Faziale/orale Rezessionen

Die Deckung freiliegender Wurzeloberflächen im Bereich fazialer/oraler Rezessionen ist auch mittels regenerativer Verfahren möglich. Durch die Verwendung von Membranen oder Schmelzmatrixproteinen kann die Entnahme von Bindegewebe, zum Beispiel vom harten Gaumen, und damit eine zusätzliche Morbidität vermieden werden. Allerdings ergab eine Metaanalyse zur Effektivität verschiedener Verfahren für die Behandlung fazialer/oraler Rezessionen, dass die gesteuerte Geweberegeneration (GTR) den Bindegewebetransplantaten hinsichtlich der Wurzeldeckung geringfügig, aber statistisch signifikant unterlegen ist[10.]

Literatur

1. Eickholz P: Glossar der Grundbegriffe für die Praxis: Diagnostik der marginalen Parodontitis. Parodontologie 2000; 11: 173-178.
2. Eickholz P: Glossar der Grundbegriffe für die Praxis: Regenerative Parodontaltherapie. Teil 1: Das biologische Prinzip der gesteuerten Geweberegeneration. Parodontologie 2005; 16: 249-253.
3. Jepsen S, Eberhard J, Herrera D, Needleman I: A systematic review of guided tissue regeneration for periodontal furcation defects. What is the effect of guided tissue regeneration compared with surgical debridement in the treatment of furcation defects? J Clin Periodontol 2002; 29 (Suppl. 3): 103-116.
4. Murphy KG, Gunsolley JC: Guided tissue regeneration for the treatment of periodontal intrabony and furcation defects. A systematic review. Ann Periodontol 2003; 8: 266-302.
5. Needleman IG, Giedrys-Leeper E, Tucker RJ, Worthington HV: Guided tissue regeneration for periodontal infrabony defects (Cochrane Review). In: The Cochrane Library, Issue 3. Update Software, Oxford 2001.
6. Nyman S, Lindhe J, Karring T, Rylander H: New attachment following surgical treatment of human periodontal disease. J Clin Periodontol 1982; 9: 290-296.
7. McGuire MK, Nunn ME: Prognosis versus actual outcome. III. The effectiveness of clinical parameters in developing an accurate prognosis. J Periodontol 1996; 67: 666-674.
8. Avera JB, Camargo PM, Klokkevold PR, Kenney EB, Lekovic V: Guided tissue regeneration in class II furcation involved maxillary molars: A controlled study of 8 split-mouth cases. J Periodontol 1998; 69: 1020-1026.
9. Proestakis G, Bratthall G, Söderholm G, Kullendorff B, Gröndahl K, Rohlin M, Attström R: Guided tissue regeneration in the treatment of infrabony defects on maxillary premolars. A pilot study. J Clin Periodontol 1992; 19: 766-773.
10. Roccuzzo M, Bunino M, Needleman I, Sanz M: Periodontal plastic surgery of localized gingival recessions: A systematic review. J Cin Periodontol 2002; 29: 178-194.
11. Kim T-S, Knittel M, Dörfer C, Steinbrenner H, Holle R, Eickholz P: Comparison of two different types of synthetical biodegradable barriers for guided tissue regeneration in interproximal infrabony defects – Clinical and radiographic 24 months results. Int J Periodontics Restorative Dent 2003; 23: 481-489.

28 Regenerative Parodontaltherapie: Membrantypen – nichtresorbierbar und biologisch abbaubar

Peter Eickholz

Membranen für die gesteuerte Geweberegeneration als Medizinprodukte

Die Richtlinie 93/42/EWG des Rates über Medizinprodukte unterscheidet im Anhang IX zwischen Produkten der Klassen IIb und III (das MPG dient der Umsetzung dieser Richtlinie der EU). Alle implantierbaren Produkte sowie Produkte zur langzeitigen Anwendung, das heißt für eine ununterbrochene Anwendung von mehr als 30 Tagen bestimmte chirurgisch-invasive Produkte, gehören grundsätzlich der Klasse IIb an. Implantierbare bzw. langzeitig anwendbare chirurgisch-invasive Produkte, die in bedeutendem Umfang resorbiert werden, gehören der Klasse III an. Ein chirurgisch-invasives Produkt ist als Produkt definiert, das mittels eines chirurgischen Eingriffs oder im Zusammenhang damit durch die Körperoberfläche in den Körper eindringt. Demnach gehören nichtresorbierbare Membranen für die gesteuerte Geweberegeneration (GTR), weil sie implantiert und für mindestens vier bis sechs Wochen im Gewebe belassen werden, zur Klasse IIb und resorbierbare Membranen, weil sie resorbiert werden, zur Klasse III. Das Bundesinstitut für Arzneimittel und Medizinprodukte (BfArM) ist zuständig für die Bewertung hinsichtlich der technischen und medizinischen Anforderungen und der Sicherheit von Medizinprodukten[1].

Jede Barrieremembran und jede Substanz, die für die regenerative Therapie in der Parodontologie eingesetzt wird, muss als Medizinprodukt zugelassen sein. Bei der Auswahl des geeigneten Therapiemittels für die regenerative Therapie sollten darüber hinaus noch weitere Faktoren berücksichtigt werden. Folgende In-formationen sollten über ein Membranmaterial oder eine Substanz für die regenerative Parodontaltherapie vorliegen:

- tierexperimentelle Histologie, die das regenerative Potenzial beweist
- humane Histologie, die das regenerative Potenzial beweist
- klinisch kontrollierte Studien, die die Überlegenheit im Vergleich zur Standardtherapie (Zugangslappen) zeigen
- Langzeitergebnisse ($\geq$ 5 Jahre).

Nichtresorbierbare Barrieremembranen (Tab. 1)

Barrieremembranen dieses Typs sind nach dem *MPG* Produkte der *Klasse IIb*. Sie verbleiben für die vorgesehene Liegedauer strukturell unverändert an Ort und Stelle. Nach einem Zeitraum von vier bis sechs Wochen müssen sie in einem zweiten chirurgischen Eingriff entfernt werden. Dies stellt einen Nachteil hinsichtlich Patientenakzeptanz, Behandlungszeit und -kosten dar. Die ersten kommerziell erhältlichen Barrierematerialien waren nichtresorbierbar; es handelte sich dabei um *gerecktes Polytetrafluorethylen* (ePTFE, Gore Tex® Regenerative Membrane, W. L. Gore and Associates, Flagstaff, USA). Dieses Material war zuvor bereits seit 20 Jahren als Gefäßersatzmaterial benutzt worden. Es weist im Unterschied zum ungereckten PTFE (Teflon®) an der Oberfläche je nach Anforderung eine gröbere Struktur (Porengröße 8 bis 300 µm) auf, wodurch die

Tab. 1 In Deutschland zugelassene nichtresorbierbare GTR-Membranen.

Membran	Hersteller	Zusammensetzung	Kontrollierte klinische Studien	Histologische Studien	Langzeitergebnisse
Gore Tex® Regenerative Membrane	W. L. Gore and Associates, Flagstaff, USA	gerecktes Polytetrafluorethylen (ePTFE)	ja	ja	ja
Gore Tex® Regenerative Membrane	W. L. Gore and Associates, Flagstaff, USA	gerecktes Polytetrafluorethylen (ePTFE) mit eingebettetem Titangerüst	ja	nein	nein
TefGen®-FD Regenerative Membrane	LifeCore Biomedical, Chaska, USA	Polytetrafluorethylen (PTFE)	nein	nein	nein
TefGen®-Plus Regenerative Membrane	LifeCore Biomedical, Chaska, USA	Polytetrafluorethylen (PTFE) (poröse Oberfläche)	ja	nein	nein
Cytoplast®	Osteogenics Biomedical, Lubbock, USA	Polytetrafluorethylen (PTFE)	nein	nein	nein

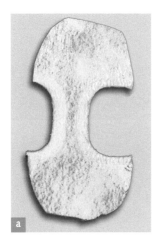 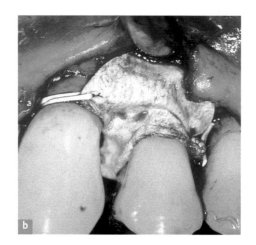 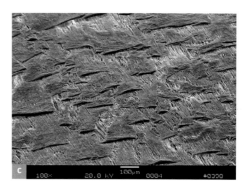

Abb. 1a bis c Konfiguration einer ePTFE-Membran (Gore Tex® Regenerative Membrane) für approximale Defekte. **a** Membran bereits getrimmt. **b** Nach Applikation und Fixierung interdental der Zähne 23 und 24. **c** Rasterelektronenmikroskopische Aufnahme der Okklusivmembran (100-fache Vergrößerung).

Gewebeintegration verbessert wird. Die Membranen verfügen über zwei strukturell unterschiedliche Abschnitte: am Rand eine offene Mikrostruktur mit einer Porengröße von 100 bis 300 µm zur Verbesserung der Gewebeintegration und im Zentrum eine dichtere Struktur mit einer Porengröße von < 8 µm, die undurchlässig für Epithel- und Bindegewebezellen ist (Abb. 1a bis c). Um die Stabilität der Membran und ihren raumschaffenden Effekt zum Beispiel bei überwiegend einwandigen Knochentaschen zu verstärken, wurde eine ePTFE-Membran entwickelt, die jedoch zusätzlich mit einem Titangerüst verstärkt ist, das zwischen zwei Schichten von ePTFE liegt, sodass die Oberflächeneigenschaften der Membran erhalten bleiben (Gore-Tex® Regenerative Membrane Titanium Reinforced) (Abb. 2).

Membranen aus *ungerecktem Polytetrafluorethylen* (PTFE, Teflon) weisen eine dichtere Oberfläche auf als ePTFE-Membranen. Erhältlich sind verschiedene Varianten:

- TefGen-FD®-Membran (LifeCore Biomedical, Chaska, USA)
- TefGen-Plus®-Membran (LifeCore Biomedical, Chaska, USA) und
- Cytoplast® (Osteogenics Biomedical, Lubbock, USA).

Die Oberfläche der TefGen-Plus®-Membran besitzt eine größere Porosität als die FD-Variante (Abb. 3).

Die Notwendigkeit, diese Membranen nach Abschluss der Regeneration in einem Zweiteingriff wieder entfernen zu müssen, führte zur Entwicklung von biologisch abbaubaren Membranen.

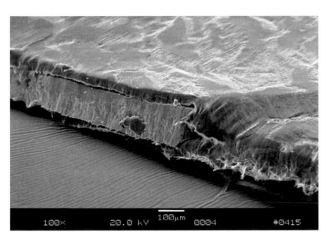

Abb. 2 Rasterelektronenmikroskopische Aufnahme einer titanverstärkten ePTFE-Membran (Gore Tex® Regenerative Membrane Titanium Reinforced). Im Anschnitt zeigt sich das in die Membran eingebettete Titangerüst (100-fache Vergrößerung).

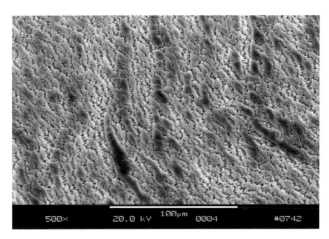

Abb. 3 Rasterelektronenmikroskopische Aufnahme einer TefGen-Plus® Regenerative Membrane. Deutlich sichtbar ist die Faserstruktur mit sehr feinen Porositäten (< 1 μm) (500-fache Vergrößerung).

Biologisch abbaubare Barrieremembranen

Diese Membranen sind nach dem *MPG* Produkte der *Klasse III*. Sie erfordern keinen zusätzlichen chirurgischen Eingriff zur Entfernung und reduzieren damit die Patientenbelastung, die Behandlungszeit und die Behandlungskosten.

In diesem Zusammenhang bedarf es der Klärung zweier Begriffe:

* *Degradation* bedeutet im chemischen und biologischen Sinn die Zerlegung von Molekülen, wie zum Beispiel Kollagen oder synthetischen Polymeren.
* Unter *Resorption* versteht man die Stoffaufnahme in biologischen Systemen. Beim Menschen werden zumeist Spaltprodukte bzw. Degradationsprodukte aufgenommen (resorbiert).

Biologisch abbaubare Barrieremembranen werden im Organismus zuerst abgebaut (degradiert) und dann natürlich in den Stoffwechsel aufgenommen (resorbiert). Es ist also zulässig, sowohl von biologisch abbaubaren und resorbierbaren Materialien zu sprechen. Die im Vordergrund stehende Eigenschaft ist aber die biologische Abbaubarkeit.

Die Degradation biologisch abbaubarer Membranen ist nicht immer exakt zu kontrollieren und variiert offenbar in Abhängigkeit von der jeweiligen Zusammensetzung, aber auch vom jeweiligen Patienten. Die Membranen können beispielsweise resorbiert sein,

bevor die Regeneration abgeschlossen ist, oder sie können nach eingetretener Regeneration zumindest teilweise noch im Gewebe verbleiben. Beim Abbau der Membranen kann es durch die entstehenden Abbauprodukte zu lokalen Gewebereaktionen kommen, welche die Wundheilung beeinflussen können. Darüber hinaus können bei Verwendung von Produkten tierischen (xenogenen) Ursprungs (Rind, Schwein) die Übertragung der Creuzfeldt-Jacob-Krankheit und die Sensibilisierung sowie Kreuzreaktionen gegen patienteneigene Kollagene nicht sicher ausgeschlossen werden[2].

Biologisch abbaubare Barrieren können in zwei Gruppen eingeteilt werden:

* kollagene Membranen (allogene und xenogene Materialien) und
* synthetisch hergestellte Membranen auf Polymerbasis.

Kollagenmembranen (Tab. 2)

Kollagen ist der wesentliche Baustein des Binde- und Stützgewebes. Das Typ-I-Kollagen macht 90 % des gesamten Körperkollagens aus. Das gingivale Bindegewebe besteht zu 60 % aus Typ-I-Kollagen. Kollagene werden für eine große Zahl wichtiger medizinischer Produkte in mehreren Fachgebieten der Allgemeinmedizin verwendet. Implantiertes Kollagen

187

Tab. 2 In Deutschland zugelassene biologisch abbaubare GTR-Membranen aus Kollagen.

Membran	Hersteller	Zusammensetzung	Kontrollierte klinische Studien	Histologische Studien
Bio-Gide® Perio Implantationsmaterial	Geistlich Pharma, Wolhusen, Schweiz	Typ-I- und -III-Kollagen porcinen Ursprungs	nein	ja
BioMend®	Integra LifeScience Corp. Plainsboro, USA	Typ-I-Kollagen aus der bovinen Achillessehne	ja	ja (tierexperimentell)

hat nur geringe entzündungsauslösende und antigene Eigenschaften. Für die Herstellung von GTR-Barrieren wird das Kollagen von Rindern und Schweinen gewonnen. Der Abbau erfolgt enzymatisch durch Kollagenase, die das Kollagengerüst in große Fragmente spaltet. Diese sind anfällig gegenüber Temperatureinwirkung, sodass sie bei Körpertemperatur zu Gelatine denaturieren. Gelatinasen und Proteinasen bewirken dann einen weiteren Abbau zu Oligopeptiden und Aminosäuren.

Bio-Gide® Perio (Geistlich Pharma AG, Wolhusen, Schweiz) besteht aus den Kollagenen Typ I und III porcinen Ursprungs. Eine kompakte und zusätzlich geglättete Schicht bzw. Oberfläche soll die Zellokklusivität gewährleisten und zum deckenden Lappen hin orientiert werden (Abb. 4a). Die andere poröse Seite wird zum Defekt hin orientiert und soll das Einwachsen von Zellen und die Stabilisierung des Blutkoagulums fördern (Abb. 4b). Histologisch konnte beim Menschen – allerdings nur in Kombination mit einem Knochenersatzmaterial (Bio-Oss®) – eine parodontale Regeneration nachgewiesen werden[3].

Eine andere Kollagenmembran besteht aus gereinigtem Typ-I-Kollagen, das den Achillessehnen von Rindern entstammt (*BioMend®*, Integra LifeScience, Plainsboro, USA) (Abb. 5a und b). Sie ist mit einer Porengröße von 0,004 µm zellundurchlässig, aber durchlässig für Gewebeflüssigkeit. Nach vier bis acht Wochen ist die Membran vollständig resorbiert. In klinisch kontrollierten Studien konnten bei infraalveolären Defekten und bei Furkationsdefekten von Unterkiefermolaren mit dieser Membran statistisch signifikant günstigere Resultate erzielt werden als nach Lappenoperation[4].

Synthetische Membranen (Tab. 3)

Erfahrungen mit synthetischen, biologisch abbaubaren Materialien, insbesondere Nahtmaterialien, liegen aus der allgemeinen Chirurgie seit mehreren Jahrzehnten vor. Für synthetische Membranen, die für die regenerative Parodontaltherapie Verwendung finden, werden als Grundmaterial vorwiegend Polyester verwendet, und zwar *hochmolekulare Polymere* der Laktone Glykolid und Laktid. Diese Polyester bauen sich bei Zutritt von Wasser bzw. Gewebeflüssigkeit und Gewebeenzymen hydrolytisch ab. Polylaktid wird zu Laktid, Polyglykolid über Glykolid zu Pyruvat abgebaut. Diese Metaboliten gehen in den Zitratzyklus ein und werden schließlich in Wasser und Kohlendioxid umgesetzt.

Die *Vicryl®-Parodontalmembran* (Polyglactin 910; Ethicon, Norderstedt) besteht aus Polyglykolid-Colaktid. An der Schnittkante der Membran ist ein geflochtenes Netzwerk von Faserbündeln gleicher Breite miteinander verschmolzen (Abb. 6a). Vorder- und Rückseite der Membran sind identisch. In die Membran ist ein Faden gleichen Materials integriert, mit dem die Fixierung am Zahn erfolgen kann (Abb. 6b). Die Resorption erfolgt innerhalb von 30 bis 50 Tagen. Histologisch konnten beim Menschen drei Monate postoperativ eine desmodontale Regeneration, aber keine Reste der Membran im Gewebe nachgewiesen werden[5]. In klinisch kontrollierten Studien konnten sowohl bei Grad-II-Furkationsdefekten an Unterkiefermolaren als auch bei infraalveolären Defekten günstigere klinische Ergebnisse erzielt werden als nach Lappenoperation.

Bei der *Resolut XT® Regenerative Membrane* (W. L. Gore and Associates, Flagstaff, USA) (Abb. 7a) handelt es sich um eine undurchlässige Okklusivmembran aus Poly-D, L-Laktid-Coglykolid, die auf beiden Seiten mit einem ungeflochtenen Netzwerk aus Einzelfasern (67 % Polyglykolid, 33 % Trimethylenkarbonat) mit

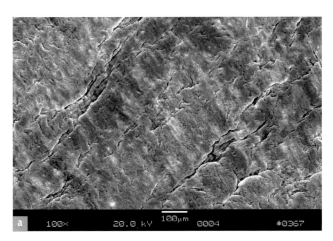
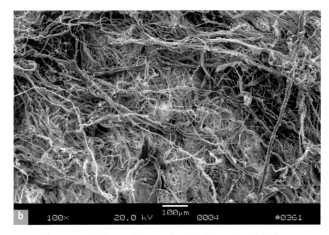

Abb. 4a und b Rasterelektronenmikroskopische Aufnahmen der Bio-Gide®-Perio-Membran. **a** Auf der Außenseite der Membran zeigt sich eine geglättete zellokklusive Schicht. **b** Die Innenseite offenbart unstrukturierte Fasern unterschiedlicher Dicke (100-fache Vergrößerung).

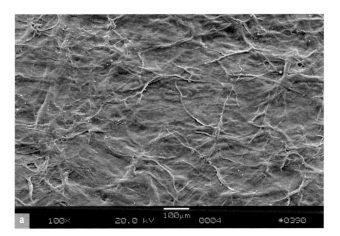
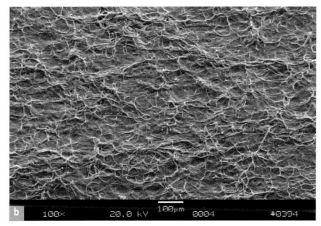

Abb. 5a und b Rasterelektronenmikroskopische Aufnahmen der BioMend®-Membran: Unstrukturierte Fasern unterschiedlicher Dicke sind in eine relativ glatte Matrix eingebettet. Beide Seiten (**a** und **b**) unterscheiden sich etwas hinsichtlich der Dichte der Fasern (100-fache Vergrößerung).

Tab. 3 In Deutschland zugelassene biologisch abbaubare synthetische GTR-Membranen.

Membran	Hersteller	Zusammensetzung	Kontrollierte klinische Studien	Histologische Studien
Vicryl®-Parodontal-membran	Ethicon, Norderstedt	Polyglactin 910: Polyglykolid-Co-L-Laktid im Verhältnis 9:1	ja	ja (tierexperimentell und human)
Gore Resolut XT® Regenerative Membrane	W. L. Gore and Associates, Flagstaff, USA	Okklusivmembran: Poly-D, L-Laktid-Coglykolid Filamente: 67 % Polyglykolid 33 % Trimethylenkarbonat	ja (Resolut®)	ja (tierexperimentell und human für Resolut®)
Atrisorb® Direct	CollaGenex Pharmaceuticals, Newtown, USA	Poly-D, L-Laktid gelöst in N-Methyl-Pyrrolidon	nein	nein
Inion GTR®	Inion LTD, Tampere, Finnland	Trimethylenkarbonat, DL-Polylaktid und Polyglykolid, gelöst in N-Methyl-Pyrrolidon	nein	nein
Epi-Guide®	THM Biomedical, Duluth, USA	D, DL, L-Polylaktid	ja	ja (tierexperimentell)

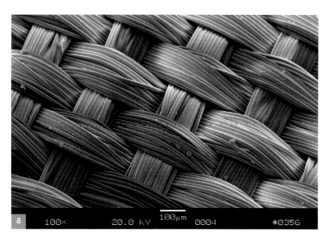

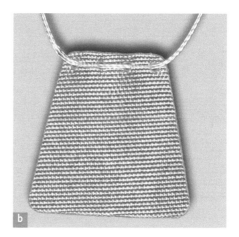

Abb. 6a und b Vicrylmembran. **a** Im rasterelektronenmikroskopischen Bild zeigt sich ein geflochtenes Netzwerk aus Einzelfasern mit gleichmäßigem Querschnitt (100 fache Vergrößerung). **b** Konfiguration der Membran für vestibuläre und orale Defekte. Der Faden zur Befestigung der Barriere ist bereits integriert.

Abb. 7a und b Resolut®-XT-Membran. **a** Konfiguration der Membran für approximale Defekte. Der Faden zur Befestigung der Barriere muss noch vom Behandler eingefädelt werden. **b** Das rasterelektronenmikroskopische Bild zeigt ein ungeflochtenes Netzwerk aus Einzelfasern mit gleichmäßigem Querschnitt, in die Profile gepresst sind, sodass ein gleichmäßiges trianguläres Muster ensteht (links: 30 fache, rechts: 100 fache Vergrößerung).

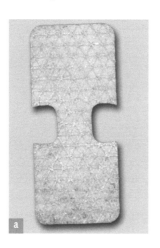

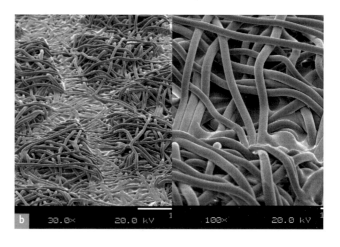

gleichmäßigem Querschnitt (etwa 30 μm) beschichtet ist. In diese Beschichtung ist ein Triangulationsmuster eingepresst, das die Stabilität der Membran erhöht (Abb. 7b). Vorder- und Rückseite sind identisch. Nach acht Monaten ist die Membran vollständig resorbiert[6]. Histologische oder klinisch kontrollierte Studien liegen nur für das Vorgängerprodukt Resolut®-Membran vor, wobei im Tierexperiment[6] und beim Menschen[7] histologisch ein neues bindegewebiges Attachment nachgewiesen werden konnte. Im Rahmen weiterer klinisch kontrollierter Studien ergaben sich nach Anwendung der Resolut®-Membran bei infraalveolären Defekten günstigere klinische Resultate als nach Lappenoperation[4].

Bei einer Gruppe der synthetischen biologisch abbaubaren Barrieren werden Laktidpolymere in dem biokompatiblen Träger N-Methyl-2-Pyrrolidon (NMP) aufgelöst. Bei der Anwendung von *Atrisorb® Free Flow GTR Barrier* (CollaGenex Pharmaceuticals, Newtown, USA) muss zunächst die Knochentasche oder der Furkationsdefekt mit autogenem Knochen oder Knochenersatzmaterial aufgefüllt werden, weil das Material keine Eigensteifigkeit besitzt und deshalb keinen Raum für die Regeneration schafft. Anschließend wird das in einer Spritze gelieferte viskose Gel aus einem Poly-DL-Laktid, aufgelöst in NMP, direkt auf den gefüllten Defekt aufgebracht. Das ist allerdings nicht ganz einfach, da es schon bei der ersten Berührung mit Speichel oder Gewebeflüssigkeit zur Polymerisation kommt. Für diese Variante liegen bisher keine klinisch kontrollierten Studien vor. Die Membran wird offenbar sehr langsam abgebaut. In einer tierexperimentellen Studie (Kanin-

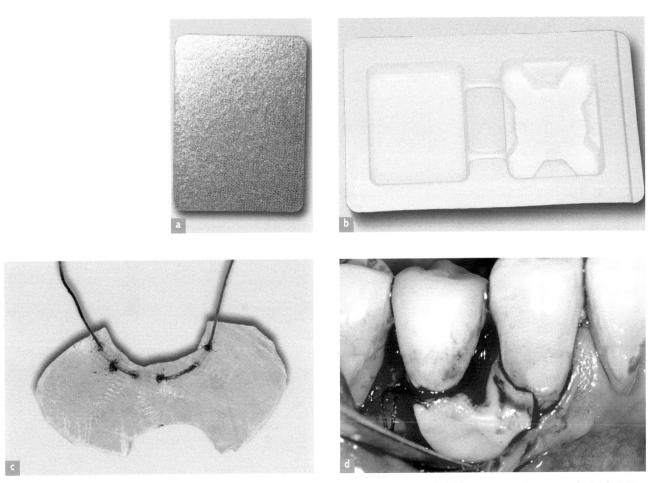

Abb. 8a bis d Inion-GTR®-Membran. **a** Barriere aus Trimethylenkarbonat, DL-Polylaktid und Polyglykolid. **b** Etwa zehn Minuten vor der Implantation wird die Membran für 20 bis 30 Sekunden in N-Methyl-2-Pyrrolidon aufgeweicht. **c** Die Membran ist für den betreffenden Defekt zugeschnitten und das biologisch abbaubare Nahtmaterial bereits eingefädelt. **d** Positionierung der Membran über einer Knochentasche mesial von Zahn 45.

chen) war das subkutan implantierte Material (Vorgängerprodukt: Atrisorb® GTR Barrier Product) erst nach 13 Monaten fast vollständig abgebaut. Es wurden nur minimale entzündliche Reaktionen des umgebenden Gewebes festgestellt[8].

Bei der *Inion GTR®-Membran* (Inion LTD, Tampere, Finnland) wird die Barriere aus Trimethylenkarbonat, DL-Polylaktid und Polyglykolid (Abb. 8a) etwa zehn Minuten vor der Implantation für 20 bis 30 Sekunden in NMP aufgeweicht (Abb. 8b). Anschließend wird die Barriere fünf bis zehn Minuten lang auf einem speziellen Träger gelagert, damit der Weichmacher durchdiffundieren kann. Schließlich wird individuell für den betreffenden Defekt eine Barriere zugeschnitten und mit biologisch abbaubarem Nahtmaterial appliziert (Abb. 8c). Im aufgeweichten Zustand lässt sich das Material plastisch verformen. In Kontakt mit Gewebeflüssigkeit wird die Barriere fest (Abb. 8d). Auch für diese Membran existiert keine klinische Studie für die Anwendung in der Parodontitistherapie.

Die *Epi-Guide®-Membran* (THM Biomedical, Duluth, USA) besteht aus D, D-L, L-Polylaktid. Sie besitzt einen dreischichtigen Aufbau mit einer zum Knochen gerichteten großporigen Innenseite (5 bis 35 µm), einer kammerartigen Mittelschicht und einer Außenseite mit Poren von maximal 40 µm Größe (Abb. 9a und b). Im Rahmen tierexperimenteller histologischer Untersuchungen an Pavianen war die Membran sechs Wochen postoperativ partiell resorbiert[9]. Klinisch zeigte die Barriere bei der Therapie von Grad-II-Furkationsdefekten ähnliche Ergebnisse wie eine andere biologisch abbaubare Barriere[10].

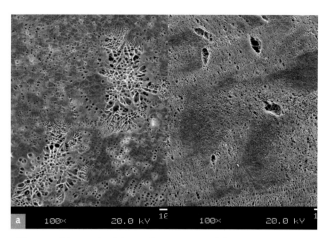 

Abb. 9a und b Epi-Guide®-Membran. **a** Rasterelektronenmikroskopische Aufnahmen des schwammartigen Materials. Links: Die Außenseite stellt sich hochporös und durchlässig dar; rechts: Die Innenseite erscheint großporig (100-fache Vergrößerung). **b** Barriere aus D, D-L, L-Polylaktid.

Nichtresorbierbare und biologisch abbaubare Membranen im Vergleich

Von allen nichtresorbierbaren Barrieremembranen liegen für ePTFE die umfangreichsten Erfahrungen und Dokumentationen vor (s. Tab. 1). Darüber hinaus existiert eine Vielzahl biologisch abbaubarer Kollagen- und synthetischer Polymerbarrieren, die den zweiten chirurgischen Eingriff, der zur Entfernung der nichtresorbierbaren Membranen erforderlich ist, überflüssig machen. Die Erfahrungs- und Dokumentationslage für diese Materialien variiert in Abhängigkeit vom individuellen Produkt stark (s. Tab. 2 und 3). Generell kann festgestellt werden, dass die biologisch abbaubaren Barrieren für infraalveoläre und Grad-II-Furkationsdefekte gleich gute klinische Ergebnisse erbringen wie nichtresorbierbare Membranen[4].

Danksagung

Mit herzlichem Dank für die Erstellung der REM-Bilder an Prof. Dr. T. Pioch, Poliklinik für Zahnerhaltungskunde, Universität Heidelberg († 2004).

Literatur

1. Medizinproduktegesetz (MPG) – EG-Richtlinie, Verordnungen. Law on medical devices – Coucil directive, ordinances. Aulendorf: Editio Cantor Verlag, 1999.

2. Eickholz P, Pioch T, Erpenstein H. Membranen für die gesteuerte Gewebe- und Knochenregeneration. In: Erpenstein H, Diedrich P (Hrsg.): Atlas der Parodontalchirurgie. München: Urban & Fischer, 2004;185-200.

3. Mellonig JT. Human histologic evaluation of bovine-derived bone xenograft in the treatment of periodontal osseous defects. Int J Periodontics Restorative Dent 2000;20:19-29.

4. Murphy KG, Gunsolley JC. Guided tissue regeneration for the treatment of periodontal intrabony and furcation defects. A systematic review. Ann Periodontol 2003;8:266-302.

5. Zappa U. Resorbierbare Membranen (II). Parodontale Geweberegeneration unter Verwendung von resorbierbaren Membranen – histologische Aspekte. Schweiz Monatsschr Zahnmed 1991;101:1321-1324.

6. Caffesse RG, Nasjleti CE, Morrison EC, Sanchez R. Guided tissue regeneration: Comparison of bioabsorbable and non-bioabsorbable membranes. Histologic and histometric study in dogs. J Periodontol 1994;65:583-591.

7. Windisch P, Sculean A, Klein F, Tóth V, Gera I, Reich E, Eickholz P. Comparison of clinical, radiographic, and histometric measurements following treatment with guided tissue regeneration or with enamel matrix proteins in human periodontal defects. J Periodontol 2002;73:409-417.

8. Coonts BA, Whitman L, O'Donnell M, Polson AM, Bogle G, Garrett S, Swanbom DD, Fulfs JC, Rodgers PW, Southhard GL, Dunn RL. Biodegradation and biocompatibility of a guided tissue regeneration barrier membrane formed from a liquid polymer material. J Biomed Mater Res 1998;42:303-311.

9. Vernino AR, Jones FL, Holt RA, Nordquist RE, Brand JW. Evaluation of the potential of a polylactic acid barrier for correction of periodontal defects in baboons. A clinical and histologic study. Int J Periodontics Restorative Dent 1995;15:84-101.

10. Vernino AR, Wang HL, Rapley J, Nechamkin SJ, Ringeisen TA, Derhalli M, Brekke J. The use of biodegradable polylactic acid barrier materials in the treatment of grade II periodontal furcation defects in humans. Part II: A multicenter investigative surgical study. Int J Periodontics Restorative Dent 1999;19:56-65.

29 Regenerative Parodontaltherapie: Bioaktive Wirkstoffe – Differenzierungs- und Wachstumsfaktoren, Schmelzmatrixprotein

Peter Eickholz

Bioaktive Wirkstoffe

Die Wundheilung wird durch ein komplexes System von Wechselwirkungen zwischen den Zellen bzw. zwischen Zellen und Makromolekülen gesteuert. Hier spielen so genannte Differenzierungs- und Wachstumsfaktoren eine zentrale Rolle (Übersicht 1). Es handelt sich dabei um *Polypeptide*, die *pleiotrope* Effekte auf die Wundheilung ausüben, das heißt, sie sind an Wundheilungsprozessen in fast allen Geweben, einschließlich des Parodonts, beteiligt. Für die Wundheilung benötigte Zellen werden chemotaktisch angelockt (*Chemotaxis*). *Differenzierungsfaktoren* induzieren die Umwandlung undifferenzierter pluripotenter Stammzellen oder Progenitorzellen in ausdifferenzierte Zellen (z. B. desmodontale Fibroblasten). *Wachstumsfaktoren* regen dann die Teilung dieser Zellen und die *Synthese extrazellulärer Matrix* durch sie an, sodass Gewebe entstehen kann (Abb. 1)[1]. Dies gilt auch und besonders für die parodontale Wundheilung[2].

Während des normalen Wundheilungsprozesses regulieren diese Faktoren die Aktivität der Zellen in der Wunde und in ihrer Nachbarschaft. Nach Gewebeschädigung mit Beteiligung subepithelialer Gewebe führt die Verletzung von Blutgefäßen zur Fibrinbildung und zur Thrombozytenaggregation. Aktivierte Thrombozyten am Wundrand schütten Faktoren, wie Thrombozytenwachstumsfaktor (platelet derived growth factor: PDGF) (s. Übersicht 1), ein dem Epidermiswachstumsfaktor (EGF) ähnliches Protein, und Thrombozyten-Endothelzellwachstumsfaktor (plate-let-derived endothelial cell growth factor: PD-ECGF)

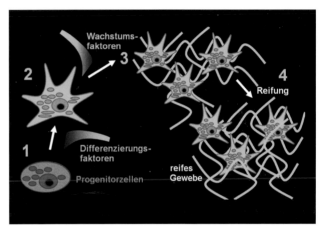

Abb. 1 Bei den bioaktiven Wirkstoffen handelt es sich um Polypeptide, die pleiotrope Effekte auf die Wundheilung ausüben, das heißt, sie sind an Wundheilungsprozessen in fast allen Geweben, einschließlich des Parodonts, beteiligt. Für die Wundheilung benötigte Zellen werden chemotaktisch angelockt. 1 = Differenzierungsfaktoren induzieren die Umwandlung undifferenzierter pluripotenter Stammzellen oder Progenitorzellen in ausdifferenzierte Zellen (2: z. B. desmodontale Fibroblasten). 3 = Wachstumsfaktoren regen dann die Teilung dieser Zellen und 4) die Synthese extrazellulärer Matrix durch sie an, sodass Gewebe entstehen kann[1].

aus (s. Übersicht 1). Das Plasmaexsudat ist eine wichtige Quelle für den insulinähnlichen Wachstumsfaktor (IGF) (s. Übersicht 1).

Im Verlauf von wenigen Stunden nach dem Trauma setzen Zellen aus der Umgebung der Wunde IGF-I, PDGF, transformierende Wachstumsfaktoren-α (TGF-α) und -β1 (TGF-β1) frei (s. Übersicht 1). Nachdem sich zuerst neutrophile Granulozyten in der Wunde angesammelt haben, wandern mehrere Tage später Makrophagen in die Wunde ein. Sie phagozytieren zum einen beschädigte Strukturen

Übersicht 1 Differenzierungs- und Wachstumsfaktoren, die in Knochen, Wurzelzement und heilenden Wunden gefunden werden[2]

Thrombozytenwachstumsfaktor (platelet derived growth factor: **PDGF**)
– chemotaktisch für Desmodontalfibroblasten
– fördert die Kollagen- sowie die gesamte Proteinsynthese
– Stimulation der DNS-Synthese und Chemotaxis in Knochenorgankulturen
– in Kombination mit IGF-I synergistischer Effekt auf die Mitogenese desmodontaler Fibroblasten.

Transformierende Wachstumsfaktoren (TGF-α/-β)
– TGF-β1 stimuliert die Bildung extrazellulärer Matrix bei vielen Zellen und auch Desmodontalfibroblasten
– TGF-β1 hemmt die Proliferation von Epithelzellen
– Effekt auf Knochen stark abhängig von Zelltyp, Dosis und Rahmenbedingungen (Stimulation und Hemmung der Proliferation von Fibroblasten wurden beobachtet)
– TGF-β1 wird bei der Frakturheilung beim Menschen ausgeschüttet.

Insulinähnliche Wachstumsfaktoren (IGF-I/-II)
– IGF-I ist chemotaktisch für Zellen aus dem Desmodont
– starker In-vitro-Effekt von IGF-I auf die Mitogenese und Proteinsynthese von Desmodontalfibroblasten
– IGF-I-Rezeptoren finden sich an Desmodontalfibroblasten
– IGF-I und -II werden in großen Mengen in Knochen gefunden, wobei IGF-II der häufigste Wachstumsfaktor in der Knochenmatrix ist
– IGF-I wird von Osteoblasten gebildet und stimuliert die Knochenbildung (Induktion von Zellproliferation, -differenzierung, Typ-I-Kollagenbiosynthese).

Saurer/basischer Fibroblastenwachstumsfaktor (a-/b**FGF**)
– FGFs stimulieren die Angiogenese, die für das Einwachsen von Gefäßen in den Knochen wichtig ist.

Vaskulärer endothelialer Wachstumsfaktor (**VEGF**)

Epidermaler Wachstumsfaktor (**EGF**)

Zementwachstumsfaktor (**CGF**)
– wirkt mitogen auf desmodontale und gingivale Fibroblasten.

Parathormonähnliches Protein (parathyroid hormone-related protein: **PTHrP**)
– stimuliert die Knochenresorption und ist ein anaboler Faktor im Knochen.

Knochenmorphogenetische Proteine (bone morphogenetic proteins: **BMP** 1-12)
– BMP 2, 7 und 12 wirken in vitro nicht mitogen auf desmodontale Fibroblasten.

und setzen zum anderen PDGF, TGF-α und -β1 frei. Knochen und Wurzelzement enthalten hohe Konzentrationen von IGF-I, -II, TGF-β1 und PDGF, die bei Schädigung freigesetzt werden können. Differenzierungsfaktoren, wie knochenmorphogenetische Proteine (bone morphogenetic proteins: BMP), werden von reifem Knochen, während der Frakturheilung und in der embryologischen Entwicklung gebildet (s. Übersicht 1)[2].

Bei Anwendung des biologischen Prinzips der gesteuerten Geweberegeneration (GTR) wird auf die Wundheilungsprozesse mechanisch Einfluss genommen: Eine mechanische Barriere soll verhindern, dass Zellen, die nicht zur Regeneration beitragen, in den Defekt proliferieren und das im Defekt nach einem chirurgischen Eingriff entstehende Blutkoagulum stabilisieren[3]. Die Wundheilung wird mechanisch „gelenkt" bzw. „gesteuert", aber nicht biologisch beschleunigt. Regenerative parodontalchirurgische Verfahren erweisen sich nur für bestimmte Indikationen dem konventionellen chirurgischen Vorgehen (Zugangslappen) gegenüber als überlegen: Knochentaschen, Grad-II-Furkationsdefekte[4]. Zudem sind die Therapieresultate nach Anwendung der GTR-Technik sehr variabel[5].

Differenzierungs- und Wachstumsfaktoren sind an allen Wundheilungsvorgängen beteiligt. Falls es gelänge, die Prozesse der parodontalen Wundheilung durch den gezielten Einsatz geeigneter Differenzierungs- und Wachstumsfaktoren zu verstärken und zu beschleunigen, wäre es möglich, den Umfang parodontaler Regeneration nach regenerativen Eingriffen zu steigern, das Ausmaß der Variabilität der Therapieresultate zu verringern und vielleicht neue Indikationsfelder zu erschließen (z. B. Grad-III-Furkationsdefekte). Aus diesen Gründen wird seit über zehn Jahren nach geeigneten Substanzen und Applikationsformen für den Einsatz von Differenzierungs- und Wachstumsfaktoren für die regenerative Parodontaltherapie gesucht.

Ein grundsätzliches Problem beim Einsatz bioaktiver Wirkstoffe für die regenerative Parodontaltherapie ist deren Applikation. Sie müssen über eine Trägersubstanz lokal in die zu therapierenden Defekte eingebracht werden. Dazu werden zum einen Kollagen in Form von Schwämmen, Membranen oder Gelen, Gelatine oder synthetische biologisch abbaubare Polymere (z. B. Propylen-Glykol-Alginat) verwendet. Zum anderen werden aber auch Knochenersatzmaterialien [z. B. synthetisches β-Trikalziumphosphat (β-TCP)][6] als Träger verwendet. Wenn Knochenersatzmaterialien, deren Einbringung selbst ein Verfahren der regenerativen Therapie ist, als Träger verwendet werden, muss bei der Beurteilung des Effekts der bioaktiven Wirkstoffe immer der durch das Knochenersatzmaterial bedingte Effekt berücksichtigt werden[5].

Thrombozytenwachstumsfaktor (platelet derived growth factor: PDGF)

PDGF kommt in Form von drei Isomeren vor: AA, AB, BB. Bisher existieren keine Fallserien oder klinischen Studien, die für die alleinige Verwendung von PDGF zum einen die grundsätzliche Eignung für die parodontale Regeneration oder zum anderen die klinische Überlegenheit im Vergleich zu Zugangslappenoperationen zeigen konnten[5].

Synthetisch hergestelltes rekombinant humanes (rh) PDGF-BB steht als erster humaner Wachstumsfaktor kommerziell für die parodontale Regeneration zur Verfügung (GEM 21S, BioMimetic Therapeutics, Franklin, USA) und ist für den amerikanischen Markt zugelassen. Dieses Präparat enthält 0,3 mg/ml hochgereinigtes rhPDGF-BB und wird in Gebinden zu 0,5 ml angeboten. Für die Therapie parodontaler Defekte muss diese Lösung mit einem Trägermaterial [synthetisches β-Trikalziumphosphat (β-TCP)] vermischt werden. Die β-TCP-Partikel haben eine Größe von 0,25 bis 1,0 mm und Poren von 1 bis 500 μm Durchmesser. In einer klinischen Studie mit insgesamt 177 Patienten waren klinische Attachmentgewinne und die knöcherne Auffüllung bei der Therapie von Knochentaschen untersucht worden. Die Wurzeloberflächen aller Defekte in dieser Studie waren vor der Einbringung des rhPDGF-BB mit 250 mg in Kochsalzlösung aufgelöstem Tetrazyklin „dekontaminiert" worden. Für den Hauptzielparameter „klinischer Attachmentgewinn" ergaben sich für die drei Gruppen sechs Monate nach der Therapie klinische Attachmentgewinne von 3,5 mm (β-TCP mit Plazebolösung), 3,8 mm (β-TCP mit 0,3 mg/ml rhPDGF-BB) und 3,6 mm (β-TCP mit 1,0 mg/ml rhPDGF-BB), wobei sich dieser kleine Vorteil für β-TCP mit PDGF gegenüber alleinigem β-TCP nicht als statistisch signifikant erwies. Bei der auf Röntgenbildern gemessenen knöchernen Auffüllung waren sechs Monate nach der Therapie allerdings deutliche Unterschiede festzustellen: 18 % (β-TCP mit Plazebolösung), 57 % (β-TCP mit 0,3 mg/ml rhPDGF-BB) und 34 % (β-TCP mit 1,0 mg/ml rhPDGF-BB). Angesichts des pleiotropen Effekts von PDGF auf Wundheilungsprozesse ist es wichtig festzustellen, dass im Verlauf dieser Untersuchung über die normalen postoperativen Beschwerden (Wundschmerz) hinaus keinerlei ernsthafte unerwünschte Wirkungen aufgetreten sind[7]. Studien zum Vergleich dieses rhPDGF-BB-Präparats mit etablierten regenerativen Techniken (GTR oder Schmelzmatrixprotein) liegen bisher nicht vor.

Langzeitergebnisse (≥ 5 Jahre) liegen zu PDGF bisher nicht vor[5].

Thrombozytenreiches Plasma

Thrombozyten spielen eine zentrale Rolle bei der Wundheilung und weisen hohe Konzentrationen bioaktiver Wirkstoffe auf. Deshalb wurde versucht, Präparationen autologen Blutes herzustellen, was durch Zentrifugieren des Blutes in einem oder zwei Schritten geschieht. Diese autologen Blutpräparationen enthalten eine hohe Thrombozytenkonzentration [throm-

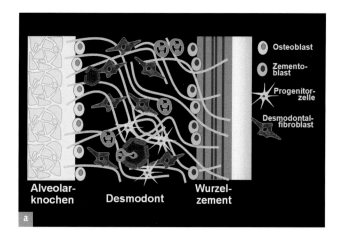
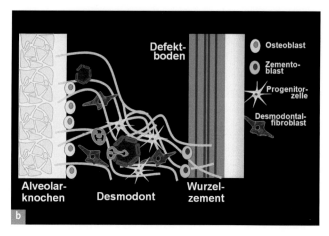
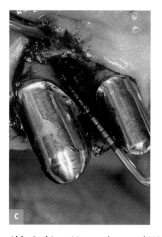
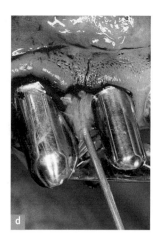
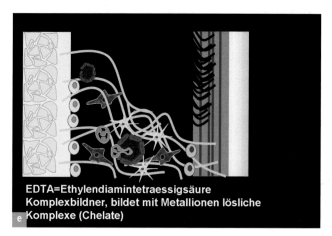

Abb. 2a bis e Verwendung und Wirkungsweise von Schmelzmatrixprotein (SMP). **a** Intaktes parodontales Gewebe. **b** Boden eines parodontalen Defekts. **c** Überwiegend dreiwandige Knochentasche mesial des Zahns 13. **d** Nach gründlicher Instrumentierung wird die Wurzeloberfläche für zwei Minuten mit Ethylendiamintetraessigsäure (EDTA) konditioniert. **e** Der Komplexbildner EDTA bildet mit Metallionen lösliche Komplexe (Chelate). So werden oberflächlich Kollagenfasern freigelegt.

bozytenreiches Plasma (platelet-rich plasma: PRP)] und damit auch eine hohe Konzentration bioaktiver Wirkstoffe. Die Präparation des PRP geht allerdings mit hohem Aufwand und zusätzlichen Kosten einher.

Bisher existiert keine klinische Studie, die für die alleinige Verwendung von PRP die klinische Überlegenheit im Vergleich zu Zugangslappenoperationen zeigt. Zahlreiche klinische Studien haben PRP in Kombination mit autologem Knochen oder Knochenersatzmaterial (z. B. boviner deproteinisierter Knochen) und/oder Barrieremembranen (GTR) zum Teil auch im Vergleich zu Zugangslappenoperationen untersucht. Die Verfahren resultierten in statistisch signifikanten Attachmentgewinnen und knöcherner Auffüllung sowie besseren klinischen Ergebnissen als bei den Zugangslappentechniken. Für die Kombination von PRP mit

Knochenersatzmaterialien existieren widersprüchliche Ergebnisse zum zusätzlichen Nutzen des PRP. Studien, die einen zusätzlichen Effekt bei Verwendung von PRP über den Effekt von Barrieremembranen bzw. die Kombination von Knochenersatzmaterialien und GTR-Technik hinaus zeigen, liegen bisher nicht vor[5].

Langzeitergebnisse liegen für PRP bisher nicht vor[5].

Schmelzmatrixproteine

Die Schmelzmatrix setzt sich aus verschiedenen Proteinen zusammen (Schmelzmatrixproteine = SMP), von denen etwa 90 % Amelogenine sind. Von diesen Proteinen wird angenommen, dass sie während der Zahnentwicklung die Bildung des desmodontalen At-

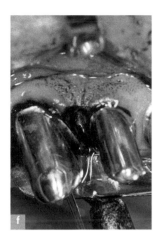 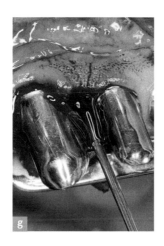 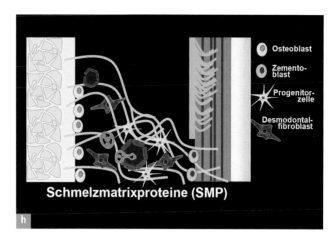

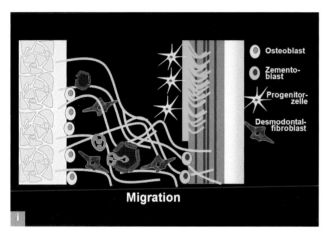 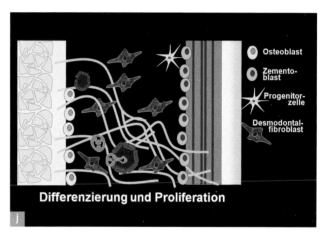

Abb. 2f bis j Verwendung und Wirkungsweise von Schmelzmatrixprotein (SMP). **f** Auswaschung der EDTA mit physiologischer Kochsalzlösung. **g** Applikation von SMP (klinisch). **h** Applikation von SMP (grün) (schematisch). **i** SMP lockt die perivaskulär im Desmodontalspalt liegenden Progenitorzellen chemotaktisch auf die instrumentierte Wurzeloberfläche. **j** Die Progenitorzellen differenzieren sich zu Zementoblasten und desmodontalen Fibroblasten, die neues Wurzelzement und funktionell darin inserierende Desmodontalfasern bilden.

tachments induzieren. Das zurzeit einzige kommerziell erhältliche SMP-Produkt heißt Emdogain® (Institut Straumann AG, Basel, Schweiz). SMP ist ein hoch konserviertes Protein; das bedeutet, dass es sich zwischen verschiedenen Säugetierarten nur sehr geringfügig unterscheidet. Deshalb sind antigene Reaktionen sehr unwahrscheinlich. Emdogain® besteht aus einem Trägergel (Propylen-Glykol-Alginat) und Schmelzmatrixproteinen, die aus den Zahnkeimen sechs Monate alter Ferkel gewonnen werden[8].

Ausgangspunkt für die Therapie ist ein parodontaler Defekt (Abb. 2a bis c und 3a). Nach gründlicher Instrumentierung wird die Wurzeloberfläche für zwei Minuten mit Ethylendiamintetraessigsäure (EDTA), einem Komplexbildner, der mit Metallionen lösliche Komplexe (Chelate) bildet, konditioniert (Abb. 2d).

So werden oberflächlich Kollagenfasern in den Dentintubuli freigelegt (Abb. 2e). Nach Auswaschung der EDTA mit physiologischer Kochsalzlösung (Abb. 2f) erfolgt die Applikation von SMP (Abb. 2g und h). Dabei ist darauf zu achten, dass die konditionierte Wurzeloberfläche vor der Aufbringung von SMP nicht durch Speichel oder Blut kontaminiert wird. Das SMP lockt die perivaskulär im Desmodontalspalt liegenden Progenitorzellen chemotaktisch auf die instrumentierte Wurzeloberfläche (Abb. 2i). Die Progenitorzellen differenzieren sich zu Zementoblasten und desmodontalen Fibroblasten (Abb. 2j), die neues Wurzelzement und funktionell darin inserierende Desmodontalfasern bilden (s. Abb. 2a). Röntgenologisch stellt sich oft nach Anwendung von SMP auch eine knöcherne Auffüllung dar (Abb. 3a und b).

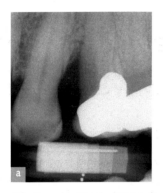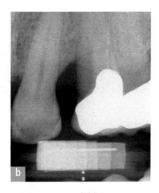

Abb. 3a und b Standardisiert aufgenommenes Röntgenbild einer Knochentasche mesial von Zahn 24 vor (**a**) und sechs Monate nach regenerativer Therapie mit Schmelzmatrixprotein (**b**).

Bei der Therapie infraalveolärer Defekte führt die alleinige Verwendung von SMP zu statistisch signifikant und klinisch relevant besseren klinischen Ergebnissen als Zugangslappenoperationen. Im Vergleich zur GTR-Technik lassen sich nach Anwendung von SMP in Knochentaschen klinisch vergleichbare Resultate realisieren. Die Frequenz postoperativer Komplikationen und Beschwerden ist nach Anwendung von SMP geringer als bei GTR-Verfahren. Für die Therapie von Knochentaschen ist SMP auch ohne Einsatz eines Knochenersatzmaterials als Träger im Vergleich zu Zugangslappenverfahren klinisch überlegen und im Vergleich zur GTR-Technik gleichwertig[5,8]. Bei der Therapie von bukkalen Grad-II-Furkationsdefekten in Unterkiefermolaren konnten nach Einsatz von SMP statistisch signifikant günstigere Ergebnisse erzielt werden als nach Verwendung von synthetischen biologisch abbaubaren Barrieren[9].

Schmelzmatrixprotein wurde in Kombination mit der Einbringung von autologem Knochen sowie zahlreichen Knochenersatzmaterialien (z. B. dekalzifizierter gefriergetrockneter autologer Knochen, boviner deproteinisierter Knochen, β-TCP) untersucht[6]. Die Kombinationen resultierten in statistisch signifikanten Attachmentgewinnen, knöcherner Auffüllung und besseren klinischen Ergebnissen als bei den Zugangslappentechniken. Bisher existieren allerdings erst wenige Studien, die einen zusätzlichen Effekt der Kombination aus SMP und Knochenersatzmaterial gegenüber der alleinigen Verwendung von SMP bzw. Knochenersatzmaterial zeigen[5]. Es ist davon auszu-

gehen, dass insbesondere Knochentaschen mit einer Morphologie, die den Schleimhautlappen schlecht unterstützt (wenige Knochenwände, weite Defekte), von Füllmaterialien profitieren, die in diesen Fällen Raum schaffen[6]. Für die Überlegenheit der Kombination von SMP mit GTR bzw. mit GTR und Füllmaterialien gegenüber der alleinigen Verwendung von SMP, GTR bzw. GTR mit Knochenersatzmaterial gibt es bisher keine Hinweise[5].

Schmelzmatrixprotein ist bisher der einzige bioaktive Wirkstoff für die regenerative Parodontaltherapie, zu dessen klinischer Effektivität zahlreiche klinisch kontrollierte Studien durchgeführt und strukturierte Übersichten sowie Metaanalysen publiziert wurden[8].

Langzeitergebnisse: Die Stabilität der klinischen Ergebnisse nach Therapie intraossärer Defekte mit SMP konnte bis zu zehn Jahren postoperativ gezeigt werden[5,10].

P-15-Peptid (P-15)

P-15 ist ein synthetisches Peptid, das aus 15 Aminosäuren besteht. Es imitiert einen Teil der Sequenz der α1-Kette des Typ-1-Kollagens, der für die Zellbindung verantwortlich ist. P-15 erhöht das Ausmaß der Migration und Anheftung parodontaler Fibroblasten und Osteoblasten an die Oberflächen von Zahnwurzeln und Biomaterialien. Bisher existieren keine Fallserien oder klinischen Studien, die für die alleinige Verwendung von P-15 zum einen die grundsätzliche Eignung für die parodontale Regeneration und zum anderen die klinische Überlegenheit im Vergleich zu Zugangslappenoperationen zeigen[5].

P-15 ist mit einer organischen, vom Rind stammenden Hydroxylapatitmatrix als Trägermaterial kommerziell erhältlich (PepGen P-15®, Dentsply Friadent, Mannheim). Für diese Kombination eines bioaktiven Wirkstoffs und eines Knochenersatzmaterials liegen klinische Studien vor. Sie belegen für infraalveoläre Defekte und Kombinationen von Knochentaschen mit Furkationsdefekten eine klinische Verbesserung und knöcherne Auffüllung. Histologisch konnte eine Regeneration (Neubildung von Wurzelzement, Desmodont und Knochen) beobachtet werden. Bei infraalveolären Defekten wurden für P-15 in Kombination mit dem

Hydroxylapatit-Trägermaterial bessere klinische Resultate und vor allem eine größere knöcherne Auffüllung als nach Zugangslappenoperation festgestellt[5].

Es liegen keine Daten zur alleinigen Anwendung von P-15 im Vergleich zur Kombination von P-15 mit Hydroxylapatit-Trägermaterial (PepGen P-15) oder in Kombination mit Membranen vor[5].

Langzeitergebnisse liegen für P-15 bisher nicht vor[5].

Schlussfolgerungen

Bioaktive Wirkstoffe sind eine Gruppe von biologisch aktiven Peptiden, die die Wundheilung allgemein und auch im Parodont über Chemotaxis, Differenzierung, Proliferation und Produktion extrazellulärer Matrix steuern. Es gibt mittlerweile verschiedene Möglichkeiten, diese biologisch aktiven Wirkstoffe klinisch für die parodontale Regeneration einzusetzen (PRP, SMP, P-15; in den USA zugelassen: rhPDGF-BB). Von allen biologisch aktiven Wirkstoffen ist SMP bei weitem am besten untersucht und dokumentiert. Dies gilt in erster Linie für die Therapie von Knochentaschen[8] und weniger für Grad-II-Furkationsdefekte[9]. Die Erwartung, durch den gezielten Einsatz geeigneter Differenzierungs- und Wachstumsfaktoren die Prozesse der parodontalen Wundheilung zu verstärken, zu beschleunigen und auf diese Weise erstens die Ergebnisse nach regenerativen Eingriffen zu steigern, zweitens das Ausmaß der Variabilität der Therapieresultate zu verringern und drittens neue Indikationsfelder zu erschließen (z. B. Grad-III-Furkationsdefekte), hat sich bisher nicht erfüllt. Es ist möglich, mit bioaktiven Wirkstoffen (z. B. SMP) bei der Therapie von Knochentaschen, bukkalen Grad-II-Furkationsdefekten von Unterkiefermolaren und bei der Rezessionstherapie histologisch und klinisch vergleichbare Resultate zu erzielen wie mit anderen regenerativen Verfahren (Füllmaterialien, GTR). Dabei kommt es bei der Anwendung von biologisch aktiven Wirkstoffen tendenziell zu weniger postoperativen Komplikationen[8].

Literatur

1. Jepsen S. Wachstumsfaktoren und BMPs in der parodontalen Regeneration. Parodontologie 1996;2:131-146.

2. American Academy of Periodontology: Position Paper: The potential role of growth and differentiation factors in periodontal regeneration. J Periodontol 1996;67:545-553.

3. Eickholz P. Glossar der Grundbegriffe für die Praxis: Regenerative Parodontaltherapie. Teil 1: Das biologische Prinzip der gesteuerten Geweberegeneration. Parodontologie 2005; 16:249-253.

4. Eickholz P. Glossar der Grundbegriffe für die Praxis: Regenerative Parodontaltherapie. Teil 2: Indikationen. Parodontologie 2005;16:337-340.

5. Trombelli L, Farina R. Clinical outcomes with bioactive agents alone or in combination with grafting or guided tissue regeneration. J Clin Periodontol 2008;35(Suppl. 8):117-135.

6. Glass Y, Eickholz P, Nentwig G-H, Dannewitz B. Glossar der Grundbegriffe für die Praxis: Knochenersatz- und -aufbaumaterialien. Parodontologie 2008;19:465-474.

7. Nevins M, Giannobile WV, McGuire MK, Kao RT, Mellonig JT, Hinrichs JE, Mcallister BS, Murphy KS, McClain PK, Nevins ML, Paquette DW, Han TJ, Reddy MS, Lavin PT, Genco RJ, Lynch SE. Platelet-derived growth factor stimulates bone fill and rate of attachment level gain: results of a large multicenter randomized controlled trial. J Periodontol 2005;76:2205-2215.

8. Esposito M, Grusovin MG, Papanikolaou N, Coulthard P, Worthington HV. Enamel matrix derivative (Emdogain®) for periodontal tissue regeneration in intrabony defects. Cochrane Database of Systematic Reviews 2005, Issue 4. Art. No.: CD003875.

9. Jepsen S, Heinz B, Jepsen K, Arjomand M, Hoffmann T, Richter S, Reich E, Sculean A, Gonzales JR, Bodeker RH, Meyle J. A randomized clinical trial comparing enamel matrix derivative and membrane treatment of buccal class II furcation involvement in mandibular molars. Part I: study design and results for primary outcomes. J Clin Periodontol 2004;75:1150-1160.

30 Knochenersatz- und -aufbaumaterialien

Yuri Glass, Peter Eickholz, Georg-Hubertus Nentwig, Bettina Dannewitz

Einleitung

Bereits im 17. Jahrhundert gab es die ersten Versuche, defekte Knochen wiederherzustellen. Die erste dokumentierte Knochentransplantation wurde im Jahr 1668 durchgeführt. Meekeren beschrieb die erfolgreiche Übertragung der Kalotte eines Hundes zur Reparatur eines Schädeldefekts bei einem Menschen. Die histologischen Vorgänge beim Ersatz von Knochen wurden bereits 1893 durch Barth dokumentiert, der den Prozess als „schleichenden Ersatz" beschrieb. Der transplantierte Knochen ging zugrunde, hinterließ aber ein Gerüst, das durch neue, vitale Zellen infiltriert wurde[1].

In den letzten Jahren haben sich die zahnärztliche Chirurgie und die Parodontologie auf dem Gebiet der Knochenregeneration deutlich weiterentwickelt, und es steht heute eine Vielzahl von Operationsverfahren und Materialien für die klinische Anwendung zur Verfügung. In diesem Glossar wird ein Überblick über die verschiedenen Gruppen von Knochenersatz- oder -aufbaumaterialien gegeben. Zum besseren Verständnis der Anwendung von Knochenersatzmaterialien wird zunächst kurz auf den Aufbau des nativen Knochens und die Phasen der Knochenheilung eingegangen.

Aufbau des nativen Knochens und knöcherne Wundheilung

Biochemisch setzt sich Knochen aus einem organischen und einem anorganischen Anteil zusammen (Abb. 1). Dabei macht Wasser etwa 10 % des Knochengewebes aus. Die anorganische Komponente besteht aus Kalziumphosphat und Kalziumkarbonat. Der wasser- und mineralfreie organische Knochenanteil, die Knochenmatrix oder das Osteoid, besteht im adulten Knochen mit 95 % hauptsächlich aus Kollagen, vor allem Kollagen vom Typ I. Den restlichen Anteil der Knochenmatrix von 5 % macht die so genannte nichtkollagene Matrix (NCM) aus.

Diese amorphe Grundsubstanz besteht aus Proteoglykanen (u. a. Versican, Decorin, Biglykan), strukturellen Glykoproteinen (u. a. alkalische Phosphatase, Osteonektin, Thrombospondin, Vitronektin, Osteopontin), verschiedenen Polypeptiden als Wachstums- und Differenzierungsfaktoren [u. a. Transforming growth factors (TGF-β), Insulin-like growth factors (IGF), Fibroblast growth factor (FGF), Platelet-derived growth factors (PDGF), Osteogenic growth peptide (OGP) und Bone morphogentic proteins (BMP)] sowie Serumproteinen (u. a. Albumin). Die Knochenmatrix enthält eine Vielzahl von Wachstums- und Differenzierungsfaktoren (growth and differentiation factors = GDF) unterschiedlicher biologischer Aktivität, die aber nur 0,1 % der NCM ausmachen[2].

Die generelle Klassifikation als Wachstums- und Differenzierungsfaktor basiert auf deren jeweiliger spezifischer Aktivität. Die Wachstumsfaktoren wirken u. a. mitogen auf Knochenzellen und stimulierend auf die Matrixbiosynthese von Zellen des Skelettsystems. Differenzierungsfaktoren haben dagegen die Fähigkeit, mittels Induktion undifferenzierte Mesenchymzellen oder dedifferenzierte Zellen des Stützgewebes in Zellen einer bestimmten Differenzierungsrichtung umzuwandeln. Die osteoinduktiven Faktoren, die so

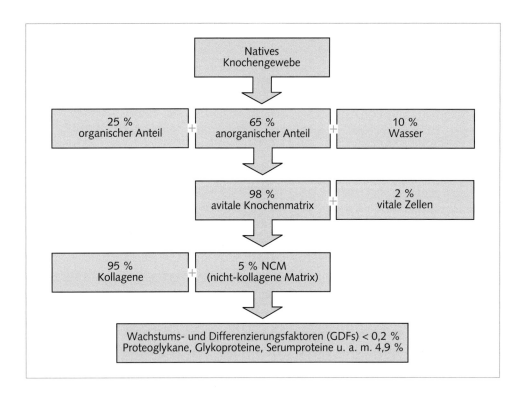

Abb. 1 Schematische Darstellung des biochemischen Aufbaus von nativem Knochengewebe[2].

genannten „Bone morphogentic proteins" (BMP), sind deutlich von den Wachstumsfaktoren abzugrenzen. Sie zeichnen sich gegenüber den anderen Faktoren dadurch aus, dass sie in der Lage sind, eine vollständige Knochenneubildung durch Transformation von primär nicht osteogenen Zellen in Knorpel- und Knochenzellen auszulösen.

Die Gruppe der BMPs stellt eine Subfamilie innerhalb der TGF-β-Superfamilie dar. Einige dieser BMPs, wie BMP-2 und BMP-7, stehen inzwischen als humane rekombinante Faktoren kommerziell zur Verfügung; allerdings sind sie in Europa nicht für die Zahnheilkunde, sondern nur für ausgewählte Indikationen in der Orthopädie als Arzneimittel zugelassen.

Knochengewebe weist eine bemerkenswerte Regenerationsfähigkeit auf, die es ihm ermöglicht, Verletzungen und Defekte im Regelfall vollständig auszuheilen und auf veränderte Belastungen durch Umbau zu reagieren. Die knöcherne Wundheilung ist ein physiologischer Prozess, der sich aus einer komplexen Kaskade zellulärer, vaskulärer und biochemischer Reaktionen zusammensetzt, die in zeitlich und räumlich koordinierter Weise ablaufen. Zu den besonderen Eigenschaften des Knochens gehört die Fähigkeit zur

vollständigen Heilung unter Wiederherstellung der ursprünglichen Form und Belastbarkeit. Im Unterschied zum Weichgewebe heilt der Knochen ohne Narbenbildung. Man unterscheidet die primäre von der sekundären Frakturheilung.

Die knöcherne Regeneration einer Extraktionsalveole verläuft im Sinne einer sekundären Knochenheilung und ist durch das Vorkommen eines Füll- oder Ersatzgewebes gekennzeichnet, das zu einer provisorischen Ausfüllung der leeren Alveole führt. Die sekundäre Knochenheilung beansprucht einen längeren Zeitraum als die primäre Knochenheilung und läuft in drei wesentlichen Phasen ab:

- In der *reaktiven oder exsudativen Phase* kommt es durch die Verletzung des Knochens zu einer Einblutung aus den Gefäßen des Knochenmarks in den Defekt. Das entstandene Blutkoagel stabilisiert die Wunde in den ersten Stunden mechanisch und sorgt zum Beispiel bei einer Extraktionsalveole für einen provisorischen Verschluss der Wunde zur Mundhöhle. Die Adsorption, Adhäsion und Reifung des Koagels sind die Grundvoraussetzungen für eine ungestörte Knochenheilung.

Das Koagel setzt sich aus Erythrozyten und Thrombozyten zusammen, die in einer Matrix u. a. aus Fibrin eingebettet sind. Dabei erfüllen die Thrombozyten mehrere Aufgaben. Durch die Anlagerung an das Fibrinnetzwerk des Koagels und der Wundoberflächen werden sie aktiviert, aggregieren und setzten Thromboxan A2 frei, das eine Vasokonstriktion der Gefäße und eine schnellere Blutstillung bewirkt. Außerdem wird ein Enzym (Thrombokinase) exprimiert, das Prothrombin in Thrombin umwandelt. Thrombin wiederum spaltet Fibrinogen in Fibrin, wodurch das Fibrinkoagel entsteht, das den knöchernen Defekt ausfüllt. Darüber hinaus werden durch Degranulation der Thrombozyten viele biologische Faktoren, u. a. PDGF, TGF-β und Fibronektin, freigesetzt. Dadurch werden zahlreiche weitere Zellen, wie neutrophile Granulozyten, Lymphozyten und Monozyten, chemotaktisch in das Wundgebiet gelockt. Diese Zellen sorgen zum einen durch Phagozytose der nekrotischen Gewebetrümmer für eine Reinigung der Wunde und exprimieren selbst weitere biologische Faktoren, beispielsweise proinflammatorische Zytokine und angiogene Faktoren zur Aktivierung von Fibroblasten und Endothelzellen. Infolge der Differenzierung und Proliferation von mesenchymalen Zellen, der Einsprossung von Kapillaren sowie der Migration von Lymphozyten und Plasmazellen wird das Fibrinkoagel durch ein gefäß-, zell- und kollagenreiches Granulationsgewebe ersetzt.

- In der zweiten, so genannten *reparativen Phase* werden durch Abbau und Ersatz von nekrotisch gewordenen Knochenfragmenten einige der oben beschriebenen Wachstums- und Differenzierungsfaktoren, zum Beispiel BMPs, aus der Knochenmatrix freigesetzt. Diese Faktoren wirken sowohl auf eingewanderte mesenchymale Bindegewebezellen als auch auf Osteoprogenitorzellen und bereits differenzierte Osteoblasten. Die knochenspezifischen zellulären Prozesse gehen überwiegend von den Osteoblasten und den Osteoprogenitorzellen des Periosts sowie der Havers-Systeme aus, die in den Defekt einwandern, knochenspezifische Matrixproteine (Osteoid) exprimieren und nach Mineralisation der Matrix schließlich Geflechtknochen bilden[2,3]. Die spontane Knochenneubildung findet durch appositionelles Wachstum statt, das von Knochenzellen an den Wänden der eröffneten Markhöhlen ausgeht.

- In der letzten Phase (*Modellierungsphase*) wird der Knochen durch Umbauvorgänge an seine entsprechende Funktion und Belastung angepasst.

Knochenersatz- und -aufbaumaterialien

Knochenersatzmaterialien müssen zahlreichen Anforderungen genügen. Das ideale Knochenersatzmaterial sollte gut in den vorhandenen Knochendefekt einwachsen, absolut biokompatibel sein, kein Risiko für die Übertragung von Infektionen vom Spender auf den Empfänger bergen und eine hohe biologische Wertigkeit haben. Die biologische Wertigkeit des Knochenersatzmaterials lässt sich allgemein anhand seiner biologischen Eigenschaften beurteilen. Dazu gehören beispielsweise die osteogene und osteoinduktive Aktivität des Materials, seine osteokonduktiven Eigenschaften und seine biomechanische Stabilität.

Osteogenese bedeutet eine von überlebenden Zellen eines Knochentransplantats (Osteoblasten und Osteoprogenitorzellen) ausgehende Knochenneubildung.

Osteokonduktion bezeichnet eine Knochenneubildung, bei der das anorganische Gerüst eines Knochenersatz- bzw. -aufbaumaterials als dreidimensionale, aber passive Leitschiene für die Einwanderung von Gefäßen und Osteoprogenitorzellen aus dem Transplantatbett und später als Basis für die Mineralisation dient (Abb. 2).

Osteoinduktion beschreibt dagegen einen Prozess, bei dem die Knochenneubildung aktiv durch im verwendeten Aufbaumaterial enthaltene Differenzierungsfaktoren angestoßen wird, sodass Stammzellen zu Osteoblasten differenzieren können[4].

Das ideale Knochenersatzmaterial sollte gute osteokonduktive Eigenschaften haben und wenn möglich auch osteoinduktiv sein. Wichtig ist darüber hinaus die spätere Einbeziehung in die Umbauprozesse des Knochens. Bei löslichen bzw. biodegradierbaren Materialien sollte die Degradation zeitgerecht erfolgen, das heißt, das Ersatzmaterial sollte nicht schneller resorbieren, als neues Knochengewebe nachwachsen

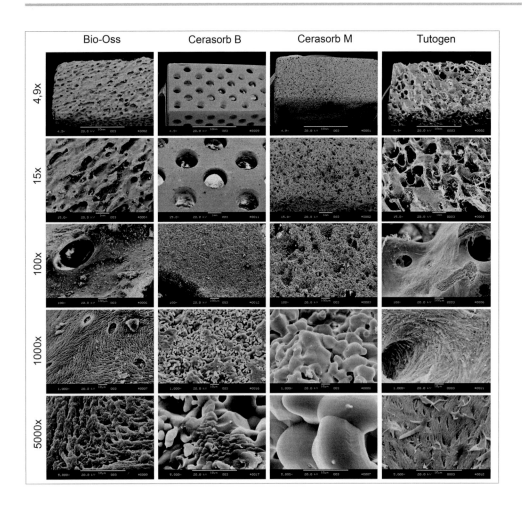

Abb. 2 Oberflächenmorphologie unterschiedlicher Knochenersatzmaterialien. Die osteokonduktiven Eigenschaften eines Materials hängen von verschiedenen Faktoren, wie beispielsweise der Mikro- und Makroporosität, ab.

kann. Weitere Anforderungen sind mechanische Stabilität, eine möglichst einfache Lagerung, akzeptable Kosten und unbegrenzte Verfügbarkeit in Menge und Form des Materials. Bisher gibt es aber kein Material in der klinischen Anwendung oder präklinischen Entwicklung, das allen Anforderungen gerecht wird.

Es gibt eine Vielzahl von Knochenersatz- oder -aufbaumaterialien. Eine der gebräuchlichsten Einteilungen orientiert sich nach dem Ursprung des Materials. Dabei unterscheidet man *autogene, allogene, xenogene* und *alloplastische Knochenersatzmaterialien* (Tab. 1)[5]. Die kommerziell erhältlichen Knochenersatzmaterialien werden als Granulat in verschiedenen Partikelgrößen, als Block oder in wässriger Lösung angeboten (Abb. 3).

Das autogene Transplantat

Wird dem Patienten an einer anderen körpereigenen Stelle Knochen entnommen, spricht man von autogenem oder autologem Material. Autogener Knochen kann partiell osteogenetisch sein, soweit vitale Zellen im Empfängergebiet überleben. Die Mehrzahl der Zellen wird jedoch bei avaskulärer Transplantation der Nekrose anheimfallen. Osteokonduktive Eigenschaften bestehen entlang den mineralisierten Oberflächen. Die Proteine der Knochenmatrix bewirken auch osteoinduktive Eigenschaften[6]. Kortikaler Knochen schneidet aufgrund des geringen organischen Matrixanteils diesbezüglich schlechter ab als spongiöser Knochen. Ein Infektionsrisiko für den Patienten besteht nicht, und eine immunologische Transplantatabstoßung ist ausgeschlossen. In seiner spongiösen Form ist autologer Knochen daher hinsichtlich seiner biologischen Wertigkeit allen anderen Knochenersatzmaterialien

Tab. 1 Übersicht und Definition von Knochenersatzmaterialien.

	Knochenersatzmaterial			
Ursprung	autogen	allogen	xenogen	alloplastisch
Definition	Spender = Empfänger	Transplantation zwischen histoinkompatiblen Individuen gleicher Spezies	Transplantation zwischen Individuen unterschiedlicher Spezies	synthetische Fremdmaterialien
osteokonduktiv	+	+	+	+
osteoinduktiv	+	±**	±**	–
osteogenetisch	+*	–	–	–
Beispielpräparate		Tutoplast® Grafton®	Bio-Oss® Endobone® Tutodent® Osteograf® Algipore®	Interpore200® Frios® Cerasorb® PerioGlas®

* = nur wenn die Zellen des transplantierten Knochens vital bleiben
** = materialabhängig

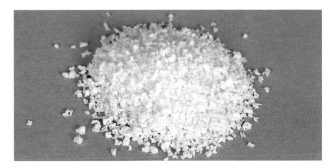
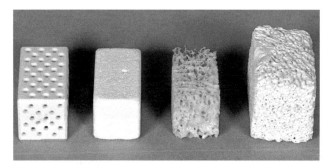

Abb. 3a und b Verschiedene Formen kommerziell erhältlicher Knochenersatzmaterialien. **a** Deproteinisierter boviner Knochen als Granulat (BioOss®). **b** Knochenersatzmaterialien in Blockform. V. l. n. r.: Cerasorb®B, Cerasorb®M, Tutodent®, BioOss®.

überlegen und gilt daher heute noch als „Goldstandard" unter den Augmentationsmaterialien. Jedoch hat die Transplantation von autologem Knochen auch Nachteile. Zu den größten Einschränkungen gehören vor allem die begrenzte Verfügbarkeit und die Notwendigkeit einer zusätzlichen operativen Entnahme mit entsprechenden postoperativen Komplikationen.

Autogener Knochen kann intraoperativ in Form von Bohrspänen, Spongiosachips, Knochengranula, freier (avaskulärer) oder gefäßgestielter (vaskularisierter) kortikospongiöser Blöcke gewonnen werden. Die Spenderregion für das Knochentransplantat ist in Abhängigkeit von der Defektgeometrie zu wählen. Für die meisten parodontologischen und implantologischen Indikationen werden freie Knochentransplantate aus der Mundhöhle ausreichend sein. Als intraorale Entnahmestelle eignen sich beispielsweise die Linea obliqua, der Tuber maxillae oder die interforaminale Kinnregion. Mit Bohrspänen können kleinere

Defekte aufgefüllt werden. Zur Augmentation größerer Defekte, wie zum Beispiel bei Zystenhöhlen oder Sinusbodenaugmentationen, haben sich partikulierte Transplantate bewährt, die durch das Mahlen von intraoral entnommenen Knochenblöcken mithilfe von Knochenmühlen zubereitet werden können.

Avaskuläre kortikospongiöse Knochenblöcke können intra- oder extraoral entnommen werden. Als intraorale Entnahmestelle eignen sich beispielsweise die Linea obliqua, der Tuber maxillae oder die interforaminale Kinnregion. Extraoral kann ein Transplantat durch Stanzung im Bereich der Cresta iliaca superior der Beckenschaufel gewonnen werden. Für die Kompensation größerer Defekte, zum Beispiel nach Kontinuitätsresektionen im Rahmen einer operativen Tumorentfernung, finden vaskuläre Knochentransplantate aus der Fibula, der Skapula, dem Radius, dem Rippenbogen oder der Beckenschaufel Verwendung.

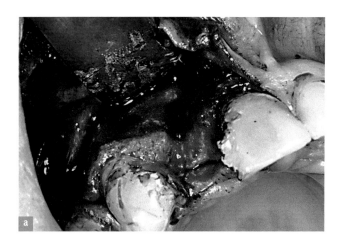
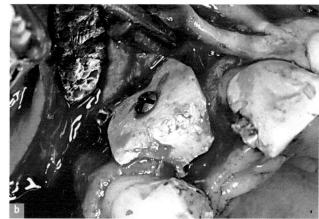
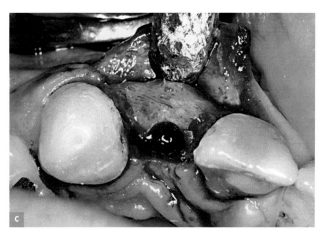
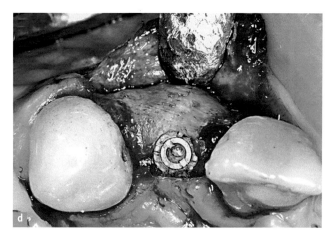

Abb. 4a Verwendung eines avaskulären kortikospongiösen Knochenblocks als Augmentat zur Regeneration eines horizontalen Kammdefekts. **b** Der Block wurde mit einer Zugschraube fixiert. Nach sechs Monaten wurde ein Mukoperiostlappen mobilisiert (**c**) und ein Implantat (Ankylos®) in das vollständig eingeheilte Transplantat inseriert (**d**).

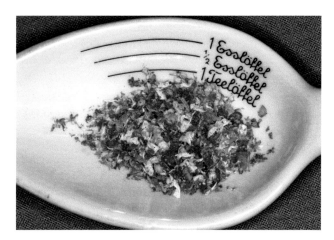

Abb. 5 Partikulierter autologer Knochenblock mit Beimischung von BioOss®.

Avaskuläre Knochenblöcke können mithilfe von Zugschrauben befestigt (Abb. 4) oder bei Sinusbodenaugmentationen auch mit Implantaten fixiert werden. Ein Vorteil des Knochenblocks ist seine mechanische Stabilität. Voraussetzung für die Einheilung sind Primärstabilität und Infektionsfreiheit (sichere Weichgewebsdeckung). Es erfolgt eine Ersatzresorption von der knöchernen Basis aus.

Vorteile des partikulären Knochens sind dagegen eine Vergrößerung der osteokonduktiven Oberfläche und eine bessere Freisetzung osteoinduktiver Proteine. Die initiale Resorption kann durch die Beimischung von resorptionsstabileren Knochenersatzmaterialien, wie zum Beispiel Hydroxylapatit, kompensiert werden (Abb. 5)[7].

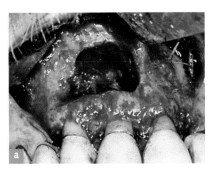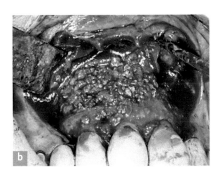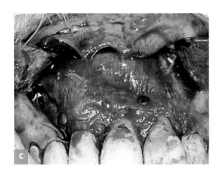

Abb. 6a Großer Knochendefekt nach Zystektomie und Wurzelspitzenresektion am Zahn 11. **b** Defektauffüllung mit partikuliertem autologen Knochen, gemischt mit BioOss® im Verhältnis 50:50. **c** Abdeckung des Knochenersatzmaterials mit einer Kollagenmembran (BioGide®).

Das allogene Transplantat

Wenn das Knochenersatzmaterial einen humanen Ursprung hat, jedoch von einem anderen Spender stammt, bezeichnet man es als allogen oder homolog. In der Regel handelt es sich um gepooltes Material, das nativ, z. B. bei Resektionen von Femurköpfen im Rahmen von Implantationen von Hüft-Totalendoprothesen, gewonnen wird.

Neben den immunologischen Reaktionen des Empfängers gegen die Alloantigene des Transplantats bergen allogene Transplantate auch Risiken durch eine mögliche Übertragung infektiöser Agenzien, wie Hepatitis oder HIV. Durch die zur Eliminierung des Infektionsrisikos erforderlichen Konservierungs- und Desinfektionsverfahren (u. a. Lyophilisierung, Einfrieren und Autoklavieren) wird die biologische Wertigkeit dieser Transplantate eingeschränkt.

Allotransplantate werden durch die Aufbereitungsverfahren devitalisiert, sodass eine Knochenstimulation nur durch die osteoinduktive Wirkung der noch verbliebenen endogenen BMPs vermittelt werden kann. Durch das Autoklavieren des Materials können aber auch osteoinduktive Faktoren inaktiviert werden. Die Einheilung im Empfängerbett erfolgt ähnlich wie beim autogenen Transplantat; da jedoch vitale Zellen im Transplantat fehlen, verläuft der Prozess wesentlich langsamer.

Gefriergetrocknete allogene Transplantate werden in mineralisierter Form (FDBA = freeze dried bone allograft; z. B. Tutoplast®) und in demineralisierter Form (DFDBA = demineralized freeze dried bone allograft; z. B. Grafton®) angeboten. Die Demineralisation des Ma-

terials soll dabei die Knochenmatrix mit entsprechenden Wachstums- und Differenzierungsfaktoren freilegen.

Xenogene Transplantate

Wird das Material nicht von einem humanen, sondern von artfremden Spendern gewonnen, spricht man von xenogenem oder heterologem Knochenersatzmaterial. Xenogene Transplantate haben die Vorteile der unbegrenzten Verfügbarkeit, leichten Sterilisierbarkeit und einfachen Lagerung. Aktuell werden xenogene Knochenersatzmaterialien bovinen und korallinen Ursprungs angeboten, die in ihrer Mineralstruktur humanem Knochen ähneln. Im Gegensatz zu allogenen Materialien werden hier sämtliche Proteinstrukturen entfernt, sodass nur eine anorganische Matrix ohne zelluläre oder organische Bestandteile zurückbleibt. Sie wirken daher rein osteokonduktiv, bergen dafür aber kein Immun- bzw. Infektionsrisiko. Eine mögliche Übertragung von BSE (bovine spongioforme Enzephalopathie) wird zudem durch die ausschließliche Verarbeitung von Tieren aus BSE-freien Ländern ausgeschlossen.

Der anorganische bovine Knochen ist ein Hydroxylapatitskelett, das die makro- und mikroporöse Struktur des kortikalen und spongiösen Knochens beibehalten kann, wenn es nicht einem zusätzlichen Sinterprozess unterzogen wird. Zu den bekanntesten xenogenen Produkten in der Zahnmedizin gehören u. a. Algipore®, Osteograf/N® und BioOss®. In der Zahnheilkunde ist BioOss® das wissenschaftlich am besten dokumentierte und am meisten verwendete Knochenersatzmaterial.

Xenogene Transplantate können zur Augmentation alleine, aber auch unter Beimischung von autogenem Knochen oder von rekombinanten Wachstums- und Differenzierungsfaktoren eingesetzt werden. Durch die Kombination mit autologem Knochen oder Wachstums- und Differenzierungsfaktoren kann die Einheilzeit des Materials verkürzt und die Regeneration auch größerer Knochendefekte im ersatzschwachen Lager erreicht werden (Abb. 6)[8]. Die alleinige Verwendung von bovinem Knochen zur Augmentation größerer Knochendefekte (ersatzschwaches Lager) kann zu einer fibrösen Einkapselung der transplantatfernen Partikel und somit zu einer minderwertigen Knochenregeneration führen.

Histologische Untersuchungen an humanen Präparaten zeigen, dass xenogene bovine Knochenersatzmaterialien resorptionsstabil einheilen. Diese Eigenschaft kann bei Vermischung mit autogenem granulierten Knochen zu gleichen Anteilen dessen Schrumpfungstendenz kompensieren[7]. Nicht gesinterte Präparate (BioOss®) können später im Zuge des knöchernen Remodellings durch Osteoklasten lokal abgebaut werden. Dafür verfügen sie nur über eine geringe mechanische Stabilität.

Alloplastische (synthetische) Transplantate

Alloplastische Knochenersatzmaterialien repräsentieren eine große Gruppe von auf Kalzium basierenden Biomaterialien synthetischen oder teilsynthetischen Ursprungs. In der Klinik kommen u. a. Kalziumphosphatkeramiken, Biogläser und Polymere verschiedener Hersteller zur Anwendung. Diese Biomaterialien unterscheiden sich in ihrer Struktur, ihrer chemischen Zusammensetzung und in ihren mechanischen und chemischen Eigenschaften. Einige sind resorptionsstabil und andere resorbieren unter Freisetzung von bioaktiven Ionen.

Kalziumphoshatkeramiken haben osteokonduktive Eigenschaften. Sie wurden früher auch, ebenso wie Biogläser und Glaskeramiken, als „bioaktiv" bezeichnet. Gemeint ist damit die biologische Eigenschaft, eine besonders innige Verbindung mit Knochenmineral einzugehen. Der Grund für diese Eigenschaft liegt in der Oberflächenmorphologie der Keramiken, die der mineralischen Zusammensetzung des Knochens ähnelt.

Der osteokonduktive Effekt hängt von verschiedenen Faktoren, wie der Mikro- und Makroporosität (Porengröße, Porenvolumen, Interkonnektion der Poren) und der dreidimensionalen Orientierung, ab. Der Porenanteil sowie der Porendurchmesser dieser Materialien lassen sich im Herstellungsprozess in weitem Umfang steuern. Eine Porengröße ≥ 300 µm verbessert beispielsweise die Neoangiogenese und die Knochenneubildung[7]. Eine hohe Porosität zieht aber wiederum eine geringe mechanische Stabilität nach sich.

Hydroxylapatit (z. B. Friabone®) ist eine nichtdegradierbare Kalziumphosphatkeramik. Im neutralen Bereich gilt Hydroxylapatit als unlöslich; ein begrenzter Abbau ist nur durch zelluläre Resorption möglich. Aufgrund der kristallinen Struktur und meist zu geringer Mikroporositäten findet in vivo kaum ein Abbau statt, sodass es über Jahre histologisch und röntgenologisch nachweisbar bleibt.

Trikalziumphosphate (TCP) hingegen gehören zu den löslichen Kalziumphosphatkeramiken und unterliegen in wässrigem Milieu einem chemisch-physikalischen Zerfallsprozess. Die dabei entstehenden Partikel werden anschließend durch Phagozytose abgebaut. Röntgenologisch lässt sich schon nach vier bis sechs Monaten ein Dichteverlust nachweisen. Bei den Kalziumphosphatkeramiken werden prinzipiell Hoch- und Tieftemperaturphasen unterschieden. Die Tieftemperaturphase des TCP (entsteht bei einer Sintertemperatur um 1200°C) wird als β-TCP (z. B. Cerasorb®) und die Hochtemperaturform (entsteht bei einer Sintertemperatur zwischen 1125 und 1430°C) als α-TCP (z. B. Biobase®) bezeichnet. β-TCP ist das in der Implantologie am häufigsten verwendete alloplastische Knochenersatzmaterial. Die Ergebnisse mit β-TCP sind aber aufgrund unterschiedlicher Resorptionsraten nicht immer sicher vorhersagbar.

Bioaktive Gläser (z. B. Perioglas®, Biogran®) sind Knochenersatzmaterialien aus einer Glasphase aus Siliziumdioxid (Netzwerkbildner) und Natrium-, Kalzium- und Phosphatoxiden (Netzwerkmodifikatoren). Sie unterscheiden sich von anderen bioaktiven Keramiken durch die Möglichkeit, in einem gewissen Bereich die chemischen Eigenschaften und die Bindungsrate an das Gewebe zu steuern. Wenn bioaktive Gläser in Kontakt zur Körperflüssigkeit treten, korrodieren sie, und es kommt zur Ausbildung einer reaktiven Oberflächenschicht. Es wird angenommen, dass durch diese

Schicht die Adsorption und die Konzentration von Proteinen und extrazellulärer Knochenmatrix gefördert und die Knochenneubildung positiv beeinflusst wird.

Eine Verbesserung der mechanischen Eigenschaften von Keramiken und Biogläsern konnte durch Modifikationen der kristallinen Eigenschaften dieser Materialien bisher nicht in ausreichendem Maß erreicht werden. Eine Optimierung der mechanischen Eigenschaften erwartet man von Verbundwerkstoffen aus Keramik und Polymeren. Um degradierbare Komposite zu erhalten, wurden zahlreiche Mischungen aus Polymeren und Kalziumphosphatkeramiken entwickelt. Als Polymere werden Polyglykolid (PGA), Polylaktid (PLA) und Polydioxanon verwendet, die sich bereits als Nahtmaterial bewährt haben. Zurzeit befinden sich nur wenige resorbierbare Komposite als Knochenersatz- oder -aufbaumaterialien in der zahnärztlichen Chirurgie im klinischen Einsatz.

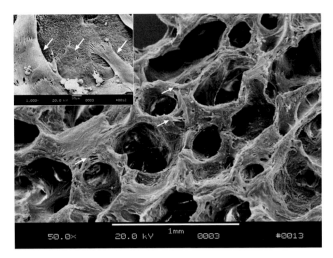

Abb. 7 Boviner Knochenblock (BioOss®), der mit mesenchymalen Stammzellen (Pfeile) kultiviert wurde.

Anwendung von Knochenersatz- oder -aufbaumaterialien

Knochenersatz- oder -aufbaumaterialien finden seit langem erfolgreich Anwendung in der zahnärztlichen Chirurgie, der Implantologie sowie der Mund-, Kiefer- und Gesichtschirurgie. In der Parodontologie wurde die Verwendung von verschiedenen Knochenersatzmaterialien allein oder in Kombination mit Membranen oder Schmelzmatrixproteinen zur Regeneration von infraalveolären Knochendefekten oder Furkationsdefekten untersucht und beschrieben. Die Daten systematischer Übersichten legen nahe, dass die Implantation von Knochenersatzmaterial im Vergleich zu einer konventionellen Lappenoperation tatsächlich zu klinisch besseren Ergebnissen (Reduktion der Sondierungstiefe und Gewinn an klinischem Attachment) führt[9].

Histologische Untersuchungen zeigen dagegen, dass sich bei der alleinigen Anwendung von Knochenersatzmaterialien zwischen Wurzeloberfläche und Transplantat ein langes Saumepithel ausbildet und es zu keiner echten parodontalen Regeneration mit Ausbildung eines bindegewebigen Attachments kommt[10]. Anscheinend sind für den positiven Effekt von Knochenersatzmaterialien in Kombination mit Membranen weniger die osteokonduktiven oder osteoinduktiven

Eigenschaften des Transplantats als die Stütz- und Platzhalterfunktion verantwortlich[11]. Klinische Studien zeigen keinen zusätzlichen Vorteil durch die Anwendung von Membranen und Knochenersatzmaterialien zur Regeneration von dreiwandigen infraalveolären Knochendefekten oder Klasse-II-Furkationsdefekten[9]. Bessere histologische und klinische Ergebnisse lassen sich dagegen in zweiwandigen infraalveolären Defekten durch eine Kombination der Materialien erreichen, da durch das Knochenersatzmaterial ein Kollaps der Membran in den Defekt verhindert werden kann[9]. Eine Verwendung von Knochenersatzmaterialien in Kombination mit Schmelzmatrixproteinen zur Regeneration von vertikalen Defekten erbrachte klinisch und histologisch bessere Ergebnisse als die Anwendung von Schmelzmatrixproteinen alleine[12].

Vor allem in der zahnärztlichen Chirurgie und in der Implantologie zielt die Entwicklung darauf ab, Knochenersatzmaterialien zu generieren, die neben einer anorganischen, osteokonduktiven Matrix osteoinduktive Signalstoffe (z. B. rekombinante BMPs) enthalten, um größere Knochendefekte erfolgreich regenerieren zu können, ohne autologen Knochen oder potenziell infektiösen Spenderknochen verwenden zu müssen. Der nächste Schritt des Tissue Engineerings ist die Entwicklung von Knochenersatzmaterialien, die zusätzlich zur anorganischen und organischen Matrix auch vitale Zellen enthalten (Abb. 7).

Literatur

1. Sanan A, Haines SJ. Repairing holes in the head: a history of cranioplasty. Neurosurgery 1997;40:588-603.

2. Soldner E, Herr G. Knochen, Knochentransplantate und Knochenersatzmaterialien. Trauma Berufskrankh 2001;3: 256-269.

3. Davies JE. Understanding peri-implant endosseous healing. J Dent Educ 2003;67:932-949.

4. Reddi AH, Wientroub S, Muthukumaran N. Biologic principles of bone induction. Orthop Clin North Am 1987;18:207-212.

5. Nasr HF, Aichelmann-Reidy ME, Yukna RA. Bone and bone substitutes. Periodontology 2000 1999;19:74-86.

6. Bauer TW, Muschler GF. Bone graft materials. An overview of the basic science. Clin Orthop Relat Res 2000;371:10-27.

7. Hallman M, Thor A. Bone substitutes and growth factors as an alternative/complement to autogenous bone for grafting in implant dentistry. Periodontology 2000 2008;47:172-192.

8. Terheyden H, Sader R. Aktuelle Knochenaufbaumethoden. In: Horch H-H (Hrsg.). Zahnärztliche Chirurgie. Praxis der Zahnheilkunde. Band 9. 4. Aufl. München: Urban & Fischer, 2002:345-383.

9. Sculean A, Nikolidakis D, Schwarz F. Regeneration of periodontal tissues: combinations of barrier membranes and grafting materials – biological foundation and preclinical evidence: a systematic review. J Clin Periodontol 2008;35:106-116.

10. Caton J, Nyman S, Zander H. Histometric evaluation of periodontal surgery. II. Connective tissue attachment levels after four regenerative procedures. J Clin Periodontol 1980;7:224-231.

11. Polimeni G, Koo KT, Qahash M, Xiropaidis AV, Albandar JM, Wikesjo UM. Prognostic factors for alveolar regeneration: effect of a space-providing biomaterial on guided tissue regeneration. J Clin Periodontol 2004;31:725-729.

12. Trombelli L, Farina R. Clinical outcomes with bioactive agents alone or in combination with grafting or guided tissue regeneration. J Clin Periodontol 2008;35:117-135.

Plastische Parodontalchirurgie

31 Korrektur von Lippen- und Wangenbändchen

Frederic Baron, Matthias Roßberg, Peter Eickholz

Einleitung

In der Klassifikation der parodontalen Erkrankungen von 1999 findet sich auch die Gruppe der „entwicklungsbedingten oder erworbenen Deformationen und Zustände"[1,2]. Deren Untergruppe B fasst die mukogingivalen Verhältnisse zusammen, zu denen auch die *Lokalisation* des *Zungen-/Lippenbändchens* gehört.

Marginal einstrahlende Frenula können die Durchführung einer effektiven und atraumatischen Plaquekontrolle lokal behindern. Werden Lippe bzw. Wange durch die Zahnbürste abgedrängt, treten diese Schleimhautbänder ins Vestibulum hervor und sorgen für eine Behinderung der korrekten Bürstbewegung (z. B. Bass-Technik). Dies kann zum einen dazu führen, dass an der betreffenden Stelle nicht effektiv geputzt wird, sich Plaque akkumuliert und sich eine subgingivale Infektion entwickelt. Zum anderen kann eine primär horizontale Schrubbtechnik resultieren, bei der das Bändchen nicht stört, aber die Gingiva traumatisiert wird. Die subgingivale Infektion wie auch die traumatisierende Putztechnik tragen zur *Pathogenese fazialer/oraler Rezessionen* bei[3]. Andererseits spielen marginal einstrahlende Bändchen in der *Ätiologie des Diastema mediale* im Oberkiefer eine wichtige Rolle. Die mesialisierende Wirkung der transseptalen Faserstränge kann durch quer verlaufende Fasern des marginal bzw. bis palatinal einstrahlenden Frenulums aufgehoben werden. Dadurch kann der normalerweise spontan eintretende Schluss des Tremas zwischen den mittleren Schneidezähnen verhindert werden[4]. Schließlich können marginal einstrahlende Lippen- und Wangenbändchen in Konflikt

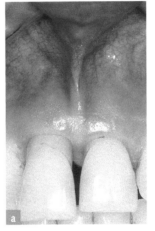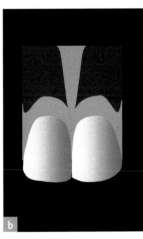

Abb. 1a und b Marginal interdental der beiden mittleren Oberkieferschneidezähne einstrahlendes Oberlippenbändchen bei einer Patientin nach systematischer Therapie einer schweren chronischen Parodontitis mit zirkulär freiliegenden Zahnhälsen (approximale Rezessionen). Hier ist eine flexible Gingivaepithese geplant. Das marginal einstrahlende Oberlippenbänchen würde zu einem zu geringen Querschnitt der Epithese an dieser Stelle führen. **a** Klinische Ansicht. **b** Schematische Darstellung.

mit der Ausdehnung von *Gingivaepithesen* (Abb. 1a und b) oder *herausnehmbarem Zahnersatz* geraten. Die vorgenannten Indikationen können es erforderlich machen, marginal einstrahlende Frenula zu exzidieren bzw. ihren Ansatz zu verlegen.

VY-Plastik

Der Faserzug des Frenulums wird V-förmig umschnitten. Gut geeignet für dieses Verfahren ist eine Skalpellklinge Nr. 15. Die Inzision erfolgt dabei supraperiostal (Abb. 2a und b). Die Fasern werden bis auf die

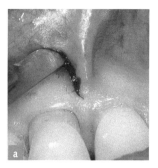
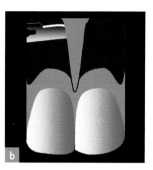
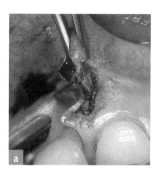
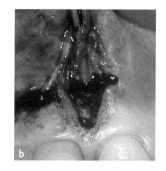

Abb. 2a und b VY-Plastik: Der Faserzug des Frenulums wird mit einer Skalpellklinge Nr. 15 V-förmig umschnitten. Die Inzision erfolgt dabei supraperiostal. **a** Klinische Ansicht. **b** Schematische Darstellung.

Abb. 3a und b VY-Plastik: Die Fasern werden bis auf die Höhe der mukogingivalen Grenze abgelöst.

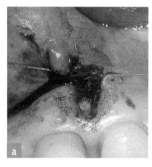
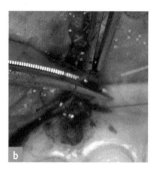
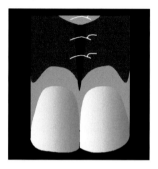

Abb. 4a und b VY-Plastik. **a** Das Frenulum wird mit einer Naht am Periost fixiert. Häufig muss jetzt noch je nach Größe des Frenulums ein Teil des Faserkörpers exzidiert werden. **b** Die Exzision kann mit einer Gingivaschere erfolgen.

Abb. 5 VY-Plastik: Die Wundränder werden adaptiert, sodass idealerweise das Bild eines Y entsteht (schematische Darstellung).

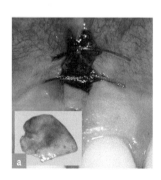
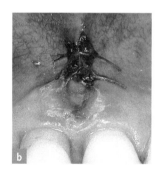
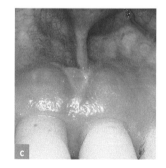

Abb. 6a bis c VY-Plastik. **a** Zur Abdeckung der offenen Wundfläche wird ein kleines freies Schleimhauttransplantat vom harten Gaumen entnommen (kleines Bild). **b** Situation nach Fixierung mit Gewebekleber. **c** Postoperativ reicht das Frenulum beidseitig nur noch bis zur Verlängerung der mukogingivalen Grenzlinie.

Höhe der mukogingivalen Grenze abgelöst (Abb. 3a und b) und hier mittels einer Naht am Periost fixiert (Abb. 4a). Häufig muss jetzt noch je nach Größe des Frenulums ein Teil des Faserkörpers exzidiert werden. Dies kann mit einer Gingivaschere erfolgen (Abb. 4b). Die Wundränder werden anschließend adaptiert (Abb. 5a). Dabei entsteht idealerweise das Bild eines Y (Abb. 5b). Im Bereich der befestigten Gingiva gelingt diese Adaptation zumeist nicht. Hier bleibt eine offene Wundfläche, die – wenn die Wundfläche der Ober-

lippe postoperativ dieser offenen Fläche anliegt – zum Zusammenwachsen und somit zu einem Rezidiv führen kann. Eine Lösung für dieses Problem ist ein kleines freies Schleimhauttransplantat (FST), das vom harten Gaumen entnommen und zur Abdeckung der offenen Wundfläche genutzt wird (Abb. 6a). Das FST wird mit Gewebekleber fixiert und kann zusätzlich durch eine Kreuznaht gesichert werden (Abb. 6b). Postoperativ reicht das Frenulum nur noch bis zur Verlängerung der mukogingivalen Grenzlinie (Abb. 6c). In den meis-

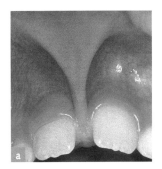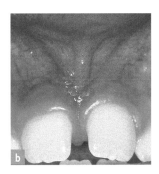

Abb. 7a und b Oberlippenbändchen **a** vor und **b** 22 Monate nach VY-Plastik aus kieferorthopädischer Indikation bei Diastema mediale.

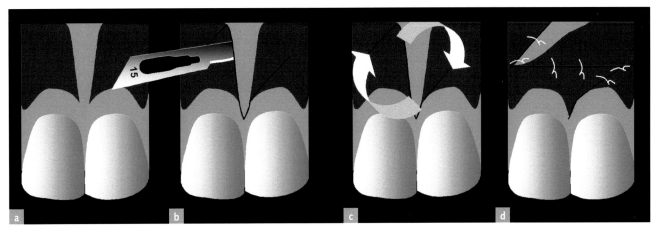

Abb. 8a bis d Schematische Darstellung der Z-Plastik. **a** Ausgangssituation. **b** Entlang der rechten Seite des Bändchens wird von der marginalen Ausdehnung bis zur Basis eine supraperiostale Inzision angelegt (Skalpellklinge Nr. 15). Diese wird am koronalen Ende nach links und apikal in einem Winkel von etwa 45° zur ersten Inzision erweitert. Eine entsprechende Erweiterung erfolgt am apikalen Ende nach rechts und koronal. **c** Beide so entstehenden Dreieckslappen werden unterminiert. Der ursprünglich nach koronal weisende Dreieckslappen wird nach rechts, der ursprünglich nach apikal weisende Lappen nach links verlagert. **d** Die Spitzen dieser Lappen werden jeweils im Bereich der Enden der ursprünglichen Inzision durch Naht fixiert. Anschließend werden die Wundränder vernäht.

ten Fällen kommt die VY-Plastik ohne ein zusätzliches freies Schleimhauttransplantat aus (Abb. 7a und b).

Z-Plastik

Eine weitere Technik zur Verlegung von Frenula ist die Z-Plastik (Abb. 8a bis d). Dabei wird entlang der rechten Seite des Bändchens von der marginalen Ausdehnung bis zur Basis eine supraperiostale Inzision angelegt (Skalpellklinge Nr. 15). Diese wird am koronalen Ende nach links und apikal in einem Winkel von etwa 45° zur ersten Inzision erweitert. Eine entsprechende Erweiterung erfolgt am apikalen Ende nach rechts

und koronal (Abb. 8a und b). Beide so entstehenden Dreieckslappen werden unterminiert. Der ursprünglich nach koronal weisende Dreieckslappen wird dann nach rechts, der ursprünglich nach apikal weisende Lappen nach links verlagert (Abb. 8c). Die Spitzen dieser Lappen werden jeweils im Bereich der Enden der ursprünglichen Inzision durch Nähte fixiert. Anschließend werden die Wundränder vernäht (Abb. 8d). Bei der Z-Plastik bleibt keine offene Wundfläche zurück. Es besteht deshalb ein geringeres Rezidivrisiko als bei der VY-Plastik. Allerdings können durch die Verlagerung des Bändchens in eine horizontale Position Falten im Vestibulum entstehen.

Literatur

1. Armitage GC. Development of a classification system for periodontal diseases and conditions. Ann Periodontol 1999;4:1-6.
2. Deutsche Gesellschaft für Parodontologie. Klassifikation der Parodontalerkrankungen. Berlin: Quintessenz 2002.
3. Eickholz P. Glossar der Grundbegriffe für die Praxis: Faziale/orale Rezessionen. 1. Ätiologie. Parodontologie 2004;15:411-415.
4. Diedrich P. Operative Korrektur von Lippen- und Wangenbändchen. In: Erpenstein H, Diedrich P (Hrsg.): Atlas der Parodontalchirurgie. München: Urban & Fischer 2004:298-307.

32 Freies Schleimhauttransplantat

Beate Schacher, Peter Eickholz, Thomas Bürklin

Einleitung

Die Breite der befestigten keratinisierten Gingiva weist große inter- und intraindividuelle Unterschiede auf. Entgegen früheren Annahmen haben zahlreiche Untersuchungen ergeben, dass eine schmale oder sogar fehlende befestigte Gingiva durchaus mit parodontaler Gesundheit vereinbar ist[1]. Unter gewissen Voraussetzungen ist jedoch eine bestimmte Breite und/oder Dicke der befestigten Gingiva erforderlich, um beispielsweise eine effektive Mundhygiene zu ermöglichen oder bei ineffektiver Plaquekontrolle bzw. unter besonderen Umständen (z. B. äqui- und subgingivale Restaurationsränder, Doppelkronen) die Ausbildung bzw. das Fortschreiten einer Rezession zu verhindern.

Das freie Schleimhauttransplantat, das heißt die freie Transplantation keratinisierter Mundschleimhaut vom harten Gaumen, aus dem Tuberbereich oder von zahnlosen Kieferabschnitten in eine andere Region der Mundhöhle, dient dort in erster Linie der Verbreiterung oder Schaffung einer befestigten keratinisierten Gingiva. Durch genetische Determination behält das Gewebe nach der Transplantation seine typischen Eigenschaften bei.

Vor einer chirurgischen Intervention werden die nichtchirurgischen Einflussmöglichkeiten ausgeschöpft. Dazu gehören eine Dokumentation und gegebenenfalls die Verbesserung der Effektivität der individuellen Mundhygiene der Patienten sowie – wenn es um Prävention oder Therapie von Rezessionen geht – die Instruktion zu einer rezessionsangepassten Putztechnik (z. B. „Rot – Weiß", elektrische Zahnbürste). Anschließend wird der zu korrigierende Befund (z. B.

fehlende befestigte Gingiva) erfasst und dokumentiert, beispielsweise mittels eines „Rezessionsstatus"[2].

Indikationen

Indikationen für die Anwendung des freien Schleimhauttransplantats sind:

- schmale oder fehlende befestigte keratinisierte Gingiva bei Vorliegen eines mukogingivalen Problems, wie beispielsweise einer chronischen Entzündung des Marginalsaums im Bereich einer Rezession oder im Bereich einer Doppelkrone (Abb. 1a und b)
- fehlende (oder sehr dünne) befestigte keratinisierte Gingiva vor einer kieferorthopädischen Behandlung, insbesondere vor geplanten Zahnbewegungen nach vestibulär. Bei dünner befestigter Gingiva eignet sich vor allem im ästhetisch relevanten Bereich ein freies Bindegewebetransplantat besser.
- marginal ansetzende Lippen- oder Wangenbändchen bei flachem Vestibulum[3]
- sehr dünne oder fehlende befestigte Gingiva vor einer Überkronung, insbesondere vor einer subgingivalen Präparation
- fehlende befestigte keratinisierte Schleimhaut an Implantaten bzw. vor einer Implantation
- vor einer Wurzeldeckung mittels koronalem Verschiebelappen
- Rezession der Miller-Klasse I oder II, sofern ein geeigneteres chirurgisches Verfahren zur Wurzeldeckung (z. B. Bindegewebetransplantat) nicht möglich ist.

Technik

Die Technik der freien Schleimhauttransplantation *zur Verbreiterung der keratinisierten Gingiva* wurde zuerst von Björn[4] und Nabers[5] beschrieben und später von Sullivan und Atkins[6] systematisiert.

Chirurgisches Vorgehen

Im Rahmen des chirurgischen Vorgehens sind folgende Schritte erforderlich:

1. **Lokalanästhesie der Spender- und der Empfängerregion**

2. **Vorbereitung des Transplantatbetts**
- supraperiostale Inzision an der mukogingivalen Grenze, lateral jeweils etwa eine Zahnbreite über den Bereich fehlender Gingiva hinaus (Skalpell Nr.15)
- Präparation eines Mukosalappens, wobei gegebenenfalls in der Unterkieferprämolarenregion auf den N. mentalis zu achten ist (Abb. 1c)
- Entfernen aller Muskelansätze (Zahnfleischschere), da es sonst später im Transplantatbereich zu keratinisierter, aber unbefestigter Gingiva kommt
- apikale Fixierung der Mukosa mit biologisch abbaubaren Nähten (nicht unbedingt erforderlich) (Abb. 1d)
- Anfertigung einer Schablone zur Übertragung der Transplantatgröße (steriles Verpackungspapier des Nahtmaterials), wobei die Transplantatgröße so gewählt werden sollte, dass im apikalen Bereich ein ca. 1 bis 2 mm breiter Streifen des Transplantatbetts unbedeckt bleibt, da sonst später dort eine wulstige Narbe verbleibt (Abb. 1e)
- Zwischenversorgung des Transplantatbetts (NaCl-getränkte Kompressen)

3. **Entnahme des Transplantats**
- Auflegen der Schablone im lateralen Bereich des harten Gaumens, dabei auf Abstand von 1 bis 2 mm zum Marginalsaum der Oberkieferseitenzähne achten und den Bereich der Rugae palatinae nicht mit einbeziehen

- Umschneiden der Schablone, danach Schablone entfernen und ein ca. 1 mm starkes Transplantat entnehmen, gegebenenfalls (Erfahrung!) Entnahme mit dem Mukotom. Die Entnahme mit dem Mukotom ist einfacher; die Entnahme mit dem Skalpell ermöglicht ein „maßgeschneidertes" Schleimhauttransplantat (Abb. 1f und g)
- Oberkieferverbandplatte einsetzen

4. **Übertragung und Fixierung des Transplantats**
- gegebenenfalls Korrektur der Form und der Dicke des Transplantats außerhalb der Mundhöhle auf einem sterilen Holzspatel, dabei Transplantat ständig mit NaCl befeuchten
- Platzierung des Transplantats im Transplantatbett, dabei darauf achten, dass apikal ein Streifen des Transplantatbetts frei bleibt (Abb. 1h)
- Kompression des Transplantats für zwei bis drei Minuten mit einem NaCl-getränkten Tupfer, um die Bildung eines Hämatoms unter dem Transplantat zu vermeiden
- punktförmige Fixierung am koronalen Wundrand mit Gewebekleber (z. B. Histoacryl®) (Abb. 1i); alternativ Fixierung mit Nähten
- gegebenenfalls Zahnfleischverband anlegen (z. B. Coe-Pak®) (Abb. 2), wobei auf günstige Dimensionierung zu achten ist, damit einerseits das Transplantat gut abgedeckt und adaptiert wird und andererseits keine Druckstellen im Vestibulum entstehen; zuvor Klebepunkte bzw. Nähte isolieren (Vaseline)
-

5. **Nachsorge**
- möglichst mehrtägige weitgehende „Ruhigstellung" der oralen und perioralen Region; bei der Terminplanung daran denken
- Putzverbot im Transplantatbereich für zwei Wochen, Spülungen mit Chlorhexidindigluconatlösung (z. B. 0,12 %ige ParoEx®-Lösung)
- Entfernung des Zahnfleischverbandes und gegebenenfalls der Nähte nach einer Woche (s. Abb. 1j)
- Abnahme, Reinigung und Wiedereingliederung der Verbandplatte im Oberkiefer in den ersten drei Tagen postoperativ durch den Patienten nach entsprechender Anleitung; danach Entscheidung über die weitere Tragedauer in Abhängigkeit von der Wundheilung und dem Befinden des Patienten

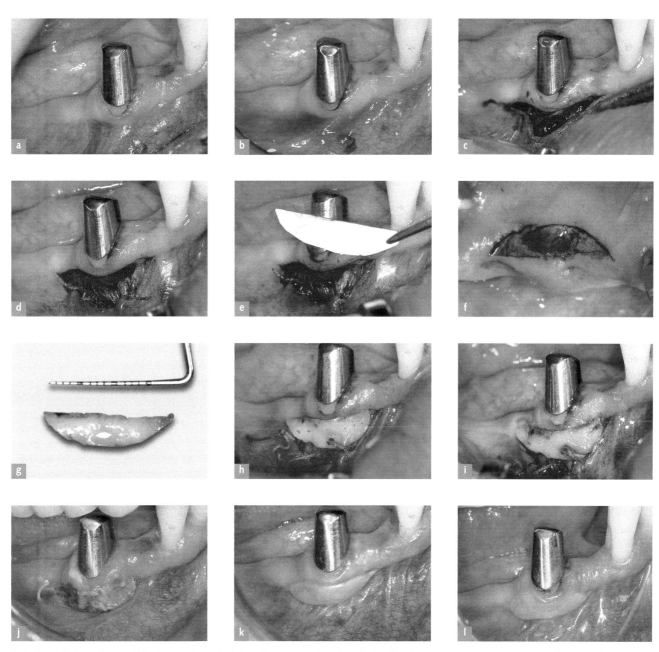

Abb. 1a bis l Rezession am Zahn 45 bei einer 55-jährigen Patientin nach systematischer Parodontitistherapie und Versorgung mit herausnehmbarem Zahnersatz im Ober- und Unterkiefer. **a** Ausgangssituation. **b** Nach dem Anfärben mit Jodlösung: Vestibulär der Konuskrone ist die keratinisierte Gingiva 1,5 mm und die befestigte Gingiva 0,5 mm breit. **c** Präparation des Transplantatbetts. **d** Fixierung des Wundrandes mit biologisch abbaubaren Nähten. **e** Schablone für das Transplantat. **f** Wunde nach Entnahme des Schleimhauttransplantats aus einem zahnlosen Oberkieferabschnitt. Eine Verbandplatte ist nicht notwendig, weil der herausnehmbare Zahnersatz die Wunde abdeckt. **g** Freies Schleimhauttransplantat. **h** Transplantat in situ. **i** Transplantat mit Gewebekleber (Histoacryl®, Braun, Melsungen) fixiert. **j** Eine Woche postoperativ: Das Epithel schilfert ab. **k** Fünf Monate postoperativ: Gegenüber dem Ausgangsbefund ist es zu einem „creeping attachment" gekommen. **l** Sieben Jahre postoperativ: Das Transplantat hat sich der Umgebung farblich und morphologisch besser angepasst. Die Patientin hatte keine regelmäßige unterstützende Parodontitistherapie wahrgenommen; am Rand der Konuskrone ist Wurzelkaries feststellbar.

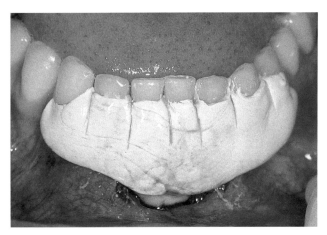

Abb. 2 Zahnfleischverband zur Abdeckung und Adaptation eines freien Schleimhauttransplantats.

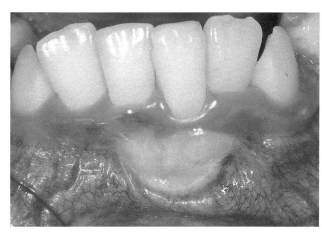

Abb. 3 Zustand zwei Jahre nach Einbringung eines freien Schleimhauttransplantats: Das Transplantat weist eine deutlich hellere Farbe als die Umgebung auf.

Freie Schleimhauttransplantate können auch *zur direkten Wurzeldeckung* angewendet werden[7,8], sind hier jedoch hinsichtlich der Ergebnisse anderen Techniken gegenüber deutlich unterlegen[9] und werden somit nur in einzelnen Fällen zur Wurzeldeckung verwendet. Dabei wird nach Entepithelisierung des die Rezession umgebenden Gewebes ein relativ dickes Transplantat (1 bis 1,5 mm) mittels spezieller sorgfältiger Nahttechnik so fixiert, dass eine bestmögliche Adaptation an die ernährende periradikuläre Unterlage gegeben ist. Anderenfalls wird das Transplantat zeltähnlich zwischen der erhabenen Wurzeloberfläche und dem tiefer gelegenen Transplantatbett „aufgespannt", liegt diesem kaum mehr auf und kann nicht ausreichend ernährt werden.

Kritische Wertung und Zusammenfassung

Die freie Schleimhauttransplantation ist ein zuverlässiges Verfahren zur Verbreiterung der befestigten keratinisierten Gingiva (s. Abb. 1k und l). Der Erfolg ist dabei in erster Linie von der Dicke des gewonnenen Gewebes und von der Blutversorgung seitens des Transplantatbetts abhängig.

Zu dünne Transplantate (unter 0,7 mm) bestehen fast ausschließlich aus Epithel, das nicht vaskularisiert werden kann und somit innerhalb kürzester Zeit abgestoßen wird. Außerdem kommt es bei dünnen

Transplantaten zu einer deutlichen postoperativen Schrumpfung, die in einer nur ungenügenden Schaffung neuer keratinisierter Bereiche resultiert.

Zu dicke Transplantate werden nicht ausreichend revaskularisiert, sodass es ebenfalls zu einer Nekrose kommen kann.

Ein flächiges und festes Aufliegen des Transplantats auf dem Empfängerbett ist Voraussetzung für seine erfolgreiche Vaskularisierung, insbesondere wenn in Einzelfällen das Transplantat zur direkten Wurzeldeckung dienen soll und somit teilweise auf der freien, nicht vaskularisierten Wurzeloberfläche liegt.

Nach erfolgter Transplantation zur Gingivaverbreiterung wird bei gleichzeitig vorliegender Rezession häufig ein „creeping attachment" beobachtet (s. Abb. 1k), das heißt eine postoperative Verschiebung des Gingivarandes nach koronal, die zu einer allmählichen „Deckung" der zuvor freiliegenden Wurzeloberfläche führt[10].

Als Nachteil des freien Schleimhauttransplantats wird neben der verfahrenstypischen Problematik zweier Operationsbereiche die hellere Farbe des Transplantats im Vergleich zur Umgebung angesehen, die auf dem Keratinisierungsgrad der Spenderregion beruht (Abb. 3).

Literatur

1. Eickholz P. Glossar der Grundbegriffe für die Praxis: Faziale/orale Rezessionen. 1. Ätiologie. Parodontologie 2004;15: 411-415.
2. Schacher B, Eickholz P. Glossar der Grundbegriffe für die Praxis: Faziale/orale Rezessionen. 2. Befunderhebung und Dokumentation. Parodontologie 2005;16:145-150.
3. Baron F, Roßberg M, Eickholz P. Glossar der Grundbegriffe für die Praxis: Plastische Parodontalchirurgie. Teil 1: Korrektur von Lippen- und Wangenbändchen. Parodontologie 2006;17:63-66.
4. Björn H. Free transplantation of gingiva propria. Sveriges Tandläkar-förbunds Tidning 1963;22:684.
5. Nabers JM. Free gingival grafts. Periodontics 1966;4:243-245.
6. Sullivan HC, Atkins JH. Free autogenous gingival grafts. I. Principles of successful grafting. Periodontics 1968;6:121-129.
7. Miller PD jr. Root coverage using free soft tissue autograft following citric acid application. Part 1: Technique. Int J Periodontics Restorative Dent 1982;2:65-70.
8. Holbrook T, Ochsenbein C. Complete coverage of the denuded root surface with a one stage gingival graft. Int J Periodontics Restorative Dent 1983;3:9-27.
9. Roccuzzo M, Bunino M, Needleman I, Sanz M. Periodontal plastic surgery for treatment of localized gingival recession: A systematic review. J Clin Periodontol 2002;29:178-194.
10. Matter J, Cimasoni G. Creeping attachment after free gingival grafts. J Periodontol 1976;47:574-579.

33 Bindegewebetransplantat

Katrin Nickles, Martin Wohlfeil, Matthias Mayer, Peter Eickholz

Einleitung

Im gesunden jugendlichen Gebiss sind die Wurzeln der Zähne üblicherweise vollständig von parodontalem Gewebe bedeckt. Aus den unterschiedlichsten Gründen (z. B. Parodontitis, Fehlstellungen, Fehlen keratinisierter Gingiva, Trauma, iatrogenen Faktoren) kann das Zahnfleisch im Laufe des Lebens lokal oder generalisiert zurückweichen[1].

Bei freiliegender Wurzeloberfläche kann es allerdings zu Komplikationen, wie etwa dem Auftreten von Wurzelkaries, zervikalen Abrasionen und Zahnhalshypersensibilitäten, kommen. Auch wird der freiliegende Zahnhals, besonders im (Oberkiefer-)Frontzahnbereich, oft als ästhetisch beeinträchtigend empfunden.

Hieraus entsteht oftmals die Indikation, eine freiliegende Wurzeloberfläche wieder mit Weichgewebe zu bedecken.

Rezessionen können auf unterschiedliche Weise therapiert werden. Vor einer chirurgischen Intervention sollten zunächst die nichtchirurgischen Einflussmöglichkeiten ausgeschöpft werden, das heißt, Rezessionen sollten erfasst und dokumentiert werden, sodass der klinische Verlauf der Rezessionen (z. B. die Progression) beurteilt werden kann. Des Weiteren sollte der Patient in einer zwar effektiven, aber schonenden, rezessionsangepassten Putztechnik geschult werden und Empfehlungen hinsichtlich der zu verwendenden optimalen individuellen Mundhygiene-Hilfsmittel erhalten.

Wird ein chirurgisches Vorgehen erforderlich, stehen verschiedene Techniken zur Rezessionsdeckung zur Verfügung. Die chirurgischen Verfahren zur Deckung einer Rezession können eingeteilt werden in:

- gestielte Verschiebelappen und
- freie Weichgewebetransplantate.

Zu den gestielten Verschiebelappen zählen:
- der laterale Verschiebelappen
- der koronale Verschiebelappen
- der doppelte Papillenverschiebelappen und:
- der verschobene Semilunarlappen.

Zu den freien Weichgewebetransplantaten zählen:
- das freie Schleimhauttransplantat (FST) und
- das subepitheliale Bindegewebetransplantat (BGT).

Das subepitheliale Bindegewebetransplantat kann mit dem lateralen/koronalen oder dem Doppelpapillen-Verschiebelappen kombiniert werden oder im Rahmen der „Envelope"- bzw. Tunneltechnik zur Anwendung kommen. Des Weiteren können gestielte Verschiebelappen auch mit GTR-Techniken kombiniert werden.

Bei der Auswahl der geeigneten chirurgischen Technik spielen u. a. die Rezessionstiefe und -breite, die Miller-Klasse und das vorhandene Weichgewebe an den Nachbarzähnen eine Rolle.

Ist genügend Gingiva in der Nachbarregion vorhanden, empfiehlt es sich, das unmittelbar benachbarte Gewebe für eine Wurzeldeckung heranzuziehen (lateraler Verschiebelappen, koronaler Verschiebelappen, Rotationsschwenklappen, doppelter Papillenerhaltungslappen). Bei sehr schmaler oder dünner befestigter Gingiva können diese Verfahren nicht angewendet werden. Hier muss die Deckung der Wurzeloberfläche auf dem Weg der freien Transplantation von Gingiva (FST) oder Bindegewebe (BGT) erfolgen[2,3]. Langer und Langer[4] sowie Raetzke[3] haben auf die Vorteile der

Bindegewebetransplantation zur Deckung von freien Wurzeloberflächen hingewiesen. Als Vorteile gegenüber der üblichen Technik der freien Transplantation mit Gingivatransplantaten werden die bessere Blutversorgung des Transplantats, seine verminderte Tendenz zur Schrumpfung, die bessere Farbanpassung sowie eine Verbesserung des Patientenkomforts nach dem operativen Eingriff hervorgehoben.

Eine Technik zur Deckung freier Wurzeloberflächen mit Bindegewebetransplantaten ist die so genannte „Envelope"-Technik. Hierbei wird durch eine unterminierende Inzision innerhalb des die freiliegende Wurzeloberfläche begrenzenden Gewebes knapp oberhalb des Periosts eine „Tasche" zur späteren Aufnahme des Bindegewebetransplantats geschaffen[3].

Die Ausdehnung der „Envelope"-Technik auf mehrere Zähne wird als Tunneltechnik bezeichnet[5,6].

Indikationen

Indikationen für die Anwendung eines Bindegewebetransplantats sind:
- Verbreiterung der keratinisierten Gingiva
- Deckung von Rezessionen
- Weichteilkonturierung, Augmentation von Kieferkammdefekten
- periimplantäres Weichgewebemanagement.

Verbreiterung der keratinisierten Gingiva

Dieses Verfahren wird in folgenden Situationen angewandt:
- bei Vorliegen eines mukogingivalen Problems (z. B. chronischer Entzündung des Marginalsaums) bei schmaler oder fehlender befestigter, keratinisierter Gingiva
- vor einer kieferorthopädischen Behandlung (v. a. bei geplanter Bewegung der Zähne nach vestibulär) bei sehr dünner oder fehlender befestigter, keratinisierter Gingiva.

Aufgrund der besseren farblichen Anpassung an das umgebende Gewebe können mit dem Bindegewebetransplantat bessere ästhetische Ergebnisse erzielt werden als nach Anwendung eines freien Schleimhauttransplantats.

Deckung von Rezessionen

Die Deckung von Rezessionen der Miller-Klassen (I), II und III stellt die Hauptindikation für Bindegewebetransplantate dar.

Ist keine befestigte Gingiva mehr vorhanden, empfiehlt sich oftmals – vor allem im nicht hochästhetischen Bereich – ein zweizeitiges Vorgehen mit vorheriger Anwendung eines freien Schleimhauttransplantats.

Weichteilkonturierung, Augmentation von Kieferkammdefekten und periimplantäres Weichgewebemanagement

Im Zuge wachsender Ansprüche an die Ästhetik prothetischer und implantatprothetischer Restaurationen kommt das freie Bindegewebetransplantat immer häufiger zur Anwendung. Indikation und Ausmaß solcher Korrekturen richten sich nach den individuellen Ansprüchen des Patienten an die Ästhetik und nach den individuellen anatomischen Voraussetzungen, die beim jeweiligen Patienten vorliegen.

Technik

Die Technik des subepithelialen Bindegewebetransplantats im Rahmen der „Envelope"-Technik wurde 1985 von Raetzke[3] beschrieben. Die Ausdehnung auf mehrere nebeneinander liegende Rezessionen wurde 1994 von Allen[5] entwickelt und 1999 von Zabalegui[6] als Tunneltechnik modifiziert.

Chirurgisches Vorgehen

Im Rahmen des chirurgischen Vorgehens sind folgende Schritte erforderlich:

1. Lokalanästhesie
Infiltrationsanästhesie im Bereich des zu behandelnden Zahns; Leitungsanästhesie des N. palatinus major auf der Entnahmeseite am Gaumen.

Abb. 1 Entepithelialisieren: Exzision eines Gewebestreifens, dessen Breite mit der Tiefe des gingivalen Sulkus korrespondiert. Hierbei werden das Sulkus- und Saumepithel entfernt, um eine bindegewebige Wunde zu schaffen.

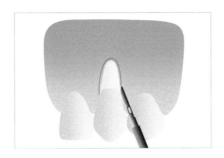

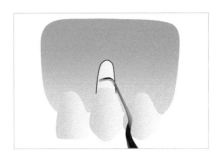

Abb. 2 Wurzelglättung des zu behandelnden Zahns; gegebenenfalls Abflachung der Kontur bei starker Wurzelkrümmung.

Abb. 3 Präparation eines Spaltlappens („Envelope"): unterminierende Inzision innerhalb des die freiliegende Wurzeloberfläche begrenzenden Gewebes knapp oberhalb des Periosts. Dieser „Envelope" nimmt später das Bindegewebetransplantat auf.

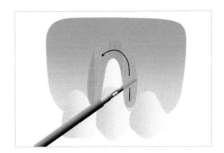

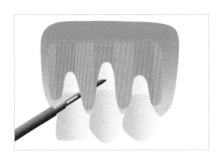

Abb. 4 Erweiterung der Präparation bei multiplen Rezessionen: Weisen auch die Nachbarzähne Rezessionen auf, wird der „Envelope" in Form eines Tunnels auf die Nachbarzähne ausgedehnt.

2. Entepithelialisieren

Exzision eines Gewebestreifens, dessen Breite mit der Tiefe des gingivalen Sulkus korrespondiert. Hierbei werden das Sulkus- und Saumepithel entfernt, um eine bindegewebige Wunde zu schaffen (Abb. 1).

3. Wurzelglättung

Wurzelglättung des zu behandelnden Zahns; gegebenenfalls Abflachung der Kontur bei starker Wurzelkonvexität (Abb. 2).

4. Präparation des Transplantatbetts

Unterminierende Inzision innerhalb des die freiliegende Wurzeloberfläche begrenzenden Gewebes knapp oberhalb des Periosts. Dieser „Envelope" nimmt später das Bindegewebetransplantat auf (Abb. 3). Weisen auch die Nachbarzähne Rezessionen auf, wird der „Envelope" unter Erhaltung der Papillenstege in Form eines Tunnels auf die Nachbarzähne erweitert (Abb. 4).

5. Vorbereitung der Wurzeloberfläche

Gegebenenfalls Konditionierung der Wurzeloberfläche mit EDTA, Zitronensäure etc. zur Entfernung des entstandenen Smear layers. Allerdings zeigt die aktuelle Literatur zur Thematik, dass das Konditionieren der Wurzeloberfläche in diesem Kontext keinen zusätzlichen Nutzen zu bringen scheint.

6. Abdecken des Transplantatbetts

Abdeckung des Empfängerbetts mit einem NaCl-getränkten Tupfer.

7. Entnahme des subepithelialen Bindegewebetransplantats vom Gaumen (Abb. 5 bis 7)

Für die Gewebeentnahme vom Gaumen kommt prinzipiell ein rechteckiger Bereich der Gaumenschleimhaut in Frage. Dieser reicht von der Eckzahnregion bis zur palatinalen Wurzel des ersten Molaren, wo das Gewebe meist am dünnsten ist. Als laterale Begrenzung dient eine 2 mm vom Gingivalrand entfernte Linie. Nach median hin ist das Rechteck durch das Gefäß-Nerven-Bündel begrenzt, das nach Reiser et al.[7] 7, 12 bzw. 17 mm von der palatinalen Schmelz-Zement-Grenze entfernt liegt, je nachdem, ob das Gaumengewölbe flach, mittel oder hoch verläuft. Gebührender Abstand sollte von der A. und V. palatina gehalten werden, um intra- und postoperative Komplikationen zu vermeiden.

Es empfiehlt sich daher, Bindegewebetransplantate eher aus der Eckzahn-/Prämolarenregion zu entnehmen, wobei – anders als beim freien Schleimhauttransplantat – die Rugae nicht hinderlich sind.

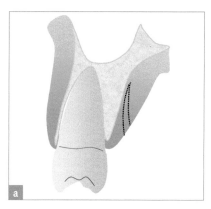 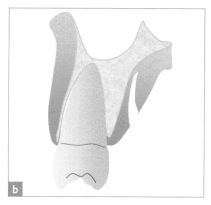 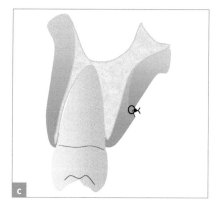

Abb. 5a bis c Entnahme eines Bindegewebetransplantats vom Gaumen (nach Raetzke[3]). **a** Schnittführung; **b** Transplantat entnommen; **c** Nahtverschluss; die Wundheilung erfolgt teilweise sekundär.

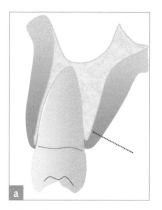 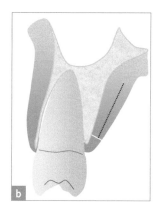 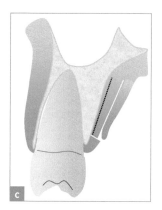 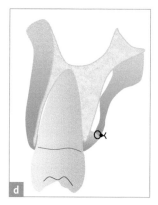

Abb. 6a bis d Entnahme eines Bindegewebetransplantats vom Gaumen (nach Hürzeler und Weng[8]). **a** horizontale Inzision; **b** Bildung eines Spaltlappens; **c** Entnahme des Transplantats; **d** Nahtverschluss; die Wundheilung erfolgt per primam.

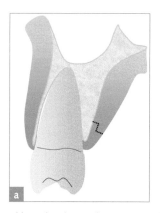 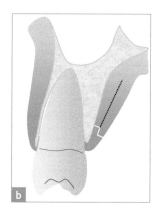 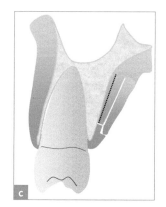 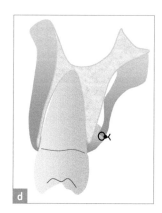

Abb. 7a bis d Entnahme eines Bindegewebetransplantats vom Gaumen (nach Wachtel[9]). **a** horizontale Inzision mit Stufe; **b** Bildung eines Spaltlappens; **c** Entnahme des Transplantats; **d** Nahtverschluss; der Lappen lässt sich passgenau rückadaptieren; die Wundheilung erfolgt per primam.

Die Entnahme kann unter Anwendung verschiedener Techniken durchgeführt werden (s. Abb. 5 bis 7).

Die Techniken zur Entnahme von Bindegewebetransplantaten können in Techniken mit oder ohne verbleibendes Epithelband eingeteilt werden. Raetzke[3] führt zur Entnahme des Bindegewebetransplantats zwei bogenförmige Inzisionen durch, die in der Tiefe der palatinalen Mukosa konvergieren. Auf diese Weise wird ein Gewebestück entnommen, das zum Teil entepithelialisiert werden muss. Ein Teil der Entnahmestelle muss also sekundär abheilen (s. Abb. 5).

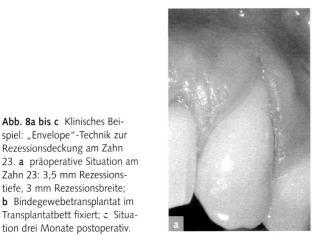
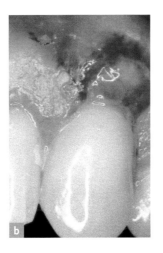
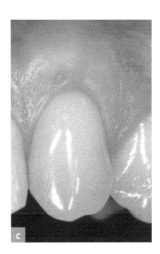

Abb. 8a bis c Klinisches Beispiel: „Envelope"-Technik zur Rezessionsdeckung am Zahn 23. **a** präoperative Situation am Zahn 23: 3,5 mm Rezessionstiefe, 3 mm Rezessionsbreite; **b** Bindegewebetransplantat im Transplantatbett fixiert; **c** Situation drei Monate postoperativ.

Zwei Techniken zur Entnahme eines Bindegewebetransplantats mit einer so genannten „Single-incision"-Technik sind in den Abbildungen 6 und 7 dargestellt. Vorteil dieser Techniken ist die primäre Wundheilung an der Entnahmestelle.

Hierbei wird zunächst eine horizontale Inzision in ca. 2 mm Abstand vom Gingivalrand durchgeführt (s. Abb. 6a). Die Länge entspricht hierbei der geplanten Transplantatgröße. Anschließend wird das Skalpell von der ersten Inzision aus abgewinkelt und eine unterminierende Präparation in Richtung Mittellinie durchgeführt, bis das Transplantat die gewünschte Größe erreicht hat. Hierdurch wird ein gleichmäßiger Mukosalappen von 1 bis 1,5 mm Stärke präpariert (s. Abb. 6b). Anschließend wird das Transplantat mit einem Raspatorium von der Knochenoberfläche abgelöst und von mesial, distal und basal abgetrennt (s. Abb. 6c).

Nach der Entnahme vom Gaumen wird das Transplantat auf einen mit Kochsalz getränkten Tupfer gelegt und unverzüglich in das präparierte Empfängerbett eingebracht. In die Gaumenentnahmestelle kann – bevor sie vernäht wird – ein Kollagenmaterial eingebracht werden, um die Kontur der Gaumenschleimhaut zu erhalten. Da nur eine Inzision angelegt und kein Epithelrand entfernt wird, lässt sich das verbleibende Gewebe leicht adaptieren und kann per primam abheilen (s. Abb. 6d)[8]. Die erste Inzision mit einem 90°-Winkel zur knöchernen Basis ergibt einen glatten Geweberand. Eine Modifikation nach Wachtel[9] (s. Abb. 7) beschreibt eine erste horizontale Inzision mit

Stufe (s. Abb. 7a); die anschließende Präparation des Mukosalappens (s. Abb. 7b) und die Entnahme des Transplantats (s. Abb. 7c) entsprechen dem oben beschriebenen Vorgehen; allerdings lässt sich der Mukosalappen aufgrund der angelegten Stufe noch besser rückadaptieren (s. Abb. 7d). Im Anschluss erfolgt der Nahtverschluss des Gaumens zum Beispiel in Form von sich überkreuzenden Umschlingungsnähten (Abb. 8 und 9). Gegebenenfalls kann noch eine Verbandsplatte eingegliedert werden.

Parodontalchirurgische Instrumente, die zur Entnahme eines Bindegewebetransplantats bzw. zur Präparation des Transplantatbetts zur Anwendung kommen können, sind in Abbildung 10 dargestellt.

8. Einbringen und Positionieren des Bindegewebetransplantats in das präparierte Transplantatbett

Das Bindegewebetransplantat sollte nach Positionierung die Schmelz-Zement-Grenze komplett bedecken bzw. leicht überragen. Gegebenenfalls kann es unter Verwendung einer Naht in das Transplantatbett bzw. den Tunnel eingebracht und fixiert werden. Durch Fingerdruck und unter Verwendung eines NaCl-getränkten Gazestücks wird der Bereich leicht komprimiert. Anschließend wird auf die Grenzlinie zwischen Transplantat und bedeckendem Gewebe entweder ein Gewebekleber (Histoacryl®, B. Braun, Melsungen) in geringer Menge aufgebracht, oder aber das Transplantat wird mit mikrochirurgischen Nähten fixiert (Abb. 11). Es empfiehlt sich, den Empfängerbereich danach (nach Isolierung der Klebepunkte bzw. Nähte z. B. mit Va-

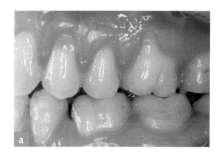
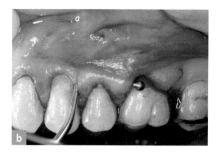
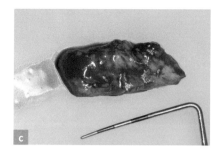
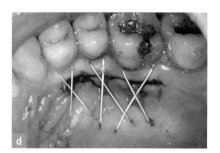
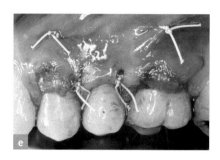
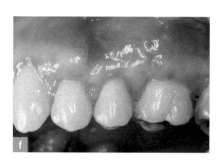
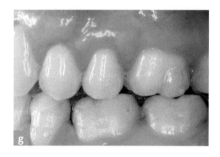

Abb. 9a bis g Klinisches Beispiel: Tunneltechnik zur Rezessionsdeckung an den Zähnen 24-26.
a Präoperative Situation an den Zähnen 24-26. Zahn 24: 3 mm Rezessionstiefe (RT), 3 mm Rezessionsbreite (RB), keilförmiger Defekt; Zahn 25: 1 mm RT, 2 mm RB; Zahn 26: 4,5 mm RT, 3 mm RB, keilförmiger Defekt. **b** Präparierter Tunnel 24-26. **c** Entnommenes Bindegewebetransplantat. **d** Vernähte Entnahmestelle (vernetzte Aufhängungsnaht) am Gaumen. **e** Bindegewebetransplantat im Transplantatbett fixiert. **f** Situation drei Wochen postoperativ. **g** Situation sechs Wochen postoperativ.

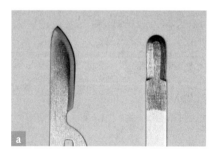
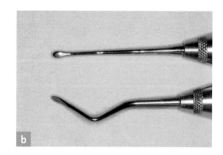
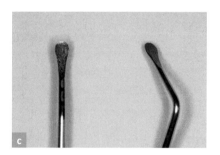
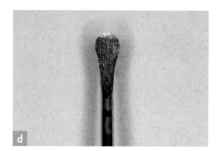

Abb. 10a bis d Parodontalchirurgische Instrumente, die zur Entnahme eines Bindegewebetransplantats bzw. zur Präparation des Transplantatbetts angewandt werden können.
a Skalpellklingen Nr. 15 und SHDPV; **b** bis **d** Tunnelierungsinstrumente.

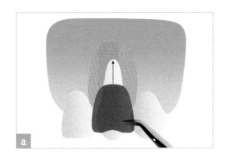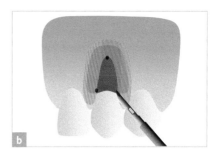

Abb. 11a und b Einbringen und Fixieren des Bindegewebetransplantats. Das Bindegewebetransplantat wird in den „Envelope" eingebracht und mit einer geringen Menge Gewebekleber (z. B. Histoacryl®) fixiert.

seline) mit einem Parodontalverband (z. B. Coe-Pak®, GC America Inc., Alsip, Illinois, USA) abzudecken.

9. Nachsorge

Der Patient wird angewiesen, den operierten Bereich möglichst mehrere Tage keinerlei mechanischen Reizungen bzw. Manipulationen auszusetzen. Der Transplantatbereich darf daher über einen Zeitraum von zwei bis drei Wochen nicht vom Patienten geputzt werden. Es wird eine Chlorhexidinglukonatlösung (z. B. 0,12 %) rezeptiert, mit der der Patient mehrmals täglich spült. Die Entfernung der Nähte bzw. des Wundverbandes erfolgt nach einer Woche.

Wundheilung

Gegenwärtig finden sich nur wenige Untersuchungen mit humanhistologischen Ergebnissen nach Anwendung eines Bindegewebetransplantats. Die Ergebnisse dieser wenigen Studien deuten aber darauf hin, dass sich ein neues Attachment an den am weitesten apikal bzw. lateral liegenden Stellen der Rezession zu bilden scheint, die Heilung über dem größten Teil der Wurzel allerdings in einem langen Saumepithel resultiert. Ein häufig beobachtetes Phänomen nach Transplantation von freien Weichgewebetransplantaten ist das so genannte „Creeping attachment": Bis zu etwa einem Jahr postoperativ kann als Folge der Gewebereifung eine Wanderung des Gingivalrandes nach koronal beobachtet werden.

Kritische Bewertung

Roccuzzo et al.[10] veröffentlichten 2002 eine systematische Literaturübersicht zur Effektivität plastischer parodontalchirurgischer Verfahren. Eingeschlossen wurden Verfahren mit freien Schleimhauttransplantaten, GTR-Techniken mit resorbierbaren/nichtresorbierbaren Membranen, Bindegewebetransplantaten und koronalen Verschiebelappen. Es zeigte sich, dass alle beschriebenen Techniken zu einer Verbesserung der klinischen Parameter führten. Allerdings war keine Technik absolut überlegen, außer in Bezug auf die Reduktion der Rezession – hier fanden sich statistisch signifikant bessere Werte nach Anwendung eines Bindegewebetransplantats. Bezüglich der mittleren prozentualen Wurzeldeckung und der absoluten Wurzeldeckung zeigte sich allerdings eine große Variabilität zwischen den einzelnen Techniken.

Da die Anwendung eines Bindegewebetransplantats unweigerlich ein zweites Operationsgebiet und damit auch zunehmend postoperative Beschwerden mit sich bringt, werden zurzeit andere Möglichkeiten – wie zum Beispiel die Anwendung einer azellulären dermalen Matrix (ADM) – untersucht. Allerdings zeigte eine systematische Literaturübersicht[11] aus dem Jahr 2005, dass gegenwärtig noch zu wenig Daten aus randomisierten klinisch kontrollierten Studien mit guter Evidenz vorhanden sind, um zu diesem Thema eine fundierte Aussage treffen zu können.

Literatur

1. Eickholz P. Glossar der Grundbegriffe für die Praxis: Faziale/orale Rezessionen. Teil 1: Ätiologie. Parodontologie 2004;15:411-415.

2. Miller PD jr. Root coverage using a free soft tissue autograft following citric acid application. Part 1: Technique. Int J Periodontics Restorative Dent. 1982;2:65-70.

3. Raetzke PB. Covering localized areas of root exposure employing the "envelope" technique. J Periodontol 1985;56:397-402.

4. Langer B, Langer L. Subepithelial connective tissue graft technique for root coverage. J Periodontol 1985;56:715-720.

5. Allen AL. Use of the supraperiosteal envelope in soft tissue grafting for root coverage. I. Rationale and technique. Int J Periodontics Restorative Dent 1994;14:216-227.

6. Zabalegui I, Sicilia A, Cambra J, Gil J, Sanz M. Treatment of multiple adjacent gingival recessions with the tunnel subepithelial connective tissue graft: a clinical report. Int J Periodontics Restorative Dent 1999;19:199-206.

7. Reiser GM, Bruno JF, Mahan PE, Larkin LH. The subepithelial connective tissue graft palatal donor site: anatomic considerations for surgeons. Int J Periodontics Restorative Dent 1996;16:130-137.

8. Hürzeler MB, Weng D. A single-incision technique to harvest subepithelial connective tissue grafts from the palate. Int J Periodontics Restorative Dent 1999;19:279-287.

9. Wachtel H. Techniken zur Rezessionsdeckung. Vortrag anlässlich der Europerio-4-Tagung, 19.06.2003, Berlin.

10. Roccuzzo M, Bunino M, Needleman I, Sanz M. Periodontal plastic surgery for treatment of localized gingival recessions: a systematic review. J Clin Periodontol 2002;29:178-194.

11. Gapski R, Parks CA, Wang HL. Acellular dermal matrix for mucogingival surgery: a meta-analysis. J Periodontol 2005;76:1814-1822.

34 Koronaler Verschiebelappen

Katrin Nickles, Matthias Mayer, Peter Eickholz

Zur Deckung von Rezessionen können unterschiedliche parodontal plastische Verfahren zur Anwendung kommen. Es kann hierbei generell zwischen Verschiebelappentechniken, freien Transplantaten und Kombinationstherapien unterschieden werden (Abb. 1). In Kapitel 32 und 33 wurde bereits die Vorgehensweise bei Anwendung von freien Schleimhaut- und Bindegewebstransplantaten besprochen[1,2]. Ziel des vorliegenden Glossars ist es, den koronalen Verschiebelappen (KVL) näher zu beleuchten.

Einleitung

Die Auswahl des geeigneten chirurgischen Verfahrens hängt maßgeblich von lokalen anatomischen Gesichtspunkten und von den Ansprüchen des Patienten ab. Zu den zu beachtenden lokalen Faktoren gehören die Rezessionstiefe und -breite, die Höhe, Breite und Dicke des interdental vorhandenen Gewebes, die Anzahl der Rezessionen und das Vorhandensein von Wurzelkaries oder zervikalen Abrasionen. Des Weiteren spielt die Breite und Dicke der keratinisierten Gingiva – sowohl apikal als auch lateral der zu deckenden Rezession – eine wichtige Rolle.

Die klassischen chirurgischen Verfahren zur Deckung freiliegender Wurzeloberflächen bestehen darin, die umgebende Gingiva zu mobilisieren und nach lateral oder nach koronal zu verschieben (Abb. 2). Dabei wird die notwendige Verlängerung des Lappens durch eine Periostschlitzung erreicht (Abb. 3). Bei Patienten, die apikal der zu deckenden Rezession ausreichend keratinisierte Gingiva aufweisen, kann der KVL zur Anwendung kommen. Durch diese Technik können optimale Ergebnisse bezüglich Wurzeldeckung und Farbanpassung erzielt werden. Weitere Vorteile

Parodontal plastische Verfahren zur Rezessionsdeckung

Gestielte Verschiebelappen	Freie Weichgewebstransplantate	Kombinationen
• Lateraler Verschiebelappen • Koronaler Verschiebelappen • Doppelter Papillenverschiebelappen • Semilunarlappen	• Freies Schleimhauttransplantat (FST) • Freies Bindegewebstransplantat (BGT)	• Verschiebelappen + BGT • Verschiebelappen + Membranen • Verschiebelappen + SMP • FST + Verschiebelappen • etc.

Abb. 1 Übersicht parodontalplastischer Verfahren zur Rezessionsdeckung.

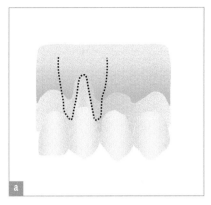 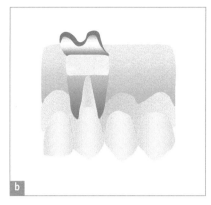 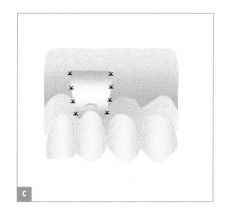

Abb. 2a bis c Schema KVL$_1$: **a** Inzision, **b** Lappen-Präparation und **c** Nahtverschluss.

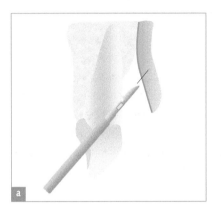 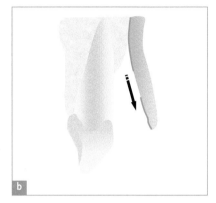 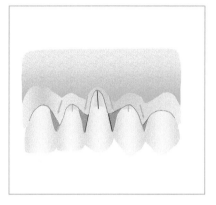

Abb. 3a und b Schema KVL$_2$: Situation **a** vor und **b** nach Periostschlitzung.

Abb. 4 Schema KVL$_3$: KVL zur Deckung multipler Rezessionen nach Zucchelli & de Sanctis[3].

dieser (und anderer Verschiebelappen-Techniken) sind die unmittelbar postoperativ gewährleistete Blutversorgung, nur ein vorhandenes Operationsgebiet und der für den Patienten zumeist weniger unangenehme postoperative Verlauf. Der Nachteil dieser Methode besteht darin, dass durch die koronale Verschiebung das Vestibulum abgeflacht wird. Ob es sich im Laufe der Zeit wieder auf die ursprüngliche Tiefe ausdehnt, ist bis dato nicht endgültig geklärt.

Der KVL kann sowohl zur Deckung von Einzelrezessionen als auch zur Deckung multipler Rezessionen zur Anwendung kommen. Für letztere Indikation entwickelten Zucchelli & de Sanctis eine elegante Modifikation des originären KVL, der die Deckung multipler Rezessionen ermöglicht[3]. Hierbei erfolgen schräge horizontale Inzisionen, welche über den Rezessionen intrasulkulär verlaufen. Auf diese Art und Weise werden die „neuen" Papillen bereits vorgeschnitten. Im Bereich der schrägen horizontalen Inzisionen wird

ein Mukosalappen apikal der Rezession ein Mukoperiostlappen präpariert, um möglichst die volle Lappenstärke zur Deckung der Rezession auszunutzen. Die chirurgisch kreierten Papillen werden im Anschluss nach mesio-koronal (Papillen mesial des zentralen Zahns) beziehungsweise nach disto-koronal (Papillen distal des zentralen Zahns) eingeschwenkt (Abb. 4).

Der KVL kann alleine oder als Kombinationstherapie zur Anwendung kommen. Beschrieben wurde die Kombination eines KVL unter anderem mit Bindgewebstransplantaten, resorbierbaren und nichtresorbierbaren Membranen, Schmelz-Matrix-Protein (SMP), azellulärer dermaler Matrix (ADM) und „platelet-rich plasma" (PRP).

Indikationen

Die Hauptindikation für die Anwendung eines KVL liegt in der Deckung von Rezessionen der Miller Klasse I und II. Wichtig ist ein ausreichend breites Band an keratinisierter Gingiva apikal der zu deckenden Rezession. Auch sollte bei Anwendung von Verschiebelappentechniken auf eine ausreichende Dicke des Gewebes geachtet werden – falls diese als zu gering bewertet wird, sollte die Unterlegung mit einem Bindegewebstransplantat in Erwägung gezogen werden.

Technik

Die Technik des KVL wurde erstmals im Jahre 1926 von Norberg beschrieben und seither weiterentwickelt und modifiziert (zum Beispiel von Zucchelli & de Sanctis)[3,4].

Das im Folgenden in Form eines klinischen Fallbeispiels beschriebene chirurgische Vorgehen stellt die Technik nach de Sanctis & Zucchelli dar (Abb. 5)[5].

Chirurgisches Vorgehen

Im Rahmen des chirurgischen Vorgehens sind folgende Schritte erforderlich: (Einzelrezession)

1. Lokalanästhesie
Zunächst erfolgt eine Infiltrationsanästhesie im Bereich des zu behandelnden Zahns.

2. Wurzelglättung
Im Anschluss erfolgt eine sorgfältige Wurzelglättung des zu behandelnden Zahns im Rezessionsbereich. Dies erfolgt vor Mobilisation des Lappens, um erhaltenes Desmodont im Bereich der knöchernen Dehiszenz apikal der Rezession nicht zu verletzen.

3. Schnittführung
Zunächst erfolgt das genaue Vermessen der zu deckenden Rezession (Abb. 5a bis d). Gegebenenfalls kann eine Darstellung der mukogingivalen Grenze mit Schillerscher Jodlösung erfolgen (Abb. 5b). Zur gemessenen Rezessionstiefe wird circa 1 mm addiert, um eine spätere Deckung von mindestens 1 mm ko-ronal der Schmelz-Zement-Grenze zu erzielen. Dieser Betrag wird nun vom koronalsten Punkt der Interdentalpapillen abgemessen und zum Beispiel mithilfe einer Sonde markiert (Blutungspunkt). Es erfolgen zunächst zwei kurze horizontale abgeschrägte Inzisionen ab der Schmelz-Zement-Grenze bis zur Markierung (Blutungspunkt, Abb. 5e). Die horizontalen Inzisionen orientieren sich demnach an der vertikalen Tiefe der Rezession. Die Spitze der zukünftigen Papille muss also so weit apikal von der derzeitigen Papillenspitze liegen, wie der Gingivalsaum später nach koronal verschoben werden soll.

Im Anschluss erfolgen zwei vertikale Inzisionen bis in die Alveolarmukosa. In der Literatur sind hierbei verschiedenste Verläufe beschrieben worden (parallel, divergierend, kreisförmig; mit/ohne cut-back) – zur Auswahl sollte hier unter anderem die Prominenz der zu deckenden Wurzeloberfläche herangezogen werden (prominente Wurzel – größere zu deckende Fläche – eher divergierende Schnittführung, welche eine größere mesio-distale Distanz aufweist, Abb. 5e und f).

4. Lappenpräparation
Koronal der zu deckenden Rezession erfolgt die Präparation eines Mukosalappens von ausreichender Stärke, apikal die Präparation eines Mukoperiostlappens, um möglichst die volle Lappenstärke zur Deckung der Rezession auszunutzen. Bei relativ dünnem Gewebe kann jedoch auch eine gesamt vollschichtige Lappenpräparation in Betracht gezogen werden.

Circa 3 mm apikal der knöchernen Dehiszenz erfolgt eine horizontale scharfe Durchtrennung des Periosts und eine stumpfe Präparation bis in die Alveolarmukosa, um sämtliche Muskelansätze zu entfernen. Wichtig hierbei ist, dass nach erfolgter Präparation der Lappen passiv (völlig spannungsfrei) circa 1 mm koronal der Schmelz-Zement-Grenz zu liegen kommt (Abb. 5g und h).

5. Entepithelialisieren der Papillen
Um ein Wundbett zu schaffen, erfolgt nach der Lappenpräparation die Entfernung des fazialen Epithelanteils im Bereich der Papillen. Dies kann mit einem Skalpell oder einem grobkörnigen Diamanten ausgeführt werden (Abb. 5i).

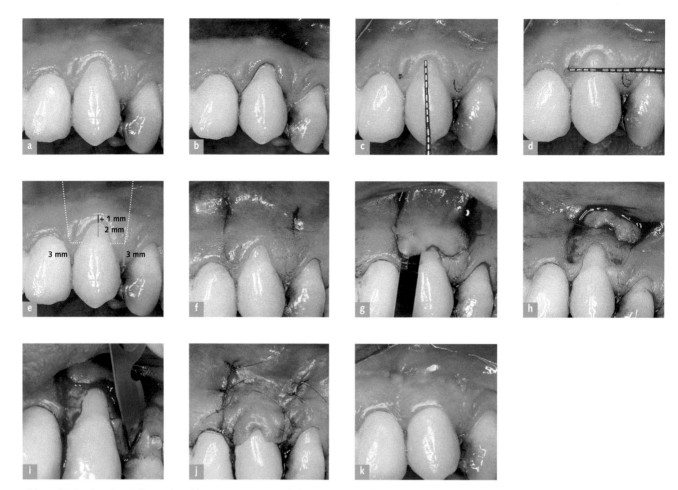

Abb. 5a bis k Klinisches Fallbeispiel (Indikation zur Rezessionsdeckung: Hypersensibilität Zahn 23). **a** Situation präoperativ, **b** Darstellung der mukogingivalen Grenze mit Schillersche Jodlösung, **c** Rezessionstiefe mit 2 bis 2,5 mm, **d** Rezessionsbreite von 3,5 mm, **e** schematische Schnittführung, **f** vertikale Inzisionen, **g** Präparation Spaltlappen, **h** präparierter Lappen, **i** Entepithelialisieren der Papillen, **j** Nahtverschluss und **k** Situation 3 Monate postoperativ.

6. Koronalverschiebung und Nahtverschluss

Der Lappen wird spannungsfrei nach koronal verschoben und so positioniert, dass der Gingivarand circa 1 mm koronal der Schmelz-Zement-Grenze zu liegen kommt (Überkompensation). Anschließend wird er in dieser Position vernäht. Zumeist erfolgt zunächst eine Fixierung im Papillenbereich (zum Beispiel in Form einer Umschlingungsnaht), dann werden die Vertikalinzisionen mit Einzelknopfnähten (schräger Verlauf mit „Zugrichtung" nach koronal) versorgt (Abb. 5j und k). Manche Autoren bevorzugen jedoch ein umgekehrtes Vorgehen (1. Verschluss Vertikalinzisionen, 2. Verschluss im Papillenbereich). Zuletzt wird durch Fingerdruck und unter Verwendung eines NaCl-getränkten Gazestücks der Bereich leicht komprimiert.

7. Nachsorge

Der Patient wird angewiesen, den operierten Bereich für möglichst mehrere Tage „ruhigzustellen". Der Bereich darf für zwei bis drei Wochen nicht vom Patienten geputzt werden. Es wird eine Chlorhexidingluconat-Lösung (zum Beispiel 0,12 %) rezeptiert, mit welcher der Patient mehrmals täglich spült. Die Entfernung der Nähte erfolgt nach sieben bis zehn Tagen.

Wundheilung

Die Wundheilung nach Verschiebelappen wurde von Wilderman & Wentz im Hundemodell untersucht[6]. In dieser Studie konnte die Bildung von circa 2 mm bindegewebigen und circa 2 mm epithelialen Attachment im Bereich des mit Weichgewebe bedeckten Defekts nachgewiesen werden. Das bedeutet, dass circa 50 % der erfolgreich gedeckten Rezession ein bindegewebiges Attachment aufweisen. Weitere – allerdings nur spärlich vorhandene – humane Histologien (Blockresektate) liefern weitere Belege, dass es nach Verschiebelappentechniken zur Bildung von bindegewebigen Attachment kommen kann.

Zusammenfassend kann festgestellt werden, dass es – unabhängig von der Qualität des postoperativ entstandenen Attachments – nach Rezessionsdeckung jedoch offenbar selten zur Ausbildung einer tiefen pardontalen Tasche im Bereich der gedeckten Rezession kommt.

Kritische Bewertung

Roccuzzo et al. veröffentlichten im Jahr 2002 einen systematischen Literaturreview zum Thema Effektivität parodontal-plastischer chirurgischer Verfahren[7]. Eingeschlossen wurden Verfahren mit freien Schleimhauttransplantaten, GTR-Techniken mit resorbierbaren und nichtresorbierbaren Membranen, Bindegewebstransplantate und KVL. Die Autoren zeigten, dass alle berücksichtigten Techniken zu einer Verbesserung der klinischen Parameter führen. Allerdings war keine Technik absolut überlegen, außer in Bezug auf die Reduktion der Rezession – hier fanden sich statistisch signifikant bessere Werte nach Anwendung eines Bindegewebstransplantats. Bezüglich der mittleren Wurzeldeckung in Prozent und der 100%igen Wurzeldeckung zeigte sich allerdings eine große Variabilität zwischen den einzelnen Techniken: So zeigten sich für den KVL eine mittlere Wurzeldeckung von 50 bis 91,2 % und eine komplette Wurzeldeckung von 64,4 %.

In einem systematischen Review zum Thema KVL zeigten Cairo et al., dass der KVL ein geeignetes, vorhersagbares Verfahren für die Therapie gingivaler Rezessionen darstellt[8]. Nach Kombination dessen mit Bindegewebstransplantaten oder Schmelz-Matrix-Protein kam es zu besseren klinischen Ergebnissen und zu einer höheren Vorhersagbarkeit für eine komplette Rezessionsdeckung – dies konnte allerdings nicht für die Anwendung von Membranen gezeigt werden. Die Datenlage zur Kombination mit azellulärer dermaler Matrix (ADM) ist aktuell noch kontrovers[8].

Die Arbeitsgruppe um Pini Prato hat sich intensiv mit Faktoren beschäftigt, die das Ergebnis nach KVL maßgeblich beeinflussen. Die Autoren konnten zeigen, dass der Erfolg eines KVL von drei entscheidenden Faktoren abhängt:

- Lappendicke (mindestens 0,8 mm)[9],
- Lappenspannung (0,4 g – nahezu spannungsfrei)[10] und
- postoperative Lage des Gingivarandes (1 bis 2 mm koronal der Schmelz-Zement-Grenze)[11].

Literatur

1. Schacher B. Glossar der Grundbegriffe für die Praxis. Plastische Parodontalchirurgie. Teil 2: Freies Schleimhauttransplantat. Parodontologie 2007;18:67–71.

2. Nickles K, Wohlfeil M, Mayer M, Eickholz P. Glossar der Grundbegriffe für die Praxis. Teil 3: Bindegewebetransplantat. Parodontologie 2009;20:299–306.

3. Zucchelli G, De Sanctis M. Treatment of multiple recession-type defects in patients with esthetic demands. J Periodontol 2000;71:1506–1514.

4. Norberg O. Ar en utlakning utan vovnadsfortust otankbar vid kirurgisk behandling av. S. K. Alveolarpyorrhoe? Svensk Tandlaekare Tidskrift 1926;19:171.

5. de Sanctis M, Zucchelli G. Coronally advanced flap: a modified surgical approach for isolated recession-type defects: three-year results. J Clin Periodontol 2007;34:262–268.

6. Wilderman MN, Wentz FM. Repair of a dentogingival defect with a pedicle flap. J Periodontol 1965;36:218–231.

7. Roccuzzo M, Bunino M, Needleman I, Sanz M. Periodontal plastic surgery for treatment of localized gingival recessions: a systematic review. J Clin Periodontol 2002;29:178–194.

8. Cairo F, Pagliaro U, Nieri M. Treatment of gingival recession with coronally advanced flap procedures: a systematic review. J Clin Periodontol 2008;35:136–162.

9. Baldi C, Pini-Prato G, Pagliaro U, Nieri M, Saletta D, Muzzi L, Cortellini P. Coronally advanced flap procedure for root coverage. Is flap thickness a relevant predictor to achieve root coverage? A 19-case series. J Periodontol 1999;70:1077–1084.

10. Pini Prato G, Pagliaro U, Baldi C, Nieri M, Saletta D, Cairo F, Cortellini P. Coronally advanced flap procedure for root coverage. Flap with tension versus flap without tension: a randomized controlled clinical study. J Periodontol 2000;71:188–201.

11. Pini Prato GP, Baldi C, Nieri M, Franseschi D, Cortellini P, Clauser C, Rotundo R, Muzzi L. Coronally advanced flap: the post-surgical position of the gingival margin is an important factor for achieving complete root coverage. J Periodontol 2005;76:713–22.

35 Gingivawucherungen

Bettina Dannewitz, Peter Eickholz

Therapeutische Optionen

Wucherungen der Mundschleimhaut bzw. Gingiva sollten vor einer therapeutischen Intervention generell sehr sorgfältig hinsichtlich ihrer Ätiologie abgeklärt werden. Dazu gehört vor der genauen intraoralen Inspektion der gesamten Mundhöhle eine ausführliche allgemeinmedizinische Anamnese, die besonders auch die Einnahme von Medikamenten und die Abklärung etwaiger lokaler oder systemischer Faktoren berücksichtigen muss. Unerlässlich ist die spezielle Anamnese mit zeitlichen Angaben über die Entstehungsdauer der Wucherung, über lokal modifizierende Faktoren (Mundatmung, persönliche Mundhygienegewohnheiten) sowie funktionelle oder ästhetische Probleme[1].

Bei Verdacht auf einen Zusammenhang mit einer Allgemeinerkrankung muss ohne große zeitliche Verzögerung eine Überweisung an die entsprechende Fachklinik erfolgen.

Eine ausführliche Dokumentation der Vergrößerung (Fotodokumentation und Modelle) ist zur Verlaufskontrolle sinnvoll.

Prävention

Unabhängig von systemisch oder lokal modifizierenden Faktoren ist der Entzündungsgrad des Zahnfleisches bzw. die bakterielle Plaque der Auslöser oder zumindest ein wichtiger Kofaktor für Gingivawucherungen. Daher sollte bei den Patienten besonders auf die Durchführung einer effektiven persönlichen Mundhygiene bzw. auf unterstützende professionelle Zahnreinigungen Wert gelegt werden.

Gerade bei Patienten mit Transplantationen, die sich später einer lebenslangen immunsuppressiven Therapie unterziehen müssen, ist die Behandlung einer bestehenden Gingivitis oder Parodontitis vor der Transplantation von besonderer Bedeutung. Zudem kann es bei Transplantationspatienten erforderlich sein vor zahnärztlichen Eingriffen, bei denen das Risiko einer transienten Bakteriämie besteht, eine antibiotische Infektionsprophylaxe durchzuführen. Das Präparat und die Dauer der Medikation sollten auf jeden Fall durch den behandelnden Arzt festgelegt werden, da gerade Patienten nach Leber- oder Nierentransplantation bestimmte Antibiotika nicht bzw. schlechter verstoffwechseln können.

Nichtchirurgische Therapie

Auch wenn die Rolle der bakteriellen Plaque in der Pathogenese der Gingivawucherungen nicht vollständig geklärt ist, kann durch eine effektive individuelle Mundhygiene und durch unterstützende professionelle Zahnreinigungen eine Verminderung und manchmal auch eine vollständige Remission der Wucherung beobachtet werden. Die Behandlung von Gingivawucherungen sollte daher primär nichtchirurgisch erfolgen[2]. Dabei besteht das Ziel der Behandlung im Rahmen einer strukturierten antiinfektiösen Therapie mit subgingivaler Kürettage nach dem Prinzip der „Full-Mouth-Disinfection" darin, bakterielle Beläge sowie supra- und subgingivalen Zahnstein zu

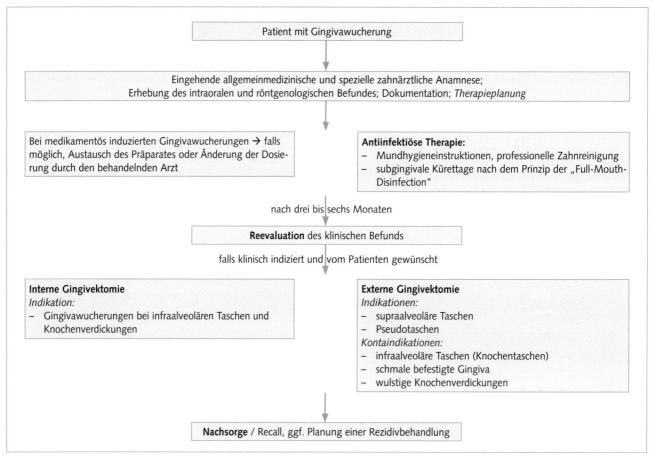

Abb. 1 Behandlungsablauf bei Patienten mit Gingivawucherung.

entfernen und damit die Entzündung der marginalen Gingiva zu verringern[3]. Zusätzlich sollten überstehende Füllungs- bzw. Kronenränder, die lokal die Plaqueakkumulation begünstigen können, so gut wie möglich korrigiert werden. Daneben kann es sinnvoll sein, interdisziplinär mit dem behandelnden Arzt das verursachende Präparat auszutauschen oder dessen Dosierung zu reduzieren. Allerdings ist das bei der medikamentösen Therapie von Patienten mit Transplantationen meist nicht möglich.

Etwa drei bis sechs Monate nach der antiinfektiösen Therapie sollte eine klinische Reevaluation des Behandlungsergebnisses erfolgen und – falls notwendig und vom Patienten gewünscht – sollten weiterführende parodontalchirurgische Maßnahmen im Sinne einer internen oder externen Gingivektomie geplant werden (Abb. 1). Beispielhaft für den Ablauf der Behandlung sind auf den Abbildungen 2 bis 5 die einzelnen Schritte einer lokalisiert durchgeführten externen

Gingivektomie bei einer medikamentös induzierten Gingivawucherung nach antiinfektiöser Therapie und Reevaluation dargestellt.

Eine gute Vorbehandlung der Patienten ist auch im Hinblick auf den langfristigen Erfolg der chirurgischen Therapie wichtig, weil dadurch die entzündliche Komponente vermindert und die Wundheilung verbessert wird. Das Risiko unkontrollierbarer Blutungen nach externer Gingivektomie wird ebenfalls durch eine sorgfältige antiinfektiöse Therapie erheblich verringert.

Gingivektomie

Das Ziel der Gingivektomie ist die Entfernung des überschüssigen, pathologisch veränderten Gingivagewebes, um die physiologische Kontur des Zahnfleisches wieder herzustellen und die Pseudotaschen möglichst vollständig zu entfernen[4]. Die ästhetische,

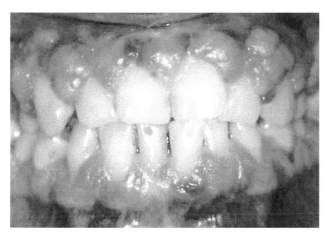

Abb. 2 Cylosporin-A-induzierte Gingivawucherung bei einer 41-jährigen Patientin nach Nierentransplantation.

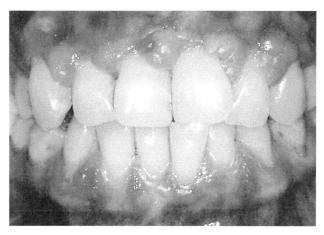

Abb. 3 Die gleiche Patientin wie in Abbildung 2 bei der Reevaluation drei Monate nach antiinfektiöser Therapie.

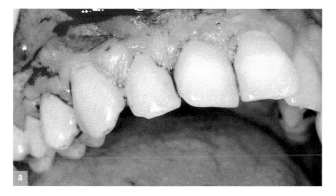

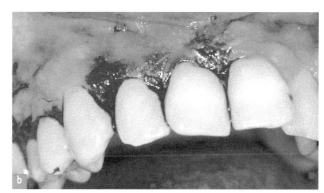

Abb. 4 a Blutungspunkte zur Markierung des Taschenbodens und **b** nach lokalisierter, externer Gingivektomie und Gingivoplastik.

phonetische bzw. funktionelle Beeinträchtigung der Patienten soll dadurch vermindert oder ganz beseitigt werden. Je nach Umfang der Veränderung kann die Gingivektomie lokalisiert oder generalisiert durchgeführt werden. Sie zählt zu den resektiven parodontalchirurgischen Verfahren und wird in externe und interne Gingivektomie unterteilt.

Externe Gingivektomie

Die externe Gingivektomie ist eine vergleichsweise schnelle, sichere und einfach durchzuführende Technik, die aber auch sehr radikal und unter Umständen für den Patienten mit belastenden postoperativen Beschwerden verbunden ist. Häufig liegt nach dem chirurgischen Eingriff ein Teil der Wurzeloberfläche der behandelten Zähne frei; es kann vermehrt zu Dentinhypersensibilität und vor allem im Fronzahnbereich auch zu ästhetischen Problemen kommen. Zusätzlich

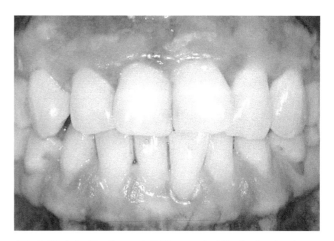

Abb. 5 Klinische Situation nach Entfernung des Wundverbandes eine Woche nach der Gingivektomie.

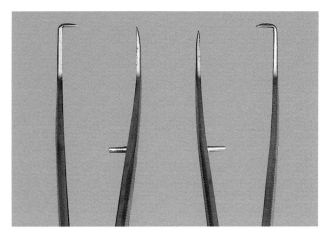

Abb. 6 Taschenmarkierungspinzette (chirales Paar) nach Crane-Kaplan.

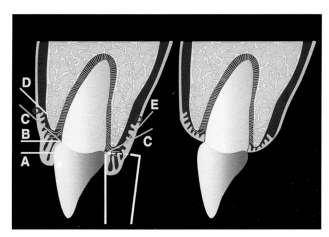

Abb. 7 Schnittführung für die externe Gingivektomie: Empfehlenswert sind die Schnittführungen E (60°, gegebenenfalls mit anschließender Gingivoplastik) und C (45°); nicht empfehlenswert sind A, B und D (Inzision nicht im Bereich der befestigten Gingiva).

besteht aufgrund der großen Wundfläche, die sekundär granulieren muss, die Gefahr postoperativer Infektionen oder Nachblutungen.

Die Indikation für die externe Gingivektomie ist begrenzt und besteht in der Behandlung von Patienten mit Pseudotaschen (supraalveoläre Taschen über 4 mm bei gleichzeitig fibrotisch verdickter Gingiva).

Die Indikation für eine externe Gingivektomie sollte wegen der beschriebenen Nachteile genau beachtet werden (s. Abb. 1).

Operatives Vorgehen

Nach Lokalanästhesie wird mithilfe von Spezialpinzetten (z. B. Pinzette nach Crane-Kaplan, rechts/links; Abb. 6) zur Markierung des Taschenbodens eine variable Anzahl von Blutungspunkten im Gewebe gesetzt (s. Abb. 4a). Dabei wird die gerade Branche der Pinzette bis zum Boden der Tasche geführt, die Branche mit dem Dorn setzt nach Zusammendrücken der Pinzette außen eine Stichinzision in der Gingiva. Die Punkte dienen orientierend zur Darstellung des Taschenbodens.

Der Schnitt wird apikal der Blutungspunkte in einem Winkel von ca. 45° schräg nach koronal auf den Taschenboden zu und unter Zahnkontakt kontinuierlich über den gesamten zu behandelnden Bereich oder diskontinuierlich von Zahn zu Zahn geführt. Dabei ist unbedingt die Freilegung des Knochens zu vermeiden, da es dadurch zu Störungen der Wundheilung

und zu stärkeren postoperativen Schmerzen kommen kann. Die Inzision sollte innerhalb der befestigten Gingiva liegen. Wiederholtes Ansetzen und schrittweises Heranarbeiten führt dazu, dass die Wundränder ausfransen und es zu einer verzögerten Wundheilung kommen kann. Die Schnittführung wird in Abbildung 7 schematisch dargestellt.

Die Inzision kann mit unterschiedlichen Skalpellklingen und Klingenhaltern erfolgen (Abb. 8). Feststehende Gingivektomiemesser oder -beile (z. B. nach Kirkland oder Goldmann-Fox; Abb. 8) eignen sich durch die vorgegebene Anwinkelung des Schaftes besonders für die schwer zugänglichen oralen Flächen und zur Entfernung des interdentalen Gewebes. Allerdings müssen sie nach jedem Eingriff aufgeschliffen werden. Dagegen sind Einmalskalpelle immer scharf; durch die Verwendung von Wechselskalpellhaltern und geeigneten Skalpellhalterklingen (Nr. 15, Nr. 11) kann damit auch oral die Inzision im Winkel von 45° ausgeführt werden (Abb. 8).

Anschließend werden die Wurzeloberflächen sorgfältig mit Hand- oder Schallinstrumenten gesäubert und geglättet. Die Gingiva kann – falls scharfkantige Übergänge verblieben sind – zusätzlich mit einer Schere konturiert werden (Gingivoplastik). Die Wundfläche sollte dann mit physiologischer Kochsalzlösung gesäubert und zum Schutz mit einem weich bleibenden Zahnfleischverband (z. B. Coe-PackTM, GC America Inc., Illinois/USA) versorgt werden. Der Verband

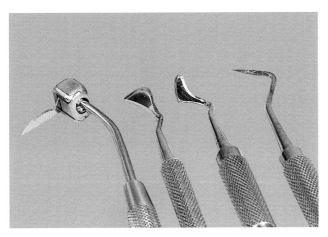

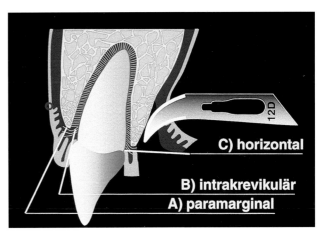

Abb. 8 Auswahl von Gingivektomiemessern und -beilen (von links nach rechts): Messerhalter nach Blake mit 15er Skalpellklinge, Gingivektomie-beil nach Kirkland und nach Goldmann-Fox, Gingivektomiemesser nach Goldmann-Fox für Interdentalräume.

Abb. 9 Schnittführung für die interne Gingivektomie.

kann nach sieben Tagen entfernt und bei empfindlichen Patienten gegebenenfalls nach Entfernung des Debris und Reinigung der Wunde erneuert werden.

Einige Tage nach der Gingivektomie beginnt die Epithelisierung von den Wundrändern aus; sie endet im interdentalen Bereich und kann bis zu 14 Tagen dauern (s. Abb. 5).

Interne Gingivektomie

Die interne Gingivektomie folgt der modifizierten Widman-Lappentechnik, bei der durch einen entsprechend weit paramarginal geführten Schnitt das pathologisch verdickte Gewebe entfernt wird. Eine interne Gingivektomie ist bei Gingivawucherungen indiziert, wenn echte Taschen infolge einer Parodontitis entstanden sind[4].

Operatives Vorgehen

Nach lokaler Anästhesie erfolgt die erste Inzision paramarginal entsprechend dem geschwungenen Verlauf des später gewünschten idealisierten Gingivasaums (Abb. 9, Bezeichnung A). Dabei richtet sich der Abstand zum Zahn nach der Ausprägung der Gingivawucherung. Die Skalpellspitze zielt dabei idealerweise auf den Limbus alveolaris, um eine Verletzung benachbarter anatomischer Strukturen (N. lingualis) zu vermeiden. Nach Mobilisation des Lappens wird das umschnittene Gewebe durch eine zweite intrakreviku-

läre Inzision vom Zahn gelöst und nach einem horizontalen, auf den Zahn zugeführten Schnitt entfernt (Abb. 9, Bezeichnungen B und C). Damit ein spannungsfreier Wundverschluss über den freiliegenden Wurzeloberflächen möglich ist, muss die Lappeninnenseite meist zusätzlich ausgedünnt werden. Danach erfolgt eine sorgfältige Bearbeitung der Wurzeloberflächen mit Hand- und Schallinstrumenten. Die Wunde wird mit physiologischer Kochsalzlösung von Gewebereesten und Debris gereinigt und der Lappen dicht vernäht, sodass eine primäre Wundheilung erfolgen kann. Ein Zahnfleischverband ist nicht zwingend notwendig; die Nähte können nach sieben bis zehn Tagen entfernt werden. Während dieser Zeit kann die mechanische Plaquekontrolle nur in den nichtoperierten Bereichen erfolgen, daher sollte der Patient unterstützend zweimal täglich ein bis zwei Minuten lang mit einer chlorhexidinhaltigen Lösung spülen.

Nachsorge

Nach der chirurgischen Therapie kann es zu rezidivierenden Wucherungen der Gingiva kommen. Manchmal sind erneute Wucherungen schon nach drei bis sechs Monaten zu beobachten, meist bleibt das therapeutische Ergebnis aber für circa zwölf Monate stabil[2]. Dabei kann die Rezidivhäufigkeit durch eine effektive persönliche Mundhygiene, unterstützende professionelle Zahnreinigungen und gegebenenfalls eine regelmäßige Anwendung einer chlorhexidinhaltigen Mundspüllösung durch den Patienten deutlich gesenkt werden.

Literatur

1. Dannewitz B, Eickholz P: Glossar der Grundbegriffe für die Praxis: Gingivawucherungen. 1. Ätiologie. Parodontologie 2002; 13/2: 179-184.
2. Camargo PM, Melnick PR, Pirih FQM, Lagos R, Takei HH: Treatment of drug-induced gingival enlargement: aesthetic and functional considerations. Periodontology 2000 2001; 27: 131-138.
3. Vandekerckhove BN, Bollen CM, Dekeyser C, Darius P, Quirynen M: Full- versus partial-mouth disinfection in the treatment of periodontal infections. Long-term clinical observations of a pilot study. J Periodontol 1996; 12: 1251-1259.
4. Plagmann HC: Lehrbuch der Parodontolgie. Hanser, München 1998.

36 Die chirurgische Kronenverlängerung

Filip Klein, Peter Eickholz

Einleitung

Die Restauration eines parodontal gesunden Zahnes ist bei subgingival gelegener Wurzelkaries, nach einer Kronen-Wurzel-Fraktur oder bei einer Wurzelperforation im koronalen Wurzeldrittel nur nach einer vorangestellten parodontalchirurgischen Maßnahme sicher möglich. Werden restaurative Maßnahmen bei Zähnen mit ausgedehnten subgingivalen Defekten ohne eine vorangestellte Kronenverlängerung ergriffen, können daraus technische oder biologische Komplikationen resultieren[1.]

Eine mangelhafte Isolierung des Arbeitsfeldes hat einen entscheidenden Einfluss auf den Erfolg einer endodontischen Therapie[2,3]; ein dentinadhäsiver Verbund ist ohne eine ausreichende Trockenlegung des Arbeitsfeldes nicht sicher zu erreichen; und eine mangelhafte Darstellbarkeit tief subgingival gelegener Präparationsränder führt zwangsläufig zu Passungenauigkeiten laborgefertigter Restaurationen. Überstehende subgingivale Restaurationsränder begünstigen die Ausbildung einer subgingivalen parodontalpathogenen Plaque und können so zu progredienten Attachmentverlusten führen[4].

Die biologische Breite bezeichnet das supraalveoläre Attachment, das histologisch eine sehr konstante vertikale Dimension von etwa 2 mm einnimmt. Es besteht aus dem supraalveolären Bindegewebe und dem Saumepithel[5]. Eine Verminderung der beschriebenen biologischen Breite kann zu einem chronischen, selten akuten Entzündungsgeschehen führen, verbunden mit Attachmentverlusten und alveolärem Knochenabbau.

Verfahren der klinischen Kronenverlängerung

Aus den genannten Gründen sollten die restaurative und prothetische Versorgung ausgedehnter Zahnhartsubstanzdefekte unter unbedingter Wahrung eines Abstands von 2 bis 3 mm vom Restaurationsrand zum Limbus alveolaris erfolgen. Kann dieser Abstand nicht eingehalten werden, sollte diese Distanz im Vorfeld der restaurativen Versorgung vergrößert werden. Zur klinischen Kronenverlängerung haben sich mehrere Verfahren der apikalen und koronalen Extension bewährt (Tab. 1, Abb. 1).

Die apikale Extension erfolgt durch eine chirurgische Reduktion des Attachmentapparats (chirurgische Kronenverlängerung), das heißt, es wird intentionell ein unter Umständen erhebliches Ausmaß an Zahnhalteapparat geopfert. Mindestens 3 bis 4 mm gesunde Zahnhartsubstanz apikal der Fraktur/Karies müssen suprakrestal freigelegt werden. Im Rahmen der Heilung proliferieren die suprakrestalen Weichgewebe und bedecken 2 bis 3 mm der Wurzeloberfläche (biologische Breite + physiologischer Sulkus). Es muss eine Ausdehnung der Kronenverlängerung auch auf die benachbarten Bereiche des Alveolarkamms erfolgen,

Tab. 1 Verfahren der klinischen Kronenverlängerung[6,7].

Methoden zur apikalen Extension	Methoden zur koronalen Extension
Externe Gingivektomie	Langsame Zahnextrusion[9]
Interne Gingivektomie	Forcierte Extrusion[10]
Apikaler Verschiebelappen mit oder ohne Knochenresektion[8]	Stiftaufbau

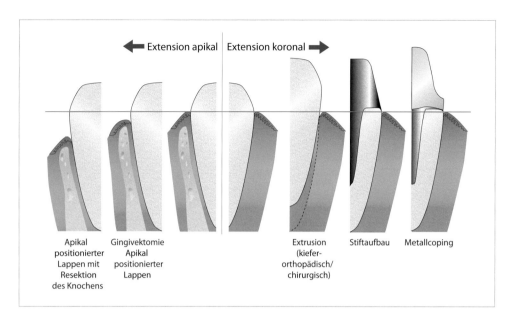

Abb. 1 Schematische Darstellung der verschiedenen Verfahren zur klinischen Kronenverlängerung (nach Sato[6]).

da Weichgewebe die Tendenz haben, abrupte Veränderungen des Knochenniveaus zu überbrücken. Im ästhetisch kritischen Frontzahnbereich sollte eine Extension über die Mittellinie zum Prämolarenbereich erfolgen[8,11]. Dabei ist zu beachten, dass eine extern abgeschrägte Schnittführung den zumindest temporären Verlust der Pigmentierung zur Folge hat. Bei Patienten mit einer pigmentierten Gingiva sollte daher immer ein Vorgehen im Sinne einer internen Gingivektomie gewählt werden[7,8].

Für die koronale Extension werden bei der Zahnextrusion orthodontische Kräfte angewendet. Hierbei wird zwischen der langsamen und forcierten Extrusion unterschieden. Bei der langsamen orthodontischen Extrusion wird über geringe Krafteinwirkung eine koronale Positionierung des gesamten Attachmentapparates erreicht, das heißt, Alveolarfortsatz, alveolärer Faserapparat und Gingiva werden dabei in koronaler Richtung bewegt[9]. Im Unterschied dazu wird bei der forcierten Extrusion durch höhere Kraftanwendung und regelmäßige krevikuläre Inzision zur Durchtrennung der supraalveolären Fasern (Fibrotomie) eine koronale Positionierung des Attachmentapparates verhindert[10].

Ein weiteres, nichtchirurgisches Verfahren zur Kronenverlängerung in koronaler Richtung ist der gegossene oder plastische Stiftaufbau. Dieses Verfahren ist jedoch auf endodontisch behandelte Zähne be-schränkt und setzt eine ausreichende Menge an verbliebener Zahnhartsubstanz voraus; die biologische Breite muss auch hier Beachtung finden. Die Verfahren der klinischen Kronenverlängerung werden durch mehrere Größen limitiert und sind mit Risiken behaftet (Übersicht 1 und 2).

Operatives Vorgehen bei der chirurgischen Kronenverlängerung

Die Schnittführung zur Bildung des Mukoperiostlappens wird in Abhängigkeit von der Breite der fixierten Gingiva gewählt[6,7]. Liegt eine breite Zone fixierter Gingiva vor, erfolgt eine paramarginale Schnittführung. Dabei sollte beachtet werden, dass ein „ausreichendes" Band von etwa 2 mm keratinisierter Gingiva verbleibt. Liegt präoperativ nur eine schmale Zone fixierter Gingiva vor, so sollte eine intrakrevikuläre Schnittführung mit einer Apikalverschiebung des gebildeten Lappens erfolgen. Bei einem völligen Fehlen der fixierten Gingiva wird nach der krevikulären ersten Inzision ein Mukosalappen präpariert (Split flap), der nach der erfolgten Knochenchirurgie mittels Periostnähten apikal verschoben wird. Durch die sekundäre Heilung in Form der offenen Granulation über dem freigelegten Periost kommt es zur Ausbildung einer fixierten Gingiva in diesem Bereich.

Übersicht 1 Limitationen der chirurgischen Kronenverlängerung.

- Unzureichendes parodontales Attachment nach der Kronenverlängerung
- Breite der befestigten Gingiva
- Wurzellänge und Form
- Verhältnis von Kronen- zu Wurzellänge
- Wertigkeit des Zahns
- Funktionelle Belastung des Zahns

Übersicht 2 Risiken bei der chirurgischen Kronenverlängerung.

- Freilegung von Furkationen oder Wurzeleinziehungen
- Verlust der befestigten Gingiva
- Erhöhte Zahnbeweglichkeit
- Überempfindlichkeiten der Nachbarzähne, Rezessionen
- Veränderung der Ästhetik

Nach der Lappenmobilisation wird das umschnittene Weichgewebe entfernt (Degranulation). Die resektive Knochenchirurgie zur Apikalverlagerung des Limbus alveolaris erfolgt unter ausreichender Kühlung mit einer Knochenfräse (Hartmetall-Rosenfräse). Die Knochenresektion muss dabei mindestens auf die Nachbarzähne ausgedehnt werden und ca. 3 bis 4 mm gesunde suprakrestale Zahnhartsubstanz freilegen, um eine harmonische Knochenstruktur zu erzielen. Um eine Verletzung der Wurzeloberfläche zu vermeiden, sollten die in unmittelbarer Wurzelnähe verbleibenden Knochenanteile mit Handinstrumenten abgetragen werden (Knochenmeißel, Knochenfeilen, Küretten). Abschließend erfolgt eine sorgfältige Wurzelglättung, um ein Reattachment durch verbliebene vitale Teile des Desmodonts zu verhindern[8].

Zur Fixierung eines apikalen Verschiebelappens werden tiefgreifende Periostnähte angelegt. Eine Umschlingungsnaht oder vertikale Matratzennähte finden zur Fixierung des Lappens auf dem Alveolarfortsatz Anwendung (Abb. 2a bis h)[12]. Nach sieben bis 14 Tagen werden die Fäden entfernt. Restaurative Maßnahmen können frühestens nach sechs Wochen durchgeführt werden; in kritischen Fällen kann es sinnvoll sein, diesen Zeitraum auf acht bis zwölf Wochen zu verlängern (Abb. 3a und b)[1,11].

Literatur

1. Gratis S, Fradeani M, Celletti R, Bracchetti G: Biological integration of aesthetic restorations: factors influencing appearance and long-term success. Periodontology 2000 2000; 22: 29-43.
2. Sjogren U, Figdor D, Perrson S, Sundquist G: Influence of infection at the time of root filling on the outcome of endodontic treatment of teeth with apical periodontitis. Int Endod J 1997; 5: 297-306.
3. Abbott PV: Factors associated with continuing pain in endodontics. Aust Dent J 1994; 3: 157-161.
4. Jeffcoat MK, Howell TH: Alveolar bone destruction due to overhanging amalgam in periodontal disease. J Periodontol 1980; 51: 599-602.
5. Gargiulo AW, Wentz EM, Orban B: Dimensions and relations of the dentogingival junction in humans. J Periodontol 1961; 32: 261-267.
6. Sato N: Parodontalchirurgie – Klinischer Atlas. Quintessenz, Berlin 2001.
7. Siebert J, Lindhe J: Ästhetik in der Parodontalchirurgie. In: Lindhe J, Karring T, Lang NP (Hrsg.): Klinische Parodontologie und Implantologie. Quintessenz, Berlin 1999.
8. Rosenberg ES, Garber DA, Evian CI: Tooth lengthening procedures. Comp Contin Educ Gen Dent 1980; 1: 161-173.
9. Ingber JS: Forced eruption: Part II. A method of treating non-restorable teeth – periodontal and restorative considerations. J Periodontol 1976; 47: 203-216.
10. Pontoriero R, Celenza F jr, Ricci G, Carnevale M: Rapid extrusion with fiber resection: A combined orthodontic-periodontic treatment modality. Int J Periodontics Restorative Dent 1987; 5: 30-43.
11. Jorgensen MG, Nowzari H: Aesthetic crown lengthening. Periodontology 2000 2000; 22: 45-58.
12. Nowzari H: Aesthetic osseous surgery. Periodontology 2000 2000; 22: 8-28.

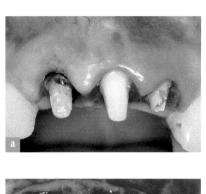
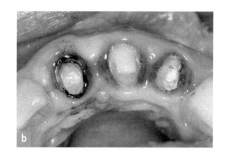
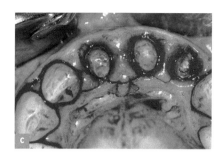
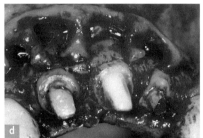
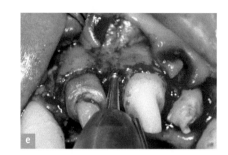
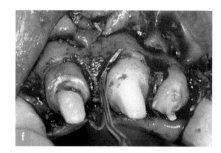
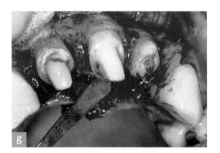
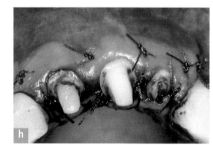

Abb. 2a bis h Chirurgische Kronenverlängerung (Fallbeispiel). **a** Frontalansicht der Situation vor dem chirurgischen Eingriff: Verletzung der biologischen Breite bei den Zähnen 11, 21, 22; Zustand nach antiinfektiöser Therapie. **b** Okklusale Ansicht der Situation vor dem Eingriff. **c** Zirkuläre intrakrevikuläre und semilunare palatinale Inzisionen (Papillenerhaltungslappen[13]). **d** Mobilisation von Mukoperiostlappen. **e** Ostektomie mit einer Rosenfräse. **f** Wurzelglättung mit Handinstrument. **g** Palatinale Lappenausdünnung. **h** Lappenadaptation mit vertikalen Matratzennähten.

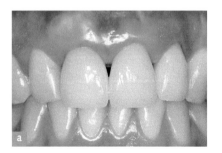
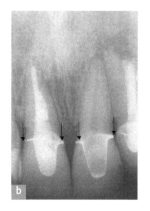

Abb. 3 a Zustand nach definitiver prothetischer Versorgung vier Monate nach der chirurgischen Kronenverlängerung. **b** Röntgenkontrollbild nach adhäsivem Zementieren der Vollkeramikkronen.

37 Die flexible Gingivaepithese – Indikationen und Herstellung

Diana Krigar, Bettina Dannewitz, Peter Eickholz

Einleitung

Schwere Parodontitiden gehen häufig mit fazialen/ oralen und insbesondere approximalen Rezessionen einher. Auch bei der Anwendung gewebeerhaltender Techniken resultieren oft Wurzeldenudationen und weit offene Interdentalräume, die ästhetisch störend wirken. Häufig kommt es zusätzlich zu phonetischen Störungen bei der Bildung von S-, Sch- und Z-Lauten sowie zu einer „feuchten Aussprache". Eine chirur-

gische Wiederherstellung bzw. Regeneration interdentaler Papillen ist bis heute nicht zuverlässig möglich. In manchen Fällen lässt sich eine Beseitigung der störenden Gewebedefekte im Bereich der Grenzzone zwischen Zahn und Gingiva durch restaurative Maßnahmen mithilfe moderner, adhäsiv befestigter Kompositwerkstoffe realisieren (Abb. 1a bis c und 2a bis c). Häufig ist aber eine Rekonstruktion nur mithilfe einer flexiblen Gingivaepithese möglich[1], an die bestimmte Anforderungen gestellt werden sollten (Tab. 1).

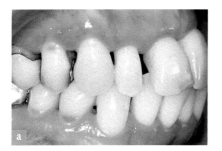 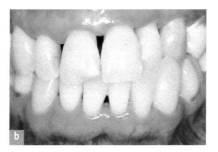 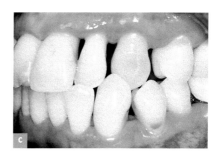

Abb. 1a bis c Patientin mit generalisierter aggressiver Parodontitis nach systematischer Parodontaltherapie vor ästhetischer Zahnumformung mit Komposit. **a** Seitenansicht rechts. **b** Frontalansicht. **c** Seitenansicht links.

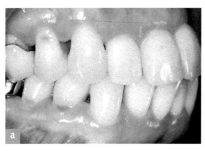 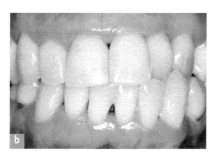 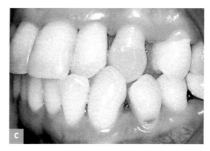

Abb. 2a bis c Patientin aus Abbildung 1 nach ästhetischer Zahnumformung mit Komposit (Herculite®; Kerr Dental, Karlsruhe). **a** Seitenansicht rechts. **b** Frontalansicht. **c** Seitenansicht links.

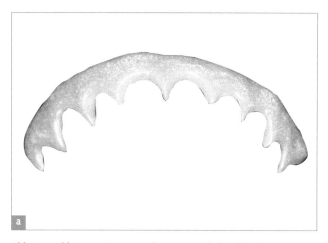

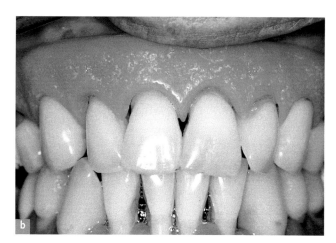

Abb. 3a und b Harte Gingivaepithese aus Methylmethacrylat.

Tab. 1 Anforderungen an eine ideale Zahnfleischepithese.

Biokompatibilität	nicht toxisch nicht allergen
Tragekomfort	nicht störend guter Halt niedriges Gewicht leicht einführbar keine Traumatisierung von Zähnen und Zahnfleisch beim Einsetzen oder Herausnehmen
Ästhetik	Aussehen wie gesunde Gingiva dichtes Abschließen am Zahnhals individuelle Einfärbbarkeit Imitieren von einstrahlenden Lippen- und Wangenbändchen möglich
Mundbeständigkeit	mechanisch beständig (keine Alterung, Ermüdungsbrüche, Rissbildung, unempfindlich gegenüber Schlag/Druck, reißfest) chemisch beständig (Speichel, Säuren) farbstabil
Verschiedenes	einfache Herstellung billiges Material einfache Reinigung Korrektur der Lautbildungsstörung ausgedehnte Konstruktionen möglich

Epithesenmaterialien

Harte Gingivaepithesen aus Methylmethacrylat sind seit langem bekannt[2,3] (Abb. 3a und b). Diese Epithesen waren zwar mundbeständig und einfach im Labor herzustellen, wiesen jedoch deutliche Nachteile auf: schmerzhaftes Einsetzen und Herausnehmen, schlechter Tragekomfort, große Frakturgefahr und fehlende Flexibilität. Zudem war der Halt aufgrund des Kunststoffabriebs nach kurzer Zeit ungenügend.

Die Herstellung flexibler Zahnfleischmasken wurde erstmals 1963 von Nossek[4] beschrieben. 1983 stellten Iselin und Lufi[5] ein biokompatibles Silikonmaterial (Gingivamoll®; Molloplast KG, Karlsruhe) als weich bleibenden Epithesenkunststoff vor, der aufgrund des Tragekomforts und der Herstellungspräzision als praxisreif bewertet wurde.

Silikonepithesen weisen viele Vorteile gegenüber anderen Materialien auf: Sie sind biokompatibel, und unter den Epithesen kommt es sehr selten zu Schleimhautveränderungen. Die häufig unter weichen Silikonunterfütterungen zu beobachtenden Soor-Infektionen wurden nach Iselin und Lufi[6] nie festgestellt. Müller und Flores-de-Jacoby[7] beschrieben eine Besiedelung der Epithesen mit Candida; bei diesen Fällen kam es zu einer raschen Veränderung der Epithese mit bräunlichweißen Einlagerungen und einer Aufrauung der Oberfläche. Allerdings waren bei diesen Patienten neben den Abstrichen der Gingiva unter den Epithesen auch Abstriche vom Zungenrücken Candida-positiv, sodass möglicherweise bereits vor der Eingliederung der Epithese eine Candida-Infektion bestand, obwohl keine klinische Symptomatik aufzuzeigen war.

Bei einem Gewicht von 0,7 bis 1,5 g ist der Tragekomfort sehr hoch; die Retentionsmöglichkeiten breiter oder schmaler Interdentalräume lassen sich sehr gut ausnutzen und gewähren somit einen optimalen Halt. Durch die hohe Reißfestigkeit kommt es äußerst selten zu einem Abreißen der Interdentalpapillen.

Silikonepithesen können durch sorgfältige Modellation und individuelle Einfärbung einer natürlichen

Gingiva täuschend ähnlich sehen (Abb. 4). Zudem ist Silikon preiswert, unempfindlich gegenüber Stoß oder Druck und zeigt keine Ermüdungsbrüche. Aufgrund dieser Flexibilität sind ausgedehnte Konstruktionen bis in den Molarenbereich möglich. Neben diesen Vorteilen weisen aber Silikone auch Nachteile auf: In seltenen Fällen kann es zu allergischen Reaktionen kommen. Ein großes Problem besteht allerdings in der Farbunbeständigkeit des Materials. Farbveränderungen können durch Ultraviolett- und Farbeinwirkung, durch das Herauslösen oder durch Veränderung des Pigments sowie durch die Absorption von Fremdfarbstoffen entstehen. Besonders an den Randpartien der Epithese kommt es nach einigen Monaten zu gelblichen Verfärbungen und Ausbleichungen. Durch vermehrte Plaqueanlagerung auf Epithese und Zähnen verfärbt sich das Material schneller. Zahnstein bildet sich auf der Epithese innerhalb von Tagen. Iselin et al.[5,8] konnten bei Rauchern auftretende Verfärbungen der Epithesen bereits nach vier Monaten feststellen. Bei guter Mundhygiene und Pflege der Epithese kann diese bis zu einem Jahr getragen werden. Verfärbungen können mit organischen Lösungsmitteln, wie Benzol oder n-Hexan, beseitigt werden. Nach deren Anwendung muss mit Methanol nachgespült werden.

Voraussetzungen für flexible Gingivaepithesen

Bei Patienten, bei denen eine Gingivaepithese vorgesehen ist, sollte eine systematische Parodontaltherapie durchgeführt und ein stabiles Therapieergebnis erzielt worden sein. Die restaurative Sanierung sollte zumindest provisorisch abgeschlossen sein, und im Zahnhalsgebiet, das von der Epithese bedeckt wird, müssen definitive Füllungen gelegt sein. Der Patient sollte eine effektive individuelle Mundhygiene aufweisen und regelmäßige Termine zur unterstützenden Parodontitistherapie (UPT, Recall) wahrnehmen. Zudem setzt das Eingliedern einer Gingivaepithese eine gewisse manuelle Geschicklichkeit voraus.

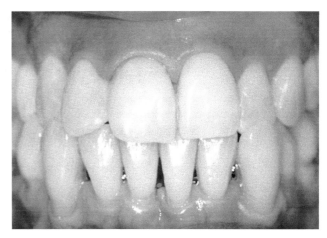

Abb. 4 Flexible Gingivaepithese aus Silikon (Gingivamoll®; Molloplast KG, Karlsruhe). Silikonepithesen können durch sorgfältige Modellation und individuelle Einfärbung einer natürlichen Gingiva täuschend ähnlich sehen.

Indikationen

Eine Gingivaepithese ist indiziert, wenn sichtbare störende Gingivarezessionen mit Wurzeldenudationen und weiten Interdentalräumen vorliegen. Weitere Anwendungsgebiete sind phonetische Störungen, Probleme mit Speicheldurchfluss und Speichelblasenbildung durch den Interdentalraum sowie größere Knochendefekte nach Operationen. Zudem kann eine Gingivaepithese als semiprovisorische Abdeckung von ästhetisch insuffizienten Kronen und Brücken dienen. Durch die Epithese können ästhetische Verbesserungen von festsitzenden Rekonstruktionen, z. B. Implantaten oder freiliegenden Kronenrändern an Restaurationen, erzielt werden (Abb. 5a und b sowie 6a und b).

Kontraindikationen

Neben einer ineffektiven individuellen Mundhygiene und hoher Kariesaktivität sind unsanierte Parodontalverhältnisse, bei denen die Gefahr einer beschleunigten Destruktion des Zahnhalteapparats besteht, eine Kontraindikation. Zigarettenkonsum stellt eine relative Kontraindikation dar, weil das Zigarettenrauchen zu einer beschleunigten Verfärbung der Epithesen und somit zu einer reduzierten Lebensdauer führt. Bei bestehender Silikonallergie ist die Eingliederung einer Gingivaepithese ebenfalls nicht indiziert.

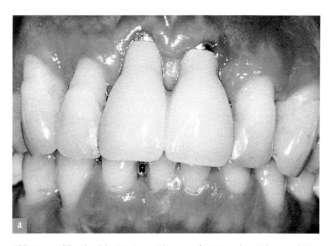
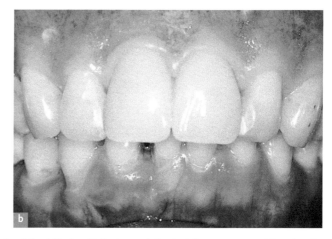

Abb. 5a und b Flexible Gingivaepithese an festsitzenden Rekonstruktionen: Frontalansicht eines Patienten nach Implantatversorgung vor (**a**) und nach Epitheseneingliederung (**b**).

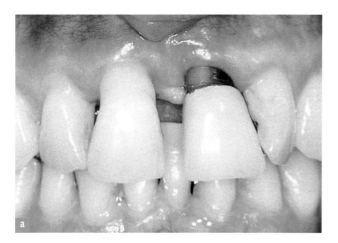
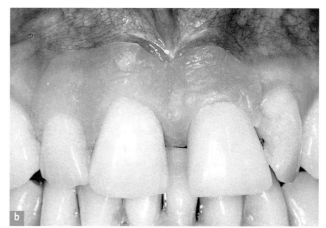

Abb. 6a und b Frontalansicht bei einer Patientin mit ästhetisch unbefriedigender Kronenversorgung am Zahn 21 vor (**a**) und nach Epitheseneingliederung (**b**).

Praktisches Vorgehen bei der Herstellung einer Gingivaepithese

Zunächst wird ein Alginatabdruck mit genügend großer vestibulärer Extension hergestellt. Auf dem daraus resultierenden Gipsmodell wird der individuelle Löffel eingezeichnet, der vestibulär über die mukogingivale Grenzlinie reicht, im Seitenzahnbereich auf der Mitte der Kauflächen verläuft und im Frontzahngebiet die Schneidekanten bedeckt. Aus Wachs oder Papier wird ein Platzhalter von 1,5 mm Dicke genau adaptiert und mit Alginatlack isoliert. Der individuelle Löffel wird üblicherweise aus Autopolymerisat hergestellt (Abb. 7). Dabei wird der Rand des Löffels entlang der Zahnreihe so gestaltet, dass Inzisalkanten und Kauflächen als

Führungshilfe bei der Abformung dienen (Abb. 8). Es ist günstig, den Löffel zu perforieren, um ein Losreißen der Abformmasse vom Löffel zu verhindern.

Vor der eigentlichen Abformung wird aus Silikonmasse ein palatinaler Block hergestellt, der ein übermäßiges Abfließen der Abformmasse durch die offenen Interdentalräume nach palatinal verhindern soll (Abb. 9). Die Interdentalsepten dieses Blocks werden mit einem scharfen Skalpell bis zu deren Basis weggeschnitten (Abb. 10). Ebenfalls wichtig ist eine Reduktion des inzisalen Randes, damit sich der individuelle Löffel einwandfrei reponieren lässt. Morphologisch schwierige Situationen, wie zum Beispiel tiefe Knochenkrater oder offene Bifurkationen, werden mit Wachs ausgeblockt. Um später einen präzisen Sitz der Epithese garan-

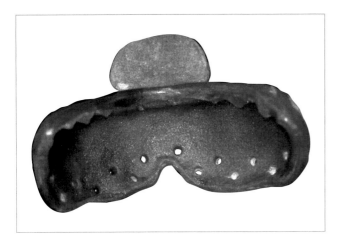

Abb. 7 Individueller Löffel aus Autopolymerisat.

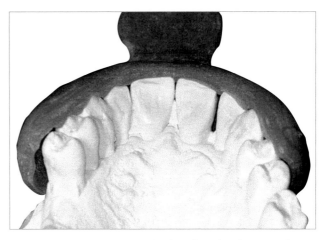

Abb. 8 Der Rand des Löffels wird entlang der Zahnreihe so gestaltet, dass bei der Abformung Inzisalkanten und Kauflächen als Führungshilfe dienen.

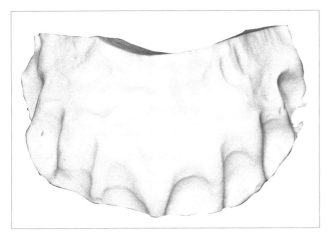

Abb. 9 Der palatinale Block aus Silikonmasse verhindert ein übermäßiges Abfließen der Abformmasse durch die offenen Interdentalräume nach palatinal.

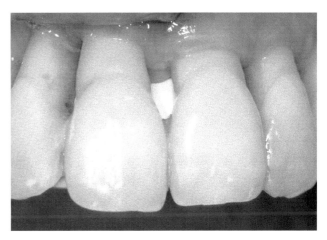

Abb. 10 Die Interdentalsepten des Silikonblocks werden mit einem scharfen Skalpell bis zu deren Basis weggeschnitten.

tieren zu können, ist es unumgänglich, einen individuellen Löffel und eine gummielastische Präzisionsabformmasse zu verwenden. Der individuelle Löffel wird mit einem Adhäsiv versehen und der palatinale Silikonblock beim Patienten eingesetzt. Nach Trocknung der Zahnoberflächen werden zunächst die Interdentalräume mithilfe einer Spritze blasenfrei ausgefüllt (Abb. 11). Der mit der Abformmasse beschickte Löffel wird ohne Druck auf den Inzisalkanten bzw. den Okklusalflächen reponiert. Dann werden mit der Oberlippe leichte Bewegungen ausgeführt, um die einstrahlenden Bänder deutlich darzustellen. Um die Interdentalsepten nicht zu beschädigen oder abzureißen, wird die Abformung nach dem Abbinden ganz langsam gelöst und entfernt (Abb. 11 bis 13).

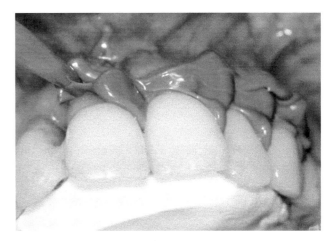

Abb. 11 Nach Trocknung der Zahnoberflächen werden zunächst die Interdentalräume mithilfe einer Spritze blasenfrei mit Abformmasse ausgefüllt.

249

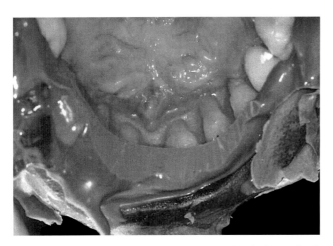
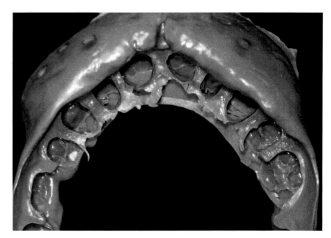

Abb. 12 und 13 Um die Interdentalsepten nicht zu beschädigen oder abzureißen, wird der Abdruck nach dem Abbinden ganz langsam gelöst und entfernt. Es sollten am Abdruck keine durchgedrückten Stellen vorhanden sein, da dies zu einer ungenügenden Passgenauigkeit der Gingivaepithese führen würde.

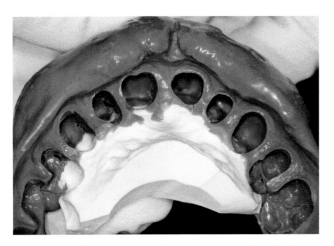
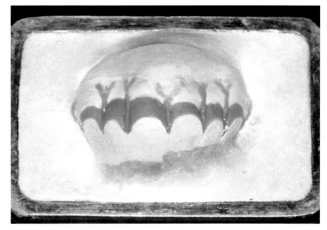

Abb. 14 Kontrolle der Abformung durch den Zahntechniker, der überschüssige Ränder und überdimensionierte Interdentalsepten mit Schere oder Skalpell entfernt.

Abb. 15 Epithese im Konter. Umsetzung der Wachsmodellation in Silikon.

Es sollten am Abdruck keine durchgedrückten Stellen vorhanden sein, da dies zu einer ungenügenden Passgenauigkeit der Gingivaepithese führt. Gegebenenfalls muss die Abformung wiederholt werden.

Im Labor wird der Abdruck nochmals vom Zahntechniker kontrolliert, und er entfernt überschüssige Ränder sowie überdimensionierte Interdentalsepten mit Schere oder Skalpell (Abb. 14). Aus Superhartgips wird ein Arbeitsmodell hergestellt. Auf dem Modell wird die Begrenzung der Gingivaepithese eingezeichnet. Vestibulär darf diese unter Aussparung der Lippen- und Wangenbändchen bis maximal zur mukogingivalen Grenzlinie reichen, um bei funktionellen Bewegungen ein Abheben der Epithese zu verhindern. Die koronale Begrenzung hängt von den ästhetischen

Gegebenheiten ab: Normalerweise dient die Schmelz-Zement-Grenze als Orientierung. Bei Vorliegen ästhetisch störender Restaurationsränder kann es oftmals wünschenswert sein, diese mit der Epithese abzudecken.

Daraufhin wird die Epithese in Wachs gestaltet. Dabei erfolgt eine genaue Ausformung der Gingivamorphologie, wie einstrahlende Bänder, die individuelle Form der Papillen usw. Der Bereich zur Mukogingivallinie wird dünn auslaufend modelliert. Das Zahnfleisch sollte nicht überall uniform auf der gleichen Höhe verlaufen; zu vermeiden ist allerdings ein unharmonischer stufenartiger Verlauf der Gingiva. Nach Fertigstellung der Epithese in Wachs erfolgt die Umsetzung in Silikon (Abb. 15 und 16).

Einprobe und Pflege

Bei der Einprobe der fertigen Epithese ist auf ein leichtes Einführen zu achten. Gegebenenfalls müssen die Interdentalpapillen mit einer Schere zugeschnitten werden. Die Epithese sollte spaltfrei am Zahn anliegen, die Farbe muss mit der Farbe der Gingiva des Gegenkiefers übereinstimmen (s. Abb. 4). Die Gingivaepithese wird in nassem Zustand eingesetzt, wobei man an der Papille zwischen den mittleren Schneidezähnen beginnt.

Nachts sollte die Epithese entfernt werden. Nach jeder Mahlzeit sollte eine Reinigung unter fließendem Wasser erfolgen, zusätzlich sollte die Epithese einmal am Tag mit einer weichen Zahnbürste und Flüssigseife gereinigt werden. Nach dem Reinigen der Zähne mit fluoridhaltiger Zahnpaste sollte die Epithese nicht sofort eingesetzt werden, da es sonst zu gelblichen Verfärbungen kommen kann. Auch nach Karottenkonsum verfärben sich die Epithesen gelblich.

Von jeder Abformung können circa zwei bis drei Gingivaepithesen angefertigt werden. Der individuelle Löffel kann nach Entfernen des Abformmaterials für weitere Abformungen verwendet werden.

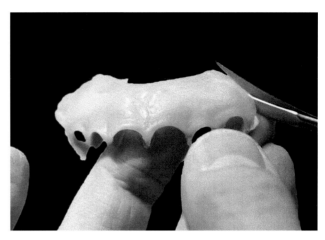

Abb. 16 Fertigstellung der Silikonepithese durch den Zahntechniker, der entstandene Pressfahnen mit einer Schere entfernt.

Literatur

1. Eickholz P, Lange DE: Flexible Gingivaepithesen – Akzeptanz und klinische Erfahrungen. Parodontologie 1992; ¾: 251-257.
2. Wolf HF, Rateitschak KH: Einfache temporäre Schienungsmöglichkeiten. Dtsch Zahnärztebl 1965; 17: 525-533.
3. Curilovic Z, Renggli HH: Die Zahnfleischmaske. Schweiz Monatsschr Zahnheilk 1970; 82: 135-139.
4. Nossek H: Die Zahnfleischepithese aus weichbleibendem Kunststoff als therapeutischer und ästhetischer Dauerverband. Dtsch Stomatol 1963; 13: 282-289.
5. Iselin W, Meier C, Lufi A, Lutz F: Die flexible Zahnfleischepithese. Schweiz Monatsschr Zahnmed 1990; 8: 967-976.
6. Iselin W, Lufi A: Die flexible Zahnfleischepithese (I). Quintessenz 1983; 34/2: 275-280.
7. Müller H-P, Flores-de-Jacoby L: Der Einfluss einer flexiblen Gingivaepithese auf das marginale Parodont und die Zusammensetzung der subgingivalen Mikroflora. Dtsch Zahnärztl Z 1985; 40: 783-787.
8. Iselin W, Lufi A: Die flexible Zahnfleischepithese (II). Quintessenz 1983; 34/3: 483-494.

Unterstützende Parodontitistherapie (UPT)

38 Ziele und Inhalte der UPT

Peter Eickholz

Ziele parodontaler Therapie

Die aktive Phase der systematischen Parodontitistherapie (antiinfektiöse/nichtchirurgische und korrektive/chirurgische Therapie) verfolgt folgende Ziele:

1. Beseitigung der Infektion,
2. Aufhalten der parodontalen Destruktion und, wenn möglich,
3. Regeneration des zerstörten parodontalen Gewebes.

Wie sieht der anzustrebende Zustand aber konkret aus? An welchen Kriterien kann der Erfolg parodontaler Therapie konkret gemessen werden? Die Schweizerische Zahnärzte-Gesellschaft (SSO) hat Kriterien formuliert, nach denen die parodontale Situation eines Patienten eingeordnet werden kann (Tab. 1). Dabei entspricht ein Qualitätsstandard A+ einem hervorragenden Behandlungsziel, einem „Behandlungsausgang bzw. Zustand, der durch einen hervorragenden Standard erreicht wird, bei dem weder die Zeit noch Patientenwünsche noch ökonomische Aspekte Einschränkungen diktieren". Standard A repräsentiert einen guten, im Normalfall anzustrebenden „Behandlungsausgang oder Zustand, der durch einen minimalen akzeptierbaren Standard erreicht wird, bei dem eine geringe Gefahr besteht, dass der Patient negativ beeinflusst wird". Standard B steht für einen mangelhaften, potenziell schädigenden „Behandlungsausgang oder Zustand, der auf einer Maßnahme oder dem Fehlen einer solchen basiert, die die Gefahr einer – zwar reversiblen – Schädigung des Patienten in sich birgt". Bei Qualitätsstandard C schließlich liegt eine ungenügende Situation vor, bei der Alternativen

gefordert sind: „Nicht annehmbarer Behandlungsausgang oder Zustand, der auf einer Maßnahme oder dem Fehlen einer solchen basiert und bereits irreversible Schädigungen im Kauorgan des Patienten bewirkte oder bei dem bereits eine solche Schädigung eingetreten ist"[1].

Was aber hat zu geschehen, wenn die aktive Therapie die parodontale Infektion beseitigt hat und die parodontale Situation eines Patienten einem Qualitätsstandard A+ oder A entspricht? Kann der Patient dann als „geheilt entlassen werden"? Das übergeordnete Ziel parodontaler bzw. allgemein zahnärztlicher Therapie ist die langfristige Erhaltung natürlicher Zähne in einem gesunden, funktionellen, ästhetisch akzeptablen und schmerzfreien Zustand[1,2]. Genau dieses Ziel verfolgt die unterstützende Parodontitistherapie (UPT). Welche Maßnahmen sind erforderlich, um die parodontalen und die oralen Verhältnisse eines Patienten langfristig stabil zu erhalten?

Inhalte der unterstützenden Parodontitistherapie

Bakterieller Zahnbelag, der orale Biofilm, ist der ätiologische Hauptfaktor für die Entstehung von Gingivitis und bei Vorliegen einer entsprechenden Prädisposition auch von Parodontitis (Abb. 1)[3]. In der UPT werden Patienten betreut, die bereits an Parodontitis erkrankt sind bzw. waren, sodass von einer Prädisposition ausgegangen werden kann. Ein wesentlicher Inhalt der UPT muss es also sein, zum einen die Effektivität der individuellen häuslichen Mundhygienebemühungen

Tab. 1 Qualitätsstandards zur Beurteilung des Behandlungsziels[1].

Qualitäts-standard	Beschreibung
A+	– keine Sondierungswerte > 4 mm
	– minimales Bluten nach Sondieren (< 10 %)
	– keine sichtbaren harten oder weichen Beläge
	– ästhetisch befriedigende Parodontalverhältnisse
	– Schmerzfreiheit
	– individuell optimale Funktion
A	– keine Resttaschen > 5 mm
	– kein Pusaustritt
	– gelegentliches Bluten nach Sondieren (≤ 25 %)
	– niedriger Plaquebefall (≤ 30 %)
	– geringfügige Beeinträchtigung der Ästhetik
	– Schmerzfreiheit
	– befriedigende Funktion

Qualitäts-standard	Beschreibung
B	– Attachmentverlust mit Resttaschen > 5 mm
	– Pusaustritt aus wenigen Resttaschen
	– Bluten nach Sondieren (> 25 %)
	– Mundhygiene (> 30 %)
	– korrigierbare Beeinträchtigung der Ästhetik
	– gelegentlich Schmerzen
	– geringfügig beeinträchtigte, korrigierbare Funktion
C	– multiple Stellen mit Pusaustritt
	– wiederkehrende Abzedierungen
	– grobe Vernachlässigung der Mundhygiene
	– generalisiertes Bluten nach Sondieren
	– massiver Attachmentverlust ohne adäquate Behandlung
	– deutlicher Attachmentverlust mit Taschenbildung bei Jugendlichen
	– parodontitisbedingte Kauunfähigkeit

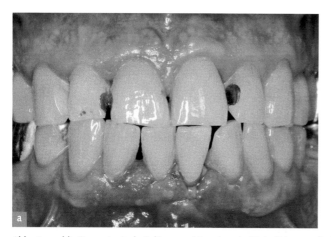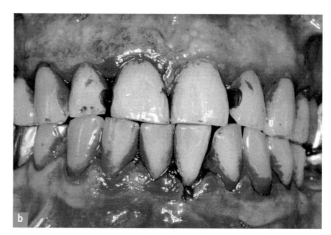

Abb. 1a und b Supragingivale Beläge vor (**a**) und nach (**b**) Anfärbung mit einem Plaquerevelator.

der Patienten regelmäßig festzustellen und gegebenenfalls durch Remotivation und Reinstruktion wieder zu verbessern. Zum anderen werden supra- und auch subgingivale Beläge professionell vom zahnärztlichen Team entfernt, um Rezidiven vorzubeugen bzw. diese im Initialstadium zu therapieren (Tab. 2).

Am Beginn der unterstützenden Parodontitistherapie steht die Frage nach Beschwerden des Patienten oder Veränderungen seiner medizinischen Situation während der zurückliegenden Zeit seit der letzten UPT. Einmal pro Jahr sollte die allgemeine Anamnese des Patienten komplett aktualisiert werden.

Gingivitis- und Mundhygieneindizes

Anschließend werden der aktuelle Entzündungs- und Mundhygienezustand durch Erhebung von Gingivitis- und Plaqueindizes [z. B. Plaque Control Record (PCR) und Gingivaler Blutungsindex (GBI)] festgestellt (Abb. 1)[4]. Insbesondere für die UPT hat ein differenzierter Index wie der PCR den Vorteil, spezifische Schwachstellen der individuellen Plaquekontrolle aufzudecken. Während der Approximalraumplaqueindex (API) nur die Zahnzwischenräume entweder von bukkal oder oral bewertet und do-

Tab. 2 Ziele und Inhalte der unterstützenden Parodontitistherapie (UPT/Recall).

Ziele	Inhalte
Aufrechterhaltung stabiler gesunder parodontaler/oraler Verhältnisse; frühzeitiges Erkennen von Rezidiven	Kontrolle der parodontalen (oralen) Befunde (ggf. auch Mikrobiologie)
Aufrechterhaltung einer effektiven individuellen Mundhygiene	Kontrolle der individuellen Mundhygiene; Remotivation und -instruktion zu einer effektiven individuellen Mundhygiene; professionelle Zahnreinigung (PZR)
Frühzeitige Intervention bei Rezidiven	ggf. subgingivales Scaling (lokale Antibiotika)
Therapeutische Weichenstellung	Therapieplanung

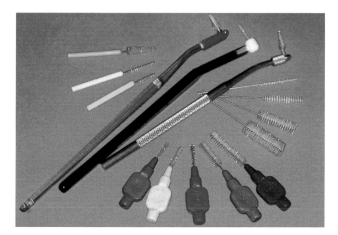

Abb. 2 Verschiedene Zahnzwischenraumbürsten.

kumentiert, wobei zum Beispiel die Vestibulär- und Oralflächen unberücksichtigt bleiben, werden mit dem PCR zirkulär vier bzw. sechs Stellen (modifiziert) bewertet. Gerade in der UPT können spezifische Plaquemuster, wie beispielsweise eine unzureichende Reinigung der Lingualflächen der Unterkiefermolaren, persistierende Infektionen erklären, die mit dem API nicht identifiziert würden. Die angefärbte Plaque kann dann zur Remotivation und -instruktion geeigneter Reinigungsinstrumente (insbesondere Zahnzwischenraumbürstchen; Abb. 2) und -techniken genutzt werden[4].

Bei zu starker marginaler Entzündung (z. B. GBI > 20 %) sollte von der Erhebung von Sondierungsparametern zu dem betreffenden Termin abgesehen werden, weil diese ausgeprägte marginale Blutungsneigung das Ergebnis des Blutens nach Sondieren (Bleeding on Probing: BOP) verfälscht. Der Patient wird dann intensiv remotiviert und -instruiert, erhält eine professionelle Zahnreinigung und wird zwei bis

drei Wochen später erneut einbestellt. Zu diesem zusätzlichen Termin werden Gingivitis und Mundhygiene erneut kontrolliert. Wenn die marginale Entzündung dann deutlich reduziert ist, können die Sondierungsparameter einschließlich BOP erhoben sowie sinnvoll interpretiert werden. Um von BOP auf subgingivale Entzündung schließen zu können, muss gewährleistet sein, dass der Gingivarand weitgehend entzündungsfrei ist. Wenn der Gingivarand aufgrund von supragingivaler Plaque entzündet ist, blutet es bei der Erhebung von Sondierungstiefen immer, weil der Gingivarand bei Berührung mit der Sonde, die in die Tasche gleitet, gereizt wird. Es ist dann nicht zu differenzieren, ob die Blutung vom Gingivarand oder aus der Tasche kommt, und die mittelbare Schlussfolgerung im Hinblick auf subgingivale Plaque, die ein subgingivales Scaling bei Sondierungstiefen von 4 mm nach sich ziehen würde, ist dann nicht möglich. Wenn BOP als Befund also sinnvoll erhoben werden soll, ist ein niedriger Gingivitisindex (z. B. GBI > 20 %) die Voraussetzung[4].

Professionelle Zahnreinigung

Bereits bei der Demonstration von Mundhygieneinstrumenten und -techniken in der Mundhöhle des Patienten werden weiche bakterielle Zahnbeläge entfernt. Nach Abschluss der UPT sollen die Zahnoberflächen des Patienten frei von harten und weichen bakteriellen Belägen sein. Die Entfernung dieser Beläge kann mit Hand- und maschinellen Instrumenten (z. B. Schallscaler) erfolgen[5]. Im Anschluss findet eine Politur sämtlicher gereinigter Zahnflächen mit Bürstchen bzw. Polierkelchen und Polierpaste statt. Während bei der Verwendung von Bürstchen das Risiko besteht, bei Berührung des Gingivarandes Erosionen zu verursachen,

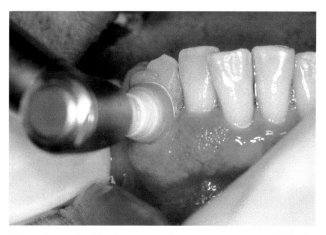

Abb. 3 Politur der Oberfläche von Zahn 43 mit einem Gummikelch, der sich unter Andruck an den Zahn aufdehnt und aufbördelt und so eine Politur bis apikal des Gingivarandes ermöglicht.

ermöglichen Polierkelche, die sich unter Andruck an den Zahn aufdehnen und aufbördeln, eine Politur bis apikal des Gingivarandes (Abb. 3).

Parodontalstatus

Je nach Rhythmus der UPT wird zur Verlaufskontrolle zumindest einmal im Jahr ein Parodontalstatus erhoben: Sondierungstiefen (ST), Attachmentverluste (PAL-V) bzw. Rezessionen und Furkationsbeteiligung[6,7]. Diese Befunde dokumentieren im Vergleich zu den zuvor erhobenen Parodontalstatus die Stabilität der parodontalen Situation bzw. gegebenenfalls ein lokalisiertes oder generalisiertes Fortschreiten der Parodontitis (Attachmentverluste ≥ 2 mm an einer Stelle). Pathologisch vertiefte Taschen (ST = 4 mm mit BOP; ST ≥ 5 mm) stellen eine Indikation zur Reinstrumentierung dieser Stellen dar. In diesem Zusammenhang kann diskutiert werden, ob bereits eine Stelle mit ST ab 5 mm auch ohne BOP reinstrumentiert werden soll oder dieser Schwellenwert erst bei 6 mm gesetzt wird. Grundsätzlich dokumentiert nicht nur BOP eine subgingivale Entzündung, sondern auch die erhöhte Eindringtiefe der Parodontalsonde an einer Stelle bei definierter Sondierungskraft (0,2 N), denn die subgingivale Entzündung führt zu einer Auflockerung des subepithelialen Bindegewebes mit einer Reduktion des Gewebedrucks. Das Gewebe bietet dem Sondierungsdruck dann weniger Resistenz, woraus höhere ST-Werte resultieren[3,6].

Die Erhebung des Parodontalen Screening-Index (PSI), der die ST zusammenfassend für jeden Sextanten klassifiziert, ist für die Befunderhebung bei der UPT ungeeignet, weil er es nicht erlaubt, die individuellen Stellen zu identifizieren, die reinstrumentiert werden müssen.

Je nachdem, ob der Patient noch bei einem anderen Zahnarzt zum Beispiel restaurativ betreut wird, ist es sinnvoll, im Zusammenhang mit dem Parodontalstatus alle sechs bis zwölf Monate einen Zahnhartsubstanzbefund zu erheben.

Subgingivale Instrumentierung

Parodontitis ist eine chronische Erkrankung. Parodontale Destruktionen vollziehen sich selten mit hoher Geschwindigkeit. Rezidive kündigen sich deshalb zumeist mit initial pathologisch vertieften Taschen an (ST = 4 mm mit BOP; ST ≥ 5 mm). Die Entfernung des subgingivalen Biofilms von diesen Stellen beseitigt den ätiologischen Hauptfaktor der Destruktion und vermag diese zumeist aufzuhalten, bevor größere Defekte entstehen können. UPT ist deshalb nicht nur Recall, also der regelmäßige „Rückruf" des Patienten, sondern immer auch tätige Therapie.

Um die UPT mit vertretbarem Zeitaufwand durchführen zu können, sollte die Zahl der Stellen, die regelmäßig nachinstrumentiert werden müssen, eine gewisse Grenze nicht überschreiten (z. B. fünf bis sechs Zähne). Sollten bei einem Patienten mehr pathologisch vertiefte Taschen gefunden werden, ist es sinnvoll, ein zumindest lokales Rezidiv zu diagnostizieren und wieder in die Phase der antiinfektiösen Therapie einzutreten.

Die Therapie persistierender bzw. rezidivierender Taschen mittels topischer Applikation lokaler Antibiotika erscheint insbesondere in der unterstützenden Parodontitistherapie (UPT) bei Patienten als sinnvoll, die nach abgeschlossener adäquater Behandlung (Wurzeloberflächen frei von harten Belägen) an einzelnen Stellen trotz subgingivalen Scalings noch persistierende oder auch nach chirurgischer Intervention rezidivierende pathologisch vertiefte Taschen (ST ≥ 5 mm und Bluten nach Sondieren) aufweisen. Bei diesen Patienten verursacht wiederholtes subgingivales Scaling langfristig nicht unerhebliche Hartsubstanz-

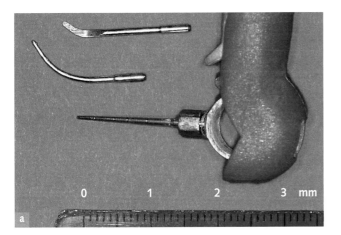
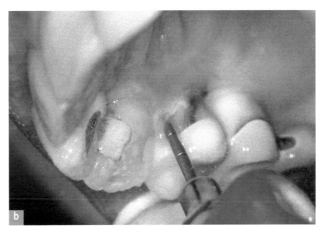

Abb. 4a und b Ultraschallgerät Vector (Vector, Dürr Dental, Bietigheim-Bissingen). **a** Arbeitskopf mit verschiedenen Ansätzen. Von oben nach unten: golfschlägerförmig für approximale Bereiche; gebogen für Furkationen; gerade für vestibuläre und orale Taschen. **b** Subgingivale Politur mesial von Zahn 14. Die milchige Flüssigkeit ist die Hydroxylapatitsuspension.

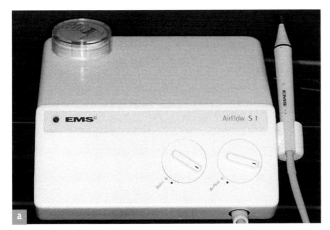
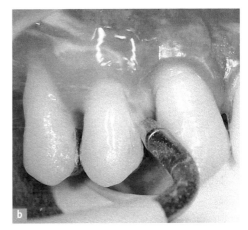

Abb. 5 a Pulverstrahlgerät EMS Air Flow S1 (EMS, Nyon, Schweiz). **b** Subgingivale Reinigung im Rahmen der unterstützenden Parodontitistherapie mit Clinpro ProphyPowder (3M Espe, Seefeld).

verluste und häufig Zahnhalsüberempfindlichkeiten. Einerseits ist der Einsatz subgingivaler Medikamententräger alternativ zum Scaling eine mögliche Strategie, diese Komplikationen zu vermeiden. Andererseits ist die Gabe zusätzlich zur mechanischen Instrumentierung ein Weg, die persistierenden Taschen mit einem anderen als dem bisher vergeblichen, allein mechanischen Konzept zu behandeln[8].

Weitere Strategien zur Vermeidung von Zahnhartsubstanzverlusten bei wiederholter Reinstrumentierung von Taschen sind die Durchführung einer subgingivalen Politur mittels eines speziellen Ultraschallgerätes (Vector, Dürr Dental, Bietigheim-Bissingen) (s. Abb. 4) oder von Pulverstrahlgeräten in Verbindung mit besonderem Pulver (EMS Air Flow S1,

EMS, Nyon, Schweiz; Clinpro ProphyPowder, 3M Espe, Seefeld) (Abb. 5a)[9]. Der Vector ist ein Ultraschallgerät, bei dem der Ansatz in der parodontalen Tasche parallel zur Zahnoberfläche schwingt und dabei berührungslos eine Suspension mit einem Hydroxylapatitgranulat zum Strömen bringen soll (Abb. 4). Das strömende Hydroxylapatitgranulat soll den subgingivalen Biofilm entfernen, ohne die Zahnhartsubstanz zu beschädigen. Ein spezielles Pulver, das aus Partikeln der kristallisierten Aminosäure Glycin besteht, kann ebenfalls effektiv zur Entfernung subgingivaler Biofilme in Taschen von bis zu 5 mm eingesetzt werden (Abb. 5b)[9]. Zur Entfernung subgingivaler Konkremente ist die subgingivale Politur nicht geeignet.

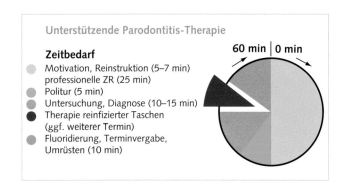

Unterstützende Parodontitis-Therapie

Zeitbedarf
60 min | 0 min

- Motivation, Reinstruktion (5–7 min) professionelle ZR (25 min)
- Politur (5 min)
- Untersuchung, Diagnose (10–15 min)
- Therapie reinfizierter Taschen (ggf. weiterer Termin)
- Fluoridierung, Terminvergabe, Umrüsten (10 min)

Abb. 6 Die „Recall-Uhr". In Abhängigkeit von der Zahnzahl, der Effektivität der individuellen Plaquekontrolle und der Notwendigkeit zur subgingivalen Instrumentierung bei einem individuellen Patienten dauert eine UPT-Sitzung normalerweise 45 Minuten bis eine Stunde. Sollte die Zeit nicht mehr für die Reinstrumentierung tiefer Taschen reichen, kann dafür ein zusätzlicher Termin vereinbart werden.

Organisation der unterstützenden Parodontitistherapie

In Abhängigkeit von der Zahnzahl, der Effektivität der individuellen Plaquekontrolle und der Notwendigkeit zur subgingivalen Instrumentierung bei einem individuellen Patienten dauert eine UPT-Sitzung normalerweise 45 Minuten bis eine Stunde (Abb. 6). Ein Großteil der Aufgaben und Maßnahmen im Rahmen der UPT kann an speziell aus- und weitergebildete Mitarbeiter/-innen delegiert werden:

- Erhebung von Gingivitis- und Plaqueindizes, professionelle Zahnreinigung sowie Lokalfluoridierung (Prophylaxehelferin, Zahnmedizinische Fachhelferin)
- Erhebung von Sondierungstiefen und subgingivale Instrumentierung (Dentalhygienikerin).

Der Zeitaufwand für den Zahnarzt am Patienten kann somit auf etwa 10 bis 15 Minuten begrenzt werden.

Insbesondere in Kollektiven nach Parodontitistherapie sind Attachment- bzw. Zahnverlust seltene Ereignisse[2]. Dabei hängt das Risiko für einen Zahnverlust ganz wesentlich davon ab, ob die Patienten an der UPT teilnehmen oder nicht[10]. Ohne UPT ist der Erfolg der systematischen Parodontitistherapie langfristig in Frage gestellt.

Literatur

1. Schweizerische Zahnärztegesellschaft SSO. Qualitätsleitlinien in der Zahnmedizin. Schweiz Monatsschr Zahnmed 2005;115:9-14,107-118.
2. Hirschfeld L, Wassermann B. A long-term survey of tooth loss in 600 treated periodontal patients. J Periodontol 1978;49:225-237.
3. Eickholz P. Ätiologie. In: Heidemann D (Hrsg.). Praxis der Zahnheilkunde. 4. Parodontologie. 4. Auflage. München: Urban & Fischer, 2005:33-70.
4. Eickholz P. Glossar der Grundbegriffe für die Praxis: Parodontologische Diagnostik – Teil 1: Klinische Plaque- und Entzündungsparameter. Parodontologie 2005;16:69–75 (hier: Kapitel 8, S. 47).
5. Eickholz P. Glossar der Grundbegriffe für die Praxis: Instrumentierung der Zahnoberfläche. Parodontologie 2011;22:407–412 (hier: Kapitel 18, S. 125).
6. Eickholz P. Glossar der Grundbegriffe für die Praxis: Parodontologische Diagnostik – Teil 5: PSI und Sondierungsparameter. Parodontologie 2010;21:177–187 (hier: Kapitel 9, S. 55).
7. Eickholz P. Glossar der Grundbegriffe für die Praxis: Parodontologische Diagnostik – Teil 6: Furkationsdiagnostik. Parodontologie 2010;21:261–266 (hier: Kapitel 10, S. 67).
8. Eickholz P. Glossar der Grundbegriffe für die Praxis: Medikamententräger für die topische subgingivale Applikation von Antiseptika und Antibiotika. Parodontologie 2006;17:271–276 (hier: Kapitel 20, S. 139).
9. Petersilka GJ, Steinmann D, Häberlein I, Heinecke A, Flemmig T. Subgingival plaque removal in buccal and lingual sites using a novel low abrasive air-polishing powder. J Clin Periodontol 2003;30:328-333.
10. König J, Plagmann H-C, Langenfeld N, Kocher T. Retrospective comparison of clinical variables between compliant and non-compliant patients. J Clin Periodontol 2001;28:227-232 .

39 Individuelles Parodontitisrisiko und Bestimmung der UPT-Intervalle

Peter Eickholz

Das Dilemma der Parodontitisnachsorge

Individuen, die eine effektive individuelle Mundhygiene betreiben, haben ein sehr geringes Risiko, eine Gingivitis oder ein Parodontitisrezidiv zu entwickeln. Setzt diese effektive Plaquekontrolle jedoch aus, werden die Zahnoberflächen schnell bakteriell besiedelt. Aus einer Situation klinischer Entzündungsfreiheit entsteht nach einem Zeitraum von etwa drei Wochen ungehinderter Plaqueakkumulation eine manifeste Entzündung der Gingiva (plaqueinduzierte Gingivitis), und das nach systematischer Parodontitistherapie in den meisten Fällen etablierte epitheliale Attachment droht durch Umwandlung des Saumepithels in ein Taschenepithel wieder verloren zu gehen: Es kommt zu Attachmentverlusten und Taschenbildung.

Es ist jedoch bekannt, dass bei Durchführung der unterstützenden Parodontitistherapie[1] in Abständen von drei Monaten die parodontalen Verhältnisse bei den meisten Patienten über lange Zeiträume stabil gehalten werden können[2]. Diese UPT-Frequenz führt aber in einer parodontologisch ausgerichteten Praxis mittelfristig dazu, dass ein Großteil der Behandlungskapazität im Recall gebunden wird und in letzter Konsequenz keine neuen Patienten aufgenommen werden können. Natürlich können nicht alle Patienten in der UPT gehalten werden: Sie bleiben weg, weil ihnen zum Beispiel die regelmäßigen Termine lästig sind und sie die Sinnhaftigkeit des Konzepts nicht begreifen oder weil sie durch besondere Lebensumstände (z. B. Krankheit, Pflegebedürftigkeit des Partners) andere Prioritäten setzen (mangelnde Compliance). Das ungewollte Herausfallen von Pa-

tienten aus der UPT entlastet zwar die Praxis, kann aber nicht als strukturelles Element zur Erhaltung der Funktionsfähigkeit einer parodontologisch ausgerichteten Praxis akzeptiert werden, weil es dem Konzept der lebenslangen Nachsorge („Chronikerprogramm") widerspricht. Im Idealfall sollten alle systematisch therapierten Patienten am Recall teilnehmen und darin gehalten werden. Wie aber kann die UPT sinnvoll strukturiert werden, damit mehr Behandlungskapazität zur Verfügung steht?

Zum einen können viele Inhalte der UPT an speziell ausgebildetes Personal delegiert werden. Der Umfang der Tätigkeiten, die delegiert werden können, steigt mit dem Qualifikationsgrad der Mitarbeiter: Prophylaxehelferin, ZMF, Dentalhygienikerin. Aber auch, wenn große Teile der UPT von weitergebildeten Mitarbeitern übernommen und so zusätzliche Behandlungskapazitäten gewonnen werden, bleiben Behandlungsplatz und Zeit limitierende Faktoren.

Individuelles Parodontitisrisiko

Auch unter mikrobieller Exposition erkrankt nicht jeder Mensch an Parodontitis. Die Menschen, die für Parodontitis anfällig sind – und um solche handelt es sich bei Patienten, die nach antiinfektiöser und gegebenenfalls chirurgischer Parodontitistherapie in die UPT übergehen –, sind es nicht in gleichem Ausmaß. Je mehr prädisponierende Faktoren auf die durch die mikrobielle Exposition ausgelöste entzündliche und immunologische Reaktion sowie den Bindegewebe- und Knochenstoffwechsel einwirken, desto stärker ist

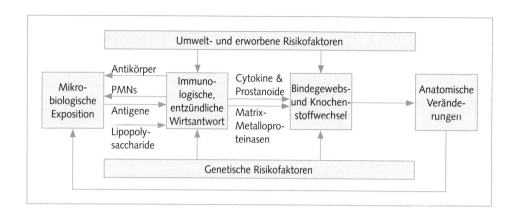

Abb. 1 Pathogenese der Parodontitis (PMNs: segmentkernige neutrophile Granulozyten) nach Page und Kornman[3].

die Anfälligkeit eines Patienten für Parodontitis, das heißt desto höher ist sein Parodontitisrisiko (Abb. 1)[3].

Würde die mikrobielle Exposition völlig beseitigt, müsste man sich um die Reaktion des Parodonts darauf wenig Gedanken machen. Eine dauerhafte, vollständige Beseitigung der oralen Mikroflora ist aber zum einen unmöglich und zum anderen auch nicht zuträglich: Die bakterielle Besiedelung der Mundschleimhäute verhindert zum Beispiel ein Überwuchern von Candida albicans, wie sie eintreten kann, wenn Patienten wegen schwerer allgemeiner Infektionen über längere Zeiträume mit Antibiotika behandelt werden müssen und dadurch die bakterielle Mikroflora der Mundhöhle dezimiert wird. Bakterien befinden sich also immer in der Mundhöhle, und es kommt täglich aufs Neue zur bakteriellen Besiedelung der Zahnoberflächen. Selbst die Patienten, die eine nahezu perfekte Plaquekontrolle realisieren können, weisen zumindest an wenigen Stellen immer noch bakterielle Zahnbeläge auf. Es besteht also ständig eine – wenn auch geringe – mikrobielle Exposition und damit ein Risiko für zumindest lokale Parodontitisrezidive.

Wie lässt sich das Parodontitisrisiko abschätzen?

Parodontitisrisikofaktoren lassen sich auf Patienten-, Zahn- und Stellenebene beurteilen. Für die Festlegung der UPT-Intervalle eignen sich patientenbezogene Faktoren, weil ja immer der ganze Patient in die Praxis kommen muss und nicht einzelne Zähne oder Stellen. Ramseier und Lang[4] sowie Lang und Tonetti[5] haben

eine Systematik entwickelt, bei der anamnestische Informationen und klinische Befunde dazu genutzt werden können, das individuelle Parodontitisrisiko eines Patienten zu bestimmen.

Bluten nach Sondieren

Der erste Parameter, der berücksichtigt wird, ist das Bluten nach Sondieren (BOP) (Abb. 2). Der relative Anteil der Stellen in Prozent, die bei der Erhebung der Sondierungstiefen (ST) geblutet haben, ist ein Maß für die subgingivale Entzündung und damit für die Infektion. Dieser BOP-Index ist somit ein mittelbarer Indikator für die Effektivität der individuellen Mundhygiene des Patienten in der letzten Zeit, weil die subgingivale Infektion eine Folge der supragingivalen Plaqueakkumulation ist. Je höher der Anteil an Stellen mit BOP, desto höher ist das Risiko für weitere Attachmentverluste[6].

Pathologisch vertiefte Taschen (ST ≥ 5 mm)

Auch eine pathologisch vertiefte Tasche ist ein Hinweis auf eine subgingivale Infektion. Mit zunehmender Sondierungstiefe erhöht sich das Risiko, dass es an der betreffenden Stelle zu weiteren Attachmentverlusten kommt[7,8]. Je größer die Anzahl der Stellen mit ST ≥ 5 mm, desto höher ist das Parodontitisrisiko (s. Abb. 2).

Parodontaler Knochenabbau und Zahnverlust

Bereits eingetretener Zahnverlust und das Ausmaß des bereits bestehenden Knochenabbaus in Relation

**Zahnärztliches Universitäts-Institut
der Stiftung »Carolinum«**

**Zentrum der Zahn-, Mund- und Kieferheilkunde
der J.W.Goethe-Universität Frankfurt**

*Poliklinik für Parodontologie
Direktor: Prof. Dr. P. Eickholz*

Parodontitisrisikoabschätzung
(modif. nach RAMSEIER & LANG 1999)

Patient:_____

Beginn:_____

Ein systematischer Prozess der Bestimmung des Risikos, in der Phase der unterstützenden Parodontitistherapie (UPT/Recall) weitere Attachmentverluste zu erleiden und damit verbundener ätiologischer Faktoren kann den Zahnarzt und den Patienten zu einer strukturierten präventiven Strategie führen, die das Risiko für weitere parodontale Zerstörung reduziert.

Anweisungen:
Dieses Formular dient der Erfassung des Parodontitisrisikogrades des Patienten. Es müssen 6 Faktoren berücksichtigt werden, für die Felder vorgesehen sind, in denen entsprechende Befunde bzw. Indices markiert werden müssen und aus denen dann die Risikograde hervorgehen.

- Es werden an 4 Stellen pro Zahn (mesiobukkal, bukkal, distobukkal, oral) die ST erhoben und der Anteil der Stellen mit Bluten auf Sondieren (bleeding on probing: BOP) von allen gemessenen Stellen in % berechnet (1) und die Zahl der Stellen mit ST ≥ 5 mm vermerkt (2).
- Es werden die fehlenden Zähne (ohne 8er) markiert (3).
- Im Seitenzahnbereich wird der Knochenabbau in % der Wurzellänge bestimmt (Stelle der stärksten Zerstörung). Durch Division dieses Knochenabbaus in % durch das Lebensalter des Patienten berechnet sich der Knochenabbau/Alter-Index (4).
   Bei Bissflügelaufnahmen erfolgt eine Schätzung: 1 mm = 10% (4).
- Der Patient wird nach seinem aktuellen Zigarettenkonsum befragt. Patienten, die seit mindestens 5 Jahren nicht mehr rauchen gelten als ehemalige Raucher (5).
- Wenn mindestens 2 der 6 betrachteten Risikoindikatoren bzw. –faktoren ein hohes Risiko anzeigen, wird der Patient insgesamt für ein hohes Risiko eingestuft.
- Das entsprechende Feld mit der endgültigen Risikoeinschätzung (niedrig, mittel, hoch) wird angekreuzt und der aktuelle Parodontitisrisikograd in die Patientenkartei eingetragen.

1 Prüfe diese Risikofaktoren und markiere die entsprechenden Schwellenwerte in den Spalten 2-7	2 Niedriges Risiko	3	4 Mittleres Risiko	5	6 Hohes Risiko Datum:...............	7	Ziel Datum:............
1. Bluten auf Sondieren (BOP) in %	≤4	5-9	10-16	17-24	25-35	≥36	
2. Zahl der Stellen mit ST ≥ 5 mm	≤2	4	6	8	9	≥10	
3. Zahl der verlorenen Zähne (ohne 8er)	≤2	4	6	8	9	≥10	
4. Knochenabbau (Index)	≤0,25	0,26-0,5	0,51-0,75	0,76-1,0	1,1-1,24	≥1,25	
5. Zigarettenkonsum	Nicht-raucher	Ehe-maliger Raucher	≤10 /Tag	10-19 /Tag	≥20 /Tag		
vorläufige Risikoeinschätzung →	Niedriges Risiko		Mittleres Risiko		Hohes Risiko		
6. systemische/genetische Faktoren: - Diabetes mellitus, - HIV-Infektion, - gingivoparodontale Manifestation - Interleukin-1β-Polymorphismus	Faktor nicht vorhanden		Faktor wurde nicht verzeichnet		Faktor vorhanden		
endgültige Risikoeinschätzung→	Niedriges Risiko		Mittleres Risiko		Hohes Risiko		
NIEDRIGES PARODONTITIS-RISIKO **1 UPT/Jahr**	MITTLERES PARODONTITIS-RISIKO **2 UPT/Jahr**		HOHES PARODONTITIS-RISIKO **3-4 UPT/Jahr**				

Abb. 2 Bogen zur Abschätzung des individuellen Parodontitisrisikos.

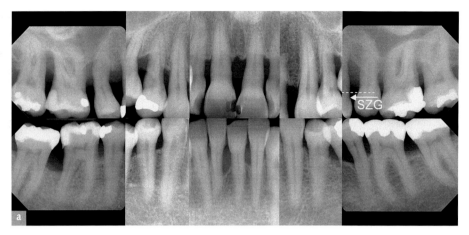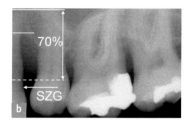

Abb. 3 a Zahnfilmstatus einer Patientin im Alter von 44 Jahren, die sich zum Zeitpunkt der Aufnahmen seit neun Jahren in der UPT befindet: Der am weitesten fortgeschrittene Knochenabbau im Seitenzahnbereich findet sich distal des Zahns 24 (residuale Knochentasche). SZG = Schmelz-Zement-Grenze; gestrichelte Linie = physiologisches Knochenniveau (bis 2 mm apikal der SZG). **b** Der Knochenabbau distal von Zahn 24 beträgt in Relation zur Wurzellänge 70 %. 70 % dividiert durch 44 (Lebensalter) = 1,59 (hohes Parodontitisrisiko).

zum Lebensalter weisen als Risikoindikatoren auf ein erhöhtes Parodontitisrisiko hin[9]. Wenn ein Patient bereits zahlreiche Zähne verloren hat und starken Knochenabbau aufweist, muss er ein erhöhtes Parodontitisrisiko haben, sonst würden sich diese Befunde nicht bei ihm finden. Dabei wird die Relation des bereits eingetretenen Knochenabbaus zum Lebensalter des Patienten berücksichtigt: Je stärker der Knochenabbau bei einem noch jungen Menschen ausgeprägt ist, desto höher kann die Geschwindigkeit angenommen werden, mit der die Zerstörung vorangeschritten ist und um so höher ist das Parodontitisrisiko. Im Seitenzahnbereich wird an der Stelle der stärksten Destruktion der prozentuale Knochenabbau im Verhältnis zur Wurzellänge bestimmt. Durch Division dieses Knochenabbaus in Prozent durch das Lebensalter des Patienten berechnet sich der Knochenabbau-Alter-Index (Abb. 3a und b). Bei Bissflügelaufnahmen erfolgt eine Schätzung: 1 mm = 10 % Knochenabbau in Relation zur Wurzellänge (s. Abb. 2). Je größer der Knochenabbau-Alter-Index, desto höher ist das Parodontitisrisiko.

Die bisher dargestellten Parameter zur Abschätzung des Parodontitisrisikos werden im Rahmen der klinischen (Sondierungstiefen, BOP, Zahnverlust) bzw. röntgenologischen (Knochenabbau) parodontalen Befunderhebung dokumentiert. Weitere Parameter ergeben sich aus der Anamnese bzw. – wenn erforderlich – aus einem Labortest.

Nikotinkonsum

Jede parodontologische Anamnese sollte die Frage nach aktuellem und früherem Nikotinkonsum einschließen. Dabei wird nach der Anzahl der täglich gerauchten Zigaretten und den Zeiträumen, in denen diese Gewohnheit aufrecht erhalten wurde, gefragt, damit die Packungsjahre, die ein dosisabhängiges Maß für den Einfluss des Rauchens sind, berechnet werden können (Packungsjahr = Zahl der Zigarettenschachteln pro Tag x Zahl der Jahre).

Nikotinkonsum ist der stärkste extrinsische Risikofaktor für Parodontitis, den wir kennen. Starkes Rauchen (30 Zigaretten/Tag) erhöht das Risiko für Parodontitis annähernd um das Sechsfache. Ein Nichtraucher, der seit bis zu zwei Jahren nicht mehr raucht, hat nur noch ein um den Faktor 3 erhöhtes durch Rauchen bedingtes Parodontitisrisiko. Nach zehn Jahren Rauchentwöhnung liegt sein Parodontitisrisiko in etwa bei dem eines Nichtrauchers[10]. Deshalb wird in der vorgestellten Systematik ein Patient erst als Nichtraucher gewertet, wenn er mindestens fünf Jahre nicht mehr geraucht hat (s. Abb. 2).

Systemische und genetische Faktoren

Bei der Beeinflussung des Parodontitisrisikos sind auch systemische und genetische Faktoren zu berücksichtigen:

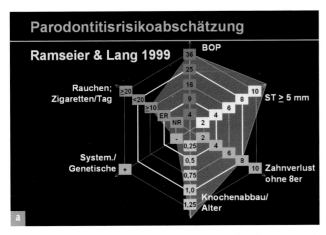

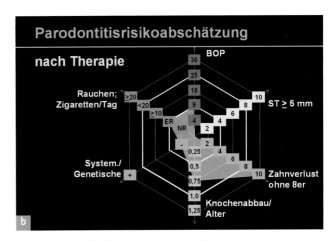

Abb. 4a und b Risikoprofil einer Patientin vor (**a**) und nach systematischer Parodontitistherapie (**b**) („Berner Spinnennetz")[4,5].

Diabetes mellitus, systemische Erkrankungen mit parodontalen Manifestationen (z. B. familiäre Neutropenie, vernarbendes Schleimhautpemphigoid) und Vorhandensein des Interleukin-1-Polymorphismuskomplexes.

Parodontitisrisiko und UPT-Intervall

Mithilfe der genannten Parameter ist es möglich, das individuelle Parodontitisrisiko auf Patientenebene abzuschätzen[4,5]. Wenn mindestens zwei der sechs betrachteten Risikoindikatoren bzw. -faktoren ein hohes Risiko anzeigen, wird der Patient insgesamt für ein hohes Risiko eingestuft, was bedeutet, dass er drei- bis viermal pro Jahr an der UPT teilnehmen sollte (Abb. 4a und b). Die Durchführung eines IL-1-Polymorphismustests ist nur sinnvoll, wenn aus dem Testergebnis eine therapeutische Konsequenz resultiert. Dies ist der Fall, wenn ein Patient zum Beispiel bereits mehr als zehn Zähne verloren hat, seine übrigen Parameter aber auf ein mittleres Parodontitisrisiko hinweisen. In diesem Fall hängt die endgültige Risikozuweisung vom Ergebnis des IL-1-Tests ab: Ist er negativ, bleibt es beim mittleren Risiko mit halbjährlichem Recall. Bei positivem Ergebnis würde diesem Patienten ein hohes Risiko zugewiesen (Abb. 5). Weist ein Patient bereits einen anderen Parameter in der Rubrik „Systemische und genetische Faktoren" (z. B. Diabetes mellitus,

HIV-Infektion) auf, besitzt er hier bereits ein hohes Risiko, und das Wissen um den IL-1-Polymorphismus beeinflusst das Recallintervall nicht mehr.

Das individuelle Risikoprofil kann sich von Recall zu Recall ändern: Eine Vernachlässigung der individuellen Mundhygiene zwischen zwei UPT-Terminen kann zum Anstieg des BOP-Index und vielleicht auch der Anzahl der Stellen mit ST ≥ 5 mm führen, was in einer Erhöhung des Parodontitisrisikos resultiert. Oder ein Patient, der mehr als 20 Zigaretten pro Tag geraucht hat, hört auf zu rauchen, wodurch sich das Risiko in der Zeile „Nikotinkonsum" von „hoch" zu „mittel" verschiebt.

Außer der vorgestellten Systematik existieren noch weitere Verfahren zur Bestimmung des individuellen Parodontitisrisikos[11]. Diese Instrumente dürfen aber nicht überschätzt werden. Solange die Pathogenese der Parodontitis nicht vollständig verstanden ist, solange nicht alle Einflussfaktoren geklärt sind, kann eine solche Risikoanalyse nicht 100%ig zuverlässig sein. Außerdem existieren Risikofaktoren, wie psychosozialer Stress, deren Ausmaß für den Zahnarzt schwer zu fassen ist. Allerdings stellt die Bestimmung des individuellen Parodontitisrisikos ein Werkzeug dar, mit dem die unterstützende Parodontitistherapie strukturiert werden kann. Die Zeit, die für Hochrisikopatienten benötigt wird, kann bei den Patienten mit geringerem Parodontitisrisiko gewonnen werden, und Übertherapie wird vermieden.

263

1 Prüfe diese Risikofaktoren und markiere die entsprechenden Schwellenwerte in den Spalten 2-7		2 3 Niedriges Risiko		1. 5 Mittleres Risiko		1 7 Hohes Risiko Datum:...............		Ziel Datum:............
1. Bluten auf Sondieren (BOP) in %	**11**	≤4	5-9	**10-16**	17-24	25-35	≥36	
2. Zahl der Stellen mit ST ≥ 5 mm	**7**	≤2	4	6	**8**	9	≥10	
3. Zahl der verlorenen Zähne (ohne 8er)	**10**	≤2	4	6	8	9	**≥10**	
4. Knochenabbau (Index)	**0,8**	≤0,25	0,26-0,5	0,51-0,75	**0,76-1,0**	1,1-1,24	≥1,25	
5. Zigarettenkonsum **Pat. raucht seit 2 Jahren nicht mehr**		Nicht-raucher	Ehe-maliger Raucher	**≤10 /Tag**	10-19 /Tag	≥20 /Tag		
vorläufige Risikoeinschätzung →		Niedriges Risiko		**Mittleres Risiko**		Hohes Risiko		
6. systemische/genetische Faktoren: - Diabetes mellitus, - HIV-Infektion, - gingivoparodontale Manifestation - Interleukin-1β-Polymorphismus		Faktor nicht vorhanden		Faktor wurde nicht verzeichnet		Faktor vorhanden		
endgültige Risikoeinschätzung→		Niedriges Risiko		Mittleres Risiko		Hohes Risiko		
NIEDRIGES **1 UPT/Jahr** PARODONTITIS-RISIKO		MITTLERES **2 UPT/Jahr** PARODONTITIS-RISIKO			HOHES **3-4 UPT/Jahr** PARODONTITIS-RISIKO			

Abb. 5 Risikoprofil eines Patienten in der UPT: mäßiges Bluten nach Sondieren (11 %), wenige Resttaschen (7), moderater Knochenabbau-Alter-Index (0,8), der Patient raucht seit zwei Jahren nicht mehr, aber er hat bereits viele Zähne (10) verloren. Vier Faktoren weisen auf ein moderates, einer auf ein hohes Parodontitisrisiko hin: vorläufig mittleres Risiko. Es liegen keine systemischen Risikofaktoren vor: In diesem Fall hängt das UPT-Intervall vom Ergebnis des Interleukin-1-Tests ab (rote Pfeile).

Literatur

1. Eickholz P. Glossar der Grundbegriffe für die Praxis: Unterstützende Parodontitistherapie (UPT) – Teil 1: Ziele und Inhalte. Parodontologie 2007;18:165–170 (hier: Kapitel 38, S. 253).

2. Axelsson P, Lindhe J. The significance of maintenance care in the treatment of periodontal disease. J Clin Periodontol 1981;8:281-294.

3. Page RC, Kornman KS. The pathogenesis of human periodontitis: An introduction. Periodontology 2000 1987;14:9-11.

4. Ramseier CA, Lang NP. Die Parodontalbetreuung. Ein Lernprogramm zur Qualitätssicherung in der Parodontologie (CD-ROM). Berlin: Quintessenz, 1999.

5. Lang NP, Tonetti MS. Periodontal risk assessment (PRA) for patients in supportive therapy (SPT). Oral Health Prev Dent 2003;1:7-16.

6. Joss A, Adler R, Lang NP. Bleeding on probing. A parameter for monitoring periodontal conditions in clinical practice. J Clin Periodontol 1994;21:402-408.

7. Kaldahl WB, Kalkwarf KL, Patil KD, Molvar MP, Dyer JD. Long-term evaluation of periodontal therapy: I. Response to 4 therapeutic modalities. J Periodontol 1996;67:93-102.

8. Renvert S, Persson GR. A systematic review on the use of residual probing depth, bleeding on probing and furcation status following initial periodontal therapy to predict further attachment and tooth loss. J Clin Periodontol 2002;29 (Suppl. 3):82-89.

9. Papapanou PN, Wennström JL. The angular bony defect as indicator of further alveolar bone loss. J Clin Periodontol 1991;18:317-322.

10. Tomar SL, Asma S. Smoking-attributable periodontitis in the United States: Findings from NHANES III. J Periodontol 2000;71:743-751.

11. Page RC, Krall EA, Martin J, Mancl L, Garcia RI. Validity and accuracy of a risk calculator in predicting periodontal disease. J Am Dent Assoc 2002;133:569-576.

Periimplantäre Erkrankungen

40 Diagnostik und Therapie

Peter Eickholz, Filip Klein, Thomas Eger

Der Ersatz fehlender Zähne durch enossale Implantate ist heute eine wissenschaftlich gut untersuchte und klinisch bewährte Behandlungsoption. Implantate sind aus dem zahnärztlichen Alltag nicht mehr wegzudenken. Insbesondere im parodontal kompromittierten Gebiss eröffnen gerade enossale Implantate in Fällen, in denen Zähne bereits fehlen oder nicht mehr sinnvoll erhalten werden können, häufig die Möglichkeit, Kaufunktion und Ästhetik mit festsitzendem Zahnersatz wiederherzustellen. Der Weichgewebssaum an der Durchtrittsstelle von Zähnen und Implantaten weist Ähnlichkeiten und Unterschiede auf: Während bei Zähnen der supraalveoläre Faserapparat in das Wurzelzement einstrahlt und die Gingiva am Zahn befestigt, verlaufen die Bindegewebsfasern um die Implantatschulter parallel zur Oberfläche. Während sich zwischen Zahnwurzel und eigentlichem Alveolarknochen die Desmodontalfasern erstrecken, die jeweils im Alveolarknochen und im Wurzelzement verankert sind, findet eine direkte Verankerung der Implantate im Knochen (Osseointegration) statt. Den parodontalen und periimplantären Geweben gemeinsam sind ihr Charakter als potenzielle Eintrittspforten für Bakterien in den Körper und somit ihre Anfälligkeit für Infektionen. Bei entsprechender Prädisposition können die marginalen Entzündungsreaktionen (Gingivitis, periimplantäre Mukositis), die das Eindringen von Mikroorganismen verhindern sollen, entgleisen und das parodontale (Parodontitis) bzw. periimplantäre (Periimplantitis) Gewebe zerstören. Während sich die dentogingivale Region mit ihren Infektabwehrmechanismen über Jahrmillionen evolutionär anpassen konnte, stellen enossale Implantate Fremdkörper dar,

die erstaunlich gut toleriert werden. Generell sind die periimplantären Gewebe anfälliger für Infektionen und daraus entstehende entzündliche Destruktionen als das Parodont.

Die periimplantäre mikrobielle Flora an erfolgreichen Implantaten entspricht der an natürlichen Zähnen und wird bereits kurz nach der Implantation etabliert. Eine verstärkte Plaqueakkumulation im Bereich von Implantaten führt zur einer periimplantären Mukositis. Die Zusammensetzung der subgingivalen Plaque an Implantaten mit einer periimplantären Infektion ähnelt der Mikroflora parodontal erkrankter Zähne. Es finden sich große Mengen Gram-negativer anaerober Bakterien, Fusobakterien, Spirochäten und schwarz pigmentierter Keime wie *Prevotella intermedia*[1]. Bei teilbezahnten Patienten geht von unbehandelten, an Parodontitis erkrankten Zähnen ein hohes Risiko für eine Kolonisierung von enossalen Implantaten und in deren Folge für die Entstehung einer Periimplantitis aus. Eine konsequente antiinfektiöse Therapie der an Parodontitis erkrankten Restbezahnung ist eine wesentliche Voraussetzung für eine erfolgreiche Insertion von Implantaten im teilbezahnten Gebiss.

Periimplantäre Mukositis

In Analogie zu Entzündungen um natürliche Zähne, bei denen die Gingiva betroffen ist und der Knochen intakt bleibt (Gingivitis), bezeichnet man entzündliche Veränderungen der periimplantären Weichgewebe, bei denen der Knochen intakt bleibt, als periimplantäre Mukositis (Abb. 1)[2].

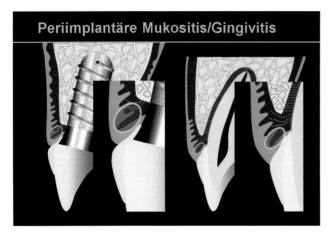

Abb. 1 Periimplantäre Mukositis (links), Gingivitis (rechts).

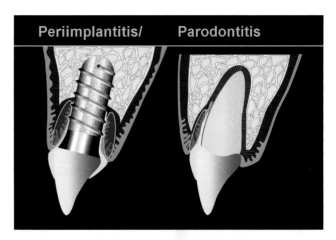

Abb. 2 Periimplantitis (links), Parodontitis (rechts).

Periimplantitis

In Analogie zu Entzündungen um natürliche Zähne, bei denen die Gingiva betroffen ist und Knochen abgebaut wird (Parodontitis), bezeichnet man entzündliche Veränderungen der periimplantären Weichgewebe, die mit Knochenabbau einhergehen, als Periimplantitis[3]. Bei Periimplantitis reicht das entzündliche Zellinfiltrat weiter nach apikal als bei Parodontitis. Während bei Parodontitis das entzündliche Zellinfiltrat komplett durch eine Epithelschicht von der parodontalen Tasche abgetrennt wird, liegt der apikale Anteil des Zellinfiltrats bei Periimplantitis zur periimplantären Tasche offen (Abb. 2). Bei ligaturinduzierter Parodontitis in Tierexperimenten hört das Fortschreiten des Knochenabbaus mit Entfernung der Ligaturen auf. Bei ligaturinduzierter Periimplantitis schreitet der Knochenabbau auch nach Ligaturentfernung in Abhängigkeit von der Implantatoberflächenmorphologie fort[3].

Bei der Periimplantitis ist eine Differenzierung in leichte (ST < 7 mm bzw. Knochenabbau ≤ 2 mm) und schwere Formen (ST ≥ 7 mm bzw. Knochenabbau > 2 mm) hilfreich[4].

Neben iatrogenen Faktoren, wie inadäquat passender Suprakonstruktion, unvollständiger Zemententfernung im Sulkus, inadäquater Implantatpositionierung und chirurgischen Komplikationen spielt die frühzeitige Biofilmbelegung einer freiliegenden Implantatoberfläche eine wichtige Rolle für die Entwicklung periimplantärer Entzündungen[5]. Wie für die Parodontitis konnten für periimplantäre Erkrankungen Risikofaktoren identifiziert werden, welche die Entstehung der Erkrankung begünstigen (Tab. 1).

Diagnostische Parameter

Vor der Insertion enossaler Implantate muss die Behandlung einer bestehenden Parodontitis erfolgreich abgeschlossen sein[7]. So wird das Risiko für periimplantäre Erkrankungen deutlich gesenkt. Um periimplantäre Erkrankungen rechtzeitig behandeln zu können, ist es notwendig sie frühzeitig zu erkennen. Schreitet Periimplantitis unerkannt und deshalb unbehandelt voran, führt dies zum Verlust periimplantären Knochens und schließlich zum Implantatverlust. Zusätzlich kann der Verlust des Alveolarknochens eine erneute Versorgung erheblich erschweren (Abb. 3). Im Rahmen der strukturierten Implantatnachsorge werden regelmäßig klinische und röntgenologische Befunde erhoben. Die so gewonnenen Informationen dienen dem Erkennen einer periimplantären Infektion, dem Bestimmen möglicher Risikofaktoren, der Unterscheidung zwischen Mukositis

Tab. 1 Risikofaktoren für periimplantäre Erkrankungen[6].

Gute Evidenz	Begrenzte Evidenz (wenige Studien)
Schlechte Mundhygiene	Diabetes mellitus
Parodontitisvorgeschichte	Alkoholkonsum (> 10 mg/Tag)
Zigarettenrauchen	Implantatoberfläche

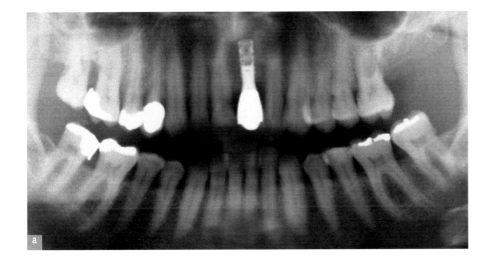
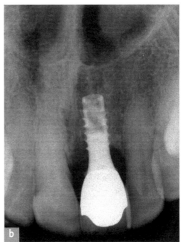
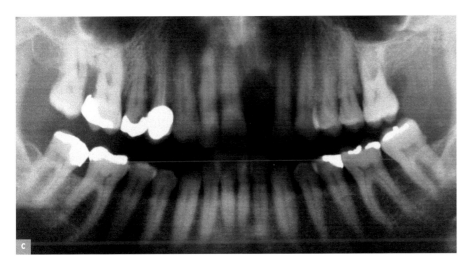

Abb. 3a bis c Periimplantitis: **a** Panoramaschichtaufnahme 2006 im Rahmen jährlicher Implantatkontrollen, die nur aus Anfertigung einer Panoramaschichtaufnahme und Überprüfung der Implantatstabilität bestanden (alio loco): 36-jährige Patientin mit parodontalem Knochenabbau, subgingivalem Konkrement 37 (unbehandelte Parodontitis) und Implantat regio 021. **b** Periapikaler Zahnfilm 2010: periimplantärer Knochenabbau, an der Implantatschulter Konkremente oder Zementreste (?). Beginn subgingivaler Reinigungen (alio loco). **c** Panoramaschichtaufnahme 2011: Erstvorstellung in der Poliklinik für Parodontologie: Zustand nach Explantation; Sekundärkaries 26, persistierendes Konkrement 37, Sondierungstiefen bis 7 mm, Bluten auf Sondieren-Index 25 %.

und Periimplantitis, sowie der weiteren zahnärztlichen Behandlungsplanung. Da ein Einfluss der individuellen Plaquekontrolle auf den Langzeiterfolg bei Implantaten besteht[6], werden im Rahmen der Implantatnachsorge Plaque- und Entzündungsindizes erhoben (s. Kap. 8: Klinische Plaque- und Entzündungsparameter).

Klinische Parameter

Ein entscheidender klinischer Parameter, den die periimplantäre Mukositis und die Periimplantitis gemeinsam aufweisen, ist das Bluten auf Sondieren (Bleeding on probing: BOP) (Abb. 4)[6,7]. Daraus ergibt sich unmittelbar, dass die Erhebung von Sondierungsparametern in der periimplantären Diagnostik unverzichtbar

ist. Erhöhte Sondierungstiefen sind ein wesentliches Symptom des Misserfolgs intraossärer Implantate[1] und periimplantäre Gesundheit wird deshalb primär mithilfe von Sondierungsparametern beurteilt. Dafür können handelsübliche Parodontalsonden aus Metall oder Kunststoff verwendet werden (Abb. 4 und 5). Die Messung periimplantärer Sondierungstiefen (ST) mit einer Sondierungskraft ähnlich wie an natürlichen Zähnen von 0,25 N ist für das periimplantäre Gewebe unschädlich[8]. Mit der Sondierung können verschiedene Parameter erfasst werden:

- die Sondierungstiefe,
- der klinische „Attachmentverlust", der zwischen Taschenfundus und Implantatschulter gemessen wird[1] und

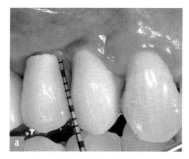
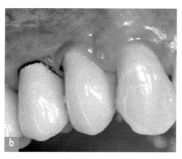
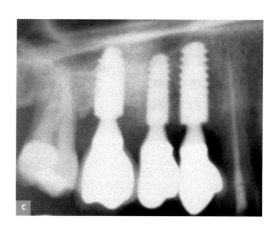

Abb. 4a bis c Ein entscheidender klinischer Parameter für periimplantäre Mukositis und Periimplantitis: Bluten auf Sondieren. Implantate in regio 014, 015: periimplantäre Mukositis 015: **a** Erhebung der Sondierungstiefe mesiobukkal 015: 3 mm. **b** Bluten auf Sondieren. **c** Ausschnitt aus einer Panoramaschichtaufnahme: kein Knochenabbau an 015.

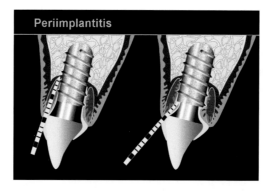

Abb. 5 Erhebung periimplantärer Sondierungsparameter an Implantat ohne (links) und mit Platform-Switch (rechts).

Abb. 6a bis d Periimplantitis 012–022 mit Suppuration an Implantat 022: **a** intraoraler Zahnfilm; **b** klinische Ansicht; **c** weiche subgingivale Beläge können mit Pulverstrahlgeräten in Verbindung mit besonderem Pulver (EMS Air Flow S1, EMS, Nyon, Schweiz; Clinpro Prophypowder, 3M Espe, Seefeld) entfernt werden (AKUT-Therapiemodul B); **d** subgingivale Applikation von Ligosan SR (14 % Doxycyclin; Heraeus Kulzer, Hanau) (AKUT-Therapiemodul C).

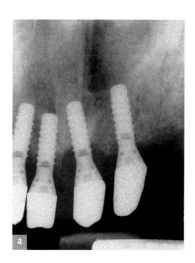
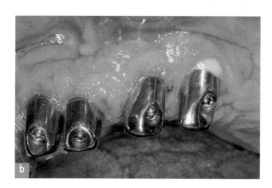
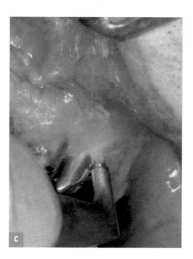
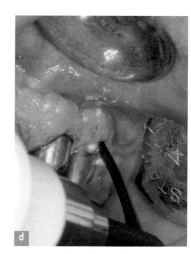

- neben BOP (s. Abb. 4b)
- auch eine Exsudation oder Suppuration (Abb. 6).

Sondierungstiefen > 5 mm sind ein Indiz für eine Periimplantitis, wobei das Auftreten von BOP und/oder Suppuration für eine Krankheitsaktivität sprechen. Weniger entscheidend als Schwellenwerte für Sondierungsparameter ist deren Veränderung mit der Zeit: Zunahme von ST bzw. Attachmentverlust. Die Referenzmessungen für solche Vergleiche werden am besten zum Zeitpunkt der Eingliederung der Suprastruktur erhoben[7]. Erst, wenn es klinische Hinweise für eine Periimplantitis gibt (ST > 5 mm, zunehmende ST, Attachmentverlust, Suppuration), sollte sich eine röntgenologische Kontrolle des Implantats anschließen.

Bei Implantaten mit „Platform-Switch" ist die Erhebung der periimplantären Sondierungsparameter erschwert: Bei periimplantärer Mukositis und Periimplantitis reitet die Sonde auf der Stufe zwischen Abutment und Implantatkörper auf (s. Abb. 5). Bei Periimplantitis (Knochenabbau von der Implantatschulter nach apikal) muss die Sonde dann über die Schulter hinaus nach apikal geführt werden. Darüber hinaus ist es möglich, dass die Sonde bei Periimplantitis auf den Gewinden aufreitet und das Ausmaß der Zerstörung unterschätzt wird. Suprastrukturen auf Implantaten sollten so gestaltet werden, dass die Erhebung von ST und mechanische Plaquekontrolle durch die Patienten mit Zahnseide und/oder Zahnzwischenraumbürstchen unproblematisch möglich ist.

Im Rahmen der strukturierten Implantatnachsorge sollten analog der unterstützenden Parodontitistherapie (UPT) mindestens einmal pro Jahr periimplantäre Sondierungsparameter erhoben werden.

Eine manuelle Mobilitätsprüfung an Implantaten besitzt nur eine geringe Aussagekraft, da Implantate aufgrund ihrer Osseointegration erst im finalen Stadium einer Periimplantitis mobil werden. Ein Entzündungsparameter in der Sulkusflüssigkeit oder im Speichel, der zuverlässige Hinweise auf zukünftigen periimplantären Knochenabbau geben würde, wäre wünschenswert. Allerdings ist ein solcher Test wie auch in der parodontalen Diagnostik bisher nicht verfügbar[6,7].

Röntgendiagnostik

Röntgenbilder eignen sich zur Darstellung periimplantären Knochenabbaus. Dabei haben periapikale Zahnfilme und Panoramaschichtaufnahmen den Nachteil das dreidimensionale periimplantäre Knochenprofil auf ein zweidimensionales Bild zu verkürzen. Bei dreidimensionalen CT- und DVT-Darstellungen ergeben sich die Probleme periimplantärer Artefakte und der hohen Strahlenbelastung. Das Referenzröntgenbild für die Beurteilung periimplantären Knochenabbaus wird am besten zum Zeitpunkt der Eingliederung der Suprastruktur, also wenn die Knochenumbauvorgänge der Osseointegration abgeschlossen sind, angefertigt[7]. Bei prothetischen Sofortbelastungen ist eine röntgenologische Kontrolle des periimplantären Knochens nach 6 bis 12 Monaten sinnvoll, da erst zu diesem Zeitpunkt knöcherne Umbauvorgänge nach Implantatversorgung abgeschlossen sind. Eine weitere jährliche Röntgenkontrolle enossaler Implantate ist nicht sinnvoll. Erst wenn sich klinische Hinweise für eine Periimplantitis zeigen (ST > 5 mm, zunehmende ST, Attachmentverlust, Suppuration), ist eine Röntgenkontrolle zur Feststellung des periimplantären Knochenabbaus sinnvoll.

Therapie periimplantärer Infektionen

Periimplantäre Mukositis und Periimplantitis werden ähnlich wie Gingivitis und Parodontitis durch bakterielle Biofilme ausgelöst. Die Therapiekonzepte für periimplantäre Mukositis und Periimplantitis sind deshalb alle in Analogie zur Parodontitistherapie entwickelt worden. Im Vordergrund steht die Beseitigung der Infektion. Die Schraubenform der meisten enossalen Implantate und die heute verbreiteten verschiedenen rauen Oberflächen erschweren die Biofilmentfernung allerdings teilweise erheblich.

Nichtchirurgisch

Da die periimplantäre Mukositis die Vorstufe der Periimplantitis ist, stellt die Prävention und Therapie der periimplantären Mukositis einen wirksamen Schutz vor Periimplantitis dar. Die Ziele der Periimplantitistherapie sind Implantaterhalt und Vermeidung eines weiteren Knochenabbaus. Im Rahmen einer regelmäßigen Implantatnachsorge, deren Elemente der unterstützenden Parodontitistherapie (UPT) entsprechen, werden bakterielle Zahnbeläge regelmäßig erfasst, Patienten zu effektiver individueller Plaquekontrolle (re)instruiert und die Implantatoberflächen gereinigt. Je nach Suprastruktur des Implantats können periimplantäre ST ≥ 4 mm auch ohne Knochenabbau vorliegen. Bei BOP an diesen Stellen ist von subgingivaler Plaque auszugehen und sowohl bei periimplantärer Mukositis wie bei Periimplantitis ist daher eine subgingivale Reinigung erforderlich. Die antiinfektiöse Periimplantitis-Therapie dient der Infektionskontrolle, durch Entfernung der kausalen Infektionsursachen und der Korrektur möglicher modulierender Faktoren. Zur Entfernung harter Auflagerungen an Implantaten kommen Scaler und Küretten aus Titan (Abb. 7b) zum Einsatz. Kunststoffinstrumente sollen die Implantatoberflächen schonen, hinterlassen aber Abrieb auf rauen Oberflächen. Metallinstrumente können Kratzer verursachen, sind aber effektiver gegen harte Beläge. Weiche subgingivale Beläge können mit Pulverstrahlgeräten in Verbindung mit besonderem Pulver (EMS Air Flow S1, EMS, Nyon, Schweiz; Clinpro ProphyPowder, 3M Espe, Seefeld) entfernt werden (s. Abb. 6c).

Die nichtchirurgische Therapie periimplantärer Mukositis ist effektiv, antimikrobielle Spüllösungen können diesen Effekt unterstützen.

Bei der Therapie der Periimplantitis sind nichtchirurgische Verfahren nur begrenzt effektiv. Dies kann zum einen am Schweregrad der Periimplantitis (effektiv bei leichter, ineffektiv bei schwerer Periimplantitis) und zum anderen an der unterschiedlichen Oberflächenbeschaffenheit und damit Instrumentierbarkeit der Implantatoberflächen liegen. Vielversprechende Ergebnisse sind nach zusätzlicher topischer Applikation (s. Abb. 6d) und systemischer Gabe von Antibiotika zu verzeichnen. Der zusätzliche Einsatz von Laser resultiert in vorübergehend besseren klinischen Ergebnissen. Dieser Vorteil ist aber nicht dauerhaft[9].

Chirurgische Therapie

Wie bei der Parodontitistherapie sollte immer zuerst nichtchirurgisch behandelt werden. Ergibt die Reevaluation dann die Notwendigkeit weiterer therapeutischer Maßnahmen, weil erhöhte Sondierungstiefen mit BOP oder Suppuration persistieren, schließt sich eine zweite, chirurgische Phase an. Unter Lokalanästhesie wird ein Lappen mobilisiert um unter Sicht die kontaminierte Implantatoberfläche zu reinigen (Abb. 7). Zumeist wird der Lappen dann apikal verschoben, um den Bereich des Implantats, der nicht mehr osseointegriert ist, den individuellen Hygienemaßnahmen des Patienten zugänglich zu machen. Es gibt wenig gute Evidenz zur chirurgischen Periimplantitistherapie. Es ist davon auszugehen, dass mit einem Zugangslappen und systemischer Antibiotikagabe knapp 60 % der Läsionen zum Stillstand gebracht werden[10]. Allerdings gibt es bisher keine Hinweise dafür, dass die systemische Gabe von Antibiotika zusätzlich zum Zugangslappen erforderlich ist. Zwischen den verschiedenen Verfahren zur Dekontamination der Implantatoberflächen (Abwischen mit in Kochsalzlösung getränkten Wattepellets, Zitronensäure, Pulverstrahl, Laser) konnten hinsichtlich der klinischen Effektivität bisher keine Unterschiede festgestellt werden. Auch gibt es keine Hinweise, ob ein Planieren und Polieren des freiliegenden Gewindes (Implantoplastik) Vorteile bietet (Abb. 8). Es gibt Fallberichte, die Defektauffüllung nach Einsatz regenerativer Verfahren (Füllmaterial, Barrieremembranen) beobachtet haben. Solche Defektauffüllungen bieten gegenüber dem resektiven Vorgehen Vorteile hinsichtlich der Ästhetik. Vorhersagbarkeit und Langzeitbewährung dieser Verfahren sind aber unklar[10].

Zusammenfassend muss festgestellt werden, dass es für die Bewertung und Auswahl von Verfahren zur Periimplantitistherapie sehr wenig gute Evidenz gibt. Hier besteht hoher Forschungsbedarf. Die Tatsache, dass es für Periimplantitis kein zuverlässiges und gut evaluiertes Therapiekonzept gibt, ist ein schlagendes Argument gegen die voreilige Extraktion auch parodontal erkrankter Zähne. Für Parodontitis gibt es bewährte evidenzbasierte Therapiekonzepte.

AKUT

Die Basis für das „Modifizierte Berner Konzept der auffangenden kumulativen unterstützenden Thera-

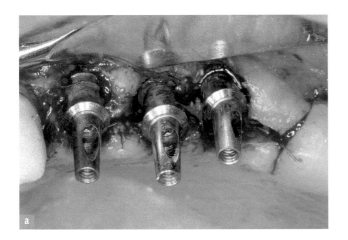

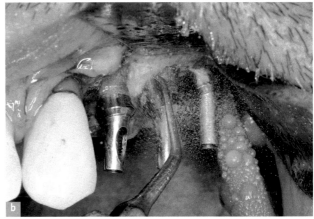

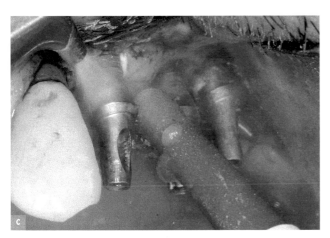

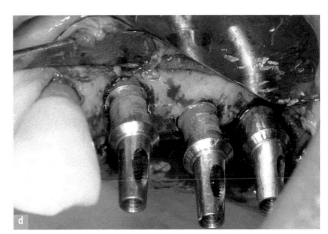

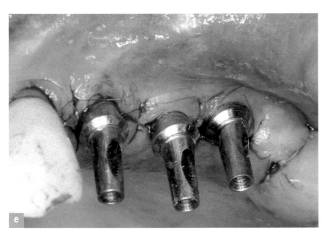

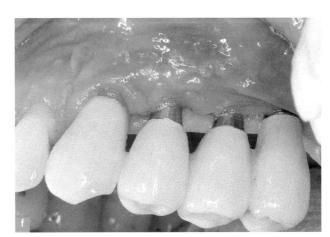

Abb. 7a bis f Chirurgische Periimplantitistherapie 014–016 (AKUT-Therapiemodul D): **a** Mobilisation eines Zugangslappens mit Darstellung der Läsionen; **b** Ultraschall-Instrumentierung mit Titanscaler; **c** Pulverstrahlreinigung (EMS Air Flow S1, EMS, Nyon, Schweiz; Clinpro Prophypowder, 3M Espe, Seefeld); **d** Zustand nach Instrumentierung; **e** Nahtverschluss; **f** 1 Monat postoperativ.

Abb. 8a und b Intraoperative Ansicht eines ausgedehnten kraterförmigen Periimplantitisdefekts: **a** vor Implantoplastik und **b** nach Implantoplastik (die Schraubengewinde wurden nivelliert). (Bild: Oberstabsarzt Dr. Rene Thierbach, Bundeswehrzentralkrankenhaus Koblenz).

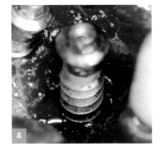

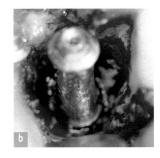

pie" (AKUT)[4] ist eine regelmäßige Implantatnachsorge. Im Rahmen dieser Nachsorge werden folgende Parameter erfasst:

- Anwesenheit von Plaque
- Blutungsneigung der periimplantären Gewebe
- Suppuration
- Anwesenheit periimplantärer Taschen (Messung periimplantärer ST)
- Ggf. Röntgenologischer Knochenabbau

Anhand dieser erhobenen Parameter wird eine befundadäquate Therapie durchgeführt (Tab. 2). Die Therapie periimplantärer Infektionen kann nur dann gelingen, wenn gleichzeitig eine möglicherweise bestehende unbehandelte Parodontitis des Restgebisses ebenfalls therapiert wird (s. Abb. 3, Abb. 9). Deshalb müssen bei der regelmäßigen Implantatnachsorge auch immer die parodontalen Parameter der natürlichen Zähne kontrolliert werden.

Ein negatives Ergebnis aller erhobenen Parameter wird als optimal angesehen und zieht keine weitere Therapie nach sich. Eventuell kann daher das Recallintervall verlängert werden. Die Anwesenheit von Plaque und/oder eine erhöhte Blutungsneigung bedingt eine professionelle Implantatreinigung mit Gummikelchen und Polierpasten. Die Effektivität der individuellen Plaquekontrolle wird überprüft und Maßnahmen zur Mundhygieneinstruktion sowie -motivation werden ergriffen (Modul A). Bei ST von 4 bis 5 mm, Auftreten von Suppuration beim Sondieren oder ersten Anzeichen eines periimplantären Gewebeabbaus wird das Modul A durch die Applikation einer lokal antimikrobiellen Substanz ergänzt (Modul B). Periimplantäre

Taschen werden mit 0,2 % Chlorhexidinlösung gespült, der Patient wird angewiesen zweimal täglich mit einer 0,1 bis 0,2 % Chlorhexidinlösung zu spülen. Nach Möglichkeit sollte der Patient auch zu Hause selbstständig eine Taschenirrigation durchführen. Das Auftreten von Taschentiefen > 5 mm zieht eine röntgenologische Kontrolle des Implantats nach sich. Bei Nachweis eines röntgenologischen Knochenabbaus und damit der Diagnose Periimplantitis erfolgt die Durchführung der Therapiemodule A und B (s. Abb. 6c). Unterstützend werden lokal oder systemisch Antibiotika gegeben (Modul C) (s. Abb. 6d). Systemische Antibiotika (Metronidazol und Amoxicillin) haben dabei den Vorteil auch Infektionsnischen zu erreichen, die nicht unmittelbar mit dem Implantat zusammenhängen. Lokale Antibiotika reduzieren das Ausmaß der Nebenwirkungen und die Gefahr von Resistenzbildung. Allerdings muss in diesem Zusammenhang darauf hingewiesen werden, dass keines der zurzeit in Deutschland am Markt verfügbaren lokalen Antibiotika eine Zulassung für periimplantäre Erkrankungen hat (off label use). Ein fortgeschrittener Knochenabbau (> 2 mm), bei persistierender oder wieder auftretender Suppuration oder einer ungünstigen Weichteilmorphologie machen korrektive chirurgische Maßnahmen oder regenerative Techniken notwendig (Modul D) (s. Abb. 7). Derartige Maßnahmen werden jedoch nur in Kombination mit den Modulen A, B und C ergriffen. Das Ziel dieses kumulativen Therapieansatzes ist es, einen periimplantären Knochenabbau möglichst früh zu stoppen und eine Explantation aufgrund mangelnder Osseointegration (Modul E) zu vermeiden.

Tab. 2 Befundadäquate Therapie nach dem AKUT-Konzept (Auffangende Kumulative Unterstützende Therapie)[4].

Plaque	Blutung	Suppuration	Sondierungstiefe	Knochenverlust	Therapiemodul
+/-	-	-	< 4 mm	-	(A)
+	+	-	< 4 mm	-	A
+	+	+/-	4–5 mm	+/-	A + B
+	+	+/-	> 5 mm	≤ 2 mm	A + B + C
+	+	+/-	> 5 mm	> 2 mm	A + B + C + D
+	+	+/-	> 5 mm	+++	E

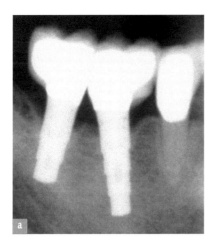
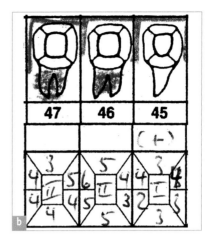
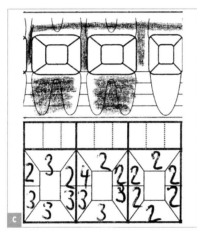
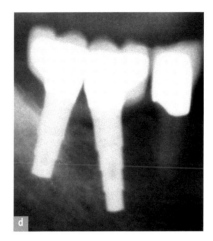

Abb. 9a bis d Nichtchirurgische Periimplantitistherapie 046, 047: vor subgingivaler Instrumentierung im Rahmen einer systematischen Parodontitistherapie. **a** Ausschnitt aus Panoramaschichtaufnahme (2004), **b** Sondierungstiefen (erhöhte Beweglichkeit wegen gelockerter Verschraubung der Kronen) (2005). Nach Therapie und regelmäßiger unterstützender Parodontitistherapie/Implantatnachsorge (2010): **c** Sondierungstiefen, **d** Ausschnitt aus Panoramaschichtaufnahme: knöcherne Stabilisierung.

Literatur

1. Salcetti JM, Moritarty JD, Cooper LF, Smith FW, Collins JG, Socransky SS, Offenbacher S: The clinical, microbial, and host response characteristics of the failing implant. Int J Oral Maxillofac Implants 1997;12:32–42.
2. Lang, NP, Bosshardt D, Lulic M: Do mucositis lesions around implants differ from gingivitis lesions around teeth? J Clin Periodontol 2011;38(Suppl 11):182–187.
3. Berglundh T, Zitzmann NU, Donati M: Are peri-implantitis lesions different from periodontitis lesions? J Clin Periodontol 2011;38(Suppl 11):188–202.
4. Mombelli A: Etiology, diagnosis, and treatment considerations in peri-implantitis. Current Opinion in Periodontology 1997;4:127–136.
5. Salvi GE, Persson R, Heitz-Mayfield LJA, Frei M, Lang NP: Adjunctive local antibiotic therapy in the treatment of peri-implantitis. II: clinical and radiographic outcomes. Clinical Oral Implants Research 2007;18:281–285.
6. Heitz-Mayfield LJA: Peri-implant diseases: diagnosis and risk indicators. J Clin Periodontol 2008;35(Suppl 8):292–304.
7. Lindhe J, Meyle J, on behalf of group D of the European Workshop on Perio-dontology: Peri-implant diseases: consensus report of the Sixth European Workshop on Periodontology. J Clin Periodontol 2008;35(Suppl 8):282–285.
8. Etter TH, Hakanson I, Lang NP, Trejo PM, Caffesse RG: Healing after standard-ized clinical probing of the periimplant soft tissue seal: a histomorphometric study in dogs. Clin Oral Impl Res 2002;13:571–580.
9. Renvert S, Roos-Jansåker A-M, Claffey N: Non-surgical treatment of peri-implant mucositis and peri-implantitis: a literature review. J Clin Periodontol 2008;35(Suppl 8):305–315.
10. Claffey N, Clarke E, Polyzois I Renvert S: Surgical treatment of peri-implantitis. J Clin Periodontol 2008;35(Suppl 8):316–332.

Konkordanz

Die Kapitel des Buchs basieren auf Originalpublikationen der Zeitschrift PARODONTOLOGIE.

Index